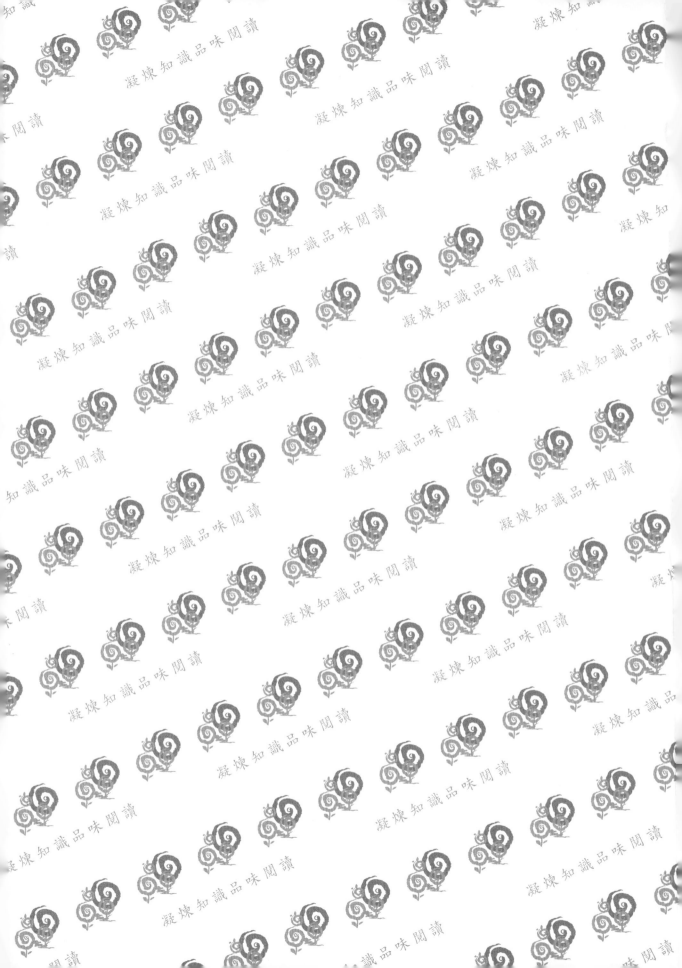

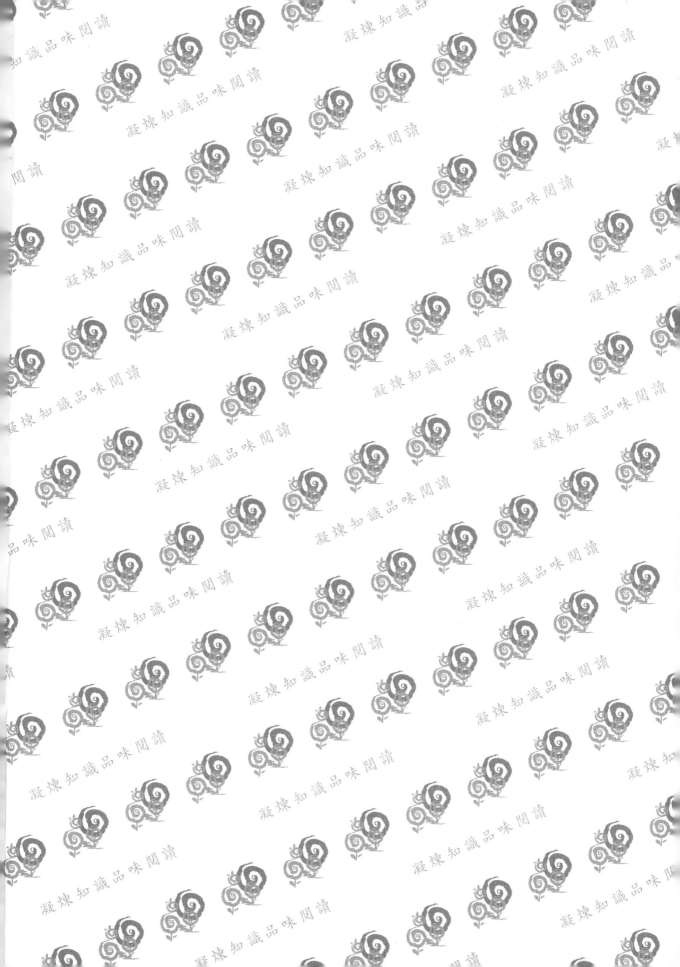

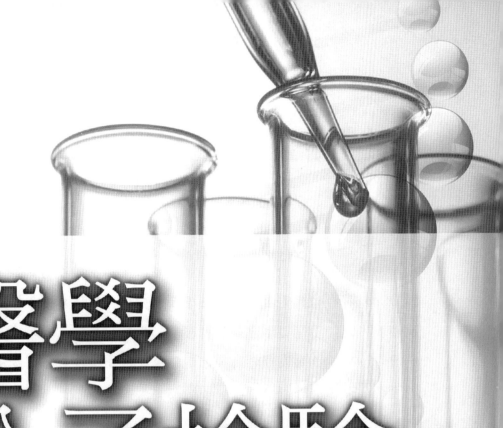

醫學
分子檢驗

Textbook of Molecular Diagnosis in Medicine

五南圖書出版公司 印行

七版序

　　《醫學分子檢驗》自2009年發行以來，承蒙各界的支持，十幾年來六次改版，以符合時代需求。本書匯集五十多位各領域專家學者共同執筆，以中文撰寫，淺顯易懂文字，是國內醫學、生命科學及農學相關科系學生學習醫學分子檢驗重要之入門書籍，也是臨床醫師、醫事檢驗師及生技界一本相當重要的參考書籍。

　　「醫學分子檢驗」的領域相當寬廣，近幾年生醫領域的進展特別快，不僅在檢驗技術的更新，許多新觀念在診斷及治療上也屢見創新。我國衛生福利部更在110年2月9日修正通過《特定醫療技術檢查檢驗醫療儀器施行或使用管理辦法》，此項立法，不僅讓「醫學分子檢驗」的檢查可以在醫療檢驗單位操作外，也可以在通過認證的生技公司，對病患的醫療照護進一步提升。為了讓讀者獲得新知，本書再次進行改版，許多章節已做大幅度更新以符合現狀。

　　再次感謝五南圖書公司不惜資金重新改版，以及王俐文主編的鼎力支持。本書雖經校正，仍難免有疏漏之處，期待各位先進隨時予以指教。

亞洲大學醫學檢驗暨生物技術學系 講座教授

吳俊忠

中華民國一百一十二年八月二日

總校閱序

　　在過去幾年，醫學分子檢驗技術的發展，有多項技術已廣泛應用於各大醫院及生技公司，其結果可作為病人疾病之診斷、治療及預防之參考。如海洋性貧血、血友病、蠶豆症及唐氏症的診斷及篩選，腫瘤標誌的診斷及篩選，結核分枝桿菌及細菌抗藥性基因的快速診斷等，都已有良好成效。目前國內各大專院校在生科及醫農相關科系皆有開授分子檢驗及生物技術的相關課程，雖然國內外已有多本撰寫得相當好的生物技術中英文書籍，九十二年教育部顧問室在生物技術科技教育改進計畫中也曾出版《分子檢驗》專書，然而分子檢驗技術發展快速，國內亟需一本最新醫學分子檢驗初階的中文教科書。

　　遺傳疾病、腫瘤標誌及感染性疾病是目前醫學分子檢驗最重要的領域，也已廣泛的應用於疾病的診斷、治療及預防。本書共邀請 34 位國內各領域專家學者一起參與撰寫，書中涵蓋四大領域：分子檢驗技術、遺傳疾病、腫瘤標誌及感染性疾病之分子檢驗，是引領初學者的重要學習指南。本書的特點，除以淺顯易懂的文字表達外，所採用的圖片均自行繪製、拍攝或由國內各領域專家提供，彌足珍貴。相關章節的討論及參考文獻也大多引用國內學者的學術論文期刊，讓初學者了解臺灣的現狀。同時本書很多章節內容以精簡的方式書寫，並不涵蓋所有醫學分子檢驗的項目，而以常用之分子檢驗為主。有興趣的學習者可以善用參考文獻，進一步查閱。本書除提供醫技系初學者外，也適合醫學系學生、生命科學相關科系學生、生技研發人員、醫師及相關醫護人員學習使用。

　　本書能如期出版，首先要感謝孫光蕙教授、趙崇義教授及李宏謨教授的鼎力支持，在他們的邀約下獲得多位老師慨允共襄勝舉。此外，楊燿榮醫師、顏經洲醫師、周如文研究員、蘇玲慧老師提供寶貴的圖片，五南圖書出版公司在編輯上的協助，在此一併感謝。本書雖經再三修正，仍恐有疏漏之處，煩請各位先進給予指正。

吳俊忠

總校閱簡介

吳俊忠

- **現職**

  亞洲大學醫學暨健康學院院長

  亞洲大學醫學檢驗暨生物技術學系講座教授

- **學歷**

  美國賓州費城天普大學微生物暨免疫研究所博士

  美國賓州費城湯姆斯傑佛遜大學臨床微生物研究所碩士

  美國賓州費城湯姆斯傑佛遜大學醫事技術系學士

主編者簡介

吳俊忠

- **現職**

  亞洲大學醫學暨健康學院院長

  亞洲大學醫學檢驗暨生物技術學系講座教授

- **學歷**

  美國賓州費城天普大學微生物暨免疫研究所博士

李宏謨

- **現職**

  臺北醫學大學醫學檢驗暨生物技術學系榮譽教授

- **學歷**

  美國田納西大學生化學博士

孫光蕙

- **現職**

  陽明大學醫學生物技術暨檢驗學系特聘教授

- **學歷**

  陽明大學微生物暨免疫學研究所博士

趙崇義

- **現職**

  長庚大學醫學生物技術暨檢驗學系退休教授

- **學歷**

  美國加州大學戴維斯分校生化學博士

作者簡介

（依姓名筆畫排序）

王美嘉

- **現職**
  林口長庚醫院檢驗醫學科分子檢驗組
  醫檢組長
- **學歷**
  臺灣大學醫學院微生物所碩士

王聖帆

- **現職**
  高雄醫學大學醫學檢驗生物技術學系
  副教授
- **學歷**
  陽明大學醫學生物技術暨檢驗學系博
  士

朱大成

- **現職**
  長庚大學醫學生物技術暨檢驗學系副
  教授
- **學歷**
  美國阿拉巴馬州立大學伯明罕分校醫
  學遺傳博士

江倪全

- **現職**
  長庚大學微生物暨免疫學科副教授
- **學歷**
  成功大學基礎醫學研究所博士

何國鼎

- **現職**
  陽明交通大學博士後研究員
- **學歷**
  中興大學生命科學系博士

何鴻耀

- **現職**
  長庚大學醫學生物技術暨檢驗學系教
  授
- **學歷**
  國防醫學院生命科學研究所博士

吳芳姿

- **現職**
  疾病管制局研究檢驗中心副研究員
- **學歷**
  陽明大學醫學生物技術暨檢驗學系博
  士

吳俊忠

- **現職**

  亞洲大學醫學暨健康學院院長

- **學歷**

  美國賓州費城天普大學微生物暨免疫研究所博士

吳韋訥

- **現職**

  陽明交通大學醫學生物技術暨檢驗學系教授

- **學歷**

  美國麻薩諸塞大學微生物學博士

李宏謨

- **現職**

  臺北醫學大學醫學檢驗暨生物技術學系榮譽教授

- **學歷**

  美國田納西大學生化學博士

李建宏

- **現職**

  長庚大學醫學生物技術暨檢驗學系兼任講師

  林口長庚紀念醫院檢驗醫學科教學醫檢師

- **學歷**

  臺灣大學毒理學研究所碩士

林文昌

- **現職**

  中央研究院生物醫學科學研究所研究員

- **學歷**

  美國凱斯西儲大學分子生物學及微生物學博士

林佳霓

- **現職**

  林口長庚紀念醫院檢驗醫學科研發主任

- **學歷**

  臺灣大學醫學檢驗暨生物技術學系博士

林亮音

- **現職**

  臺灣大學醫學檢驗暨生物技術學系教授

- **學歷**

  臺灣大學醫學院生物化學研究所博士

林淑容

- **現職**

  中原大學生物科技系副教授

- **學歷**

  臺灣大學分子醫學研究所博士

林淑華

- **現職**

  臺灣大學醫學檢驗暨生物技術學系教授

- **學歷**

  美國北卡羅萊納大學教堂山分校博士

林景堉

- **現職**

  臺北醫學大學醫學檢驗暨生物技術學系教授

- **學歷**

  臺灣大學農業化學研究所生化博士

邱全芊

- **現職**

  長庚大學醫學院醫學生物科技產業碩博士學位學程教授

- **學歷**

  清華大學生命科學系分子與細胞生物博士

施泫彰

- **經歷**

  中國醫藥大學附設醫院檢驗醫學部分子醫學科醫檢師

- **學歷**

  中興大學獸醫學系獸醫學博士

胡忠怡

- **現職**

  臺灣大學醫學檢驗暨生物技術學系助理教授

- **學歷**

  臺灣大學微生物學研究所博士

孫光蕙

- **現職**

  陽明交通大學醫學生物技術暨檢驗學系特聘教授

- **學歷**

  陽明大學微生物暨免疫學研究所博士

孫建峰

- **現職**

  長庚大學病理學科教授

- **學歷**

  臺灣大學醫學院醫學系學士

張長泉

- **現職**

  成功大學醫學院醫學檢驗生物技術學系退休教授

- **學歷**

  臺灣大學農業化學系生化組博士

張建國

- **現職**

  亞洲大學生物資訊與醫學工程學系講座教授

- **學歷**

  高雄醫學院醫學系學士

張懿欣

- **現職**

  陽明交通大學醫學生物技術暨檢驗學系教授

- **學歷**

  陽明大學微生物暨免疫學研究所博士

許蕙玲

- **現職**

  國防醫學院助理研究員

- **學歷**

  陽明大學醫學生物技術暨檢驗學研究所博士

郭保麟

- **現職**

  成功大學醫學系教授兼附設醫院婦產部主治醫師

- **學歷**

  臺灣大學醫學系學士

陳佑誠

- **現職**

  凌越生醫股份有限公司總經理

  昕穎生醫科技股份有限公司研發顧問

- **學歷**

  臺灣大學農業化學所微生物組博士

陳定平

- **現職**

  長庚大學生物技術暨檢驗學系兼任教授

  林口長庚紀念醫院檢驗醫學科教學醫檢師

- **學歷**

  長庚大學生物醫學研究所博士

陳怡伶

- **現職**

  成功大學附設醫院病理部分子診斷醫檢師兼組長

  成功大學醫學檢驗生物技術學系兼任助理教授

- **學歷**

  成功大學分子醫學研究所碩士

陳盈汝

- **現職**

  長庚大學醫學生物技術暨檢驗學系博士後研究員

- **學歷**

  長庚大學生物醫學研究所博士

陳桂添

- **現職**

  長庚大學醫學生物技術暨檢驗學系博士後研究員

- **學歷**

  交通大學生物科技研究所博士

陳泰龍

- **現職**

  衛生福利部食品藥物管理署醫粧組審查員

- **學歷**

  長庚大學醫學院生物醫學研究所生物技術組博士

陳錫秉

- **現職**

  佛教慈濟醫院慈濟骨髓幹細胞中心博士後研究員

- **學歷**

  佛教慈濟大學醫學研究所博士

曾慶平

- **現職**

  長庚大學醫學院醫學生物技術暨檢驗學系教授

- **學歷**

  美國威斯康辛大學麥迪城分校人類腫瘤生物學博士

游雅言

- **現職**

  行政院衛生署彰化醫院檢驗科主任

- **學歷**

  中山醫學大學醫學研究所博士班進修中

黃家群

- **現職**

  中國醫藥大學附設醫院檢驗部醫檢師

- **學歷**

  長庚大學醫學院醫學生物技術暨檢驗學系碩士

黃智生

- **現職**

  陽明交通大學醫學生物技術暨檢驗學系副教授兼系主任

- **學歷**

  美國德州大學蓋維斯頓醫學分校實驗病理學博士

黃溫雅

- **現職**

  成功大學醫學檢驗生物技術系教授

  成功大學附設醫院病理部分子診斷組

顧問

- **學歷**
  美國韋恩州立大學細胞及分子生物學
  博士
  國立成功大學分子醫學研究所碩士

楊正芬

- **現職**
  疾病管制署研究檢驗及疫苗研製中心
  副研究員
- **學歷**
  陽明大學醫學生物技術暨檢驗學系博
  士

楊國梁

- **現職**
  佛教慈濟醫院慈濟骨髓幹細胞中心暨
  骨髓資料庫主任
  佛教慈濟大學副教授
- **學歷**
  美國奧克拉荷馬大學碩士
  加拿大渥太華大學碩士

楊雅倩

- **現職**
  臺灣大學醫學檢驗暨生物技術學系教
  授
- **學歷**
  臺灣大學醫學院微生物學研究所博士

楊境評

- **現職**
  仁德醫護管理專科學校醫事檢驗科助
  理教授
- **學歷**
  陽明大學公共衛生研究所預防醫學組
  博士

詹爾昌

- **現職**
  長庚大學醫學生物技術暨檢驗學系教
  授
- **學歷**
  美國普度大學生物技術博士

趙崇義

- **現職**
  長庚大學醫學生物技術暨檢驗學系退
  休教授及研發長
- **學歷**
  美國加州大學戴維斯分校生化學博士

鄧麗珍

- **現職**
  臺灣大學醫學院醫學檢驗暨生物技術
  學系名譽教授
- **學歷**
  臺灣大學微生物學研究所碩士

鄭如茜

- **現職**
  中國醫藥大學醫學檢驗生物技術學系
  教授
- **學歷**
  臺灣大學醫學院微生物學研究所博士

鄭恩加

- **現職**
  長庚大學醫學生物技術暨檢驗學系教
  授
- **學歷**
  美國德州大學安德生癌症中心腫瘤生
  物學博士

蔡蕙如

- **現職**
  長庚大學醫學院醫學生物技術暨檢驗
  學系博士後研究員
- **學歷**
  長庚大學醫學院生物醫學所生物技術
  組博士

蕭明裕

- **現職**
  弘光科技大學醫護學院護理系（所）
  副教授兼基礎醫學組總召集人
- **學歷**
  中山醫學大學醫學研究所博士

駱紀東

- **現職**
  洛克菲勒大學生物資訊資源中心資深
  生物資訊分析師
- **學歷**
  長庚大學醫學院生物醫學研究所生物
  技術組博士

鍾明怡

- **現職**
  陽明交通大學生命科學系暨基因體科
  學研究所副教授
- **學歷**
  美國明尼蘇達大學病理生物博士（人
  類遺傳）

顏靜慈

- **現職**
  臺北榮民總醫院兒童醫學部醫事檢驗
  師
- **學歷**
  臺灣大學醫學檢驗暨生物技術學系博
  士

羅時燕

- **現職**
  慈濟大學醫學檢驗生物技術學系教授
- **學歷**
  美國南加州大學分子微生物免疫研究
  所博士

羅梅眞

- **現職**

  雙和醫院小兒部助理研究員

- **學歷**

  臺北醫學大學醫學科學研究所博士

蘇怡寧

- **現職**

  禾馨婦產科暨慧智臨床基因醫學實驗
  室執行長

- **學歷**

  臺灣大學醫學院臨床醫學研究所博士

目錄

第一單元　分子檢驗技術
（Technology for Molecular Diagnosis）

孫光蕙 教授　主編

導論

1984 年 Kary Banks Mullis 發明聚合酶連鎖反應，並在 1993 年獲得諾貝爾化學獎，此發明為分子生物技術之重要里程碑，而人類基因體計畫之跨國性研究以及基因體解碼，更促使日後分子生物技術與生物資訊的快速蓬勃發展，並開啟了轉譯基因醫學時代。在這些過程中所發明衍生的各種重要分子生物技術已應用在多方面臨床醫學檢驗，因此，第一章將首先介紹各種基本分子檢驗技術原理及過程，主要由陽明大學醫技系孫光蕙老師負責統籌撰寫。此外，由於基因體解碼發現 98% 的人類核苷酸序列不帶有製造蛋白質的基因密碼訊息，不同個體間的基因序列只有 0.1% 的差異，且存在大量的重複 DNA 序列，而分析此類 DNA 序列，在轉譯醫學上的相關研究與臨床應用扮演必要的角色，所以第二、三章中分別請臺大醫技系楊雅倩老師與中山醫大張懿欣老師，撰寫介紹微衛星標記分析及單一核苷酸多型性檢測技術。另外，定序可以檢測DNA變異及協助疾病的診斷與藥物的使用，是現代化分子檢驗室不可或缺的技術。近年來高通量定序的發展，大幅提升定序速度、資料通量與準確性，突破傳統桑格定序在速度與偵測極限上的限制，更有效率且精確地偵測DNA上的變異，使其於基礎研究及臨床分子檢驗上都有相當大的應用性，第四章邀請長庚大學醫技系曾慶平老師負責統籌撰寫。了解並善加利用生物資訊資料庫以及相關生物資訊工具軟體，是現代生物醫學以及分子檢驗的必備基本知識之一，而生物晶片提供了高通量及快速自動化之分析技術，因此第五、六章分別請中研院林文昌老師與長庚大學醫技系詹爾昌老師等人撰寫。本單元為學習醫學分子檢驗之基礎，應可提供初學者相關入門知識！

第一章 分子檢驗基本技術
（Basic Technology for Molecular Diagnosis）

吳芳姿、王聖帆、許蕙玲、楊正芬、黃智生
鄭如茜、黃家群、曾慶平、孫光蕙　著

本章大綱

學習目標

1. 熟知各種分子檢驗基本技術之原理。
2. 了解各種分子檢驗基本技術之過程。
3. 了解各種分子檢驗基本技術在生物醫學的應用。

等位基因特異性寡核苷酸雜交
（Allele-specific Oligonucleotide Hybridization; ASO）

在分子生物技術發展逐漸成熟及基因體解碼後發現，在不同個體間基因序列不近完全相同，會有些微的核苷酸差異，而這些基因上的些微差異，可能造成個體後天表現型的不同。因此，早在1979年，科學家發展出單一核苷酸多型性（single nucleotide polymorphisms; SNPs）鑑定技術，利用 ASO 的方法來偵測單一核苷酸點突變所引起的鐮刀型貧血（sickle cell anemia）及抗胰蛋白酵素缺乏症（antitrypsin deficiency）疾病[1, 2]。但是該檢測方法的靈敏度，常受限於檢測染色體只有單套的基因位點，後來利用聚合酶連鎖反應可以擴增放大檢測基因倍數，再搭配 ASO 進行後續的研究，衍生的方法稱之為 PCR-ASO[3]。

ASO 雜交反應的探針設計，長度約15～20 個核苷酸序列，稱為序列特異的寡核苷酸探針（sequence specific oligonucleotide probe; SSOP），序列與原始基因序列間只有單一核苷酸差異，此差異位點通常設計在探針序列的中間點。以檢測鐮刀型貧血之 β-globin 基因為例（圖 1-1），健康個人的 β-globin 基因雙套染色體為同型正常對偶基因，在隱性不發病鐮刀型貧血者的 β-globin 基因雙套染色體為異型對偶基因，而顯性發病鐮刀型貧血者的 β-globin 基因雙套染色體為同型突變對偶基因。利用 ASO 方法檢測時，設計兩條探針，一

條與正常 β-globin 基因序列完全互補，另一條與突變後的 β-globin 基因序列互補，兩條序列間僅有單一核苷酸差異。利用雜交原理將合成的螢光探針與偵測的樣本 DNA 進行互補結合反應，反應後將未雜合上去的探針洗掉，觀察其標定狀況即可知道此樣本 DNA 是屬於何種對偶基因型（圖 1-1）。

目前，等位基因特異性寡核苷酸雜交反應已廣泛應用於癌症、疾病與親子鑑定等檢測及研究上，各種常見的 SNP 基因鑑定方法大多已整合雜交與聚合酶連鎖反應（polymerase chain reaction; PCR）。

原位螢光雜交法（Fluorescence in situ Hybridization; FISH）

原位螢光雜交法（FISH）是利用螢光探針與細胞內染色體中 DNA 的序列接合，在螢光顯微鏡下觀察偵測細胞內核酸的技術，可辨認特定 DNA 序列是否存在染色體中。此技術應用在遺傳性基因檢測、藥物篩檢、種別判定，也用於檢測特殊 mRNA 存在組織中的位置，及確定基因在細胞及組織中表現的狀態。

在進行原位螢光雜交前，先進行染色體製備，此技術需在分裂中的細胞上操作，在細胞進行有絲分裂進行到中期（metaphase）時，染色體會整齊排列在赤道板上，這時的染色體最為清楚，再輔以特殊的染劑，可以清楚的分辨出染色體的數目、大小及形狀，並可依各染色體的特徵排出正確的染色體圖。首先，取出細胞

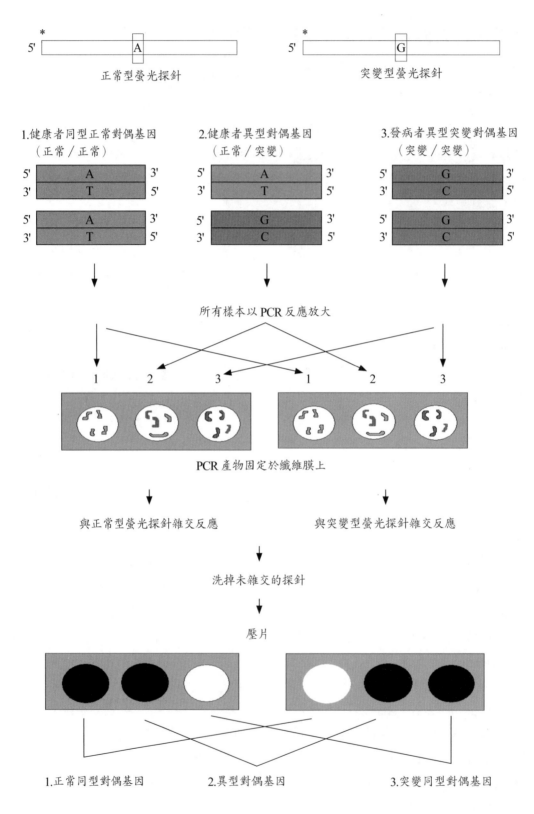

圖1-1　等位基因特異性寡核苷酸雜交反應方法檢測基因變異

後先以適當的營養液培養，並加入藥物秋水仙素，使細胞在進行有絲分裂時會停留在中期，再加入低張溶液處理使細胞脹大，可使核內的染色體分得更開，再以酒精和醋酸的混合液將細胞固定在玻片上。加入特定設計的 FISH 螢光探針進行雜交反應，在螢光顯微鏡下即可觀察染色體標定情形（圖 1-2）。FISH 的解析度最小可達 10 kbp 的長度，因為有許多的遺傳缺陷無法單靠條紋染色技術就能確定，FISH 可以針對已知遺傳缺陷的染色體構造異常做定位工作[4]。

　　一：探針（probe）的設計：首先選定檢測基因序列，設計單股 DNA 序列探針，在探針上標記螢光物質，探針長度需足以顯現出目標基因在染色體中的位置。各種不同的 FISH 技術原理相似，差別在於探針設計與偵測目標物的位置，目前應用於細胞遺傳學檢測的探針可分為三類，茲利用不同的探針設計說明如下：

1. 基因座專一性探針（locus specific probes）：在研究特定區段基因時，可以設計此種探針，並了解此特定基因分布於哪一條染色體上。

2. 著絲點探針（centromeric repeat probes）：利用染色體中間重複序列設計產生。此種探針可以了解染色體的正確數目，同時可以確定是否遺失哪一段

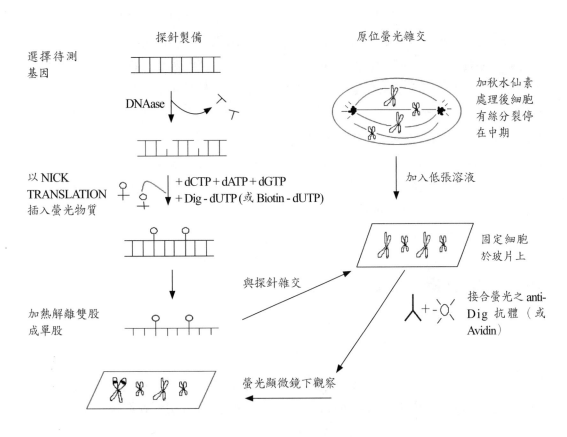

圖 1-2　原位螢光雜交法原理及操作圖

遺傳物質。

3. 全染色體探針（whole chromosome probes）：設計多條完整的染色體探針組合，分別以不同螢光標記，應用於 23 條全染色體的標記檢測，稱為染色體光譜（spectral karyotype; SKY），可以檢測染色體異常，如染色體轉位（translocation）、缺失（deletion）、重複（duplication）、擴增（amplification）及微小標記的鑑別診斷。

二、原位螢光雜交在醫療上應用簡單歸納如下：

1. 懷孕婦女評估是否會產出染色體異常的胎兒，例如：22q13 染色體缺失、慢性骨髓性淋巴瘤、唐氏症等。

2. 癌症基因檢測：多數視網膜腫瘤（retinoblastoma）病人缺少抑癌基因 RB1，RB1 基因位於第 13 對染色體 13q14 的位置，因此可以設計 RB1 基因序列探針，進行檢測。

3. 感染病原體檢測：疑似病原感染的病患，可以取病患組織或體液等相關檢體，由於有些致病原並不容易培養，故可利用 FISH 設計特殊病原探針，直接檢測檢體中的病原[5]。

脈衝式電泳分析（Pulse-Field Gel Electrophoresis; PFGE）

DNA 電泳分析是分子生物學檢測的基本方法，利用 DNA 帶負電性及分子大小的特性，可在一般單向性正負電極的電泳槽中分析，操作相當簡單，但分子大小超過 15～20 kb 的 DNA 分子，在電泳過程中就很難分開。因此，常看見電泳圖中呈現暈開極粗的 DNA 分子條紋。早在 1984 年，美國哥倫比亞大學 Schwartz 和 Cantor 建立脈衝式電泳分析方法（PFGE）[6]，利用多組電極分析大分子 DNA，成功地應用於釀酒酵母（*Saccharomyces cerevisiae*）染色體 DNA 的分離。

脈衝式電泳儀器設計

依電極設計角度，大致可以分為四種主要類型電泳槽，目前最常應用的電泳槽屬於 CHEF（contour-clamped homologous electric field）[7]，除了傳統電泳槽的雙電極外，另外多加入兩組 120 度角的電極，以及改變電壓大小方向的定時裝置。

在萃取大分子 DNA 核酸時，大分子相對的黏稠度較高，在吸取過程中容易斷裂，同時在使用限制酶切割時，常因分子捲成一團使得切割反應不完整，而影響後續的電泳分析結果。因此，PFGE 時檢測樣本前處理需先將待檢測樣本包埋在低電滲透性（electroendosmosis; EEO）電泳膠中[8, 9]製備成一個拴子（plug），將拴子以酵素去除細胞壁及蛋白質使 DNA 裸露，再利用限制酶切割 DNA 分子，最後將此切割完成後的拴子移到電泳膠的樣品槽（loading well）內開始電泳反應（圖 1-3）。

脈衝式電泳分析法之設計原理

利用 DNA 分子在電泳分析時，配合定時轉換各電極角度及時間，可以使包埋

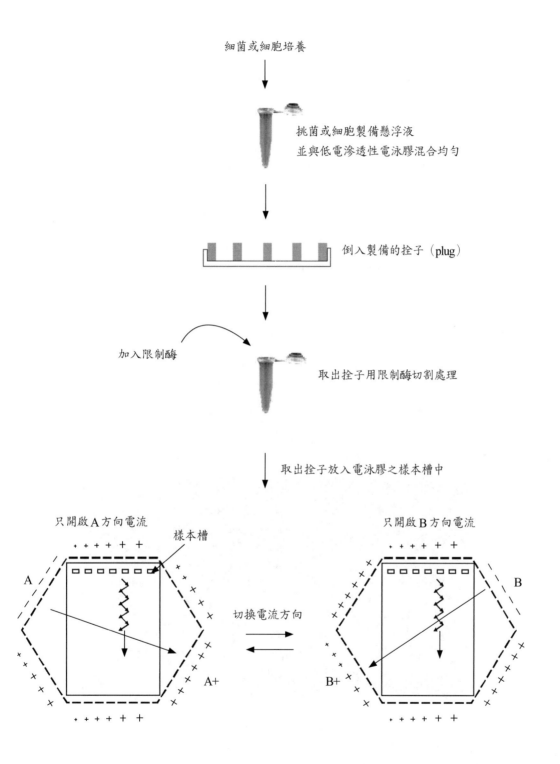

圖1-3　PFGE操作流程示意圖

在電泳膠內受限制酶切割後 DNA 大小片段，因受電力不同，使分子大小相近似的 DNA，在轉角度電泳時，小分子轉換泳動速度較快，大分子轉角度泳動速度慢，泳動速度的微細差異變化而將分子差異不大的分子分開，所形成的電泳圖。

目前，脈衝式電泳應用在大分子 DNA 的分析相當廣，例如：大型植物 DNA 轉殖在 YAC's（yeast artificial chromosomes）系統上分析[10]，細胞內染色體斷裂及降解情形分析[11]，酵母菌、真菌、寄生蟲等之染色體數目及分子大小的分析。此外，在傳染病的應用也相當廣：細菌染色體在特定限制酶切割後，多數都具有特別的脈衝式電泳分析圖譜，美國疾病管制中心利用這套圖譜分析系統，將各種細菌性傳染病原集結成電子圖譜資料庫，並在 1996 年發起國際性傳染病 PulseNet 國際監測網。目前會員國包含美國、加拿大、英國、法國、紐西蘭、澳洲、臺灣、日本、韓國、香港及中國等在內，計有四十餘國家及地區。目前，最常用於群聚事件中，透過傳染病原的脈衝式電泳分析進行比對，以確認是否為同一汙染源（圖 1-4）[12]。

限制片段長度多形性（Restriction Fragment Length Polymorphism; RFLP）

在 1985 年 Sir Alec Jeffreys 建立限制片段長度多形性（RFLP）檢測方法後，在 1980 年代，很快的被全球用來當作 DNA 標準測試技術，也是最早被用來作為人類遺傳圖譜比對的工具[13]。

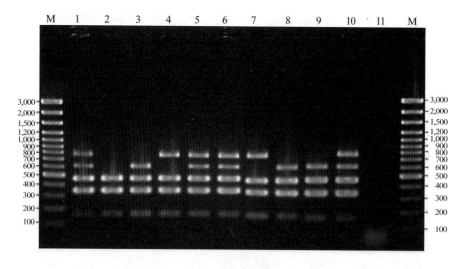

圖 1-4　PFGE 應用於大腸桿菌 O157:H7 感染原分析。不同國家來源的腹瀉病患分離之 O157:H7 型大腸桿菌菌株，以 *Avr*II 及 *Xba*I 切割後之 PFGE 分析圖。可以看出不同源的菌株，因限制酶切割點變異，造成在電泳膠圖中呈現大小片段位置的差異。M: marker，代表電泳標準分子。1～10 分別代表不同來源的 O157:H7 型大腸桿菌菌株。11 代表陰性控制組。

限制酶（restriction enzyme）能夠辨識雙股 DNA 中約 4～6 bp 的特定序列，並在特定位點進行切割反應，在限制酶辨識區內如果基因發生鹼基替換（base substitution）、增加（addition）、缺失（deletion）或序列重組（sequence rearrangement）時，該變異基因在使用限制酶切割後，會與正常基因切割後的 DNA 片段長短形態不同。因此，檢測基因在限制酶切割反應後的混合液，經電泳分析後，在電泳膠圖上呈現大小不一的 DNA 片段，將電泳膠轉漬至纖維膜上，利用專一性探針進行南方墨點法分析，可以比對個體基因間因突變後所形成的多形性差異（圖 1-5）。

RFLP 目前常見應用於遺傳指紋（genetic fingerprinting）、親子鑑定與遺傳疾病分析等，以下舉例說明[14]：

親子鑑定

需要利用與遺傳有關的基因（圖 1-6）。如果父母親染色體的兩條分別帶有相關的基因 A 與 a，在配對產生的子代有可能出現三種可能，分別為 AA、Aa、aa，所以透過電泳分析父母與小孩的染色體中該基因組成，就可以預測是否為家族中成員。通常此項鑑定需要利用多對基因一起檢測。

遺傳疾病分析

如囊狀纖維化（cystic fibrosis; CF）是西方白人中最常見的體染色體隱性遺傳疾病（圖 1-7）。患者由於第七對染色體長臂上 CFTR（cystic fibrosis transmembrane

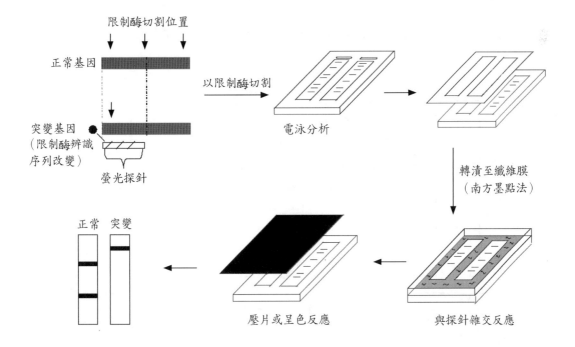

圖 1-5　限制片段長度多形性反應原理圖

conductance regulator）基因的缺陷，為一體染色體隱性遺傳，如果父母是 CF 帶因者，表示各帶一條有 CFTR 缺陷基因的染色體，因另一條染色體上的基因表現正常，所以不會發病，但下一代不分男女，每一胎有 25%的機率生下 CF 患者，50%

的機率是跟父母一樣的帶因者，25%的機率正常。西方白人帶有 CFTR 基因缺陷的比例較高，目前美國已推行 CF 的新生兒篩檢，期望能儘早檢測出患者，並及早進行治療，使患者有較好的健康狀況。

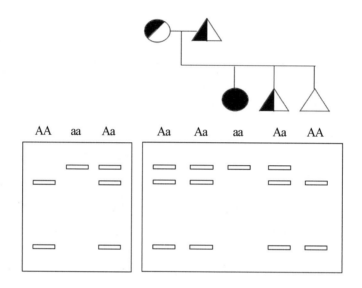

圖1-6　限制片段長度多形性於遺傳指紋上的應用

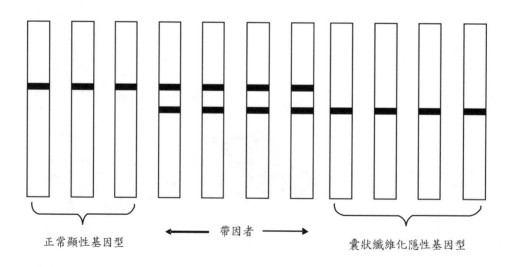

圖1-7　利用限制片段長度多形性分析囊狀纖維化（CF）基因差異

聚合酶連鎖反應（Polymerase Chain Reaction; PCR）

聚合酶連鎖反應（PCR）是近年來運用極普遍的 DNA 增幅技術，應用層面非常廣。PCR 是 1984 年美國 Cetus 公司的 Kary Banks Mullis 所發明的一項技術[15]，其特點在於很短的時間內，能夠準確的將某一特定的序列進行量的放大，使得原先才只有幾個 pg 的 DNA 增加至 μg，此時偵測起來就容易許多。由於此方法的發明促使日後的分子生物技術快速的蓬勃發展，Kary Banks Mullis 在 1993 年獲得諾貝爾化學獎。

PCR 技術非常簡單而直接，其原理完全仿照自然界 DNA 合成的步驟，只是加以自動化而已。主要包含三個步驟：DNA 雙股分離（denaturation）、引子結合（annealing）及引子延伸（extension）（圖 1-8）。利用此三步驟循環來達到擴增 DNA 的效果。PCR 的原理為：在高溫時會使得 DNA 變性打開雙股，此時引子便有機會結合到相對應的序列上；之後，DNA 聚合酶會辨識引子與單股 DNA 的結合位置，將引子進行延伸出與母股 DNA 的互補序列（圖 1-9），此步驟經過反覆的循環，就能增幅出許多 PCR 產物。然而，在自然界中由於 DNA 合成時所使用的聚合酶（例如 *E. coli*）一般約在 37℃ 下進行延伸作用，但每次為了打開 DNA，而將溫度提升至 95℃ 時，便會破壞此聚合酶活性。後來，Randall K. Saiki 等人由溫泉中分離出一株嗜熱性的菌體（*Thermus aquaticus*），由此菌體內分離出之 DNA 聚合酶（*Taq* DNA 聚合酶）則非常適合在高溫下（例如 72℃）進行合成[16]。如此的發現使得 PCR 技術每次只要添加一次酵素就可以完成整個反應，即使在反覆的 95℃ 高溫處理下，亦不會破壞此酵素的活性。

由於一般常用的 *Taq* DNA 聚合酶缺乏 3'～5' 端外切酵素（exonuclease）的活性，在 PCR 反應下 DNA 合成時沒有校對（proofreading）的功能，因此核酸的濃度在 PCR 合成時是影響配對準確度的一個重要因素，所以核酸的量應控制在 10 pg～1 μg 之間，過多或過少都會影響 PCR 之精確性。一般而言，*Taq* DNA 聚合酶合成 DNA 時，在每一個循環中錯誤配對的頻率約為 1/6,000 個核苷酸。此外，在 PCR 反應中會影響 DNA 合成精確性的因素尚有：欲合成的 DNA 的長度以 1 kb 以下為宜、循環數越多精確度越低、聚合酶的種類有校對能力者為佳和 Mg^{2+}（0.5～2.5 mM）的添加量等。

目前 PCR 的技術已廣泛地應用在學術研究或是分子檢驗，並延伸出許多更方便的檢測技術，例如：RT-PCR（reverse transcription-PCR）、Real-time PCR、PCR-SSP（sequence-specific priming）、Nested PCR 等[17]。

巢式聚合酶連鎖反應（Nested PCR）

Nested PCR 為另一種 PCR 的運用，能大大提高產物的敏感性與特異性，其方法是將第一次的 PCR 產物作為第二次 PCR

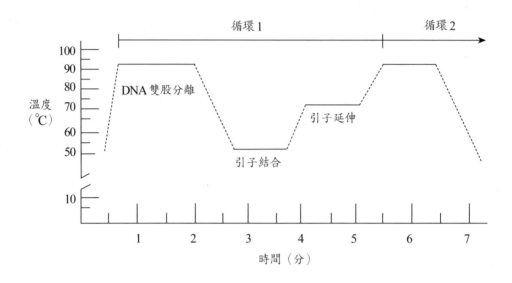

圖 1-8　PCR 的步驟

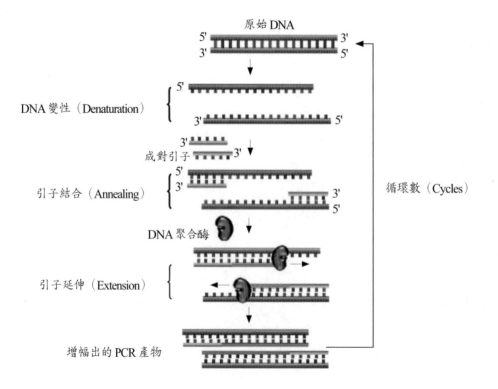

圖 1-9　PCR 的原理與過程

反應的模板（template），總共使用兩對引子來增幅 DNA 片段，第一對的引子需設計在欲分析的基因的外側，第二對的引子稱為巢式引子（nested primer）會結合在第一次 PCR 產物的內部[18]（圖 1-10）。因此，第二對引子經 PCR 所產生的產物片段會短於第一次的產物片段。Nested PCR 的優點在於，如果第一次擴大 DNA 片段中產生錯誤配對，第二次所使用的引子較不會與第一次錯誤的產物形成配對，可大幅降低產物的錯誤率。此外，對於 DNA 含量較低的待測檢體可用此方式偵測到，因 Nested PCR 經過了兩次的 PCR 循環增幅，能夠將微弱的訊號放大。但由於 Nested PCR 方法敏感高，故其缺點為：很容易在操作時產生汙染，因此在操作時要格外小心謹慎。

反轉錄—聚合酶連鎖反應（Reverse transcription-PCR; RT-PCR）

RT-PCR 是 PCR 在反應之前先加入反轉錄酶（reverse transcriptase）的作用而改良的檢測技術。一般的生物法則是 DNA 轉錄成 RNA，再由 RNA 轉譯成蛋白質。所以由 RNA 轉變成 DNA 便被視為一種反轉錄作用，需利用反轉錄酶來達成。RT-PCR 的方法就是將欲分析的 RNA 反轉錄為互補 DNA（complementary DNA,

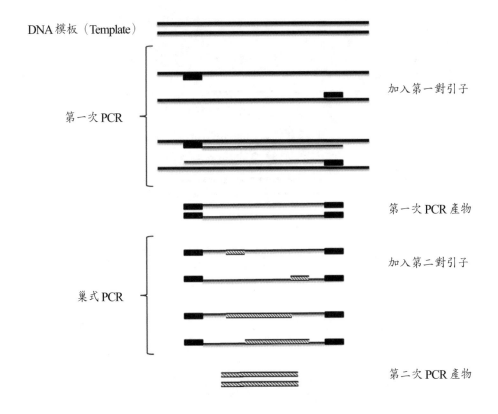

圖 1-10　Nested PCR 原理

cDNA），再進行聚合酶連鎖反應，使目標 DNA 擴增（圖 1-11）。RT-PCR 是一種分析生物體細胞內 RNA 表現或偵測病原體內 RNA 的方法之一，由於 RNA 很不穩定，一旦溫度升高，RNA 就非常容易被分解，因此轉變為互補 DNA（cDNA）的狀態較穩定。此外，RT-PCR 是一種很靈敏的擴增技術，可以檢測很低濃度的 RNA 檢體 [17, 19]。

序列特異聚合酶連鎖反應（Polymerase chain reaction-sequence-specific primers; PCR-SSP）

PCR-SSP 是採用序列特異性引子（sequence-specific primers）進行 PCR 擴增的基因多樣性分析技術，常用於多樣性基因的分型，例如 HLA typing 的測定 [20]。PCR-SSP 的系統特徵為小體積 PCR 反應，對於單一或一群基因組具有高度的特異性 [21]。技術原理是基於引子序列與基因組模板 DNA 的專一性互補結合，根據已知的基因序列設計正常型與突變型引子來與正常及突變基因結合，當檢體為正常型時僅正常型引子能夠與 DNA 模板結合，在 PCR 的循環增幅出產物後，從瓊脂凝膠電泳分析中，可以看到被增幅出來的 PCR 基因片段。然而所使用的 *Taq* DNA 聚合酶應該無 3'～5' exonuclease 活性，否則外切酶的作用可能修正錯誤配對的引子—模板複合物，導致錯誤配對延伸，出現假陽性的結果。如上述 SSP 引子的專一性源自於引子結合模板（template）的特異性，

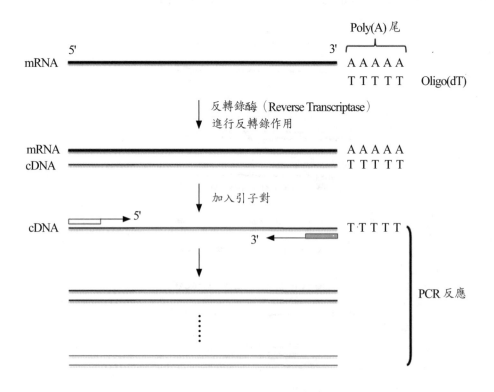

圖 1-11　RT-PCR 的原理與步驟

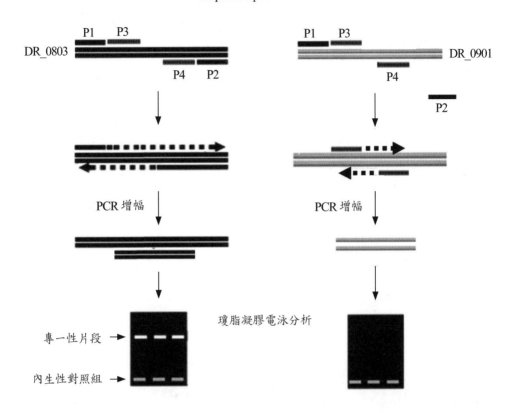

圖 1-12　PCR-SSP 反應原理

在 HLA typing 時使用 SSP 混合引子組合針對個別 HLA 進行 DNA 增幅，經過瓊脂凝膠電泳與溴化乙錠（EtBr）染色後，再依據對照組可以得知該檢體分型結果。以圖 1-12 為例，在 HLA typing 時，SSP 之正向引子 P1 可黏接 HLA-DR_0803 和 HLA-DR_0901 的模板，反向引子 P2 則可黏接 HLA-DR_0803 和 HLA-DR_1501 的模板，混合引子對 HLA-DR_0803 有特異性，為了防止偽陰性的結果，PCR-SSP 具有增幅內生性對照組（internal control）的引子 P3 與 P4，當檢體的 HLA 型別為 DR_0803 時，專一性引子 P1/P2 與內生性對照組引子 P3/P4 均能在 PCR 反應時增幅出基因片段；反之，當檢體為 HLA-DR_0901 時，僅 P1 與內生性對照組引子 P3/P4 能夠黏結上去，但是 P2 則無法黏結上去，在 PCR 反應時僅能增幅出內生性對照組片段（圖 1-12）。因此，在瓊脂凝膠電泳分析可知該檢體為 HLADR_0803 的型別。PCR-SSP 的缺點是必須進行大量的瓊脂凝膠電泳，因此操作較費時。此外，PCR-SSP 技術對於汙染的 DNA 較為敏感，注意加樣時使用帶有濾膜的吸頭（aerosol barrier tips）；在吸取含有不同 SSP 和基因組 DNA 的溶液後，一定要更換吸頭；使用微量吸管（pipetman）吸取或混合溶液時，亦需避免氣泡產生。

即時聚合酶連鎖反應（Real-time PCR）

Real-time PCR 又可稱為定量 PCR（quantitative real-time polymerase chain reaction; Q-PCR）或動力學 PCR（kinetic polymerase chain reaction），其特點為可以即時監控 PCR 的反應結果[22]。Real-time PCR 是 PCR 的另一種應用，目前 Real-time PCR 螢光系統可大致分為「非探針型」（non-probe type）及「探針型」（probe type）[23]。

一、「非探針型」的系統就是在 PCR 反應中，加入可與雙股 DNA 嵌合而釋放出螢光的物質，目前最常被使用的螢光染劑是 SYBR-green I，這種物質會嵌入在雙股 DNA 的小凹槽（minor groove）而釋放出可被偵測的螢光（圖 1-13），所以當 PCR 產物越多時，嵌入的 SYBR-green I 就越多，釋放出的螢光也就越多[24]。

二、「探針型」系統反應中，常用的是 TaqMan system，方法是在 PCR 反應中加入專一性的引子對，並在引子對之間的 DNA 序列加入一個特異性的核酸探針。此特異性的探針上面會標記兩種螢光物質，一為報導螢光（reporter），一為抑

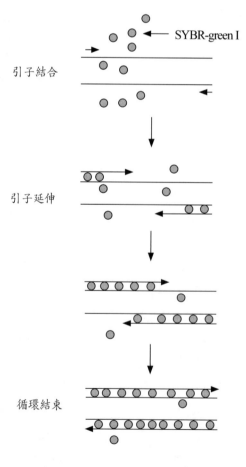

圖 1-13　SYBR-green I 作用原理

制螢光（quencher）。當探針呈現游離狀態時，報導螢光的訊號會被抑制螢光的訊號所抑制（圖 1-14）。在 Real-time PCR 反應時，引子對與探針會結合住該互補的區域，引子會引導 DNA 聚合酶進行 PCR 的反應，當 DNA 聚合酶進行至核酸探針與待測基因配對的區域時，由於此 DNA 聚合酶具有 5'→3' 的外切酶（exonuclease）的活性，此結合該基因的核酸探針會被 *Taq* DNA 聚合酶分解，放出螢光訊號[25]（圖 1-14）。如果不是以目標物來做偵測，核酸探針就不會雜合到核酸上，之後也就不會釋放出螢光而被偵測到，所以「探針型」系統的專一性也就相對地較高。

　　Real-time PCR 判讀的方式是隨著 PCR 的循環次數越多，當 DNA 濃度越高，則在很少的 PCR 循環數（cycles）下便能偵測到螢光。因此儀器內部會設定一個預期達到的螢光強度，達到該螢光強度所需要的 cycle 次數（稱為 threshold cycle; Ct 值）便與樣品原本 DNA 濃度成反比（圖 1-15）。若搭配已知核酸濃度的標準樣本，在進行 Real-time PCR 後便能畫出各已知核酸濃度與 threshold cycle 間反比的檢量線（calibration curve）。利用此檢量線來算出未知樣品的濃度。

單股結構多形性（Single-Strand Conformational Polymorphism; SSCP）

　　SSCP 自 1989 年問世以來，經過不斷地改進，已成為簡便、快速、靈敏的技術，普遍應用在許多突變基因的檢測上，

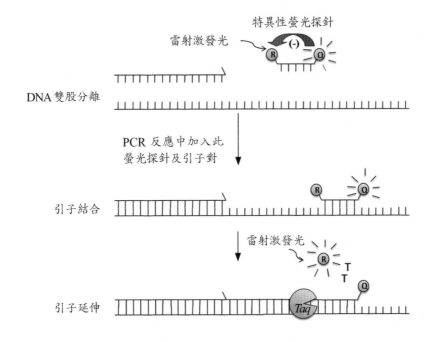

圖 1-14　TaqMan 的作用原理

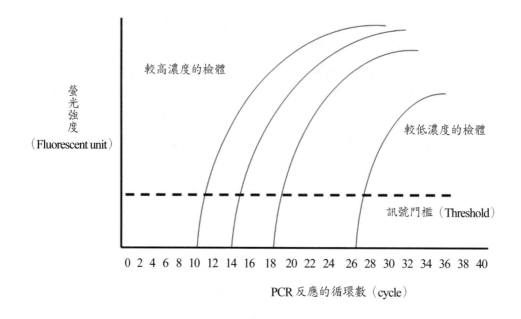

圖 1-15　Threshold cycle 與樣品 DNA 濃度成反比

甚至運用於 DNA 定量、檢測 PCR 實驗中的交叉汙染情況，以及傳染源的調查等，因此近幾年被大量地應用。

日本 Orita 等人在 1989 年的研究[26]發現單股 DNA 片段具有複雜的空間折疊結構，這種立體結構主要是由其內部鹼基配對等分子內作用力來維持的，當有一個鹼基發生改變時，會影響其空間結構，而使結構發生改變。空間結構有差異的單股 DNA 分子在聚丙烯醯胺凝膠（PAGE）中移動的速度不同。因此，通過非變性聚丙烯醯胺凝膠電泳，可以非常敏銳的將結構上有差異的分子分離（圖 1-16）。之後，將此特性運用在 PCR 的方法，來偵測 PCR 擴增產物的基因突變，因此建立了 PCR-SSCP 技術，進一步提高了檢測突變方法的簡便性和靈敏性。

基本原理是以 PCR 來擴增目標

DNA：將特異性的 PCR 擴增產物在高溫下使 DNA 變性（denature），而後快速置於冰上使其在單股結構狀態下回復（renature），成為具有一定空間結構的單股 DNA 分子，將適量的單股 DNA 進行非變性聚丙烯醯胺凝膠電泳（non-denatured PAGE）[27]；最後通過放射性顯影、銀染或溴化乙錠顯色分析結果。若發現單股 DNA 條帶（band）移動率與正常對照的相對位置發生改變，就可以判定該股結構發生改變，進而推斷該 DNA 片段中有鹼基突變（圖 1-16）。

但 SSCP 的缺點，包括：無法確定突變的位置和類型、並非所有的單一核酸突變均會造成構像上的差異，以及在電泳上移動速率的不同。此外，突變基因在電泳時所引起些微差異的條件，有時當使用不同儀器操作，或在不同的實驗室操作時，

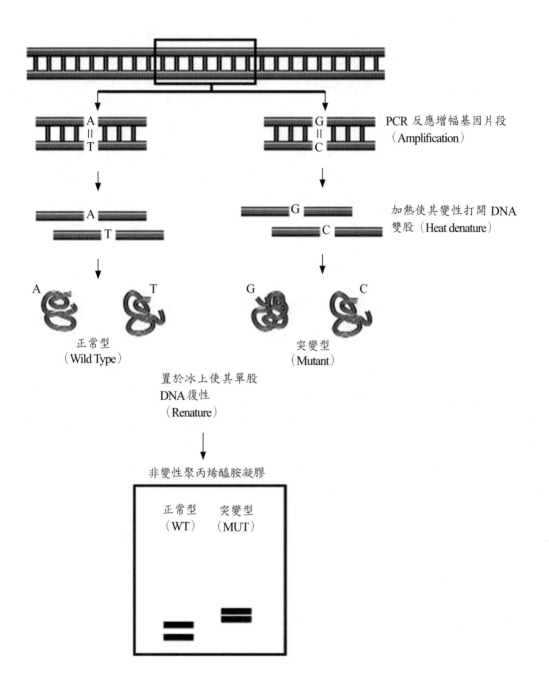

正常型
（Wild Type）

突變型
（Mutant）

PCR 反應增幅基因片段
（Amplification）

加熱使其變性打開 DNA
雙股（Heat denature）

置於冰上使其單股
DNA 復性
（Renature）

非變性聚丙烯醯胺凝膠

正常型　　突變型
（WT）　　（MUT）

圖 1-16　SSCP 反應原理

很難得到相同的結果。因此操作 SSCP 技術，要非常注意操作的步驟。

增幅阻礙突變系統（Amplification Refractory Mutation System; ARMS）

擴增阻礙突變系統（ARMS）為 1989 年 Newton C.R. 等人將傳統 PCR 改良後的新檢測方式，當時用來偵測具有突變點的 genomic DNA[28]。ARMS 是一種簡單的方式，用於偵測任何單鹼基的突變（single mutation）或是小基因片段的剔除（deletion），本技術是依據聚合酶連鎖反應（PCR）的原理，利用所設計的專一性引子來增幅或檢測檢體內的 DNA，然而此技術可用於已知序列 DNA 片段之分析，亦可以利用 ARMS 的方式來偵測檢體中是否具有欲分析的標的基因（target gene）[29]。

原理是在 PCR 的引子設計上能增幅與區別單一點突變的引子對，引子對之一股能夠完全結合標的基因，引子對的另一股則需特別設計，依據已知 DNA 序列上正常型或是突變型來設計，引子僅 3' 末端的鹼基不同，分別會與正常型或是突變型的基因片段來結合。在正常情況下，僅正常型的引子對能增幅出基因片段，而突變型引子則因為引子與 DNA 模板結合力變差，而無法產生增幅基因片段。反之，當 DNA 模板基因產生突變時，僅突變型引子對能夠結合該突變序列而產生增幅的基因片段。之後，再利用瓊脂凝膠電泳分析則可區別該基因是屬於正常或是突變型。

以圖 1-17 為例，在某對偶基因中大部分的人在該位點為 G（對應股 C），有部分人會突變為 A（對應股 T），根據此突變位點設計專一性的引子，在引子的 3' 尾端設計會與正常型 G/C 的位點結合（反向引子 P4 結合該位點的對應股 C），或是與突變型的 A/T 結合（正向引子 P3 結合該突變位點 A）。此外，也設計結合保留區域的引子對作為對照組（正向引子 P1 與反向引子 P2）。之後，利用此批引子來進行 PCR 反應，引子 P1 與 P2 能夠結合正常型與突變型對偶基因組模板，引子 P3 僅能專一性結合突變型的模板，引子 P4 僅能專一性結合正常型的模板。當染色體上的兩對偶基因均正常（G/G）時，則可以看到瓊脂凝膠電泳分析顯示 P1/P2 增幅出的高保留性區域基因片段與 P1/P4 增幅出正常型專一性基因片段；當兩對偶基因僅其中一基因產生突變（G/A）時，則在瓊脂凝膠電泳分析中可見 P1/P2 增幅出的高保留性區域基因片段、P1/P4 增幅出正常型專一性基因片段與 P3/P2 所增幅出的突變型專一性基因片段；若兩對偶基因均產生突變（A/A），則在瓊脂凝膠電泳分析中可見 P1/P2 增幅出的高保留性區域基因片段與 P3/P2 所增幅出的突變型專一性基因片段。

目前簡單的 ARMS 技術已經成功的應用於單一核酸多型性、生殖基因突變、體基因突變等廣泛的分析，亦可利用 multiplex ARMS 的技術來偵測兩個或多個突變點分析。

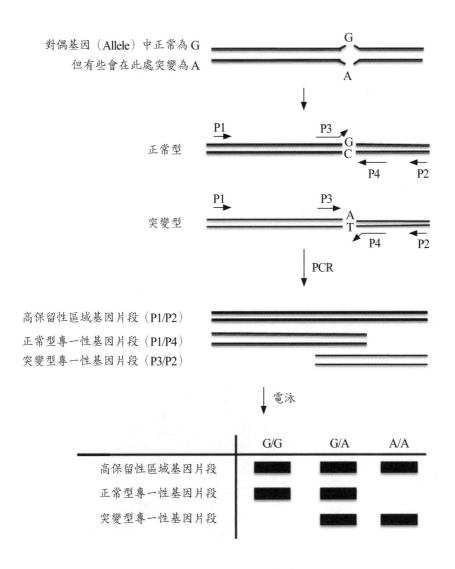

圖 1-17 ARMS 的原理與步驟

增幅限制酶切位點（Amplified Created Restriction Sites; ACRS）

目前的研究發現，許多的遺傳性疾病都是因染色體的基因上產生點突變而造成的，因此，許多以 PCR 為基礎的改良方法均能夠更迅速且準確的偵測出這些遺傳性疾病。目前結合傳統 PCR 與限制酶切割的方式也廣泛運用在偵測與診斷基因

突變的情形。但是時常發現所分析的位點並無可使用的限制酶來進行後續的限制酶切割反應。在 1991 年 Eiken H.G.等人建立 ACRS 方法來診斷苯酮尿症（phenylketonuria; PKU）[30]。此方法的優點是可以在欲分析的基因上建立人造的限制酶切點，便於 PCR 後的限制酶切割片段的分析。

此方法的原理：首先要知道欲分析基因的突變位點，之後在引子上設計帶有限

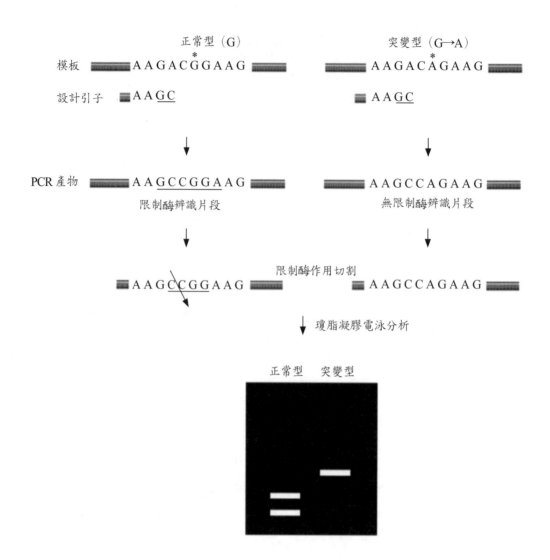

圖 1-18　ACRS 的原理與步驟

制酶切位的部分序列，在 PCR 的時候此引子會增幅出具有正常的限制酶切位序列，或因突變位點導致增幅出具有突變的限制酶切位序列。在 PCR 增幅反應後，進行限制酶切割反應。此時，具有正常限制酶切位的片段就會被切割，突變的片段則否，在瓊脂凝膠電泳反應後，可以發現正常與突變的基因片段大小不同來判斷該位點是否產生突變。以圖 1-18 為例，在某

基因的某位點正常型為 G，突變型為 A，已知某限制酶的辨識序列為 GCCGGA，據此來設計含有部分限制酶辨識序列 GC 的引子，利用此引子進行 PCR 反應：正常型的基因可增幅出帶有 GCCGGA 限制酶辨識序列；突變型基因則增幅出 GCCAGA 序列，故無法被該限制酶辨識。判讀方式：當基因為正常型時，能看到被切割的較小段基因片段。反之，突變

型基因片段無法被該限制酶切割，而呈現較大 DNA 片段。

突變分辨聚合酶連鎖反應

（Mutagenically Separated Polymerase Chain Reaction; MS-PCR）

突變分辨聚合酶連鎖反應（MS-PCR）最早在 1993 年由 Rust 等人提出[31]，是一項以 PCR 為基礎，分辨單點突變（point mutation）的技術。在此方法中，同時應用到三條引子（primers）：P1（primer 1）是以突變基因所設計的短引子；P2（primer 2）是以正常基因設計的長引子，P2 長引子比 P1 短引子多了 20 個左右的核苷酸。P1 和 P2 除了長度及 3'端的序列不同外，又各別在 3'端上游第 2～4 個鹼基的任一位置刻意製造一個與原基因序列完全不同之配對錯誤（mismatch）鹼基，且 P1 與 P2 配對錯誤鹼基的位置必須不同；P3（primer 3）則是兩者共通的反向引子（圖 1-19）。將三種引子、樣品和 PCR 試劑置入同一管 PCR 反應，P1 和 P3 只能針對突變基因的產物放大，P2 和 P3 也只會針對正常基因的部分進行 PCR（圖 1-20）。由於當初引子的設計中，刻意加入配對錯誤鹼基，因此當第二個 PCR 循環結束後，P1 與正常基因的 PCR 產物，其鹼基的差異由原來的一個增加至三個，使得非特異性引子結合（nonspecific primer binding）生成 PCR 產物的機率大為降低，故刻意加入配對錯誤鹼基製造突變的目的，就是為了在 PCR 反應中能更精準地分辨正常基因與突變基因[32]。PCR 完成後，經由 3% 瓊脂凝膠電泳（agarose gel electrophoresis）分析，若只出現長片段，則可判斷為正常基因同合子型（normal homozygote）；若只出現短片段，為突變基因同合子型（mutant homozygote）；若同時出現長片段和短片段，則為雜合基因型（heterozygote）。此

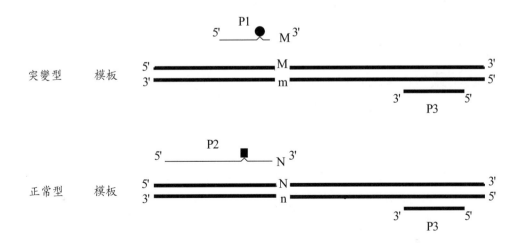

圖 1-19　MS-PCR 之引子設計

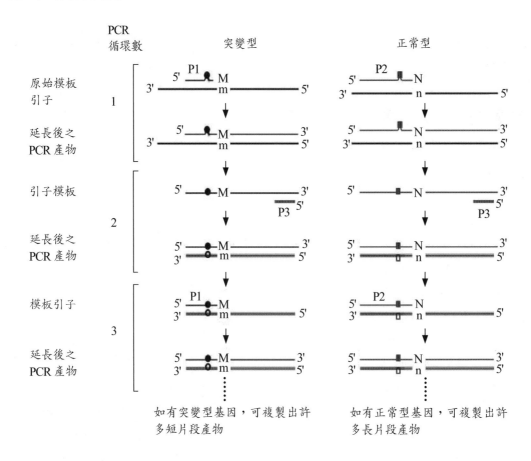

圖 1-20　MS-PCR 之反應原理

技術已普遍應用於遺傳疾病檢測[33]、基因型分析[34] 及藥物抗性基因的檢測[32,35] 等方面。

化學切割錯誤的鹼基（Chemical Cleavage of Mismatch Duplexes; CCM）

化學切割錯誤的鹼基（CCM）是用來偵測基因內單一鹼基突變或變異的方法之一，是在 1988 年由 Cotton 等人提出[36]，此方法的基本步驟，包括：(1)利用 PCR 將欲分析之 DNA 片段放大；(2)將樣本中可能出現變異的 DNA 片段和正常型（或野生型）的 DNA 片段混合，加熱至 95℃ 使 DNA 解離成單股結構後，再將溫度降到 65℃，使單股 DNA 互相結合形成異股 DNA（heteroduplex）；(3)異股 DNA 與兩種化學藥劑反應，這些化學藥劑特別針對配對錯誤（mismatch）的鹼基進行修飾，其中 Hydroxylamine 修飾配對錯誤鹼基中的胞嘧啶（cytosine），過錳酸鉀（$KMnO_4$）則會修飾配對錯誤鹼基中的胸腺嘧啶（thymine）；(4)後續加入的 Piperidine 會在 DNA 上被修飾的胞嘧啶及胸腺嘧啶位置進行切割；(5)切割後的反應物經由電泳分離，可以分析出特定片段內是否含有突變（圖 1-21）。CCM 可以有效偵測單點突

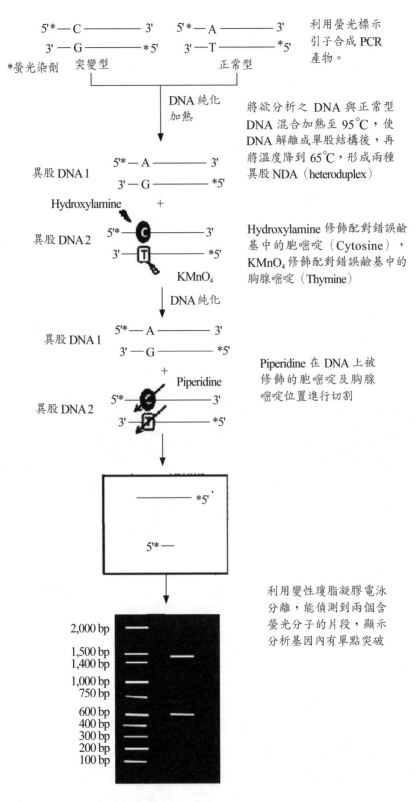

圖 1-21　CCM 反應原理

變，包括鹼基對的插入和刪除（缺失），並可由切割片段大小定位出突變點的位置。

在CCM 方法的演進中，偵測之標的基因可利用引子末端螢光標示 PCR 片段，或在 PCR 進行時加入螢光標誌的核苷酸，同時標示 PCR 產物，配合全自動膠體掃描系統，不僅比放射線物質標示核酸的操作方法更安全，也大大升高 CCM 的檢測效能[37, 38]。同時運用多種螢光染劑，更能一次對多重（multiplex）基因進行分析[37]。此外，由於傳統的液相 CCM 反應（solution-phase CCM）在每一個反應步驟之後需要進行 DNA 純化，過程相當耗時，因此 Bui 等人在 2003 年發展出固相 CCM 反應（solid-phase CCM）[39]，先將 PCR 產物吸附在矽膠珠（silica beads）上，後續的化學反應則在矽膠珠上完成，簡化 DNA 純化步驟，使 CCM 的操作更有效率，且分析的結果與液相CCM 反應並無差異。

與其他偵測基因突變的方法如變性梯度膠體電泳法（denaturing gradient gel electrophoresis; DGGE）、單股結構多形性（single strand conformation polymorphism; SSCP）相較，SSCP 和 DGGE 適用於短的（1 Kb 以下）DNA 片段分析；CCM 可用於較長（1～2Kb 以內）的 PCR 片段分析[40]。CCM 除了用於偵測基因突變，在生物學的研究領域中也被廣泛的應用，如病毒[41, 42]、細菌的序列變異分析[43]、同種異體型（allotyping）分析[44]，以及細胞株的基因序列變異分析[45]。

變性梯度膠體電泳法（Denaturing Gradient Gel Electrophoresis; DGGE）

變性梯度膠體電泳法（DGGE）是一種分子指紋技術，可以藉由分離 PCR 產物，區別 PCR 擴增的區域中是否有變異（variations）或突變（mutations）產生。一般 DNA 即使有變異存在，但是 PCR 反應的產物長度相近，以傳統的凝膠電泳技術可能只出現相同位置的單一條帶（single band），無法區別出序列有差異之混合物。DGGE 所使用的膠體與傳統膠體不同，在聚丙烯醯胺膠體（acrylamide gel）中添加線性濃度的變性劑，一般使用 formamide 和 urea 兩種，並藉由變性劑使用量的不同，調製出含不同變性劑濃度範圍的膠體。DGGE 設計的基礎，是利用 DNA 核苷酸序列上的差異，致使 DNA 分子各自擁有不同的解離溫度（melting temperature; Tm），當 DNA 分子進入含變性劑的膠體時，隨著變性劑濃度逐漸增加，DNA 分子開始由解離溫度較低的區域（low melting domain，一般是 AT 鹼基含量較高的區域）開始解離，形成部分單股的情形，導致移動速度變慢，不同序列的 DNA 分子因鹼基比例的不同，而在含變性劑的膠體中解離程度也不同。若能在電泳過程中被分離開來[46]，在電泳結束後，以溴化乙錠（ethidium bromide）或 SYBR-Gold 將膠體染色，即可在紫外線透視箱上直接觀察到 DNA 分子，也可以採用銀染色偵測 DNA的存在[47]。

在變性梯度膠體電泳法中，若欲分析的 DNA 分子 Tm 值較低，很容易在未達高濃度變性劑的膠體中就已完全解離成單股，如此所有的 DNA 分子移動速率會接近，解析度就會變差。為使 DNA 在 DGGE 中不會形成完全單股的形式，通常在設計 PCR 的引子（primer）時，會在正向引子（forward primer）或反向引子（reverse primer）之其中一條 5' 端，額外加入約 30～40 個核苷酸長度的 G 和 C 鹼基，稱為 GC 夾子（GC-clamp）[48]。GC 夾子的區域因為富含 G 和 C 核苷酸，Tm 值較一般 DNA 為高，因此當欲分析的 DNA

區域解離成單股，但 GC 夾子的部分始終維持黏合，可大大提升分析效果。使用含 GC 夾子的引子時，最好經由特殊的電腦軟體設計，WinMelt（Bio-Rad Laboratories, UK）或麥金塔電腦專用的 MacMelt 都是相當適用的軟體。

　　DGGE 的電泳方式可分成兩種：(1)電泳方向與變性劑梯度垂直；(2)電泳方向與變性劑梯度平行（圖 1-22）。前法用於單一檢體的分析，可操作的變性劑濃度範圍較大，如 0～100%、0～70%，可以決定出在何種變性劑濃度之下，最能有效區分出不同的 DNA 分子；後者

A. 電泳方向與變性劑梯度垂直

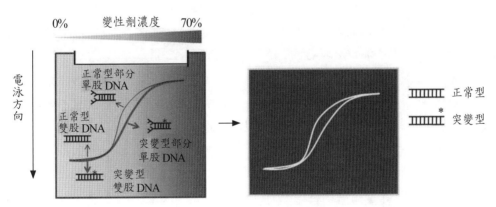

B. 電泳方向與變性劑梯度平行

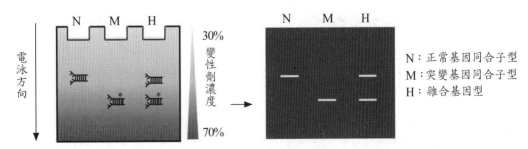

圖 1-22　DGGE 之操作原理

使用的變性劑濃度範圍較小，如 30～70%、40～60%，能讓不同的 DNA 分子分離得更完全，且可同時操作數個檢體，並區別出分析的基因為正常基因同合子型（normal homozygote）、突變基因同合子型（mutant homozygote）或雜合基因型（heterozygote）。為了達到理想的分析效果，一般建議先利用垂直式的 DGGE 決定出分析標的基因的最佳變性劑使用範圍，以及最適當之電泳反應時間，之後再以這些條件進行平行式 DGGE，最好能透過有經驗的人員操作，較易取得最佳化條件。

DGGE 可用於分析 100～1,000 bp 大小的 DNA 片段。一般而言，分析較大的 DNA 片段，建議使用 6～8% 的聚丙烯醯胺膠體，欲分析的 DNA 片段越小，則需要越高濃度的聚丙烯醯胺，通常分析 300～400 bp 可使用 12% 的聚丙烯醯胺膠體。整個電泳反應過程的溫度一般固定維持在 60℃，有助於 DNA 的解離。DGGE 不僅對於分析及篩檢基因突變[49]，提供了一個相當有利的方法，目前也被廣泛應用於種系研究（phylogenies）[50]、環境中微生物菌相分析[51]、主要組織相容複合物（MHC）的分型[47] 等。

應用核酸序列的放大反應（Nucleic Acid Sequence-Based Amplification; NASBA）

NASBA 是一項連續恆溫（isothermal）的核酸擴增技術，用於 RNA 的放大與偵測。此技術使用到：⑴三種酵素，包括反轉錄酶（reverse transcriptase）、RNase H 及 T7 RNA 聚合酶（T7 RNA polymerase）；⑵dNTP（deoxynucleotide triphosphate；去氧核糖核苷）及 NTP（nucleotide triphosphate；核苷酸）；⑶兩條引子（primers）。其中 P1（Primer 1）的 5' 端含有能被 T7 RNA 聚合酶辨識的啟動子（promoter）序列，3' 端含有與 RNA 標的互補之序列；P2（Primer 2）的序列則與 RNA 標的相同（圖 1-23）。反應時，Primer 1 與 RNA 標的黏合後，藉由反轉錄酶的催化作用產生出另一股互補 DNA（complementary DNA; cDNA），同時將 T7 RNA 聚合酶辨識的啟動子序列帶入 cDNA 的 5' 端，然後 RNase H 分解 DNA：RNA 雜交雙股分子中的 RNA，接著 Primer 2 再與 cDNA 黏合，經反轉錄酶的作用合成出互補的第二股，形成雙股 DNA。這時，T7 RNA 聚合酶會特別辨識這種含 T7 啟動子的 DNA，開始合成出許多與原 RNA 標的序列互補的 anti-sense RNA 分子，這些新合成的 anti-sense RNA 又可以再和 Primer 2 黏合，做出 cDNA，再經 RNase H 分解 DNA：RNA 雜交雙股分子中的 RNA，Primer 1 與 cDNA 黏合後，再合成出第二股；同理，T7 RNA 聚合酶就可以合成出許許多多 anti-sense RNA 分子。整個反應皆在 41℃進行，大約兩小時即可將 RNA 標的擴增 10^7 倍。

傳統偵測 RNA 產物的方式，採用瓊脂凝膠電泳（agarose gel electrophoresis）分析，配合溴化乙錠（ethidium bromide）染色或利用專一性的核酸探針進行偵測[52]。

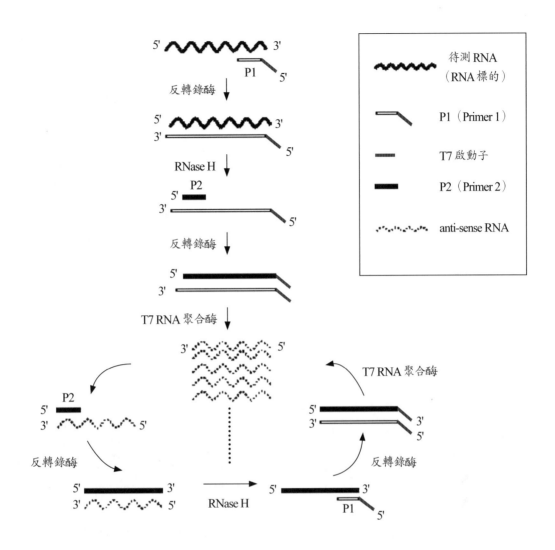

圖 1-23　NASBA 技術之原理

1998 年，Leone 等人提出利用信號分子（molecular beacon）即時偵測 RNA 產物的方法[53]。信號分子是一種寡核酸探針，會形成特殊的髮夾式二級結構，它的兩端各標示螢光分子（fluorophore）和遮蔽分子（quencher），當信號分子單獨存在時，由於這種特殊的二級結構使兩端的螢光分子和遮蔽分子靠得太近，原本螢光分子接收到特定激發光時會發射出特定螢光，卻被遮蔽分子將此螢光能量吸收後，轉變成波長更長的光，以致偵測不到螢光訊號[54]。當 RNA 產物被擴增出來後，信號分子與 RNA 上互補序列進行專一性的雜交反應，改變了信號分子的構形（conformation），使得信號分子兩端的螢光分子和遮蔽分子分開，原本被遮蔽分子吸收掉的螢光就能被偵測到。於是隨著擴增反應的進行，RNA 產物的累積，螢光逐漸增加，可透過螢光強度的分析進行 RNA 定量，這種方法又稱為 Real-Time NASBA（圖 1-24）。

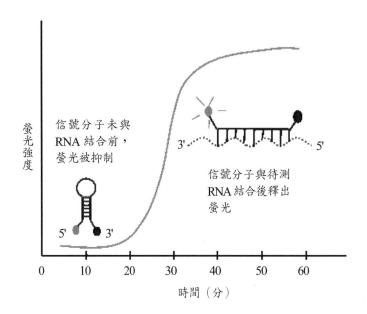

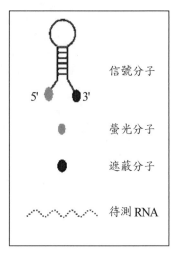

圖 1-24　Real-Time NASBA 之偵測原理

Real-Time NASBA 的擴增與檢測反應完全
在同一密閉管內進行，可以降低核酸交叉
汙染發生的可能性，並減少中間操作步
驟，節省時間及人力。

　　儘管 NASBA 與 RT-PCR 皆能偵測
mRNA（messenger RNA），倘若檢體中有
少量雙股 DNA 存在，RT-PCR 會有偽陽性
結果，然而在 NASBA 的特殊設計中，T7
RNA 聚合酶只辨識特殊的啟動子序列，故
實驗完全不受檢體中真核細胞或原核細胞
DNA 汙染的影響。因此，與 RT-PCR 不同
的是，NASBA 在反應前不必利用 DNase
去除 DNA。

　　NASBA 已廣泛應用於 RNA 病毒和細
菌的偵檢中[55-58]，因為 RNA 的 half-life 很
短，基本上用 NASBA 來偵測細菌 RNA
（如 16S rRNA, mRNA），可以區別檢體
中病原菌是否仍存活，以作為追蹤治療結
果之依據。

轉錄介導的擴增法（Transcription-Mediated Amplification; TMA）[59]

　　DNA 探針分析方法已於研究實驗室
中使用多年，但直到最近才被廣泛應用於
臨床實驗室。DNA 探針分析方法是針對
基因 DNA 序列做分析，本質上具有專一
性，但卻相當不靈敏，因為所針對的標的
DNA 序列在每個細胞內只有一到數個拷
貝數。而且此方法由於需要將標的 DNA
固定於固體支持物上，所以相當複雜，並
且需耗費較長時間操作。1986 年，Gen-
Probe 公司提出第一個可實際應用的 DNA
探針分析方法，此方法簡單且快速，可供
臨床實驗室操作，這是第一套在臨床實驗
室用來偵測臨床檢體中的微生物，如：

砂眼披衣菌（*Chlamydia trachomatis*）、淋病雙球菌（*Neisseria gonorrhoeae*）和 A 群鏈球菌（Group A streptococcus）的系統。Gen-Probe 公司的兩項發明專利改善了此分析方法的靈敏度和簡易度，以核糖體 RNA 為偵測標的，及以一種同性質的較高靈敏度的偵測系統，稱為雜交保護分析（Hybridization Protection Assay; HPA）。因為細菌體內的核糖體 RNA 有數千個拷貝數，故以核糖體 RNA 為偵測標的可以提高靈敏度，HPA 偵測系統使用高度靈敏的化學冷光訊號（chemiluminescent signal）進一步提高靈敏度。此外，反應在液相的單一試管中進行，不需固相受質及清洗步驟，所以操作更簡單。

　　儘管 Gen-Probe 公司的直接分析系統具有高靈敏度，還是有許多種類的感染性微生物在臨床檢體中存在的數量實在太少，以至於使用此系統或其他直接 DNA 探針系統均無法偵測到。偵測微量微生物需要使用核酸擴增方法，以增加檢體中核酸的數量，才有辦法被偵測到。不幸地是，第一個被開發出來的擴增系統太複雜並且耗時，所以不適用於臨床實驗室作為常規檢驗，只限於研究實驗室使用。為了克服此一問題，Gen-Probe 公司發展出一套核酸擴增方法，稱為轉錄介導的擴增法（transcription-mediated amplification; TMA），TMA 是結合核糖體 RNA 為偵測標的及 HPA 於單一試管內進行整合的系統，TMA 系統很簡單並且快速，可應用於臨床實驗室，而且靈敏度高，足以偵測到臨床檢體中只有一個拷貝數的 DNA 或 RNA。

　　TMA 系統與 Gen-Probe 公司的分析方法非常類似，並且大部分都使用相同的儀器，TMA 採用恆溫的反應過程，因此可以在加熱器（heat block）或水浴槽中進行反應，不需要昂貴的溫度循環設備，TMA 的動力學非常快速，可以在一小時內由單一條目標分子產生 100 億的 RNA 產物，TMA 適用於任何形式的核酸標的物，包括：rRNA, mRNA 或 DNA。

　　一、TMA 系統包含三步驟：檢體製備、擴增和偵測

1. 檢體製備：需先將微生物打破，以釋放出目標核酸至分析混合物中，依據所欲偵測的微生物種類，可以用化學或酵素方法，或是機械的方式（如超音波）來打破微生物，然後使釋放出來的核酸穩定化，短暫加熱至 95°C 使目標核酸變性、並使感染性物質去活化，此溶解產物即含有游離的核酸可作為模板，以進行體外複製。

2. 擴增：TMA 的擴增原理與應用核酸序列的放大反應（nucleic acid sequence-based amplification; NASBA）的原理相同，詳如圖 1-23。全部過程可以自動化且在單一反應溫度下完成。由於 RNA 在實驗室環境下不穩定的特性，以及在分析步驟中建立了控制程序，因此不會造成樣品殘留汙染（carryover contamination）的問題。

3. 偵測：TMA 反應所產生的擴增產物，其偵測方法與 HPA 的分離／偵測過程相同，在過去的 5 年內已使用於 Gen-

Probe 公司的其他分析方法中，偵測過程起始於加入吖啶酯標記的 DNA 探針（acridinium ester-labeled DNA），此探針可專一性的結合於標的擴增物（圖 1-25），然後使用化學程序去區分有雜交及未雜交的探針，而不使用麻煩的物理分離方法。最後的步驟是將試管放入冷光儀（luminometer），機器便會自動注入適當的試劑到試管內，偵測產生出來的化學冷光訊號（chemiluminescent signal）。這是一套同質的分析設計，不需要清洗步驟，因清洗步驟可能會將核酸產物散布汙染到整個實驗室，此方法特別適合使用於標的物擴增的分析，因為其具有絕對的專一性及便利性。

二、優點：Gen-Probe 公司的擴增方法與傳統探針分析方法和其他擴增方法比較起來，它提供數種不同的技術和臨床上的好處，最值得注意的包括下列幾點：

1. 以較大量的核糖體 RNA 為偵測標的而改善了可靠性：因為核糖體 RNA 在細菌體內存在數千個拷貝數，起始的擴增反應的可能性大於使用只有單一拷貝數 DNA 的目標物，當微生物的量很低時，此優點就非常重要。

2. 單一溫度指數擴增反應：操作步驟簡單，不需要昂貴的溫度循環設備，提供檢體中的目標序列物的快速擴增反應。

3. 擴增產物為 RNA：其產生 RNA 產物的擴增系統與其他產生 DNA 產物的擴增系統比較起來，RNA 在反應試管外較不穩定，造成實驗室汙染及偽陽性結果的可能性也就相對降低。

4. 單一試管溶液形式不需清洗步驟：只需

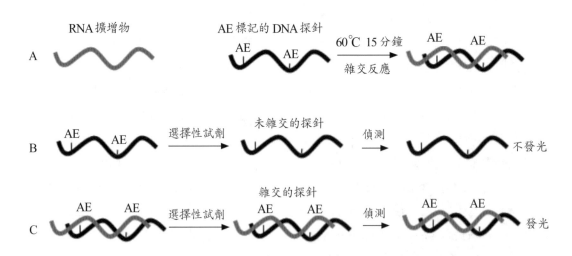

圖 1-25　使用 DNA 探針和雜交保護分析（Hybridization Protection Assay; HPA）技術偵測擴增產物：A. 加入吖啶酯標記的 DNA 探針（acridinium ester (AE) labeled DNA），此探針可專一的結合於 TMA 反應所產生擴增物的特定標的序列。B. 藉由加入可水解未雜交探針上 AE 的選擇性試劑，來區分雜交及未雜交的探針，未雜交的探針則不會發光。C. AE 在雜交的探針上被保護於雙股螺旋內，因此不被選擇性試劑水解，所以會發光且被冷光儀偵測到。

加試劑到擴增試管中，不需移除或轉移，此方式可進一步降低交叉汙染及偽陽性的結果。這種單一試管且不需清洗步驟的型式，只要簡單的儀器就可發展自動化擴增及偵測步驟，Gen-Probe 公司最近也發展出可用於全部產品線的自動化系統。

5. 簡單化：只需加入少數試劑、並使用雜交保護分析（hybridization protection assay; HPA）偵測結果，操作容易，對於已經使用過 Gen-Probe 公司的 DNA 探針分析方法的實驗室來說便很熟悉此系統。

　　Gen-Probe 公司所開發的第一個 TMA 系統的應用是用來偵測臨床檢體中的結核分枝桿菌（*Mycobacterium tuberculosis*）的試劑，稱為 amplified mycobacterium tuberculosis direct Test (MTD)。此分析方法已經被全世界數百間實驗室作為常規檢驗，可當天得到正確的測試結果。其他開發中的擴增分析法，包括：砂眼披衣菌（*Chlamydia trachomatis*）、HIV、慢性骨髓性白血病（chronic myelogenous leukemia, CML），以及非典型結核分枝桿菌（*Mycobacterium avium* complex）。

連接酶連鎖反應（Ligase Chain Reaction; LCR）[60]

　　1991 年 Francis Barany 成功的選殖出一種耐高溫的連接酶，得以應用於同時放大 DNA，並且區分單一核苷酸的突變。這種耐高溫的連接酶可以專一性的連接兩段與目標核酸序列配對完整的相鄰的寡核苷酸。被連接的寡核苷酸產物可在第二組相鄰的寡核苷酸存在下，與被連接的寡核苷酸產物或是目標核酸序列配對，經由溫度循環下的連接反應而以指數方式擴增。只要單一核苷酸發生突變而造成不正確配對，則會阻止連結與擴增反應，因而得以與正常序列區分（圖 1-26）。[61, 62]

　　連接酶連鎖反應的起源可以追溯回 1989 年 Whiteley 等人所發表的以寡核苷酸探針為基礎的分析方法，利用二個探針當彼此相鄰時而可以被連接起來[63]。相同的概念也被應用於寡核苷酸連接分析（oligonucleotide ligation assay; OLA）[64, 65]，此方法與 PCR 反應結合被用來篩選鐮刀型貧血（sickle cell anemia）、囊狀纖維化（Cystic fibrosis）的基因缺陷及 T 細胞受體多形性（T-cell-receptor polymorphisms）。

　　1989 年 Wu 和 Wallace 發表一種類似的技術，稱為連接酶擴增反應（ligase amplification reaction; LAR）[66]，利用兩組互補的引子以及適合於中等溫度的 T4 DNA 連接酶，重複進行變性（100℃）和連接（30℃）反應的循環，使用 T4 DNA 連接酶的缺點是在每次變性步驟之後，需要再加入新鮮的連接酶，同時還會出現不需目標序列的連接產物（target-independent ligation products）。相反的，連接酶連鎖反應則可提供較高的靈敏度，並且較不會有偽陽性的連接產物出現。

　　耐高溫的連接酶可減少不需目標序列的連接產物，因為連接反應可以在寡核苷酸的解離溫度（melting temperature; Tm）或接近解離溫度下進行反應，而且使用耐

高溫的連接酶還可免除在每次變性步驟之後，必須再加入新鮮的連接酶，耐高溫的連接酶目前也都可以購買得到，故而此技術也就能夠被更廣泛的應用。

連接酶連鎖反應的原理

當兩條專一性的相鄰人工合成的寡核苷酸引子與標的 DNA 的其中一股互相配對時，再利用連接酶將此兩條相鄰的寡核苷酸連接起來（圖 1-26）。這兩條引子的接合處通常是已確定的位置，因此上游引子 3' 端的核苷酸正好與目標序列上潛在單一核苷酸變異一致。此單一核苷酸變異可顯示兩種不同等位基因（alleles）、物種（species）或其他多型性（polymorphisms），而與其表現型相對應。假如在此位置上的目標核苷酸能與上游引子 3' 端的核苷酸互補，兩條相鄰的引子就能被連接酶以共價鍵結合。連接酶連鎖反應的特點是還有第二對的引子，幾乎完全與第一對引子互補，上游引子 3' 端的核苷酸被設計用來指示序列的差異。在循環反應中，使用熱穩定的 DNA 連接酶，被連接的寡核苷酸產物可作為下一次反應循環的模板，而以類似 PCR 擴增的指數方式擴增。假如在引子的接合處發生錯誤配對，則會被熱穩定的 DNA 連接酶區分出來，所以引子不會被連接起來。因此，當沒有連接產物出現時，就表示在目標序列上至少有單一核苷酸變異發生。

連接酶連鎖反應的重要因素

要靠連接酶連鎖反應而能獲得正確結果，需考慮一些重要因素，包括連接酶連鎖反應引子的設計及其反應條件，詳細敘述如下：

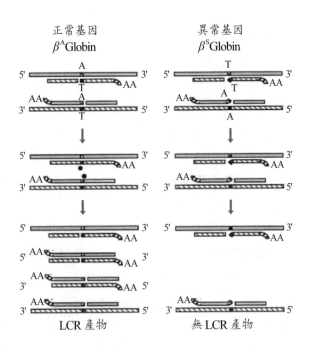

步驟一
於 94℃打開雙股 DNA
於 65℃與正常基因專一性寡核苷酸結合

步驟二
於 65℃
熱穩定性連接酶進行連結反應

步驟三
重複步驟一、二，20～30 個循環

正常基因 β^AGlobin　　　異常基因 β^SGlobin

LCR 產物　　　無 LCR 產物

圖 1-26　連接酶連鎖反應的原理

1. 連接酶連鎖反應引子的設計：要減少不需目標序列的連接產物，連接酶連鎖反應的引子要設計成單一鹼基對突出（a single base-pair overhang），根據 Kalin 等人的發表顯示，使用鈍端引子（blunt end）會造成大量不需目標序列的連接反應[67]。一個連接酶連鎖反應使用的四條引子的 Tm 值必須介於一狹窄的溫度範圍內，理想的 Tm 值為 70℃ ±2℃。此外，其中一引子不能變成其他引子的橋梁模板，而導致不需目標序列的連接反應。可在引子不相鄰的 5' 端加入兩個或更多個不互補的核酸尾端，以阻止 3' 端末端的連接反應，如圖 1-27 所示。

依據所欲區分的核苷酸不同，而會產生不同量的連接產物，表 1-1 顯示一些特定的錯誤配對所預期產生偽陽性的連接產物的量，依據此資料在設計引子時，若有多處目標序列可供挑選時，可選擇會產生偽陽性連接產物的最低機率

位置。此外，與目標序列配對的引子 3' 端鹼基對的特性也會影響連接反應的效率，G-C 與 A-T 鹼基對比較起來，G-C 鹼基對的氫鍵鍵結力較大，形成的配對較穩定，因此連接反應的效率較佳[68]。

2. 連接酶連鎖反應的反應條件：通常每條引子的濃度介於 25～200 fmoles；反應緩衝液成分有：50 mM Tris-HCl pH7.6, 100 mM KCl, 10 mM $MgCl_2$, 1 mM EDTA, 10 mM DTT, 1 mM NAD^+, 20 μg salmon sperm DNA，並且加入 *Thermus aquaticus* DNA ligase 與目標 DNA 進行反應。反應緩衝液中加入 0.01～0.1% 的 Triton X-100 可以提高連接反應的效率，但同時也會導致錯誤配對的連接反應稍微增加[69, 70]。反應循環通常設定：94℃ 反應 15 秒至 1 分鐘進行變性反應，接著 60～65℃ 反應 4～6 分鐘（理想溫度設定為低於引子最低 Tm 值 5℃）進行引子的結合，與 PCR 不同的是，它沒有延伸作

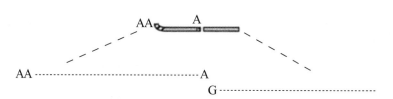

5' TCGGATATGTGAGCTGCATTAACGGATAGATTCCGACCGCTCGATTCGAG 3'
3' AGCCTATACACTCGACGTAATTGCCTATCTAAGGCTGGCGAGCTAAGCTC 5'

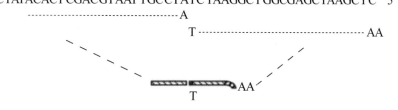

圖 1-27　引子的設計

表 1-1 在連接酶連鎖反應中特定錯誤配對的雜訊與訊號比

鹼基配對（Oligonucleotide base-target base）	雜訊比（Noise-to-signal ratio[a]）(%)
A-A, T-T	1.1
T-T, A-A	<0.2
G-T, C-A	1.3
G-A, C-T	<0.2

[a] 使用錯誤配對的引子所產生的產物量除以互補的引子所產生的產物量的百分比[61]

用。通常進行 10～30 個循環，需依據每個不同分析反應來調整最適當循環數。

連接酶連鎖反應產物的偵測法

　　早期連接酶連鎖反應產物的偵測方法是利用 ^{32}P 同位素標記在上游引子的 3' 端，再藉由變性膠體電泳分離後，以自動同位素照相術偵測連接酶連鎖反應產物，此方法的靈敏度可達到 200 個起始目標 DNA 分子[61]。另外也有應用非同位素的偵測方式，使用螢光標記的引子，配合使用螢光 DNA 定序儀與掃描儀（GENESCANNER, Applied Biosystems），此方法的優點是易於定量連接酶連鎖反應產物的量，而且不同的引子可以用不同顏色的螢光標記，因此可以明確的分辨出正確的連接產物；不正確的連接產物可以藉由其偏離適當的顏色組合而被區分出來[70]。螢光偵測系統可以進行多重反應（multiplex reaction），同時偵測多組突變區域，可將針對不同突變區域的引子標記不同顏色螢光，或是使用相同螢光、但是藉由連接酶連鎖反應產物大小不同而做區

分[71]。除了使用螢光標記之外，也有人用毛地黃素（digoxigenin）標記引子，連接酶連鎖反應產物藉由膠體電泳分離後，以南方墨點法分析（Southern blot）[67]。

　　最近還發展出更便利的微孔盤偵測方法，將一對引子的其中一條的 5' 端以生物素（biotin）標定，另一條引子的 3' 端以非同位素報導分子（reporter）標定，可使用的報導分子包括藍色螢光染劑 FAM（5-carboxyfluorescein）和 digoxigenin。但是直接偵測 FAM 標定的連接酶連鎖反應產物的靈敏度較低，若使用 digoxigenin 報導分子，配合鹼性磷酸酶接合之 anti-digoxigenin 抗體（alkaline phosphatase conjugated anti-digoxigenin）反應，可以提高靈敏度[72]。

連接酶連鎖反應的應用

　　連接酶連鎖反應已被運用在偵測遺傳疾病，以及細菌和病毒感染之檢測[73]。將目前連接酶連鎖反應的應用整理於表 1-2，許多應用在進行連接酶連鎖反應之前通常會先進行 PCR 反應，以提高分析方法的靈敏度。

表 1-2　連接酶連鎖反應的應用

Target	Format	Reference
Genetic diseases		
β-sickle cell hemoglobinemia	LCR, isotopic	Barany[61]
β-sickle cell hemoglobinemia	LCR, fluorescent	Winn-Deen and Iovannisci[70]
Cystic fibrosis	LCR, isotopic	Fang et al[74]
Leber's hereditary optic neuropathy	PCR-LCR, nonisotopic	Zebala and Barany[75]
Hyperkalemic periodic paralysis	PCR-LCR, fluorescent	Feero et al[71]
Bovine leukocyte adhesion deficiency	PCR-LCR, nonisotopic	Batt et al[68]
Bacteria		
Borrelia burgdorferi	LCR, nonisotopic	Hu et al[76]
Listeria monocytogenes	PCR-LCR, nonisotopic	Wiedmann et al[69]
Erwinia stewartii	PCR-LCR, isotopic	Wilson et al[77]
Mycobacterium tuberculosis	LCR, fluorescent	Iovannisci and Winn-Deen[78]
Viruses		
Human papillomavirus	LCR, nonisotopic	Bond et al[79]
Herpes simplex virus	LCR, nonisotopic	Rinehardt et al[80]
HIV DNA	LCR, nonisotopic	Carrino and Laffler[81]
Other targets		
Ha-ras protooncogene	LCR, nonisotopic	Kälin et al[67]
Ha-ras protooncogene	PCR-LCR	Wei et al[82]

分枝 DNA 訊號放大技術（Branched DNA; b-DNA）[83]

　　分枝 DNA 訊號放大技術，與 PCR 反應放大目標序列的分析方法截然不同，此技術是以訊號的擴增為設計原理，欲偵測的核酸序列並未被複製，而是利用偵測訊號的擴增，來提高反應的靈敏度。由於不涉及核酸序列的放大，因此，實驗中由汙染所產生的非專一性核酸序列放大的機會，遠比 PCR 反應來得低。而且此方法也比 PCR 反應更能忍受目標序列變異所造成的影響，更直接地偵測目標物、檢體製備更簡易，以及檢體與檢體間的差異性更低。

　　以分枝 DNA 訊號放大技術為基礎的定量雜交分析方法，已被廣泛使用於監測感染 HIV 和 HCV 病人抗病毒治療的效果[84, 85]，也被用來預測 AIDS 發病的時間[86]，以及建立 HIV 複製和消滅的動力學，藉此可在其致病機轉上獲得新的見解[87]。此分析方法最重要的特徵是靈敏、較廣的動力學範圍，並可精確且正確的定量。分枝 DNA 訊號放大技術是運用線性

訊號放大而非指數放大目標物，其原理說明如圖 1-28 所示。

一種稱為抓取擴展分子（capture extenders; CEs）的寡核苷酸，被用來抓取目標物將其固定於固體支持物上，然後此目標物再藉由與大量的（通常大於 30）標籤擴展分子（label extenders, LEs）（目標物專一性寡核苷酸）結合而被標定。在第一代的分析方法中，標籤擴展分子探針結合一個分枝 DNA 訊號放大分子（branched DNA amplifier, bDNA），此分子再結合許多鹼性磷酸酶探針（alkaline phosphatase probe），當目標序列存在時，這些結合在待測目標序列上的鹼性磷酸酶，便可對受質（substrate）進行催化反應而產生訊號。在第二及第三代的分析方法中，標籤擴展分子探針與前置訊號放大分子（preamplifier）結合，再與許多訊號放大分子（amplifier）結合，此結果可得到更強的訊號放大，並可偵測到更微量的目標物。

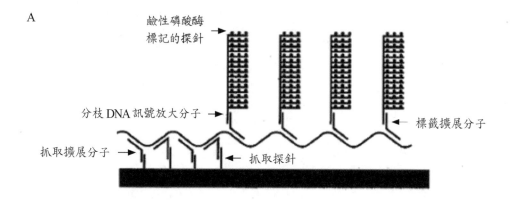

圖 1-28　分枝 DNA 訊號放大技術的原理：A.第一代分析方法；B.第二和第三代分析方法，與第一代差異處在於多了前置訊號放大分子（preamplifier）。

在所有這些分析方法中，線性放大的訊號直接與原始樣本中目標物的數量有關。第一代的分枝 DNA 訊號放大分析方法可以正確且精準的定量介於 10,000～10,000,000 個分子的核酸目標物，並已發展出 HIV, HCV 和 HBV 的偵測方法[88,89,90]。第二代用來偵測 HIV 的分枝 DNA 訊號放大分析方法，則可定量偵測到 500 個目標分子[91]。

第二及第三代的分析方法受限於欲放大的序列與其他核酸之間會有非專一性雜交反應，如果放大系統中的任何一個分子（包括鹼性磷酸酶探針、訊號放大分子或前置訊號放大分子）和任何一段非目標核酸序列之間有一小段區域的雜交反應，將會導致背景值被放大，因此抓取擴展分子、標籤擴展分子以及核酸檢體等，都可能是此背景雜交反應的來源。為降低背景雜交反應，可藉由加入非天然的鹼基：異胞嘧啶（isocytidine）和異鳥苷酸（isoguanosine）到放大分子

中，則可降低它們與非目標核酸雜交的可能性[83]，例如可在設計前置訊號放大分子、訊號放大分子以及鹼性磷酸酶探針序列時，加入約 30% 的異鹼基：5-methyl-2'-deoxyisocytidine（isoC）和 5-methyl-2'-deoxyisoguanosine（isoG），如圖 1-29 所示，這些含有異常核苷酸的放大序列跟任何正常 DNA 序列都不會有交互作用而被偵測到，則目標專一性的訊號放大不會伴隨來自於非目標分子的背景值放大，其靈敏度將大幅度改善。另外也能藉由增加檢體體積而提高靈敏度，在靈敏度增加後，更能有效應用於濾紙（in filter）或原位（in situ）雜交分析技術上。

DNA **甲基化分析技術**（DNA Methylation）

基因藉由轉錄成 RNA，再轉譯為蛋白質，而執行其在細胞中的功能。其中，細胞會透過包括控制 mRNA 穩定度和表

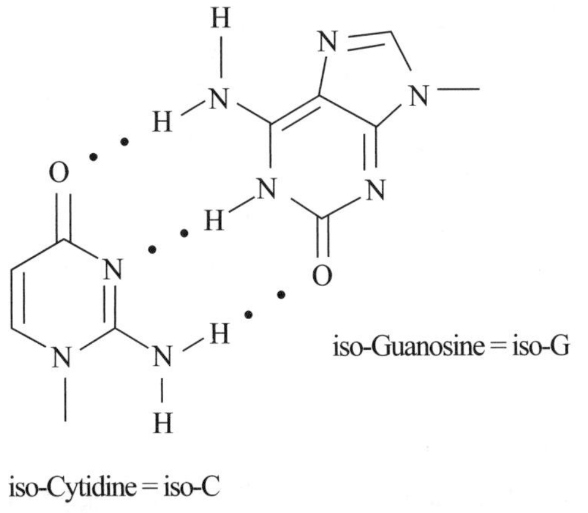

圖 1-29　異胞嘧啶（isocytidine）和異鳥苷酸（isoguanosine）

觀遺傳調控（epigenetic regulation）等機制調節基因表現。表觀遺傳調控是指非基因序列改變所引起之基因表達的變化，而表觀遺傳調控，包括 DNA 甲基化、組蛋白的修飾（histone modification）、染色質的重塑（chromatin remodeling）和非編碼（noncoding）RNA。其中，DNA 甲基化的過程，是一種 DNA 合成後的修飾作用，主要造成甲基化的基因無法表現，因此它參與了許多重要細胞的正常功能和疾病機轉的調控。

CpG 在人類的基因體的分布頻率為 1～2%，在某一些小片段裡會有 CpG 雙核苷酸較密集的區域，稱為 CpG 小島（CpG island），在人類 23 對染色體中約有 51,332,400 個 CpG 小島，其中 28,890 個 CpG 小島存在於基因啟動子的區域[92]。這些 CpG 小島為真核細胞甲基化作用的標的位置，這些 CpG 小島大多是沒有被甲基化，但是在某些不正常的細胞中，如腫瘤細胞，這些區域甲基化的頻率會提高。5-甲基胞嘧啶（5-methyl-cytosine; m5C）是真核細胞基因體內所發現最常被修飾的鹼基[93]，m5C 是由甲基轉移酶（methyltransferase）催化而產生的，甲基轉移酶可將一個甲基由普遍性的甲基提供者 S-腺核苷甲硫胺酸（s-adenosylmethionine; SAM）轉移到胞嘧啶（cytosine）環的第五個 C 位置上[94]。甲基化分析方法如下：

南方墨點分析法（Southern blot）

同切位限制酶對於甲基化的胞嘧啶（methylated cytosine）有不同的感受性，因此提供了一個簡單的方法，可以用來研究這些同切位限制酶辨認位置內的甲基化狀態。基本原理是選用兩個同切位限制酶，它們所辨認的切割位置如果被甲基化時，其中一個限制酶無法切割此甲基化的位置，而另一個限制酶則不受甲基化影響。因此在進行南方墨點分析法時，就可以很容易的根據片段大小差異而區分此區域是否發生甲基化。此方法因為操作相當簡單、成本低且判讀容易，所以特別適合使用於大量檢體的篩檢。

最常使用的同切位限制酶為 *Msp*I 和 *Hpa*II，兩者所辨認的序列均為 CCGG，但是 *Hpa*II 只會切割 CCGG 而不會切割第二個胞嘧啶甲基化的 C^{5m}CGG，而 *Msp*I 不管第二個胞嘧啶是否甲基化均會切割 CCGG 位置。所以藉由南方墨點分析法研究特定位置 DNA 甲基化時，若當 DNA 分別經由 *Hpa*II 和 *Msp*I 切割，而得到相同大小雜交片段時，則表示此處的胞嘧啶未被甲基化。如果以 *Hpa*II 切割，而得到一條較大的雜交片段，則表示此處的胞嘧啶被甲基化。如果發生部分甲基化時，則會同時看到大的與小的雜交片段，而兩者之間的相對強度則與甲基化的程度成正比（圖 1-30）。此方法的限制在於需要使用大量的 DNA（> 5 μg），至少有一定比例的等位基因（alleles）發生甲基化才有可能被檢測到，而且這些被甲基化的位置必須剛好位於限制酶切割位置才能被偵測到。

限制酶切割與 PCR

以限制酶切割結合 PCR 的分析方

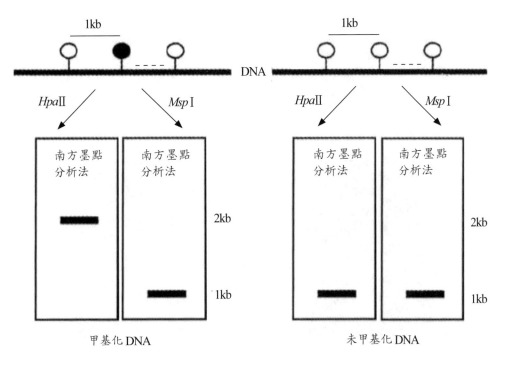

圖 1-30　藉由南方墨點分析法，研究特定位置 DNA 甲基化的預測結果。白色圓圈爲 CCGG 位置，黑色圓圈爲第二個胞嘧啶甲基化的 C^{5m}CGG 位置，盧線爲南方墨點分析法所使用的探針。

法，比南方墨點分析法還要靈敏。1989年，Judith Singer-Sam 等人[95, 96] 設計 PCR 方法將引子設計在限制酶 *Hpa*II 切割位置 CCGG 的附近，來檢查老鼠的 DNA。如果 DNA 在進行 PCR 之前先經 *Hpa*II 處理，因甲基化的 DNA 無法被 *Hpa*II 切割，沒有甲基化的 DNA 會被切割，因此只有甲基化的模板會被 PCR 放大（圖 1-31）。但此方法有一個缺點，即如果切割不完全將會產生偽陽性的結果，解決辦法是增加一個對照組，以 *Hpa*II 同切位限制酶 *Msp*I 切割 DNA，*Msp*I 不管第二個胞嘧啶是否甲基化均會切割 CCGG 位置，當切割完全時，則無 PCR 產物。本方法與南方墨點分析法類似，被甲基化的位置必

須剛好位於甲基化敏感的限制酶切割位置。此方法可應用於分析基因印記作用（genomic imprinting）以及 X 染色體失活（X chromosome inactivation）。

重亞硫酸鹽法（Bisulfite method）

　　由於可區分甲基化與未甲基化序列的限制酶只能應用在那些含有限制酶辨認位置的序列，因此又發展出一種利用重亞硫酸鈉修飾 DNA 的方法，以正確的偵測到所有出現在基因體內的甲基化和未甲基化的 CpG 小島。重亞硫酸鈉會使單股 DNA 上的胞嘧啶脫氨，在酸性 pH 值下會形成 5,6-雙氫胞嘧啶-6-鈉磺酸鹽（5,6-dihydrocytosine-6-sodium sulphonate），

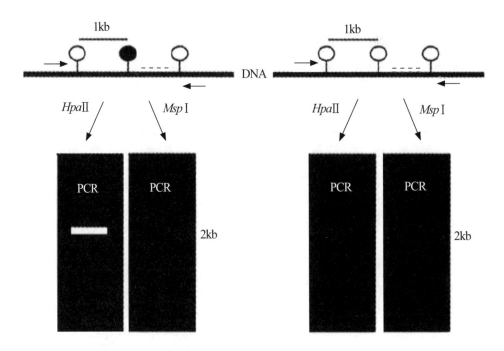

圖 1-31　藉由限制酶切割以及 PCR 法，研究特定位置 DNA 甲基化的預測結果。白色
圓圈為 CCGG 位置，黑色圓圈為第二個胞嘧啶甲基化的 C⁵ᵐCGG 位置，箭頭的標誌為
PCR 引子。

是此反應的間接產物，然後再轉換為鹼性環境，導致重亞硫酸鈉降解而使得間接產物轉變為尿嘧啶（uracil）。5-甲基胞嘧啶（5-methylcytosine）也可能會進行此反應（脫氨成為胸腺嘧啶），但是此反應速率很慢且會抑制終產物的形成（圖 1-32）[97]，所以最後其鹼基型態仍為胞嘧啶，並不會受到改變，所以經重亞硫酸鈉處理後，可以利用 PCR 配合限制酶切割的方式來分析 DNA 甲基化的情形。

甲基化專一性 PCR 反應（Methylation specific PCR; MS-PCR）[98]

　　MS-PCR 首次於 1996 年被提出來，被用於檢測 p-16, p-15, VHL 和 E-cadherin 基因，DNA 先經重亞硫酸鈉處理，未甲基化的胞嘧啶會轉變為尿嘧啶，而甲基化的胞嘧啶則仍為胞嘧啶，再設計三對引子進行 PCR 反應：第一對引子可辨認未經過重亞硫酸鈉處理的 DNA 序列，用來確認 DNA 經重亞硫酸鈉修飾作用完全，作為對照組之用；第二對引子可辨認經重亞硫酸鈉修飾後的甲基化 DNA；第三對引子可辨認經重亞硫酸鈉修飾後的未甲基化 DNA。因為雙股 DNA 經過重亞硫酸鈉修飾後便無法再互相配對，因此引子可針對其中任何一股來做設計，通常都針對譯股（sense strand）DNA 來設計較為方便，PCR 產物通常都會設計成小片段，較利於在有限的區域內偵測甲基化式樣。

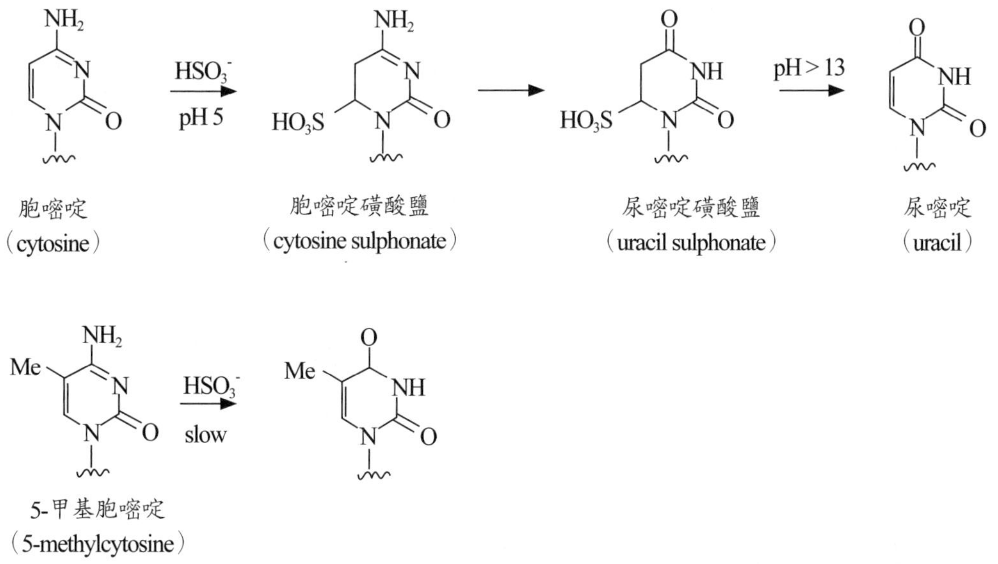

圖 1-32　DNA鹼基與重亞硫酸鹽作用的反應

此外，為了更進一步證明用於偵測甲基化的引子的專一性，以及檢查被放大區域內特定的胞嘧啶的甲基化狀態，再利用甲基化敏感的限制酶進行切割反應，通常選用限制酶 *Bst*UI，其辨認位置為 CGCG，如果 C 被甲基化，則經過重亞硫酸鈉修飾再放大之後還是維持 CGCG；如果 C 未被甲基化，則會變成 TGTG，所以放大後的產物再經過限制酶 *Bst*UI 切割，只有未經修飾的產物和經修飾的甲基化產物會維持 CGCG 的序列而可被限制酶 *Bst*UI 切割，而經修飾的未甲基化產物則無法被切割，將可區分甲基化及未甲基化的序列。

此方法的優點，包括分析時間短、只需少量 DNA 就可獲得結果，可用於偵測石蠟包埋的組織、專一性高、靈敏度高，即使只有 0.1% 的同位基因被甲基化也可被偵測到，可分析任何富含 CpG 的區域，而不受限於甲基化敏感的限制酶辨認位置

的序列。此方法也可避免先前提到的限制酶切割，以及 PCR 方法中常會因為限制酶切割不完全而造成偽陽性的缺點。其缺點則與其他 PCR 技術一樣，檢體有可能被汙染而得到偽陽性的結果。

即時定量 PCR（Real-time PCR, Methy-light）

其原理是 DNA 先經重亞硫酸鈉處理，再以鹼性溶液處理，使未甲基化的胞嘧啶轉變成尿嘧啶，而甲基化的胞嘧啶則仍維持原樣。不同的 DNA 甲基化狀態所導致的序列差異可以藉由三種不同方式而偵測出來：第一種是在 PCR 放大步驟時去區別序列差異，可藉由所設計引子與重亞硫酸鈉轉變後的甲基化，或未甲基化序列專一性的配對而達成，此方法被稱為甲基化專一性 PCR 反應（methylation specific PCR; MS-PCR）。第二種方式是在 PCR 放

大步驟之後才去區別序列差異，因此所設計的引子本身並不包括任何 CpG 位置，所以可同時放大介於這二條引子之間的區域所有因為 DNA 甲基差異而造成的序列差異，然後再藉由所設計的螢光探針經過雜交反應而區分出序列差異。第三種方式是同時設計包含 CpG 位置的引子和探針於 PCR 放大步驟及雜交反應鑑別序列差異（圖 1-33）[99]。

此方法的偵測是利用螢光為基礎的即時定量 PCR（TaqMan）技術，以專一性引子放大特定序列，此段序列可與一條寡核苷酸探針雜交，在此寡核苷酸探針的 5' 端標記一個螢光報導分子染劑（6-carboxyfluorescein-6-FAM），3' 端標記一個遮蔽染劑（TAMRA），再藉由 *Taq* DNA 聚合酶的 5'→3' 核酸酶活性，在 PCR 放大過程中將探針切割，釋放出報導分子

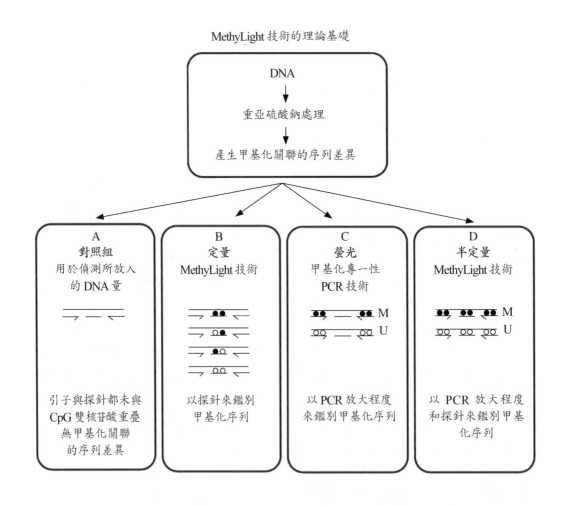

圖 1-33　MethyLight 技術的理論基礎，DNA 先經重亞硫酸鈉處理，未甲基化的胞嘧啶（以白色圓圈表示）被轉成尿嘧啶，而甲基化的胞嘧啶（以黑色圓圈表示）還是維持為胞嘧啶。然後進行以螢光為基礎的 PCR 反應，使用的引子可重疊於 CpG 甲基化位置（C 和 D）或是未與任何 CpG 雙核苷酸重疊（A 和 B）[99]。

的螢光，而被雷射偵測器偵測到，螢光強度與被放大序列的拷貝數成正比。

MethyLight 的方法在 PCR 反應之後不需要進一步的操作步驟，具有高專一性、高靈敏度、高再現性，可以正確的定量 DNA 甲基化的程度。MethyLight 不但能區分甲基化與未甲基化的序列，還能確定具體的甲基化模式，可用來偵測小量的生物材料，也可使用於低品質的 DNA（如降解的 DNA），還可同時快速分析大量檢體的多處基因。

甲基化依賴片段分離（Methylation-dependent fragment separation; MDFS）[100]

許多甲基化的分析方法都是藉由所設計的引子或探針與完全甲基化或未完全甲基化的目標序列進行雜交為基本原理，以雜交為基礎的分析方法其缺點是當只有部分甲基化時，則不會有產物或發生非專一性反應。但是 MDFS 分析方法則可用來分析甲基化及非甲基化混合的基因體 DNA，而且由於毛細管電泳的高解析度而能偵測出關於單一 C／T 核苷酸的差異。

MDFS 分析方法主要有三步驟，第一步驟，基因體 DNA 經重亞硫酸鈉處理後，甲基化的 DNA 與未甲基化的 DNA 因為維持 MeC 或 U 鹼基的出現而形成差異。第二步驟，使用一對螢光染劑標記的引子進行 PCR 反應，放大欲偵測的區域，所設計的引子位於 DNA 甲基化狀態以外的區域，所以不管 DNA 甲基化狀態如何均可被放大。第三步驟，由於多重多型性（C 與 T）的出現，導致放大後的 DNA 片段以毛細管電泳分析時會出現移動時間的差異，因此由完全甲基化的 DNA 與完全未甲基化的 DNA 放大所產生的片段便可被區分出來（圖 1-34）[100]。

基因體甲基化測試（Genomic methylation testing）

PCR 方法可以同時分析單一基因或是少數基因，最近的研究則聚焦於發展可以在單一反應中分析大量基因的技術，此情況藉由其他技術，如微矩陣（microarray）及高效能液相層析系統（high-performance liquid chromatography; HPLC）而達成。

1. 微矩陣（microarray）：其原理是將單股 DNA 片段固定於帶正電的尼龍薄膜而形成微矩陣，然後在適當條件下進行雜交反應。假如是將針對甲基化與未甲基化序列的專一性寡核苷酸探針固定在薄膜上，則加入經由重亞硫酸鈉處理的 PCR 產物到雜交溶液中。或是將先經過重亞硫酸鈉處理，並以限制酶切割後之基因體 DNA 或是 PCR 產物固定在薄膜上，寡核苷酸探針則加到雜交溶液中。雜交反應的訊號最常用化學冷光方式偵測（圖 1-35）[101]。

微矩陣可以同時偵測為數眾多的 CpG 位置，但必須進行對照試驗並做一條標準曲線，以便消除由於不適當的模板辨識所造成的不正確雜交反應，並且排除交叉反應[102]。

2. 高效能液相層析系統（high performance liquid chromatography; HPLC）：此方法的第一步驟是將基因體 DNA 完全水

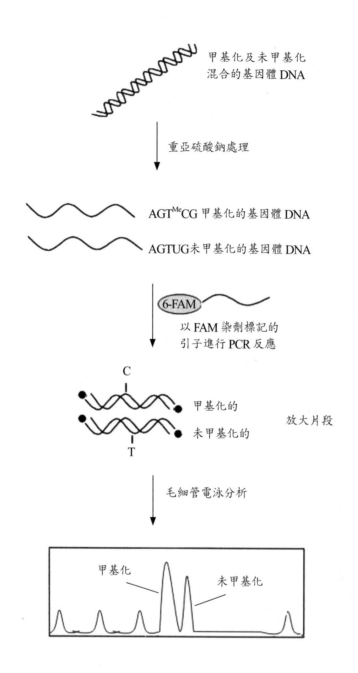

甲基化及未甲基化
混合的基因體 DNA

重亞硫酸鈉處理

AGT^{Me}CG 甲基化的基因體 DNA

AGTUG 未甲基化的基因體 DNA

6-FAM

以 FAM 染劑標記的
引子進行 PCR 反應

C

甲基化的

未甲基化的

放大片段

T

毛細管電泳分析

甲基化

未甲基化

圖 1-34　甲基依賴片段分離（MDFS）分析方法的步驟

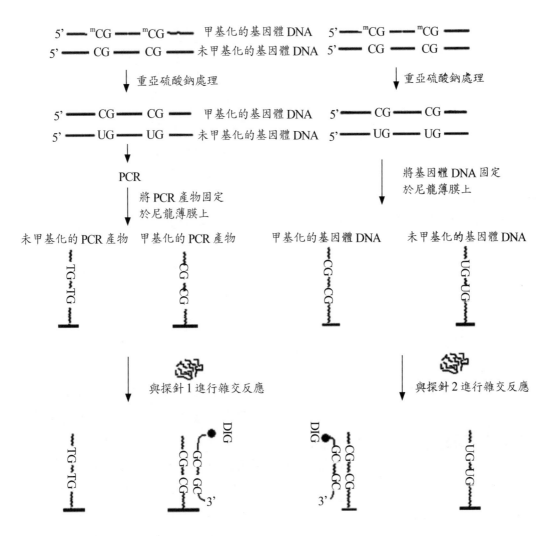

圖1-35　以薄膜雜交和化學冷光偵測為基礎的兩種微矩陣方法分析 DNA 甲基化。左邊是重亞硫酸鈉 PCR 產物微矩陣（bisulfite PCR product array）；右邊是重亞硫酸鈉基因體 DNA 微矩陣（bisulfite genomic DNA array）[101]。

解，水解的第一步是加入核酸酶P1（nuclease P1）或是蛇毒液磷酸雙酯酶（snake venom phosphodiesterase），接著再加入鹼性磷酸酶而形成去氧核糖核苷（deoxyribonucleoside）。然後把游離的核苷（nucleoside）注入含有矽聚合物固體沉澱物（silica-polymer solid deposit）的管柱，經 HPLC 後，欲分析的混合物就

會被分離[102]。

此方法的專一性和靈敏度可藉由結合質譜儀（mass spectrometry）的使用而提高，檢體經由層析管柱濃縮且可避免與檢體輸送有關的損失，這兩項技術的結合使用，甚至能夠同時分析複雜的混合物，並且只需小量的洗提液（eluent）[102]。分析物的分離效率可能受限於所使用的固相

（stationary phase）和移動相（mobile phase）的種類、移動相的 pH 值及溫度波動以及檢體被 RNA 汙染[102]。

分子生物技術的應用需要克服一些特定的限制，甲基化分析的方法必須具備高靈敏度，因為體液為最普遍且容易獲得的分析材料，其中只含有微量的腫瘤 DNA，此分析方法也必須有足夠的專一性，確保能夠區分腫瘤細胞與正常細胞的甲基化模式。

有許多方法可以分析甲基化模式，但任何方法都不是萬能的，在選擇適合的方法時，需考慮所欲分析的生物材料的種類、數量及品質以及所需的實驗室與儀器設備來選擇正確的方法，將有助於降低汙染的風險和確保可重複的結果。

高解析度融離分析（High-Resolution Melting Analysis; HRMA）

融離分析（melting analysis）主要是根據 DNA 的 GC 含量，序列長度及序列鹼基互補差異性的不同，於 PCR 反應物中加入可以與 DNA 結合的螢光染劑，並在 PCR 完成後進行連續增溫過程中，針對所產生的螢光強度與溫度變化的曲線進行分析。上述與 DNA 結合的螢光染劑在游離的狀態下不會產生螢光，但是若螢光染劑結合在雙股 DNA 上的時候，可以經由能量的激發使染劑產生螢光。因此，螢光訊號在 PCR 產物為完全雙股的情形下最強，而在 DNA 完全融離的狀態下歸零。傳統的融離分析使用的是一種非飽和螢光染劑

（non-saturating dye），這類染劑在高濃度下會抑制 PCR，而導致在 PCR 中使用的螢光染劑濃度無法飽和地結合在雙股 DNA 上，因此在進行融離分析時，無法精密地鑑別出微量的曲線變化（圖 1-36）。

高解析度融離分析（high-resolution melting analysis; HRMA）是 2002 年藉由產學合作，結合了螢光染劑、融離曲線分析儀及分析軟體等各方面技術所開發的新一代融離曲線分析技術[103]。在螢光染劑方面，新一代的產品屬於飽和性的螢光染劑（saturating dye），例如 LCGreen I、Eva Green、SYTO 9 等染劑，比較不會對 PCR 產生抑制作用，因此在 PCR 反應溶液中可以加入較高的濃度，進而可以飽和地結合在雙股 DNA 上（圖 1-36）。這類染劑在進行融離分析時，可以鑑別出微量的曲線變化。另外，用於高解析度融離曲線分析的儀器需具有精密溫控及螢光數據高擷取密度的特性；以 LightScanner 32 (LS-32) 機型（Idaho Technology）為例，螢光數據擷取的密度在 0.05℃／秒的溫度變化條件下，可達 400 個螢光數據／℃。

在數據分析方面，分析軟體可以輔助增強融離分析的鑑別度。原始的數據一般以 [螢光強度 vs 溫度曲線] 的分析圖表示（圖 1-37A）。這樣的融離曲線除了包含特異性產物的融離特性外，其他非特異性產物如引子二聚體（primer dimer）等也往往會影響融離曲線的型態（shape）。為了摒除這些干擾，可以經由軟體的處理，將曲線兩端沒有產生急遽螢光變化的區域進行規格化（normalization）。首先

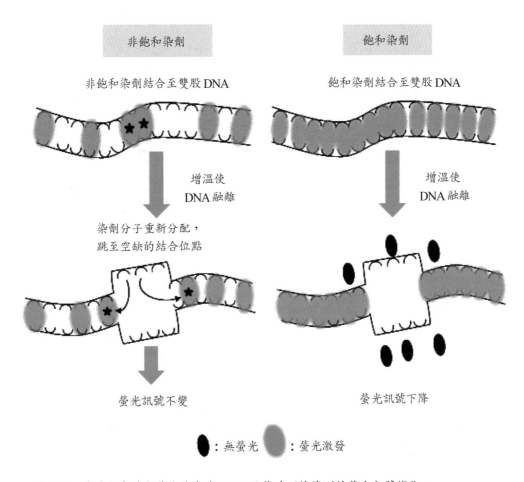

非飽和染劑

非飽和染劑結合至雙股 DNA

增溫使
DNA 融離

染劑分子重新分配，
跳至空缺的結合位點

螢光訊號不變

飽和染劑

飽和染劑結合至雙股 DNA

增溫使
DNA 融離

螢光訊號下降

●：無螢光　　：螢光激發

圖1-36　非飽和與飽和螢光染劑在 DNA 融離時可被偵測的螢光訊號變化。

將欲分析曲線的底部相互重疊並將其螢光值設定為 0%，然後使欲分析曲線左上端的螢光強度趨近 100%，形成如圖 1-37B 規格化後的融離曲線（normalized melting curve）。經過這樣的處理可以增加融離曲線變異區的鑑別度。為了放大融離曲線間的差異，使微小的差別更明顯，可以進一步將規格化後的某一融離曲線設定為參考曲線，再將欲分析的融離曲線與參考曲線做比較。在設定參考曲線的螢光值為 0 的情形下，分析軟體可以將欲分析曲線與參考曲線間每一相對應的螢光值

進行差異化分析，繪出如圖 1-37C 的差異曲線（difference curve）。此外，藉由負向第一微分（negative first derivatives, -dF/dT）的運算，可以將規格化後的融離曲線轉換成如圖 1-37D 的微分曲線（derivative curve），用來顯示出融離溫度、融離峰數目或/及融離峰位置，藉由這些特性可以分辨出欲比較 DNA 片段的差異[104]。

在醫學分子檢驗上，高解析度融離曲線可以用於基因分型（genotyping）、突變掃描（mutation scanning）及序列相合度（sequence matching）的分析，不論是單

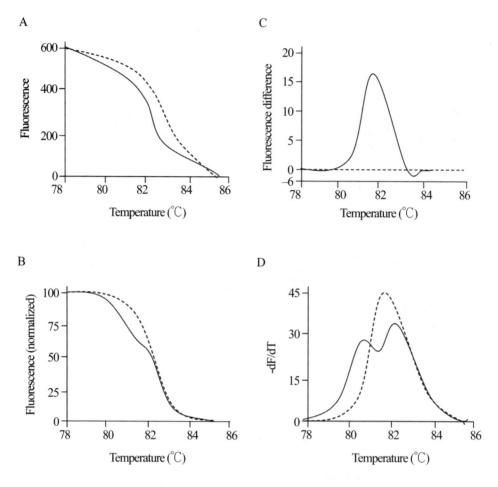

圖 1-37　高解析度融離分析曲線示意圖。以兩個 DNA 片段爲例所呈現的：A. 原始融離曲線；B. 規格化後的融離曲線；C. 差異曲線；與 D. 微分曲線。

一鹼基改變，插入或刪除突變皆可以此種方法進行檢測。高解析度融離分析也可應用於微生物物種鑑定，遺傳疾病之分子鑑定，甚至是 DNA 的甲基化分析[105-109]。以基因分型爲例，如果分析某一短 DNA 片段是否具有單一核苷酸 A > C 的變異時，經 PCR 與高解析度融離分析後可得如圖 1-38 所示的融離曲線。序列完全互補的 C/C 或 A/A（同型合子）DNA 片段有類似的曲線圖形，但是溫度相差約 1 ℃；當序列為 A/C（異型合子）時，則曲線圖形產生改變，藉此可以輕易區分 C/C、A/A 及 A/C 三種可能的基因型。

高解析度融離分析的靈敏度與特異性高，同時可進行閉管操作，減少交叉汙染的機會，分析過程所需的時間不長，具有操作簡便，成本低，可自動化，及高通量（可同時檢測 384 檢體）等特性。由於這個方法不需要昂貴的探針，若搭配即時定量 PCR，十分適用於臨床實驗室提供個人

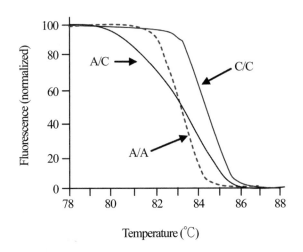

圖1-38　高解析度融離分析應用於單一核苷酸A＞C變異的基因分型範例。

化醫療快速又經濟檢測DNA變異的方法。

學習評估

1. 是否了解等位基因特異性寡核苷酸雜交（ASO）之原理。

2. 是否了解原位螢光雜交法（FISH）之原理。

3. 是否了解脈衝式電泳（PFGE）之原理。

4. 是否了解限制片段長度多形性（RFLP）之原理。

5. 是否了解各種聚合酶連鎖反應（Nested PCR, RT-PCR, PCR-SSP, Real-time PCR）之原理。

6. 是否了解單股結構多形性（SSCP）之原理。

7. 是否了解增幅阻礙突變系統（ARMS）之原理。

8. 是否了解增幅限制酶切位點（ACRS）之原理。

9. 是否了解突變分辨聚合酶連鎖反應法（MS-PCR）之原理。

10. 是否了解化學切割錯誤的鹼基（CCM）之原理。

11. 是否了解變性梯度膠體電泳法（DG-GE）之原理。

12. 是否了解應用核酸序列的放大反應（NASBA）之原理。

13. 是否了解連接酶連鎖反應（LCR）之原理。

14. 是否了解分枝 DNA 訊號（b-DNA）之原理。

15. 是否了解轉錄介導的擴增法（TMA）之原理。

16. 是否了解表觀遺傳調控：DNA 甲基化分析技術（Epigenetic regulation: DNA methylation）之原理。

17.是否了解高解析度融離分析之原理與應
用。

參考文獻

1. Conner BJ, Reyes AA, Morin C, et al.
   Detection of sickle cell beta S-globin
   allele by hybridization with synthetic
   oligonucleotides. *Proc Natl Acad Sci USA*,
   1983; 80:278-82.

2. Kidd VJ, Wallace RB, Itakura K, et al. alpha
   1-antitrypsin deficiency detection by direct
   analysis of the mutation in the gene. *Nature*,
   1983; 304:230-4.

3. Saiki RK, Ehrlich HA. In: Cotton RGH,
   Edkins EForrest S, eds. *Mutation Detection,
   IRL Press, Oxford*. UK, 1998:113-31.

4. Wagner M, Horn MDaims H. Fluorescence
   in situ hybridisation for the identification
   and characterisation of prokaryotes. *Curr
   Opin Microbiol*, 2003; 6:302-9.

5. Pernthaler A, Pernthaler J, Amann R.
   Fluorescence in situ hybridization and
   catalyzed reporter deposition for the
   identification of marine bacteria. *Appl
   environ microbiol*, 2002; 68:3094-101.

6. Schwartz DC, Cantor CR. Separation of
   yeast chromosome-sized DNAs by pulsed
   field gradient gel electrophoresis. *Cell*,
   1984; 37:67-75.

7. Chu G, Vollrath D, Davis RW. Separation of
   large DNA molecules by contour-clamped
   homogeneous electric fields. *Science (New*

York, NY), 1986; 234:1582-5.

8. Birren BW, Hood L, Lai E. Pulsed field
   gel electrophoresis: studies of DNA
   migration made with the programmable,
   autonomously-controlled electrode
   electrophoresis system. *Electrophoresis*,
   1989; 10:302-9.

9. White HW. Rapid separation of DNA
   molecules by agarose gel electrophoresis:
   use of a new agarose matrix and a survey of
   running buffer effects. *Biotechniques*, 1992;
   12:574-9.

10. Ecker JR. PFGE and YAC analysis of
    the Arabidopsis genome. *Methods: A
    companion to Methods in Enzymology*,
    1990; 1:186-94.

11. Elia MC, DeLuca JG, Bradley MO.
    Significance and measurement of DNA
    double strand breaks in mammalian cells.
    Pharmacol Ther, 1991; 51:291-327.

12. Wu FT, Tsai TY, Hsu CF, et al. Isolation and
    identification of *Escherichia coli* O157:H7
    in a Taiwanese patient with bloody diarrhea
    and acute renal failure. *J Formos Med
    Assoc*, 2005; 104:206-9.

13. Saiki RK, Scharf S, Faloona F, et al.
    Enzymatic amplification of beta-globin
    genomic sequences and restriction site
    analysis for diagnosis of sickle cell anemia.
    Science (New York, NY), 1985; 230:1350-4.

14. Anonymous. http://en.wikipedia.org/wiki/R
    estriction_fragment_length_polymorphism.

15. Bartlett JM, Stirling D. A short history of

the polymerase chain reaction. *Methods Mol Biol*, 2003; 226:3-6.

16. Saiki RK, Gelfand DH, Stoffel S, et al. Primer-directed enzymatic amplification of DNA with a thermostable DNA polymerase. *Science*, 1988; 239:487-91.

17. Deepak S, Kottapalli K, Rakwal R, et al. Real-Time PCR: Revolutionizing Detection and Expression Analysis of Genes. *Curr Genomics*, 2007; 8:234-51.

18. Ren Y, Ding HG, Wu QF, et al. [Detection of SARS-CoV RNA in stool samples of SARS patients by nest RT-PCR and its clinical value]. *Zhongguo Yi Xue Ke Xue Yuan Xue Bao*, 2003; 25:368-71.

19. Bayon-Auboyer MH, Jestin V, Toquin D, Cherbonnel M, Eterradossi N. Comparison of F-, G- and N-based RT-PCR protocols with conventional virological procedures for the detection and typing of turkey rhinotracheitis virus. *Arch Virol*, 1999; 144:1091-109.

20. Zafar N, Ahmed N, Saeedullah K, Naqvi A, Rizvi A. Serology versus polymerase chain reaction-sequence-specific primers in typing for HLA-DR in Pakistani populations. *Transplant Proc*, 1996; 28:1270-1.

21. Shintaku S, Fukuda Y, Tashiro H, Hoshino S, Dohi K, Kimura A. Simple and rapid HLA-DRB DNA typing method for transplantation using polymerase chain reaction-sequence-specific primers in combination with DNA conformation

polymorphism analysis. *Transplant Proc*, 1994; 26:1893-6.

22. Udvardi MK, Czechowski T, Scheible WR. Eleven golden rules of quantitative RT-PCR. *Plant Cell*, 2008; 20:1736-7.

23. VanGuilder HD, Vrana KE, Freeman WM. Twenty-five years of quantitative PCR for gene expression analysis. *Biotechniques*, 2008; 44:619-26.

24. Kiltie AE, Ryan AJ. SYBR Green I staining of pulsed field agarose gels is a sensitive and inexpensive way of quantitating DNA double-strand breaks in mammalian cells. *Nucleic Acids Res*, 1997; 25:2945-6.

25. Hackett NR, El Sawy T, Lee LY, et al. Use of quantitative TaqMan real-time PCR to track the time-dependent distribution of gene transfer vectors in vivo. *Mol Ther*, 2000; 2:649-56.

26. Orita M, Iwahana H, Kanazawa H, Hayashi K, Sekiya T. Detection of polymorphisms of human DNA by gel electrophoresis as single-strand conformation polymorphisms. *Proc Natl Acad Sci USA*, 1989; 86:2766-70.

27. Fujita K, Silver J. Single-strand conformational polymorphism. *PCR Methods Appl*, 1994; 4:S137-40.

28. Newton CR, Graham A, Heptinstall LE, et al. Analysis of any point mutation in DNA. The amplification refractory mutation system(ARMS). *Nucleic Acids Res*, 1989; 17:2503-16.

29. Newton CR, Schwarz M, Summers C,

et al. Detection of delta F508 deletion by amplification refractory mutation system. *Lancet*, 1990; 335:1217-9.

30. Eiken HG, Odland E, Boman H, Skjelkvale L, Engebretsen LF, Apold J. Application of natural and amplification created restriction sites for the diagnosis of PKU mutations. *Nucleic Acids Res*, 1991; 19:1427-30.

31. Rust S, Funke H, Assmann G. Mutagenically separated PCR(MS-PCR): a highly specific one step procedure for easy mutation detection. *Nucleic Acids Res*, 1993; 11:3623-9.

32. Frater AJ, Chaput CC, Beddows S, Weber JN, McClure MO. Simple detection of point mutations associated with HIV-1 drug resistance. *J Virol Methods*, 2001; 93:145-56.

33. Chang JG, Liu HJ, Huang JM, Yang TY, Chang CP. Multiplex mutagenically separated PCR: diagnosis of beta-thalassemia and hemoglobin variants. *Biotechniques*, 1997; 22:520-7.

34. Schmitz C, Lindpaintner K. Two specific and simple methods for genotyping of the paraoxonase/arylesterase A/B polymorphism. *Genet Anal*, 1997; 14:9-11.

35. Saeng-Aroon S, Wichukchinda N, Myint L, et al. Study of antiretroviral drug-resistant HIV-1 genotypes in northern Thailand: role of mutagenically separated polymerase chain reaction as a tool for monitoring zidovudine-resistant HIV-1 in resource-limited settings. *J Acquir Immune Defic Syndr*, 2004; 15:1051-6.

36. Cotton RGH, Rodrigues NR, Campbell RD. Reactivity of cytosine and thymine in single-base-pair mismatches with hydroxylamine and osmium tetroxide and its application to the study of mutations. *Proc Natl Acad Sci USA*, 1988; 85:4397-401.

37. Haris II, Green PM, Bentley DR, Giannelli F. Mutation detection by fluorescent chemical cleavage: Application to hemophilia B. *PCR Methods Appl*, 1994; 3:268-71.

38. Verpy E, Biasotto M, Meo T, Tosi M. Efficient detection of point mutations on color-coded strands of target DNA. *Proc Natl Acad Sci USA*, 1994; 91:1873-7.

39. Bui CT, Lambrinakos A, Babon JJ, Cotton RG. Chemical cleavage reactions of DNA on solid support: application in mutation detection. *BMC Chem Biol*, 2003; 13:1.

40. Ellis TP, Humphrey KE, Smith MJ, Cotton RG. Chemical cleavage of mismatch: a new look at an established method. *Hum Mutat*, 1998; 11:345-53.

41. Palombo EA, Bishop RF, Cotton RGH. Sequence conservation within neutralization epitope regions of VP7 and VP4 proteins of human serotype G4 rotavirus isolates. *Arch Virol*, 1993; 133:323-34.

42. Palombo EA, Bishop RF, Cotton RGH. Intra- and inter-season genetic variability in the VP7 gene of serotype 1(monotype 1a) rotavirus clinical isolates. *Arch Virol*, 1993;

130:57-69.

43. Grompe M, Versalovic J, Koeuth T, Lupski JR. Mutations in the *Escherichia coli dnaG* gene suggest coupling between DNA replication and chromosome partitioning. *J Bacteriol*, 1991; 173:1268-78.

44. Anderson MJ, Milner CM, Cotton RGH, Campbell RD. The coding sequence of the hemolytically inactive C4A6 allotype of human complement component C4 reveals that a single arginine to tryptophan substitution at b-chain residue 458 is the likely cause of the defect. *J Immun*, 1992; 148:2795-802.

45. Bugg BY, Danks MK, Beck WT, Suttle DP. Expression of a mutant DNA topoisomerase II in CCRF-CEM human leukaemic cells selected for resistance to teniposide. *Proc Natl Acad Sci USA*, 1991; 88:7654-8.

46. Fisher SG, Lerman LS. DNA fragments differing by single base pair substitutions are separated in denaturing gradient gels:correspondence with melting theory. *Proc Natl Acad Sci USA,* 1983; 80:1579-83.

47. Knapp LA. Denaturing gradient gel electrophoresis and its use in the detection of major histocompatibility complex polymorphism. *Tissue Antigens,* 2005; 65: 211-9.

48. Sheffield VC, Cox DR, Lerman LS, et al. Attachment of a 40-base-pair GtC-rich sequence(GC-clamp) to genomic DNA fragments by the polymerase chain reaction

results in improved detection of single-base changes. *Proc Natl Acad Sci USA*, 1989; 86:232-6.

49. Krohn K, Paschke R. Somatic mutations in thyroid nodular disease. *Mol Genet Metab*, 2002; 75:202-8.

50. Zhu P, Zheng Y, You Y, Yan X, Shao J. Molecular phylogeny and modular structure of hybrid NRPS/PKS gene fragment of Pseudoalteromonas sp. NJ6-3-2 isolated from marine sponge Hymeniacidon perleve. *J Microbiol Biotechnol*, 2009; 19:229-37.

51. Tzeneva VA, Heilig HG, van Vliet WA, Akkermans AD, de Vos WM, Smidt H. 16S rRNA targeted DGGE fingerprinting of microbial communities. *Methods Mol Biol*, 2008; 410:335-49.

52. Kievits T, van Gemen B, van Strijp D, et al. NASBA™ isothermal enzymatic in vitro nucleic acid amplification optimized for the diagnosis of HIV-1 infection. *J. Virol. Methods*, 1991; 35:273-86.

53. Leone G, van Schijndel H, van Gemen B, et al. Molecular beacon probes combined with amplification by NASBA enable homogeneous, real-time detection of RNA. *Nucleic Acids Research*, 1998; 26:2150-5.

54. Tyagi S, Kramer FR. Molecular beacons: probes that fluoresce upon hybridization. *Nat. Biotechnol*, 1996; 14:303-8.

55. Moore C, Corden S, Sinha J, Jones R. Dry cotton or flocked respiratory swabs as a simple collection technique for the

molecular detection of respiratory viruses using real-time NASBA. *J Virol Methods*, 2008; 153:84-9.

56. Deiman B, Jay C, Zintilini C, Vermeer S, van Strijp D, Venema F, van de Wiel P. Efficient amplification with NASBA of hepatitis B virus, herpes simplex virus and methicillin resistant *Staphylococcus aureus* DNA. *J Virol Methods*, 2008; 151: 283-93.

57. Loens K, Beck T, Ursi D, Overdijk M, Sillekens P, Goossens H, Ieven M. Development of real-time multiplex nucleic acid sequence-based amplification for detection of *Mycoplasma pneumoniae*, *Chlamydophila pneumoniae*, and *Legionella* spp. in respiratory specimens. *J Clin Microbiol* 2008; 46:185-91.

58. Lamhoujeb S, Fliss I, Ngazoa SE, Jean J. Evaluation of the persistence of infectious human noroviruses on food surfaces by using real-time nucleic acid sequence-based amplification. *Appl Environ Microbiol*, 2008; 74:3349-55.

59. Craig SH. Gen-Probe Transcription-Mediated Amplification : System Principles. Gen-Probe Incorporated.

60. Wiedmann M, Wilson WJ, Czajka J, Luo J, Barany F, Batt CA. Ligase chain reaction(LCR)-overview and applications. *PCR Methods Appl*, 1994; 3:S51-S64.

61. Barany F. Genetic disease detection and DNA amplification using cloned thermostable ligase. *Proc Natl Acad Sci USA*, 1991; 88:189-93.

62. Barany F. The ligase chain reaction in a PCR world. *PCR Methods Appl*, 1991; 1:5-16.

63. Whiteley NM, Hunkapiller MW, Glazer AN. Detection of specific sequences in nucleic acids. 1989; U.S. patent no. 4,883,750.

64. Landegren U, Kaiser R, Sanders J, Hood L. A ligase-mediated gene detection method. *Science*, 1988; 241:1077-80.

65. Nickerson DA, Kaiser R, Lappin S, Stewart J, Hood L, Landegren U. Automated DNA diagnostics using an ELISA-based oligonucleotide ligation assay. *Proc Natl Acad Sci USA*, 1990; 87: 8923-7.

66. Wu DY, Wallace RB. The ligation amplification reaction(LAR)-Amplification of specific DNA sequences using sequential rounds of template-dependent ligation. *Genomics*, 1989; 4: 560-9.

67. Kalin I, Shephard S, Candrian U. Evaluation of the ligase chain reaction(LCR) for the detection of point mutations. *Mutation Res*, 1992; 283: 119-23.

68. Batt CA, Wagner P, Wiedmann M, et al. Detection of bovine leukocyte adhesion deficiency by nonisotopic ligase chain reaction. *Anim Genet*, 1994; 25:95-8.

69. Wiedmann M, Czajka J, Barany F, et al. Discrimination of Listeria monocytogenes from other Listeria species by ligase chain reaction. *Appl Environ Microbiol*, 1992; 58:

3443-7.

70. Winn-Deen ES, Iovannisci DM. Sensitive fluorescence method for detecting DNA ligation amplification products. *Clin Chem*, 1991; 37:1522-3.

71. Feero WG, Wang J, Barany F, et al. Hyperkalemic periodic paralysis: Rapid molecular diagnosis and relationship of genotype to phenotype in 12 families. *Neurology*, 1993; 43: 668-73.

72. Winn-Deen ES, Batt CA, Wiedmann M. Non-radioactive detection of *Mycobacterium tuberculosis* LCR products in a microtitre plate format. *Mol Cell Probes*, 1993; 7: 179-86.

73. Wiedmann M, Wilson JJ, Czajka J, Jy L, Barany F, Batt CA. Ligase chain reaction (LCR) overview and applications. *PCR Methods Appl*, 1994; 3:S51-S64.

74. Fang P, Jou C, Bouma S, Beaudet A, Fang P, Jou C, Bouma S, Beaudet A. Detection of cystic fibrosis mutations using the ligase chain reaction. *Am J Hum Genet*, 1992; A214.

75. Zebala JA, Barany F. Detection of Leber's hereditary optic neuropathy by non radioactive-LCR. In PCR strategies(ed. D.H. Gelfand, J.J. Sninsky, and M.A. Innis). Academic Press, San Diego, CA. 1993.

76. Hu H, Elmore K, Facey I, Jenderzak D. Detection of *Borrelia burgdorferi* by ligase chain reaction. *Abstr Gen Meet Am Soc Microbiol,* 1991; 79.

77. Wilson WJ, Wiedmann M, Dillard HR, et al. Development of a ligase chain reaction assay for identification of *Erwinia stewartii. Abstr Gen Meet Am Soc Microbiol*, 1993; 365.

78. Iovannisci DM, Winn-Deen ES, Iovannisci DM, Winn-Deen ES. Ligation amplification and fluorescence detection of *Mycobacterium tuberculosis* DNA. *Mol Cell Probes*, 1993; 7:35-43.

79. Bond S, Carrino J, Hampl H, Hanley K, Rinehardt L, Laffler T. New methods of detection of HPV. In Serono symposia(ed. J. Monsonego), 1990; 425-34. Raven Press, Paris, France.

80. Rinehardt L, Hampl H, Laffler TG. Ultrasensitive non-radioactive detection of herpes simplex virus by LCR, the ligase chain reaction. In 20th Annual Meeting of the Keystone Symposia on molecular and cellular biology. 1991; p. 101.

81. Carrino JJ, Laffler TG. Detection of HIV DNA sequences using the ligase chain reaction (LCR). *Clin Chem*, 1991; 37:1059.

82. Wei Q, Barany F, Wilson VL. Oncogenic point mutations detected by combined PCR and LCR techniques. 32nd Annual Meeting of the American Society for Cell Biology. *Mol Biol Cell* (Suppl), 1992; 3:22A.

83. Collins ML, Irvine B, Tyner D, et al. A branched DNA signal amplification assay for quantification of nucleic acid targets below 100 molecules/ml. *Nucleic Acids Res,*

1997; 25:2979-84.

84. Markowitz M, Saag M, Powderly WG, et al. A preliminary study of ritonavir, an inhibitor of HIV-1 protease, to treat HIV-1 infection. *N Engl J Med*, 1995; 7:1534-9.

85. Orito E, Mizokami M, Nakano T, et al. Serum hepatitis C virus RNA level as a predictor of subsequent response to interferon-alpha therapy in Japanese patients with chronic hepatitis C. *J Med Virol*, 1994; 44:410-4.

86. Mellors JW, Rinaldo CR, Jr, Gupta P, White RM, Todd JA, Kingsley LA. Prognosis in HIV-1 infection predicted by the quantity of virus in plasma. *Science*, 1996; 272:1167-70.

87. Perelson AS, Neumann AU, Markowitz M, Leonard JM, Ho DD. HIV-1 dynamics in vivo: virion clearance rate, infected cell life-span, and viral generation time. *Science*, 1996; 271:1582-6.

88. Pachl C, Todd JA, Kern DG, et al. Rapid and precise quantification of HIV-1 RNA in plasma using a branched DNA signal amplification assay. *J Acquir Immune Defic Syndr Hum Retrovirol*, 1995; 8:446-54.

89. Detmer J, Lagier R, Flynn J, et al. Accurate quantification of hepatitis C virus(HCV) RNA from all HCV genotypes by using branched-DNA technology. *J Clin Microbiol*, 1996; 34:901-7.

90. Hendricks DA, Stowe BJ, Hoo BS, et al. Quantitation of HBV DNA in human serum using a branched DNA(bDNA) signal amplification assay. *Am J Clin Pathol*, 1995; 104:537-46.

91. Kern D, Collins M, Fultz T, et al. An enhanced-sensitivity branched-DNA assay for quantification of human immunodeficiency virus type 1 RNA in plasma. *J Clin Microbiol*, 1996; 34:3196-202.

92. Lander ES, Linton LM, Birren B, et al. Initial sequencing and analysis of the human genome. *Nature*, 2001; 4096822:860-921.

93. Bestor TH, Coxon A. The pros and cons of DNA methylation. *Curr Biol*, 1993; 3:384-6.

94. Schmitt F, Oakeley EJ, Jost JP. Antibiotics induce genome-wide hypermethylation in cultured Nicotiana tabacum plants. *J Biol Chem*, 1997; 272: 1534-40.

95. Singer-Sam J, Grant M, LeBon JM, Okuyama K, Chapman V, Monk M, Riggs AD. Use of a HpaII-polymerase chain reaction assay to study DNA methylation in the Pgk-1 CpG island of mouse embryos at the time of X-chromosome inactivation. *Mol Cell Biol*, 1990; 10:4987-9.

96. Singer-Sam J, LeBon JM, Tanguay RL, Riggs AD. A quantitative HpaII-PCR assay to measure methylation of DNA from a small number of cells. *Nucleic Acids Res*, 1990; 18:687.

97. Tanaka K, Okamoto A. Degradation of DNA by bisulfite treatment. *Bioorg Med*

Chem Lett, 2007; 17:1912-5.

98. Herman JG, Graff JR, Myohanen S, Nelkin BD, Baylin SB. Methylation-specific PCR: a novel PCR assay for methylation status of CpG islands. *Proc Natl Acad Sci USA*, 1996; 93:9821-6.

99. Eads CA, Danenberg KD, Kawakami K, et al. MethyLight: a high-throughput assay to measure DNA methylation. *Nucleic Acids Res*, 2000; 28:e32.

100. Boyd VL, Moody KI, Karger AE, Livak KJ, Zon G, Burns JW. Methylation-dependent fragment separation: direct detection of DNA methylation by capillary electrophoresis of PCR products from bisulfite-converted genomic DNA. *Anal Biochem*, 2006; 354:266-73.

101. Zhou D, Qiao W, Yang L, Lu Z. Bisulfite-modified target DNA array for aberrant methylation analysis. *Anal Biochem*, 2006; 351:26-35.

102. Brena RM, Huang TH, Plass C. Quantitative assessment of DNA methylation: Potential applications for disease diagnosis, classification, and prognosis in clinical settings. *J Mol Med*, 2006; 84:365-77.

103. Wittwer CT, Reed GH, Gundry CN, et al. High-resolution genotyping by amplicon melting analysis using LCGreen. Clin Chem, 2003; 49:853-60.

104. Reed GH, Kent JO, Wittwer CT. High-resolution DNA melting analysis for simple and efficient molecular diagnostics. Pharmacogenomics, 2007; 8:597-608.

105. Cheng JC, Huang CL, Lin CC, et al. Rapid detection and identification of clinically important bacteria by high-resolution melting analysis after broad-range ribosomal RNA real-time PCR. Clin Chem, 2006; 52:1997-2004.

106. Lin JH, Tseng CP, Chen YJ, et al. Rapid differentiation of influenza A virus subtypes and genetic screening for virus variants by high-resolution melting analysis. *J Clin Microbiol*, 2008; 46:1090-7.

107. Er TK, Chang JG. High-resolution melting: applications in genetic disorders. *Clin Chim Acta*, 2012; 414:197-201.

108. Kristensen LS, Mikeska T, Krypuy M, Dobrovic A. Sensitive melting analysis after real time-methylation specific PCR (SMART-MSP): high-throughput and probe-free quantitative DNA methylation detection. *Nucleic Acids Res*, 2008; 36:e42.

109. Zhou L, Wang L, Palais R, et al. High-resolution DNA melting analysis for simultaneous mutation scanning and genotyping in solution. *Clin Chem*, 2005; 51:1770-7.

第二章　微衛星標記分析與應用
（Analysis and Application of Microsatellite Markers）

楊雅倩　著

學習目標

1. 微衛星標記的特性
2. 微衛星標記發生多型性的機轉
3. 微衛星分析方法
4. 微衛星標記在生物醫學的應用

前言

人類基因體（genome）約含有三十億鹼基對（3X10^9 base pairs, bp）的遺傳物質，其中，具「功能性的 DNA 序列」（包括：20,000-25,000 個基因及其轉錄調控的序列、維持染色體結構與完整性的中心粒和端粒區域等）約占六分之一，而真正會轉譯成蛋白質的序列則僅約 2%-3%，另一方面，有約 0.1% 序列（3X10^6 bp）於人類個體間有變異，稱為基因多型性（genetic polymorphism）；此外，人類染色體存在大量的重複 DNA 序列（repetitive DNA sequences），約占整個人類基因體的55%，其又可分為兩類（圖 2-1）[1]：

散佈重複DNA（genome-wide or interspersed repetitive DNA）

約占人類基因體 45%，此類重複DNA 乃一個一個地分布在各染色體，又可分為四種：LINEs（long interspersed nuclear elements）、SINEs（short interspersed nuclear elements）、LTR（long terminal repeat）elements 和 DNA transposons，其中最著名的是靈長類動物特有的 Alu 重複（Alu repeat），此屬於 SINEs 序列，由 280-350 bp 組成的重複 DNA，在人類基因體重複高達約 100 萬次，平均每 4 kb（kilo base pairs）就有一個 Alu 重複，其總長度超過整個基因體的 5%。

串聯重複DNA（tandemly repetitive DNA）

約占人類基因體百分之十，顧名思義，此類重複 DNA 乃一個接一個地聚集在染色體的某一處，而其依每一個重複單位（repeating unit）之序列的長度以及總長度又可分為衛星（satellites）、小衛星

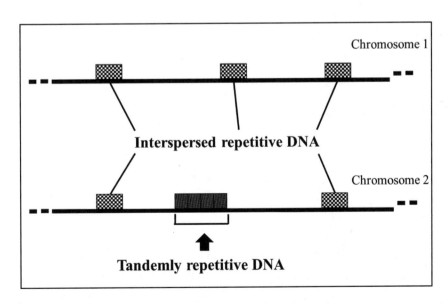

圖2-1　兩類重複DNA序列：散佈重複DNA（interspersed repetitive DNA）和串聯重複DNA（tandemly repetitive DNA）

表 2-1　串聯重複DNA (tandemly repetitive DNA) 三種亞群的特性

	衛星 DNA	小衛星 DNA	微衛星 DNA
其他名稱	無	Variable number tandem repeats (VNTRs)	Short tandem repeats (STRs)
重複單位大小（bp）	50 至幾百	8 至 50	1 至 7
總長度	100 kb～several Mb	100 bp～20 kb	10～100 bp（某些叁核苷酸重複除外）
分布位置	Heterochromatin 特別是在中心粒（centromeres）附近	全部基因體，但大部分在染色體端粒（telomeres）	全部基因體
生物功能	未知（可能沒有）	有些具保護染色體終端的功能；有極少數可被表現，但功能未知；其他未知（可能沒有）。	未知，但有些可能會細微影響附近基因的表現；另外，某些叁核苷酸重複與人類的疾病相關。

備註：串聯重複DNA亞群的定義目前尚未統一，以上分類乃根據下列文獻報告Bennett, P. (2000) Mol. Pathol. 53,177-183[2]。

（minisatellites）及微衛星（microsatellites）三種亞群重複 DNA（表 2-1）[2]。

何謂微衛星標記（microsatellite markers）

微衛星，亦稱為短串聯重複（short tandem repeats，STRs; simple sequence repeats，SSRs）[3]，其是由 1-7 個核苷酸為重複單位的重複性序列（圖 2-2），例如雙核苷酸（dinucleotide）之 CA 重複序列：$(CA)_n$，n 即是代表其重複次數（repeat number），在 5-100 之間；一般而言，

微衛星常見的重複次數在十次以下，如重複在十次以上，則此微衛星容易出現「長度」的多型性（polymorphism），也就是說其 n 值在不同個體間可能不同，即有所謂『不同的對偶基因（alleles）』。叁核苷酸（trinucleotide）重複序列有 CAG、CGG、CTG 等，而肆核苷酸（tetranucleotide）重複序列有 AGAT、AAAG、GATA 等。關於人類微衛星的命名，最早，若某一微衛星位於知名的基因附近，即根據其命名，例如：TP53-Penta 和 TP53-Dint 代表位於 TP53 抑癌基因的附近；之後另有一套標準的方式，例如：

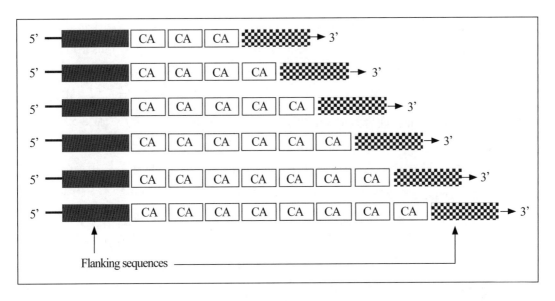

Flanking sequences

圖2-2　雙核苷酸微衛星(CA)n

(CA)n乃是最常見的雙核苷酸微衛星，個體間此CA雙核苷酸之總長度會因其重複次數
（n值）不同而異，即產生所謂不同的「對偶基因」。

D4S3360，4 代表其位於第四號染色體，而 3360 則為其獨特之代號。然而，因人類基因體發現的微衛星越來越多，最後即採取由發現者自由命名的方式。

　　原核細胞及真核細胞皆有微衛星，而微衛星 DNA 乃廣泛地分布於生物體的基因體。目前，人類基因體已鑑定出約三萬個微衛星，約占人類基因體的 3%[4]，平均約 2 kb 即存在一個微衛星，而其多數沒有生物功能，但有些微衛星可能會細微影響附近基因的表現；另外，已知一些叁核苷酸重複與人類的疾病相關[5]，特別是已有超過二十種不穩定的微衛星重複序列被報告與人類神經性疾病有關，例如：亨丁頓舞蹈症（Huntington's Disease, HD）起因是 Huntingtin（HTT）基因 (CAG)n 重複序列的重複次數異常擴展，而 FMR1 基因

5' 端非轉譯區的 (CGG)n 重複次數增加則與脆性 X 染色體症（Fragile X Syndrome, FXS）的發生相關[6]。

微衛星的基因變異（genetic alteration）

　　現今於分子醫學的研究中，已經利用微衛星的基因變異來探究人類疾病發生的原因，例如於某些腫瘤可檢測到微衛星不穩定性（microsatellite instability, MSI），進而發現其有 DNA 修復系統的缺陷；此外，遍布於人類基因體的微衛星因細胞在發生癌化過程的染色體不穩定而發生被刪除的情形，即是所謂微衛星失異合性（loss of heterozygosity, LOH）的現象。

微衛星不穩定性（microsatellite instability, MSI）

微衛星存在的部位由於本身序列的重複性高，所以在 DNA 複製時可能會因為 DNA 的滑動（slippage）而導致 DNA 伸展（expansion）或縮短（contraction）的情形（圖 2-3）[7]，也就是說在 DNA 複製時因為模板（template）或新合成的 DNA 為重複序列，所以可能會因滑動而形成不同單位數目之重複序列的環狀結構（loop structure），而此環狀結構前後的序列仍可以維持很好的配對，在正常的細胞中，此時會有 DNA 錯誤配對修復（mismatch repair, MMR）系統，例如 MLH1、MSH2、MSH3、MSH6 及 PMS2 等，負責將之修復回正確的狀態（圖 2-4）。然而，在腫瘤細胞中，如果錯誤配對修復系統有所缺陷，不具有修復這種錯誤的能力，即使得細胞突變機率增加，新生的細胞就會產生核酸插入（insertion）或刪除（deletion）等核酸不穩定的情形，此現象稱為微衛星不穩定性，或是複製錯誤（replication error, RER）（圖 2-5）。大多數微衛星不位於基因的編碼序列（coding sequence）中，因此，當微衛星序列發生不穩定性時，其本身多數不引起表現型的變化（phenotypical silence），但是，它代表了細胞錯誤配對修復系統的缺陷，也就是在 DNA 複製之忠貞度（fidelity）上有廣泛性的缺陷，於是某些重要基因如腫瘤抑制基因（tumor suppressor genes）或是原始致癌基因（proto-oncogene），即可能因為複製錯誤而快速累積突變，引起此些基因功能的抑制或過度活化，進而導致癌症的發生。

某些細菌帶有特殊的「偶然性基因」

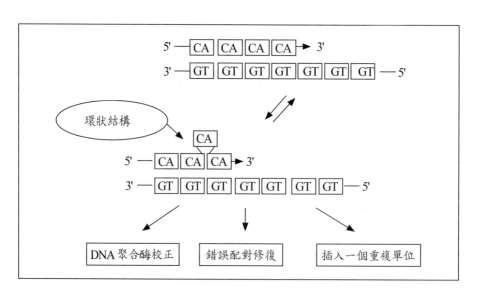

圖2-3　DNA 滑動（DNA slippage）

DNA複製時，如新合成的一股DNA發生滑動，其可能再滑動恢復完整配對狀態，或經細胞內正常的DNA修復機制修復完成；而此環狀結構如未被修復，則經下一次DNA複製後，即在子代細胞產生插入一個重複單位的結果。

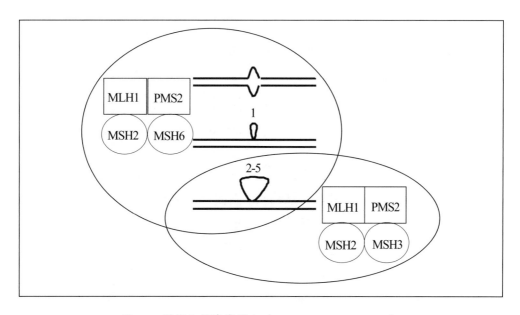

圖2-4　錯誤配對修復蛋白（Mismatch repair proteins）

在正常的細胞中，DNA複製時因錯誤配對或DNA滑動而形成環狀結構，會由錯誤配對修復蛋白質，例如MLH1、MSH2、MSH3、MSH6及PMS2等，負責辨識之，而啓動DNA修復機制。

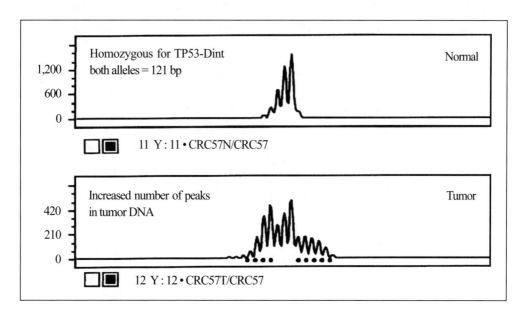

圖2-5　微衛星不穩定性（Microsatellite instability）

腫瘤DNA於TP53-Dint標記的結果相較於其正常DNA的結果，顯示多出了許多不同長度的PCR產物（●），即表示此腫瘤有發生MSI的情形。

（contingency genes），其內含有微衛星而有助於細菌面對外在環境的改變而存活；例如 *Neisseria gonorrhoeae* 擁有大約十二個外膜（outer membrance）蛋白質的基因，其皆含有相當不穩定的五核苷酸重複，即可因 DNA 滑動而影響蛋白質的表現，進而做出不同組合的外膜蛋白質以逃避宿主免疫系統的辨識。此外，人類某些神經方面的疾病與其疾病基因內或附近的叁核苷酸重複不穩定而造成其重複次數不正常的增加有關，而稱之為「叁核苷酸重複相關疾病」；例如亨丁頓舞蹈症（Huntington Disease）即是第四號染色體上的 Huntingtin（HTT）基因第一個外顯子內之叁核苷酸（CAG）發生異常擴增（可達 39～50 次重複），導致其蛋白質產物內之聚麩醯胺（polyglutamine tract）增長，而影響了細胞正常功能，最終造成腦部的退化疾病，且研究指出此叁核苷酸（CAG）重複次數越高，則發病年齡越早[5]。

微衛星失異合性（loss of heterozygosity, LOH）

微衛星廣泛地存在於人類的染色體上，它們可能位在一些重要基因的附近，例如一些腫瘤抑制基因，像是 *TP53*、*Rb*、*APC*（adenomatous polyposis coli）、*DCC*（deleted in colon carcinoma）基因附近，如果這些腫瘤抑制基因發生異常的刪除，連帶地也可能遺失其附近的微衛星，其出現的變異就是：對於某一個微衛星標記而言，正常細胞原來有兩種對偶基因，在腫瘤細胞中發生 DNA 刪除的結果就只剩下一種對偶基因，此現象即稱之為失異合性（圖 2-6）。失異合性現象是導致腫瘤抑制基因失去功能的常見機轉，因此，

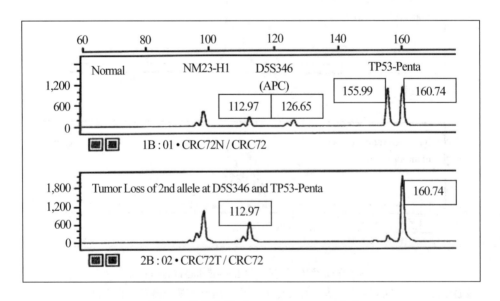

圖2-6　失異合性（Loss of heterozygosity）

正常DNA的NM23-H1標記為同合性（homozygosity），因此無法做是否發生LOH的判定；而腫瘤DNA於D5S346及TP53-Penta標記皆少掉一個對偶基因，即表示於此二標記皆有發生LOH的情形。

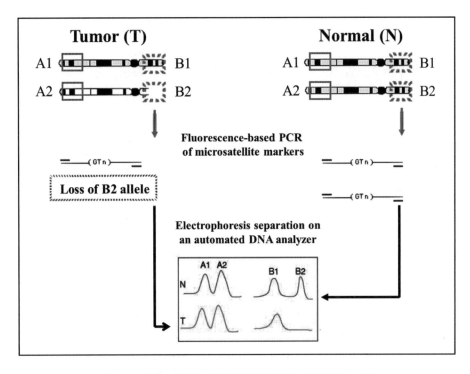

圖2-7　微衛星標記分析應用於腫瘤抑制基因之研究

相較於正常組織，腫瘤於微衛星標記A維持是異合子型，而於標記B則發生失異合性
（LOH），若有高比例的腫瘤組織皆發生此現象，代表標記B的染色體位點可能存在
此癌症相關之腫瘤抑制基因。

目前利用微衛星發生失異合性的研究，可尋找各種癌症相關之腫瘤抑制基因在各個染色體上可能存在的位置（圖 2-7）。

微衛星標記分析

雖然微衛星之重複次數可能不同，但其兩旁的側邊序列（flanking sequences）卻是保守而固定的（圖 2-2），因此，自 1989 年發展出之微衛星標記分析，主要是用特定的引子進行核酸聚合酶鏈鎖反應（polymerase chain reaction, PCR），然後將其增幅產物以高解析的聚丙烯醯胺膠電泳（polyacrylamide gel electrophoresis,

PAGE）的方法，依 DNA 片段的大小分開後進行對偶基因分析，此稱之為 PCR-based microsatellite genotyping。早期將電泳後的聚丙烯醯胺膠進行銀染色，或使用放射性同位素標記聚合酶鏈鎖反應之引子，並結合 X 光底片自動放射顯像術（autoradiography）的方法（圖 2-8），然而其解析度和精確度皆不夠理想，且放射性同位素並不適合一般實驗室的常規檢驗。目前普遍使用的方法為「自動片段分析技術（automatic fragment analysis）」，乃利用不同顏色的螢光物質標記引子進行聚合酶鏈鎖反應，並配合自動核酸片段分析儀進行電泳與分析（圖 2-5 及 2-6），

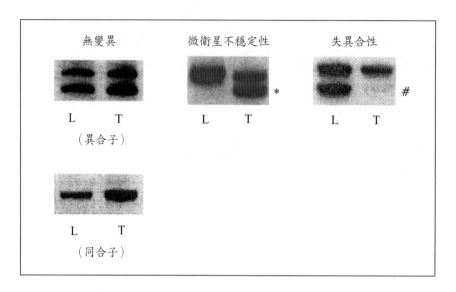

圖2-8　傳統微衛星標記分析-同位素標記及放射性自動顯像（Autoradiography）

＊：腫瘤DNA (T) 比白血球DNA (L) 多一個對偶基因產物，表示腫瘤發生微衛星不穩定性（MSI）。

＃：腫瘤DNA (T) 比白血球DNA (L) 少一個對偶基因產物，表示腫瘤發生失異合性（LOH）。

大大提升了微衛星標記分析的速度、方便性及正確性 [8,9]。

微衛星標記在生物醫學上的用途

人類身分鑑定及親源關係鑑定

　　微衛星是非常好的遺傳標記（genetic markers），因為它們的數目相當的多，遍布人類每一條染色體，同時，比起染色體的其他位置，微衛星的重複次數有相當明顯的多型性，目前已有許多市售的試劑組使用於臨床檢驗，其結果可做為人類DNA 鑑定的依據。而關於親子鑑定的應用，一個人從父親及母親所遺傳到的同一個微衛星標記可能是兩種不同的對偶基因型（圖 2-9），因此，同時檢測多個不同位置的微衛星標記（一般是 15 個位點），當每個位點均符合孟德爾遺傳定律，即計算個別與累積的親子指數，而若有超過 2 個以上的微衛星標記不符遺傳法則時，即可判定不具親屬關係。相同地，針對造血幹細胞移植的應用，分別檢測捐贈者和受贈者的微衛星對偶基因型組，利用型別不同的微衛星標記，即可知移植後病人是否長出捐贈者的血液細胞，又或白血病病人在造血幹細胞移植成功後是否有復發的跡象。在法醫學上則可用來辨識受害者的身份或是判別可能的嫌疑犯，在近年來的幾起空難事件中亦用以鑑定罹難者的身份。於人類學方面的研究，利用微衛星多型性的特性亦可探討不同族群之間的親源關係 [10]。

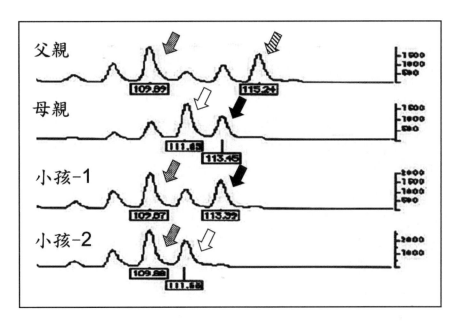

圖2-9 微衛星標記分析應用於親子鑑定

以此一微衛星標記為例，二個孩子分別自母方遺傳到不同的對偶基因型，而自父方則遺傳到同一種對偶基因型。

疾病相關基因的搜尋

人類的每條染色體上皆分布了許多微衛星標記，加上其為重複序列所造成高度的多型性，因此，目前微衛星另一個重要的應用乃是當做遺傳標記，於家族內利用連鎖分析（linkage analysis）或族群的相關性研究（association study），可以對整個基因體進行疾病相關基因的搜尋[11]。例如：有研究報告乃利用微衛星標記分析，推測在 D10S1423 基因座附近可能存在著阿茲海默症（Alzheimer's disease）之易感基因（susceptibility gene）[12]。

腫瘤診斷與治療上的應用

目前對於癌症發生（carcinogenesis）的遺傳學理論有一個共同的看法：腫瘤是由於體細胞經遺傳而來或是自然發生之基因突變的累積，使得細胞生長不受管制而成為癌病。細胞在致癌過程的初期，可能會成為一個突變者（mutator），使這個細胞本身的遺傳性質變得不穩定，因而就可能根據遺傳物質（DNA）的變化來判斷癌細胞。

近幾年研究發現：在遺傳性非息肉性大腸直腸癌（hereditary non-polyposis colorectal cancer，HNPCC）及其他特發的腫瘤中，若干微衛星標記經常發生突變，此現象與癌細胞的前身是一個突變者的假說不謀而合[13]。而最初是在大腸直腸癌發現微衛星不穩定性[14-16]，之後，陸續在不同的腫瘤也發現了相似的變化。目前已清楚地了解：遺傳性非息肉性大腸直腸癌

主要是 DNA 錯誤配對修復基因 *hMSH2*、*hMLH1*、*hPMS1*、*hPMS2* 和 *hMSH6* 之一發生突變 [17]，這些蛋白質是負責修復配對錯誤的核酸。由於微衛星在複製時容易產生滑動生成配對錯誤，如果缺乏核酸修復的能力，即會增加核酸插入或是刪除的突變，造成不穩定，也因此約 95% 的遺傳性非息肉性大腸直腸癌腫瘤可發現微衛星不穩定性的現象 [18]，因此，「微衛星不穩定性」即成為此癌症的分子標記之一。而大腸腫瘤是否出現微衛星不穩定性與病人對化學治療和新型免疫療法的感受性及存活預後皆具有相關性，而此類指標於臨床的重要性，目前亦在各種癌症病人進行廣泛的研究 [19]。

除了微衛星不穩定性外，原發腫瘤也經常發生包含腫瘤抑制基因之染色體片段的刪除，而形成失異合性的情形，例如在肝癌中常發生第四號染色體（4q）有失異合性的現象，在膀胱癌則最常發生第九號染色體失異合性，而這種失異合性的現象在進行微衛星標記分析時也很容易測出。因為目前在人類的 23 對染色體上的許多區域都已發現了微衛星標記，因此，利用微衛星標記失異合性的分析，可以找出與特殊癌症發生或癌細胞轉移相關的染色體區域，再配合人類基因體計畫對人體『遺傳密碼』的破解，很快地即可以發現癌症發生的相關基因。

結語

綜合而言，因為微衛星多型性的特性

且數量極多，加上分布於整個基因體，而分析方法的自動化、高產量與高準確性，讓微衛星標記分析已廣泛應用於各領域，包括：各種生物體演化與親緣關係研究、臨床檢驗醫學、法醫學、臨床及基礎醫學研究，特別在腫瘤醫學上可應用於多種癌症的診斷、預後、治療與追蹤，包括：大腸直腸癌、肝癌、膀胱癌、乳癌、肺癌、胃癌、子宮頸癌、卵巢癌及頭頸部鱗狀細胞癌等 [13,20-23]；主要的分析依據是觀察是否產生微衛星不穩定性或失異合性等現象；而進行分析的檢體可以是尿液、痰液、血液及手術移除的組織等。於後基因體時代中，預期利用微衛星分析將有助於疾病相關基因的快速定位與發現。

學習評估

1. 是否了解微衛星的特性。
2. 是否了解微衛星發生多型性的機轉。
3. 是否了解微衛星標記分析方法。
4. 是否了解微衛星不穩定性。
5. 是否了解微衛星失異合性。
6. 是否了解微衛星標記在親緣鑑定的應用。
7. 是否了解微衛星標記在腫瘤醫學的應用。

參考文獻

1. Jasinska A, Krzyzosiak WJ. Repetitive sequences that shape the human transcriptome. *FEBS Lett*. 2004; 567:136-41.

2. Bennett P. Demystified ... microsatellites. *Mol Pathol*. 2000; 53:177-83.

3. Ellegren H. Microsatellites: simple sequences with complex evolution. *Nat Rev Genet*. 2004; 5:435-45.

4. Subramanian S, Mishra RK, Singh L. Genome-wide analysis of microsatellite repeats in humans: their abundance and density in specific genomic regions. *Genome Biol*. 2003; 4:R13.

5. Hannan AJ. Tandem repeats mediating genetic plasticity in health and disease. *Nat Rev Genet*. 2018; 19:286-298.

6. Mirkin SM. Expandable DNA repeats and human disease. *Nature*. 2007; 447:932-40.

7. Kunkel TA. Nucleotide repeats. Slippery DNA and diseases. *Nature*. 1993; 365:207-8.

8. Oda S, Oki E, Maehara Y, Sugimachi K. Precise assessment of microsatellite instability using high resolution fluorescent microsatellite analysis. *Nucleic Acids Res*. 1997; 25:3415-20.

9. Mao L. Microsatellite analysis. Applications and pitfalls. *Ann N Y Acad Sci*. 2000; 906:55-62.

10. Balloux F, Lugon-Moulin N. The estimation of population differentiation with microsatellite markers. *Mol Ecol*. 2002; 11:155-65.

11. Frazier ML, Su LK, Amos CI, Lynch PM. Current applications of genetic technology in predisposition testing and microsatellite instability assays. *J Clin Oncol*. 2000; 18:70S-4S.

12. Zubenko GS, Hughes HB, 3rd, Zubenko WN. D10S1423 identifies a susceptibility locus for Alzheimer's disease (AD7) in a prospective, longitudinal, double-blind study of asymptomatic individuals: results at 14 years. *Am. J. Med. Genet. B*. 2010; 153B(2):359-364.

13. Nojadeh JN, Behrouz Sharif S, Sakhinia E. Microsatellite instability in colorectal cancer. *EXCLI J*. 2018; 17:159-168.

14. Aaltonen LA, Peltomaki P, Leach FS, et al. Clues to the pathogenesis of familial colorectal cancer. *Science*. 1993; 260:812-6.

15. Ionov Y, Peinado MA, Malkhosyan S, Shibata D, Perucho M. Ubiquitous somatic mutations in simple repeated sequences reveal a new mechanism for colonic carcinogenesis. *Nature*. 1993; 363:558-61.

16. Thibodeau SN, Bren G, Schaid D. Microsatellite instability in cancer of the proximal colon. *Science*. 1993; 260:816-9.

17. Park JG, Kim DW, Hong CW, et al. Germ line mutations of mismatch repair genes in hereditary nonpolyposis colorectal cancer patients with small bowel cancer: international society for gastrointestinal hereditary tumours collaborative study. *Clin Cancer Res*. 2006; 12:3389-3393.

18. Li, K., Luo, H., Huang, L. et al. Microsatellite instability: a review of what the oncologist should know. *Cancer Cell Int*

2020; 20:16. 19.

19.Janin N. A simple model for carcinogenesis of colorectal cancers with microsatellite instability. *Adv Cancer Res*. 2000; 77:189-221.

20.Copija A, Waniczek D, Witko A, Walkiewicz K, Nowakowska-Zajdel E. Clinical significance and prognostic relevance of microsatellite instability in sporadic colorectal cancer patients. *Int. J. Mol. Sci.* 2017; 18(1):107.

21.Fornari D, Steven K, Hansen AB, Jepsen JV, Poulsen AL, Vibits H, Horn T. Transitional cell bladder tumor: predicting recurrence and progression by analysis of microsatellite loss of heterozygosity in urine sediment and tumor tissue. *Cancer Genet Cytogenet.* 2006; 167:15-9.

22.Abida W, Cheng ML, Armenia J, et al. Analysis of the prevalence of microsatellite instability in prostate cancer and response to immune checkpoint blockade. *JAMA Oncol.* 2019; 5:471-478.

23.De Schutter H, Spaepen M, Mc Bride WH, Nuyts S. The clinical relevance of microsatellite alterations in head and neck squamous cell carcinoma: a critical review. *Eur J Hum Genet.* 2007; 15:734-41.

第三章　單一核苷酸多型性（SNP）檢測技術之原理與應用

（Principle and Application of Molecular Detection of Single Nucleotide Polymorphisms）

蕭明裕、楊境評、何國鼎、張懿欣　著

學習目標

1. 了解單一核苷酸多型性的定義與其在分子檢驗領域的重要性。
2. 熟知 SNP 的檢測技術之基礎原理。
3. 了解 SNP 各種鑑定方法的原理與技術內容。
4. 了解 SNP 在生物醫學的應用。

前言

　　人類的基因體（genome）由 23 對染色體組成，約含有 3×10^9 鹼基對（base pair, bp）。1990 年由美國國家衛生研究院（National Institutes of Health）與美國能源部（Department of Energy）主導所成立之人類基因體組織，執行一項稱為人類基因體計畫（Human Genome Project, HGP）[1]的跨國性研究。HGP 計畫的檢體來自 12 位匿名志願者，計畫總目標是在 15 年內解讀人類基因體的所有核苷酸序列，建立人類的基因體序列資料庫。雖然 HGP 已於 2003 年 4 月完成所有核苷酸序列的解碼，成為生物醫學研究的里程碑並開啟了基因醫學時代；但仍須進一步分析這些龐大的序列資料，了解基因的功能與調控之後，才能成為人類基因與疾病以及藥品開發等研究領域的基礎。

　　根據 HGP 的序列資料，98% 的人類核苷酸序列並不帶有製造蛋白質的基因密碼訊息；任兩個無親戚關係個體的基因體核苷酸序列 99.9% 完全相同，只有 0.1% 的差異。但也就是因為基因體中 0.1% 序列的差異（約 3×10^6 鹼基對），使每個人都成為獨一無二的個體。了解不同個體間的基因序列差異性，不但對族群遺傳學與演化學研究相當重要，在遺傳性疾病等生物醫學的相關研究與臨床應用也扮演必要的角色。

單一核苷酸多型性（Single nucleotide polymorphisms, SNP）

　　基因突變是指 DNA 分子的核苷酸序列發生變異。基因突變可能源自天然輻射或是 DNA 複製錯誤而產生的自發性突變（spontaneous mutation），抑或是由致突變化學物質（chemical mutagen）誘導所產生。DNA 變異的種類很多，包括單個或多個核苷酸的變異、插入（insertion）或缺失（deletion）到染色體的重組（rearrangement）、轉位（translocation）、重複（duplication）或缺失（deletion）。這些基因突變除了會改變原有之基因型外，有些突變還可能會影響生物體的表現型，甚至引起遺傳性疾病。

　　會造成遺傳性疾病的基因突變（gene mutations）發生機率其實非常低；多數情況下，基因突變是由自然演化過程所產生的自發性突變，而且多屬於單點突變（point mutation）。除非發生在基因密碼區（coding region）或是基因調控區，否則大多數的點突變並不會改變表現型或是影響蛋白質的功能。其中因自然演化而形成，且突變率高於 1% 的基因突變稱為基因多型性（polymorphisms）。約有 95% 的基因多型性變異屬於單一核苷酸多型性（single nucleotide polymorphisms）或稱為 SNP（讀做「snips」），即族群中 DNA 的某一特定位置出現 2 種以上核苷酸的可能性。也就是說在族群中有些人某一特定核苷酸攜帶某一種嘌呤或嘧啶，但是其他人則攜帶它種嘌呤或嘧啶。人類基因體中，平均每

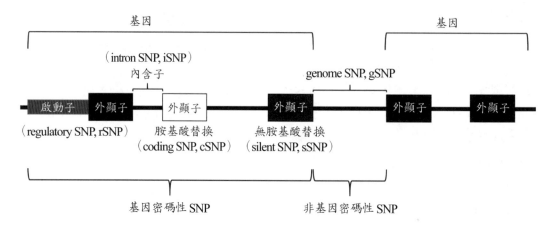

圖 3-1　單一核苷酸多型性座落於基因體的位置與分類

根據 SNP 座落在基因上的位置可將 SNP 分為五大類：(1) 位於基因組非編碼區（non-coding region）的 genome SNP（gSNP）；(2) 位於啟動子（promoter）區的 regulatory SNP（rSNP）；(3) 位於內含子（intron）區的 intron SNP（iSNP）；(4) 位於外顯子（exon）內且因而產生胺基酸變化的 coding SNP（cSNP）；及 (5) 位於外顯子內但不會造成胺基酸變化的 silent SNP（sSNP）。

1,000-1,500 個核苷酸（100 到 300 鹼基對）就會有一個 SNP，所以 SNP 是人類基因體最常見的基因序列變異[2]。目前已知的 SNP，以胸腺嘧啶（T）取代胞嘧啶（C）單一鹼基對變異發生比例最高，約佔總數的三分之二。因 SNP 的發生率很高，且每個人的基因體都攜帶不同的 SNP 組合，所以可將 SNP 視為基因標幟（genetic markers）來進行生物醫學相關研究。

　　大多數 SNP 對健康或發育並沒有影響，但是有些遺傳差異在人類健康研究中扮演非常重要的角色。根據 SNP 座落在基因上的位置，可將 SNP 分為五大類：[a] 位於基因組非編碼區（non-coding region）的 genome SNP（gSNP）；[b] 位於啟動子（promoter）區的 regulatory SNP（rSNP）；[c] 位於內含子（intron）區的 intron SNP（iSNP）；[d] 位於外顯子（exon）內且因而產生胺基酸變化的 coding SNP（cSNP）；及 [e] 位於外顯子內但不會造成胺基酸變化的 silent SNP（sSNP）（圖 3-1）。多數 SNP 位在基因組的非編碼區，所以即使有變異也不會造成顯著影響；約僅 20 萬個 SNP 位於編碼區，而可能會造成表現型的差異（例如有些 SNP 會影響髮色）。在啟動子或是基因調控區內 SNP（包括 rSNP 及 cSNP）的變異基因的蛋白質終產物，可能會因為胺基酸序列改變、三級結構變化或在蛋白質轉譯作用時提前碰到終止密碼（end-codon）產生序列不完整的蛋白質等情況而影響基因功能，這些 SNP 則與藥物基因體學（pharmacogenomics）相關性較高[3,4]。

　　SNP 也會影響體質，使個體特別容易

或特別不易罹患某些疾病。例如引起後天性免疫缺乏症候群的 HIV 病毒在感染免疫細胞時，免疫細胞表面必須具有 CCR2 和 CCR5 受體；如果宿主免疫細胞帶有突變的 CCR2（CCR2 V64I），則感染後會比其他感染者較晚發病。此外，約有 9% 白種人帶有特定的 CCR5 啟動子缺失變異（CCR5-Δ32），帶有此種基因變異者不易被 HIV 病毒感染[5, 6]；但黑人與黃種人並未發現 CCR5-Δ32 變異[7]。SNP 也可能有助於預測個體對藥物治療的反應、對環境因素（如毒素）的敏感性、發生特定疾病的風險以及追蹤家族遺傳性疾病。

　　1999 年由大型製藥公司和研究機構合作創建而成立的國際 SNP 協會（The International SNP Consortium Ltd），以比對 SNP 序列與建立人類 SNP 基因圖譜資料庫為宗旨。該協會在 2001 年已完成鑑定並登錄 150 多萬種 SNP，且建立 Single Nucleotide Polymorphism Database（dbSNP）公共資料庫[8, 9]。目前已經證實許多 SNP 與特定疾病有關，所以檢測 SNP 與疾病感受性可了解基因和特定疾病的相關性。另外，同時檢測多種 SNP 的高效能技術則可提供個人的基因庫資料，所以醫師可根據個人基因庫資料與已知藥物和基因變異的關係預測個人對治療藥物的反應，開立最適合之處方。許多藥廠已著手研發基因型與藥物治療反應之藥物基因體學研究，期望找出最適合該公司開發藥物治療的族群。在醫學教育中融入藥物基因體學也可讓未來的臨床執業人員與研發人員熟知最新進展，提供最適合患者的個人化醫療與評估。

SNP 檢測技術之基礎原理

　　檢測與疾病或特殊表現型有關的基因突變以及 SNP 是分子診斷學中一項重要的功能。雖然 DNA 序列分析（DNA sequencing）是檢測基因突變最可靠的方法，但是無法一次檢測大量的 SNP。目前已有許多不需解讀 DNA 序列就可偵測 SNP 的技術，最常用之檢測技術基礎原理主要為雜交反應（hybridization）與聚合酶連鎖反應（polymerase chain reaction）。以下將先簡單介紹 SNP 檢測技術的基礎原理，再詳述 SNP 的偵測技術內容。

雜交反應（hybridization）

　　進行 DNA 之雜交反應時，必須根據標的核酸分子（target sequences）與探針（probe）之核苷酸序列設定最佳的反應條件。反應條件嚴格程度（stringency）是指雜交反應時包括溫度、緩衝溶液等條件之整體反應環境。反應條件嚴格程度愈高（high stringency）代表標的核酸分子與探針的序列互補程度也必須更高，才能有效的結合，因此特異性也更高；相反的，反應條件嚴格程度較低時（low stringency），則標的核酸分子與探針的序列互補程度不需很高就可結合，因此非特異性結合之機率較高。所以根據標的核酸分子與探針的序列可設定兩者結合之最佳反應條件（optimal stringency），反應條件嚴格程度過高或過低，都會影響檢測結果。

影響反應條件嚴格程度的因素包括溫度、反應緩衝溶液的鹽類與變性劑（denaturant）濃度；探針序列也會影響反應條件的嚴格程度。使用含有較多鳥糞嘌呤（G）與胞嘧啶（C）之探針時，其反應條件嚴格程度會比使用含有較多腺嘌呤（A）與胸腺嘧啶（T）之探針較高。可根據探針之核苷酸序列以下列公式計算使雙股 DNA 之探針分子分開成為 2 條單股 DNA 分子（稱為變性反應〔denaturation〕）所需的解離溫度（melting temperature; T_m），預估雜交反應條件之溫度。

$$T_m = 4°C \times GC\ 鹼基對的數目\ +\ 2°C \times AT\ 鹼基對的數目$$

T_m 代表使雙股 DNA 分子分開成 2 段單股 DNA 分子所需的能量，當溫度達到某一特定序列雙股 DNA 分子的 T_m 值時，半數的雙股 DNA 分子會分開成 2 段單股 DNA 分子，而另一半則保持在雙股狀態。T_m 值也可代表標的核酸分子與探針序列之間的互補程度，兩者之間的核苷酸序列差異程度每提高 1%，T_m 值就會降低 1.5 °C。一般約將雜交反應條件設定在比 T_m 低 5 度的溫度進行反應。

此外，雜交反應中 DNA 分子的序列複雜程度（sequence complexity）也可影響反應所需條件，可以 $C_o t$ 值表示。序列複雜程度是指非重複出現之核苷酸序列的長度。序列複雜程度較高的雙股 DNA 分子在變性之後所形成單股 DNA 片段再與其互補序列形成雙股 DNA 分子所需的時間較長。$C_o t$ 值等於反應起始之雙股 DNA 濃度（C_o）與其變性後再形成互補雙股 DNA 分子之所需時間（t）。而 $C_o t_{1/2}$ 是在特定條件下，半數之雙股 DNA 分子在變性後，再度與其互補序列形成雙股 DNA 結構所需的時間。

T_m 與 $C_o t$ 值可用來預估進行雜交反應之最佳反應條件的嚴格程度。對雙股 DNA 而言，最佳雜交反應條件一般設定在比 Tm 低 25 °C 的溫度下反應 $C_o t_{1/2}$ 的 1-3 倍時間，然後再根據實際實驗結果微調反應條件。

聚合酶連鎖反應（polymerase chain reaction, PCR）

常規聚合酶連鎖反應

聚合酶連鎖反應（polymerase chain reaction, PCR）可在短時間內重複多次 DNA 複製步驟，大量複製特定的標的序列。PCR 反應可視為在體外（*in vitro*）環境中所進行的 DNA 複製反應，所需之反應物也如同 DNA 複製反應：雙股 DNA 模板（template）、四種去氧核糖核苷酸（A、T、G、C，簡稱為 dNTP）、DNA 聚合酶（DNA polymerase）與引子（primer）。將上述反應物在適當的緩衝溶液中進行 DNA 複製，整個複製反應其實是不斷重複 3 個一組的步驟而成，每一個步驟都有特定的溫度與反應目的。每重複一次 3 個反應步驟（如下所述，包括變性反應、黏合反應與引子延長反應，合稱為一個循環

〔cycle〕）DNA 片段數量就可增倍。所以 PCR 的產物數量取決於 DNA 複製反應的循環數，並以 2 的指數量增多。

　　進行 PCR 循環反應之前必須先將反應溫度設定在 94～96°C 加熱數分鐘，使雙股 DNA 模板分子分開成 2 條單股 DNA，稱為變性反應（denaturation）。接著進入黏合反應（annealing step），此時引子會和 DNA 模板上的互補序列結合（雜交），引子結合的區域可決定 PCR 產物的長度與特異性。此時必須採用適當溫度使引子結合到 DNA 模板，通常的溫度設定範圍在 50～70°C。如上所述，除可根據引子序列計算 T_m 值推測最佳反應溫度之外，同時也必須考量緩衝溶液之鹽類濃度等條件以微調黏合反應之溫度。PCR 循環反應中最後一個步驟是引子延伸反應（primer extension）。DNA 聚合酶此時會根據 DNA 模板序列，將和 DNA 模板序列互補的游離核苷酸結合到 DNA 模板上的引子，使 dNTP 與引子的 3' 端核苷酸形成磷酸雙酯鍵（phosphodiester bond）同時也使 dNTP 和模板的互補核苷酸形成氫鍵。所以 DNA 聚合酶可依照上述方式同時複製與 DNA 模板互補的雙股 DNA，延長引子長度。引子延長反應的最佳溫度為 68～72°C。

　　上述 3 項反應結束後即完成一個循環（cycle），此時原來的 1 個雙股 DNA 模板分子就會被複製成 2 個完全相同的雙股 DNA。之後再度將反應溫度升高到變性溫度，開始另一個循環，再次複製雙股 DNA。所以最後 PCR 產物的雙股 DNA 分子數量取決於進行反應的循環數（一般為

30～40 個循環，所以可製造 2^{30}～2^{40} 個雙股 DNA 片段），而其複製 DNA 長度則依照引子與 DNA 模板的結合區域而定。

即時（定量）聚合酶連鎖反應（real-time or quantitative PCR）

　　上述之常規 PCR 反應可在短時間內大量複製微量的 DNA 片段，常應用於檢測臨床檢體中某一段標的 DNA（例如細菌的抗藥性基因）的出現與否，以定性方式作為診斷或治療的參考依據。即時（real-time PCR）或定量（quantitative PCR）聚合酶連鎖反應（或稱為 qPCR）與常規 PCR 的不同點是在 DNA 複製步驟中加入可和雙股 DNA 結合的螢光染劑 SYBR Green 或是螢光探針（fluorescent probe）為偵測系統。反應過程中雙股 DNA（PCR 產物）與染劑 SYBR Green 的結合數量會隨著 PCR 反應循環數與產物數量的增加而呈指數增加；螢光探針系統的偵測原理則是設計一段與 PCR 產物互補的核酸探針序列作為探針，並在該探針上進行螢光修飾，利用螢光能量轉換（fluorescence resonance energy transfer, FRET）原理使探針在與 PCR 產物結合後，改變散發光（emission light）的波長，因此散發光強度會隨著產物數量的增加而增強，達到即時偵測產物生成量的目的。使用探針系統的優勢是具專一性較高，不用擔心產生非專一性結合 PCR 產物。

　　上述反應中所偵測到的螢光訊號強度（代表 PCR 產物的數量）與反應循環數之相關性函數曲線與細菌之生長曲線很類似，可分為遲滯期（lag phase）、指

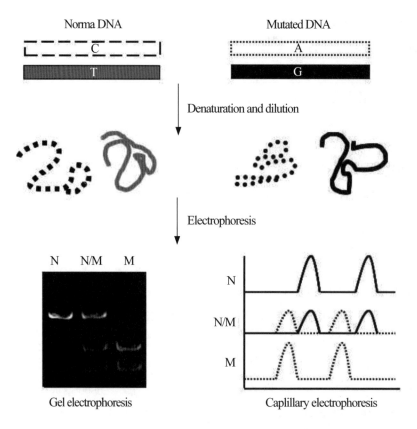

圖 3-2　單股結構多型性檢測法（single-strand conformation polymorphism, SSCP）
正常或突變之雙股 DNA 分子先在高溫變性條件下形成單股 DNA 分子，然後快速降溫使單股 DNA 在分子內形成部分雙股結構並折疊成立體構形。再根據單股 DNA 分子在聚丙烯醯胺膠體電泳（polyacrylamide gel electrophoresis）或毛細管電泳（capillary electrophoresis）中的移動速率，鑑定其核苷酸變異。

數期（exponential phase or log phase）、線性期（linear phase）與靜止期（stationary phase）。所以定量 PCR 可在整個反應過程中連續偵測染劑之訊號強度，以即時定量 PCR 產物的數量以及檢測待測檢體中起始 DNA 模板的量。定量 PCR 可應用於檢測臨床檢體中的病毒量（viral load）、腫瘤細胞數量（tumor load）或是某種療法的療效[10-14]。

SNP 檢測技術

以雜交反應爲檢測基礎的技術（hybridization-based methods）

單股結構多型性（single-strand conformation polymorphisms, SSCP；圖 3-2）

　　自然界中的 DNA 分子多是由 2 條具有互補序列（complementary sequences）的單股 DNA 分子互相結合所形成的雙股螺旋結構。單股 DNA 分子在缺乏互補序列

的情況下，會由分子內部的互補序列區域形成部分雙股鍵結而折疊成立體結構形狀（稱為構形〔conformation〕），以維持其結構穩定。單股 DNA 分子構形的形狀取決於其分子內部是否有可互補而以氫鍵鍵結的核苷酸序列，所以兩段單股 DNA 分子即使其序列中僅有一個核苷酸不同，所形成的單股 DNA 分子構形就會有所不同（如互相纏繞〔kinks〕、環狀結構〔loops〕與拖尾〔tails〕等構形）。因此當單股 DNA 分子序列中出現 SNPs 時，就會影響其分子內互補鍵結結構而產生不同的構形，同時其所需變性溫度與條件也會因之而異。

單股結構多型性（single-strand conformation polymorphisms, SSCP）技術就是根據單股 DNA 分子構形取決於其核苷酸序列的理論基礎，在特定之 DNA 變性溫度等條件下，不同序列構形在電泳膠片中的移動速率也會因此產生變化，用以偵測待測檢體 DNA 片段的 SNP[15-19]。首先必須利用 PCR 大量複製含有 SNP 的待測雙股 DNA 片段（約 100～400 bp），然後在高溫條件下利用鹼性溶液（常用 10～20 mM NaOH）使雙股 PCR 產物變性成單股 DNA 分子。接著必須快速降溫，單股 DNA 分子因為無法在快速降溫過程中馬上與另一互補序列結合成雙股結構，所以會形成單股 DNA 分子內之部分雙股鍵結並折疊成立體構形。接著再以聚丙烯醯胺膠體電泳（polyacrylamide gel electrophoresis）或毛細管電泳（capillary electrophoresis）在特定溫度下檢測以上述過程處理後之待測檢體

DNA 片段；其移動速率取決於單股 DNA 分子的構形形狀與大小，就可鑑定待測 DNA 片段的變異[18]。電泳之後可以銀染法、放射線標定或螢光標定偵測結果。如待測檢體的電泳帶（band）和正常序列不同，則表示待測 DNA 檢體的構形不同，所以有核苷酸變異（圖 3-2）。

變性梯度膠體電泳法（denaturing gradient gel electrophoresis, DGGE；圖 3-3）

如上所述，雙股 DNA 序列之間的結合力可影響該 DNA 片段發生變性時所需的條件。只要待測檢體 DNA 序列中出現單一核苷酸變異，就可使用變性梯度膠體電泳法（denaturing gradient gel electrophoresis, DGGE）偵測該變異[19-21]。

Fischer 及 Lerman 於 1979 年開始發展檢測 DNA 單一鹼基變異之 DGGE 電泳法。首先必須以 PCR 大量複製長度為 200～700 bp 的待測檢體雙股 DNA 片段，並備置含有不同濃度梯度（低濃度到高濃度，常用之濃度梯度差異為 10～20%）之變性劑（denaturant；常用尿素或甲醯胺〔formamide〕）的聚丙烯醯胺膠體。大多數的雙股 DNA 片段在含有 7 M 尿素或 40% 甲醯胺的環境中會完全變性成單股 DNA 分子。因為雙股 DNA 分子發生變性反應所需的條件依其序列而異，所以雙股 DNA 分子在膠體中泳動而變性條件逐漸增強過程中，一旦移動到符合其變性條件的變性劑濃度時，就會開始變性成單股 DNA 分子。因此，序列不同的雙股 DNA 待測檢體會在不同的變性條件（不同濃度

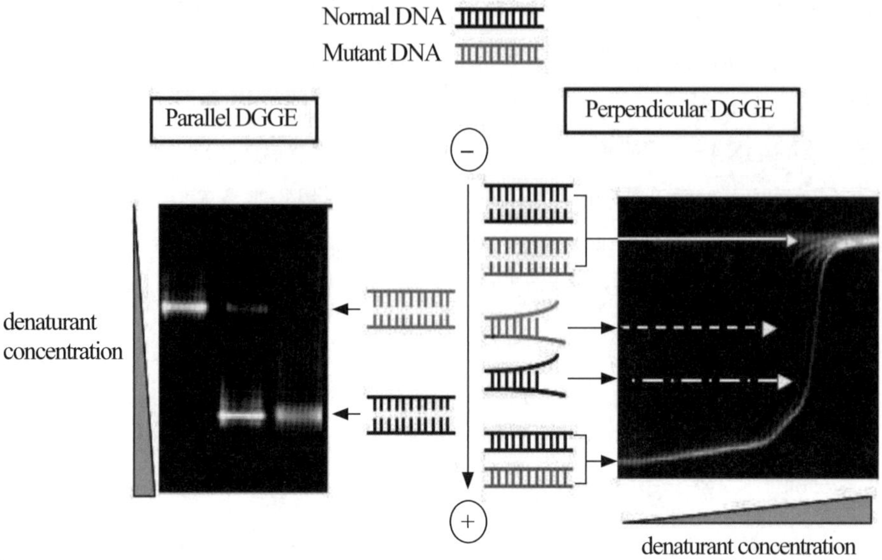

圖 3-3　變性梯度膠體電泳法（denaturing gradient gel electrophoresis, DGGE）
首先必須以 PCR 大量複製待測檢體雙股 DNA 片段，並備置含有不同濃度梯度變性劑
的聚丙烯醯胺膠體。雙股 DNA 分子在膠體中泳動而變性條件逐漸增強過程中，一旦
移動到符合其變性條件的變性劑濃度時，就會開始變性成單股 DNA 分子。序列不同
的雙股 DNA 待測檢體會在不同的變性條件（不同濃度的變性劑）下開始「解離」成
單股 DNA，於是泳動速率就會減慢，而在膠體電泳中呈現出來。圖右為垂直性 DGGE
（perpendicular DGGE），其膠體中的變性劑濃度以水平方向遞增者（和電泳方向垂
直），可觀察到雙股 DNA 待測片段在膠片中從開始到完全變性成單股 DNA 分子整個
過程的泳動軌跡，呈現 S 型軌跡。圖左為水平性 DGGE（parallel DGGE），其變性劑
濃度以垂直方向遞增者（和電泳方向相同），以判讀方式類似 SSCP。

的變性劑）下開始「解離」成單股 DNA，
如此一來，其泳動速率就會減慢。所以即
使 DNA 待測檢體僅帶有一個 SNP，因為
所需變性條件的差異，就可在膠體電泳中
呈現出來。為了讓待測檢體中僅有部分之
雙股 DNA 序列在 DGGE 電泳過程形成單
股結構，於 PCR 引子 5' 端會接上約 30-50
nt 稱為 GC-Clamp 的 GC 片段提高 T_m 值，
避免使所有雙股 DNA 序列在變性梯度膠
體裡完全變性形成單股結構。

　　膠體中的變性劑濃度以水平方向遞增

者（和電泳方向垂直）稱為垂直性 DGGE
（perpendicular DGGE），將待測檢體注
入電泳膠片後，可觀察到雙股 DNA 待測
片段在膠片中從開始到完全變性成單股
DNA 分子整個過程的泳動軌跡，呈現 S
型軌跡。若是變性劑濃度以垂直方向遞增
者（和電泳方向相同）稱為水平性 DGGE
（parallel DGGE），其雙股 DNA 待測片段
會在含有適當的變性劑濃度膠體中變性，
所以判讀方式類似 SSCP。

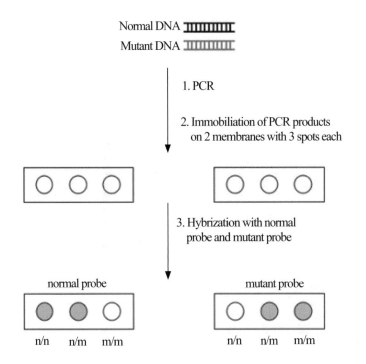

圖 3-4　聚合酶連鎖反應—對偶基因特異性雜交反應（PCR-allele specific oligonucleotide hybridization, PCR-ASO）
首先使用 PCR 大量複製雙股 DNA 待測檢體，然後將待測檢體之 PCR 產物固定在硝化纖維膜上。再利用含有高濃度鹽類的鹼性變性溶液浸泡硝化纖維膜，使膜上的雙股 DNA 分子變性成單股 DNA。之後使用已標定並和正常序列或是 SNP 突變序列互補的探針分別與膜上的待測 DNA 分子進行雜交反應。反應結束後，就可依照雜交反應結果判斷待測檢體 DNA 是否帶有 SNP 變異。

聚合酶連鎖反應—對偶基因特異性雜交反應（PCR-allele specific oligonucleotide hybridization, PCR-ASO；圖 3-4）

聚合酶連鎖反應 - 對偶基因特異性雜交反應（PCR-allele specific oligonucleotide hybridization, PCR-ASO）的偵測原理也是利用雙股 DNA 分子所需之變性條件取決於其序列的理論基礎。首先使用 PCR 大量複製雙股 DNA 待測檢體，然後將待測檢體之 PCR 產物固定在硝化纖維膜（nitrocellulose membrane）上。再利用含有高濃度鹽類的鹼性變性溶液浸泡硝化纖維膜，使膜上的雙股 DNA 分子變性成單股 DNA。之後使用已標定並和正常序列或是 SNP 突變序列互補的探針分別與膜上的待測 DNA 分子進行雜交反應。將雜交反應條件控制在特殊黏合溫度（annealing temperature）等嚴格反應條件下（high stringency），單股 DNA 探針不會和帶有 1 或 2 個核苷酸變異之待測 DNA 檢體的 PCR 產物結合，但是可與完全互補的 PCR 產物結合。反應結束後，就可依照雜交反

應結果判斷待測檢體 DNA 是否帶有 SNP 變異。ASO 的反應步驟和墨點雜交法（dot blot hybridization）相同，可用於偵測常見之核苷酸變異。另一種 PCR-ASO 作法是先將 ASO 探針結合到纖維膜，再與標定之待測檢體 PCR 產物進行雜交反應後判讀。

解離曲線分析法（melt curve analysis, MCA；圖 3-5）

解離曲線分析（melt curve analysis, MCA）和 DGGE 原理很類似，是以雙股 DNA 分子變性為單股 DNA 分子所需溫度取決於 DNA 序列為檢測基礎。MCA 利用即時 PCR（real-time PCR）技術，並在 DNA 複製過程中逐漸提高反應溫度以增強變性條件來偵測 DNA 的變異[22, 23]。

解離曲線分析必須使用在 DNA 結合染劑系統，當 PCR 反應溫度隨著複製循環數逐漸升高過程中，雙股 DNA 分子便逐漸變性為單股 DNA，此時原與雙股 DNA 分子結合的 SYBR Green 螢光染劑會與 DNA 分子分開而使訊號強度慢慢減弱。因為每一種雙股 DNA 序列變性為單股 DNA 分子所需的溫度與變性條件都不同，所以可根據 PCR 複製過程中結合到雙股 DNA 分子訊號強度的減弱情況，判斷 DNA 待測檢體是否有 SNP。

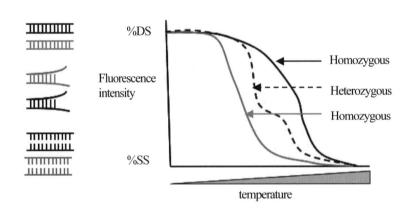

圖 3-5　解離曲線分析法（melt curve analysis, MCA）

解離曲線分析利用即時 PCR（real time PCR）技術，反應時加入可和雙股 DNA 結合的 SYBR Green 染劑，並在 PCR 反應過程中定速地逐漸提高溫度（大約 3°C／秒）。在反應剛開始時因為溫度較低，待測檢體的 PCR 產物都會和螢光染劑結合到 PCR 產物，使訊號較強。當 PCR 反應溫度隨著複製循環數逐漸升高過程中，雙股 DNA 分子便逐漸變性為單股 DNA，因此 PCR 產物會和染劑分開而使訊號強度慢慢減弱。所以可根據 PCR 複製過程中結合到雙股 DNA 分子訊號強度的減弱情況，判斷 DNA 待測檢體是否有 SNP。

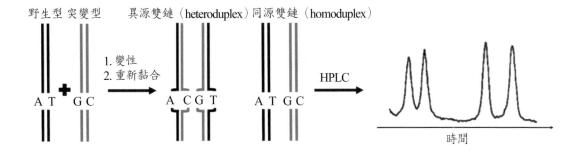

圖 3-6 變性高效能液相層析法（denaturing high performance liquid chromatography; dHPLC）檢測原理

等莫耳比例混合之 PCR 雙股 DNA 產物，經變性與復性後因鹼基序列之互補性差異而產生同源雙鏈與異源雙鏈兩種雙股 DNA 結構。之後再利用 DNA Sep 管柱分離同源雙鏈與異源雙鏈 DNA，洗脫出來的 DNA 片段訊號可轉換為波峰信號而加以分析判讀。

變性高效能液相層析法（denaturing high performance liquid chromatography, dHPLC；圖 3-6）

美國史丹福大學 Oefner 和 Underhill 博士在 1995 年 [24] 首次報導 dHPLC 技術。其原理是正常（野生型）或帶有突變的基因經 PCR 後增幅放大後的 DNA 片段產物，在加熱變性後重新黏合的過程中，會產生兩種構形不同的雙股 DNA：[a] 兩條來自正常基因的 DNA 產物，因鹼基完全互補而完美黏合所形成的同源雙鏈（homoduplex），以及 [b] 由分別來自正常和突變基因的 DNA 產物，因為錯誤鹼基無法完全互補而黏合配對所形成的異源雙鏈（heteroduplex）。同源雙鏈與異源雙鏈 DNA 因序列差異產生不同的二級結構，在 dHPLC 中的滯留時間也隨之不同而可分開檢測之 [25]。高檢測效能是利用 dHPLC 檢測 SNPs 的優點，檢出未知 SNPs 的準確率達 95% 以上；也可將 dHPLC 擴充為自動化控制平臺，檢測核酸片段中單一鹼基的取代（substitution）或快速分析小型 DNA 片段的插入（insertion）、缺失（deletion）等變異。dHPLC 平均只需 7-10 分鐘即可分離 50～700 鹼基對的 DNA 片段 [26]，比起以凝膠電泳為基礎的傳統檢測技術，可大幅度縮短分析時間與成本；但 dHPLC 所用試劑和環境要求相對較高、容易產生誤差且無法偵測純合子突變（homozygous mutation）[27-29]。

以 DNA 合成反應為檢測基礎的技術

序列特異性 PCR（sequence-specific PCR, SS-PCR；圖 3-7）

序列特異性 PCR（sequence-specific PCR, SSP-PCR）常用於檢測 DNA 點突變與 SNP。進行 SSP-PCR 的要點在於必須將 3' 端引子的最後一個核苷酸設計在待分析之 SNP 位置上，除了 5' 端引子之外，只有當 3' 端引子和 DNA 模板完全互補時，*Taq* 聚合酶才能進行聚合反應。所以只有正常

(A).

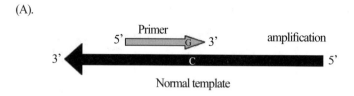

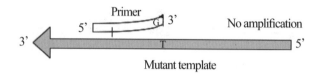

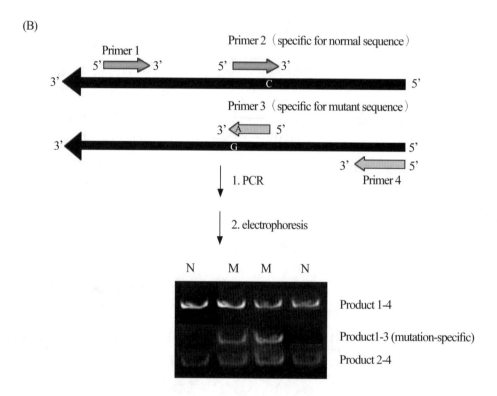

圖 3-7 序列特異性 PCR（sequence-specific PCR, SS-PCR）

(A) SSP-PCR 的 3' 端引子的最後一個核苷酸必須設計在待分析之 SNP 位置上，只有當 3' 端引子和 DNA 模板完全互補時，*Taq* 聚合酶才能進行聚合反應。所以只有正常序列才能與 3' 引子結合而進行 DNA 之複製；若待測檢體 DNA 模板帶有 SNP，則因 3' 引子無法完全互補，使 DNA 聚合反應不能進行而無法偵測到 PCR 產物。(B) 可使用 2 組不同的引子，其中的 2 段引子分別只能和正常以及攜帶突變之基因序列特異性結合，但因其與 DNA 模板之結合位置不同而使最終 PCR 產物長度不一樣的方式做 SSP-PCR 分析。因此可根據 PCR 產物的長度判斷待測檢體 DNA 是否帶有 SNP。

序列才能與 3' 引子結合而進行 DNA 之複製，若待測檢體 DNA 模板帶有 SNP，則因 3' 引子無法完全互補，使 DNA 聚合反應不能進行而無法偵測到 PCR 產物。因此只要能精確的設計引子序列，就可根據 PCR 產物的出現與否判斷待測檢體中的 DNA 是否有突變。

另外，也可使用 2 組不同的引子，其中的 2 段引子分別只能和正常以及攜帶突變之基因序列特異性結合，但因其與 DNA 模板之結合位置不同而使最終 PCR 產物長度不一樣的方式做 SSP-PCR 分析。

因此可根據 PCR 產物的長度判斷待測檢體 DNA 是否帶有 SNP。

雙去氧核糖核酸指紋分析（dideoxy DNA fingerprinting；圖 3-8）

雙去氧核糖核酸指紋分析（dideoxy DNA fingerprinting）的原理和 DNA 序列分析非常相似，但雙去氧核糖核酸指紋分析的 DNA 合成反應過程中只使用單一一種雙去氧核糖核苷酸，再以非變性電泳檢測結果。電泳結果中如果出現和正常 DNA 序列不同的電泳帶就代表有基因變

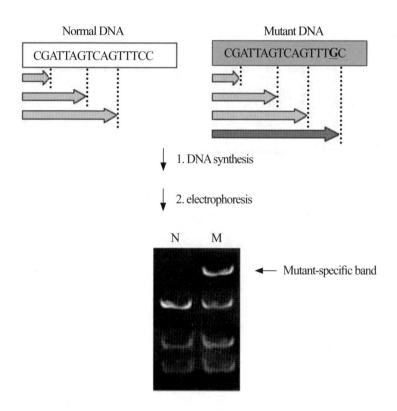

圖 3-8　雙去氧核糖核酸指紋分析（dideoxy DNA fingerprinting）

雙去氧核糖核酸指紋分析的 DNA 合成反應過程中只使用單一一種雙去氧核糖核苷酸，例如上圖在 DNA 合成過程中加入雙去氧胞嘧啶核醣核酸（dideoxy cytosine triphosphate, ddC），則 DNA 合成過程只要碰到 DNA 模板序列為 G 時，反應就會終止。因此如果序列中發生其他取代 G 的核苷酸，就會出現與正常 DNA 序列合成反應產物不同的電泳帶。

異發生。例如在 DNA 合成過程中加入雙去氧胞嘧啶核醣核酸（dideoxy cytosine triphosphate, ddC），則 DNA 合成過程只要碰到 DNA 模板序列為 G 時，反應就會終止；因此如果序列中發生其他取代 G 的核苷酸，就會出現與正常 DNA 序列合成反應產物不同的電泳帶。此方法的敏感度比 SSCP 更高[30]。

上述之雙去氧核糖核酸指紋分析方法僅使用一條引子，所以只能分析雙股 DNA 分子其中一股 DNA 的基因變異。但此檢測方法也可使用 2 條引子，同時合成雙股 DNA，分別分析兩股 DNA 的變異，稱為雙向雙去氧核醣核酸指紋分析（bidirectional dideoxy fingerprinting）[31]。

以酵素切割反應為檢測基礎的技術

聚合酶連鎖反應－限制酶片段長度多型性分析（polymerase chain reaction-restriction fragment length polymorphisms, PCR-RFLP；圖 3-9）

聚合酶連鎖反應 - 限制酶片段長度多型性分析是偵測 SNP 最常用，也是最簡便的方法。如果某段基因的單一核苷酸變異，使其核苷酸序列中原有的限制酶辨識位（restriction site）序列發生變化而喪失該限制酶切位，或是因核苷酸變異而產生新的限制酶辨識位，則該段基因在限制酶切割後的產物片段長度就會產生變化。此時就可採用 PCR-RFLP 檢測該段基因的 SNP。

首先必須以 PCR 大量複製包含待測 SNP 變異的基因片段，然後使用適當的限制酶切割該複製之基因片段以檢測 SNP。例如分析細胞激素 interleukin-4（IL-4）之啟動子（promoter）基因多型性時（如 -34T > C。其負號「-」代表自 IL-4 基因之轉錄起始點（transcription start site）的上游方向；所以 -34 表示 IL-4 基因轉錄起始點之上游的第 34 號核苷酸。而 -34T > C 則表示此核苷酸在正常族群中有兩種多型性，可能為 T 或是胞嘧啶 C，但 T 的出現率高於 C），先設計可和帶有待測 SNP 之基因片段專一性結合的引子，然後以 PCR 大量複製該片段，此時可先以核苷酸電泳檢測 PCR 產物（如圖中包含 -34 位置的基因片段產物為 150 bp）。

然後使用適當之限制酶與 PCR 產物作用（如圖中以 MnlI 切割 -34 基因片段），反應後再以電泳檢測並判讀結果。本例中若待測檢體之 IL-4 啟動子 -34 為 T/T 同合子基因型（homologous T/T genotype），則不會被 MnlI 辨認而切割，所以電泳結果仍維持原有之 PCR 產物長度 150 bp；若待測檢體攜帶 C/C 同合子基因型（homologous C/C genotype），則經 MnlI 切割後會得到 100 bp 和 50 bp 兩種片段，若攜帶 T/C 雜合基因型（heterologous T/C genotype），則會被切割為 150 bp、100 bp 和 50 bp 三種片段。所以可依照限制酶的切割結果判斷原有待測檢體的基因型（圖 3-9）。

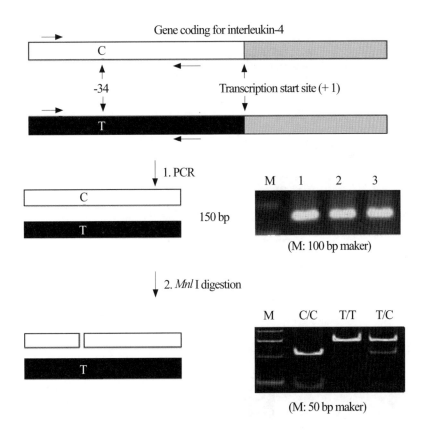

圖 3-9　聚合酶連鎖反應—限制酶片段長度多型性分析（polymerase chain reaction-restriction fragment length polymorphisms; PCR-RFLP）

上圖為分析細胞激素 interleukin-4（IL-4）之啟動子 -34T > C 基因多型性。先以 PCR 大量複製包含待測 SNPs 變異的基因片段，此時可先以核苷酸電泳檢測 PCR 產物（如圖中基因片段產物為 150 bp）。然後使用限制酶 *Mnl* I 切割 PCR 產物，若待測檢體之 IL-4 啟動子 -34 為 T/T 同合子基因型（homologous T/T genotype），則不會被 *Mnl* I 辨認而切割，所以電泳結果仍維持原有之 PCR 產物長度 150 bp；若待測檢體攜帶 C/C 同合子基因型（homologous C/C genotype），則經 *Mnl* I 切割後會得到 100 bp 和 50 bp 兩種片段，若攜帶 T/C 雜合基因型（heterologous T/C genotype），則會被切割為 150 bp、100 bp 和 50 bp 三種片段。所以可依照限制酶的切割結果判斷原有待測檢體的基因型。

單股 DNA 特異性核酸酶分析

（Heteroduplex analysis with single-strand specific nucleases；圖 3-10）

　　S1 核酸酶（S1 nuclease）是一種可特異性地切割單股 DNA 的酵素，不會辨識與切割雙股 DNA 分子。當待測檢體的雙股 DNA 分子因為攜帶 SNP 而出現配對錯誤核苷酸（mispaired bases），所以無法以氫鍵鍵結而產生部分單股 DNA 區域時（稱為異源雙股 DNA 分子〔heteroduplex〕），S1 核酸酶就可特異性的切割異源雙股 DNA 分子中的單股區域，產生較小的 DNA 片段，偵測該 DNA 待測檢體的 SNP [32]。此技術除了偵測已知 SNP 之外，

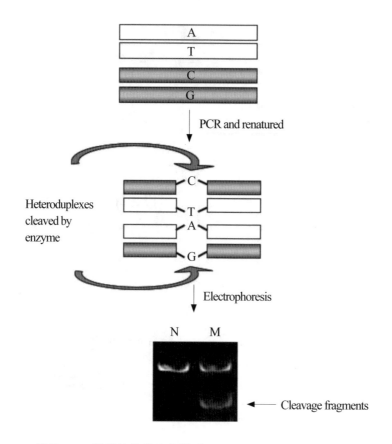

圖 3-10　單股 DNA 特異性核酸酶分析（Heteroduplex analysis with single-strand specific nucleases）

待測檢體的雙股 DNA 分子攜帶 SNP 而出現錯誤配對核苷酸時，因為無法以氫鍵鍵結而產生部分單股 DNA 區域，S1 核酸酶就可特異性的切割異源雙股 DNA 分子中的單股區域，產生較小的 DNA 片段，偵測該 DNA 待測檢體的 SNP。

還可根據切割片段長度來估計突變發生的位置。

微陣列技術（microarray technology）：可同時檢測多種 SNP 的技術

　　DNA 微陣列技術（DNA microarrays，或稱為 DNA 晶片〔DNA chips〕）的反應原理和雜交反應類似，但可一次同時檢測上千種 SNP。DNA microarrays 是 1990 年代所發展出的技術，將與已知 SNP 序列互補的核酸探針結合在矽晶片、玻璃珠或磁珠等材質介面上，每 1 平方公分約可結合 1 百萬種 DNA 序列，然後以不同顏色的螢光分別標記待測檢體與正常對照檢體中的 DNA，再和晶片上的探針進行雜交反應（圖 3-11）。因為可將已知的 DNA 變異序列都固定在晶片上，所以就可從單次雜交反應結果同時得知某一個體所帶有的 SNP 組合資料。目前偵測 p53 抑癌基因突

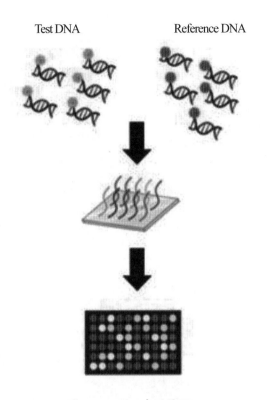

圖 3-11　SNP 陣列原理。
將與已知 SNP 序列互補的核酸探針結合在矽晶片、玻璃珠或磁珠等材質介面上，然後
以不同顏色的螢光分別標記待測檢體與正常對照檢體的 DNA，再和晶片上的探針進行
雜交反應，與特定探針結合的螢光強度代表該特定基因的相對表現量。

變之微陣列技術的敏感度與特異性，已可
媲美 DNA 序列分析[33]。微陣列技術的優
點是可同時一次檢測單一基因之多種基因
突變位，也可同時檢測多種基因的突變。

次世代定序技術（next generation sequencing [NGS] technology）

　　次世代定序技術（NGS）的問世，提
供了一種低成本且可大規模定序 DNA 的
方式。NGS 有別於傳統的定序方法，可
利用隨機片斷化的核酸序列為模板，同時
對幾十萬到幾百萬條核酸序列進行定序反
應，達到高速且高通量（high-throughput）
的序列分析，透過快速定序反應解碼物種
的龐大基因體。近年利用 NGS 之高速定
序與精準的技術特性探究新穎的 SNP 已
然是趨勢，根據同一物種多個檢體的定
序結果，找出該物種的 SNP[34]。該項技術
除可用於建立人類基因的 SNP 圖譜（SNP
map）外，也可探索稻米、大麥、小麥、
玉米及黃豆等許多農作物的 SNP[35]，應用
於經濟作物的改良與育種。

SNP **在醫學領域的應用**

目前在人類基因體中約已鑑定出 5 百萬個 SNP，其中有些 SNP 因為可能會造成基因表達與調控或是蛋白質結構及功能的改變，所以 SNP 也成為影響個體體質的關鍵，使帶有某種特定 SNP 的族群特別容易罹患某些疾病或對治療藥物的反應性有所差異。但事實上 99% 的 SNP 並不具有臨床意義；所以會影響疾病和藥物治療的 SNP 只佔所有 SNP 的一小部分。因此如何從數百萬的 SNP 中，鑑定出具有臨床意義的功能性 SNP，是生物醫學研究領域的重大挑戰。但由於 SNP 廣存於人類基因體中，所以儘管只有小部分的 SNP 具臨床意義，其在基因圖譜、疾病預測與治療和人類演化等領域仍然是炙手可熱的研究課題。

(1) 人類白血球抗原分型與移植醫學

人類白血球抗原（human leukocyte antigen, HLA locus）是人類基因體中基因多型性程度最高，也是 SNP 出現率最高的基因座。HLA 基因座中的遺傳密碼是負責建立免疫系統自我辨識的胜肽鏈，所以器官捐贈者與授受者的免疫系統 DNA 序列必須有相似性或是相容性才能進行器官移植手術。早期 HLA 基因座多型性是利用 HLA 分子與特定抗體反應的表現型而加以分型（血清型，serotyping），近來已可利用分子分型法鑑定 HLA 的 DNA 序列。

如上所述，因為 DNA 序列變異並不一定會改變蛋白的胺基酸序列，所以不一定會影響其抗原性；因此使用血清免疫法與分子檢測技術作 HLA 分型可能會產生不同的結果 [36]。一般而言，實質器官移植的 HLA 交叉試驗通常只需要解析度較低的血清學分型，但是心臟、肺臟與腎臟等 HLA 分型會大幅影響捐贈器官在接受者體內壽命的器官移植 [37-39]，以及幹細胞或骨髓移植時，就必須使用解析度較高的分子檢測分型技術，以延長捐贈器官在接受者體內的壽命，並避免產生排斥或移植物抗宿主疾病（graft-versus-host disease, GVHD）[40, 41]。

(2) 藥物基因體學與個人化醫療

藥物基因體學是新興醫學研究領域。SNP 會影響個體對疾病的抵抗力、接受藥物治療的安全性以及療效，因此藥物基因體學主要目的是探討個體基因序列變異與接受特定藥物治療之療效及安全性的相關性，同時亦可利用基因體序列資訊，預測藥物治療反應與發現新穎治療標的。搭配不同族群之基因遺傳與代謝體質相關性資料，不但可精準用藥，更可同步提升藥物療效且減少副作用。

C 型肝炎病毒感染一直是全球公共衛生的重要課題，世界衛生組織估計全球至少一億八千萬人感染 C 型肝炎病毒；約 55-85% 之急性感染患者會轉變為慢性感染，而近兩成之慢性 C 型肝炎患者會進而發展成肝硬化或肝癌。C 型肝炎病毒主要可分成六種基因型，歐美已開發國家以及臺灣主要是以第 1 或第 2 型 C 型肝炎病毒為主；東南亞地區或是靜脈注射藥癮患者主要感染第 3 型；第 4 型分布於中東與北非地區，第 5 型在南非，而第 6 型主要發

現於香港與越南[42]。合併使用聚乙二醇化干擾素 α（pegylated interferon-α, PegIFN）和 ribavirin（RBV）治療是公認之慢性 C 肝炎病毒感染最佳建議用藥[43]。最新之全基因體研究結果發現 interleukin-28B (IL-28B) SNP 與 PegIFN/RBV 合併治療之療效有顯著相關性；攜帶 IL-28B SNP rs12979860 CC 基因型與 rs8099917 TT 基因型的患者，對 PegIFN/RBV 合併療法比攜帶 GT 及 GG 基因型的個體療效較佳[44, 45]。

阿茲海默症（Alzheimer's disease, AD；俗稱老年癡呆症）是認知功能逐漸下降的進行性神經退行性疾病，65 歲以上老年人之盛行率約 13%[46]；源自大腦中類澱粉樣胜肽（amyloid-β, Aβ）的產生和清除間失衡而堆積，造成神經細胞突觸損傷，引起神經變性和記憶喪失[47]。由 299 個氨基酸組成，分子量約為 34 kDa 的載脂蛋白 E（apolipoprotein E, ApoE），是一種會與脂類結合的低密度脂蛋白，負責清除血液中的膽固醇[48]；因此 ApoE 會透過調控膽固醇代謝，而與心臟病及中風等發病有相關性。此外，ApoE 多型性等位基因也與晚發型阿茲海默症的風險有關。ApoE 基因型可根據位於第四個外顯子（exon 4）上 rs429358（c.388T > C, p.Cys130Arg）及 rs7412（c.526C > T, p.Arg176Cys）兩個位點 SNP 的組合而形成不同異構體的蛋白質產物。rs429358/rs7412 分別帶有 T 與 T 時稱為 ApoE-ε2 基因型，分別為 T 與 C 時稱為 ApoE-ε3 基因型，而分別為 C 與 C 時則稱為 ApoE-ε4 基因型[49]；各產出 E2、E3 與 E4 三種表現型的蛋白質異構體（isoform）（圖 3-12）。源自父母親雙方的 ApoE 基因由此兩個位點 SNP 基因多型性與組合後，子代的蛋白質表現型包括 E2/E2、E3/E/3、E4/E4 同合子（homozygous）及 E2/E3、E2/E4、E3/E4 異合子（heterozygous）等組合（圖 3-13）而決定 ApoE 蛋白質的結構以及其對於脂質、受體和 Aβ 結合的能力[50, 51]。上述組合中以 E3/E3 同合子機率最高，約

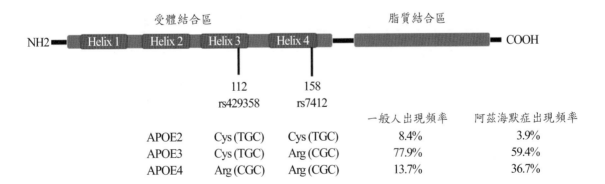

圖 3-12　ApoE 異構體

ApoE 蛋白質結構主要可分為低密度脂蛋白受體結合區和脂質結合區兩個功能區塊。根據位於第四號外顯子 2 個 SNP 位點基因多型性的組合，可將 ApoE 基因分 Apo-ε2、Apo-ε3、Apo-ε4 三種基因型，分別製造 ApoE2、ApoE3 及 ApoE4 三種蛋白質異構體。

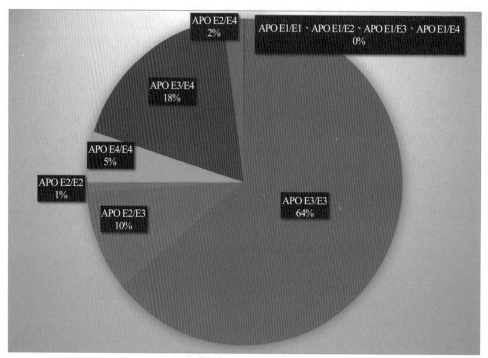

基因型組合	rs429358	rs7412	備註
APO E1/E1	(C:C)	(T:T)	罕見
APO E1/E2	(C:T)	(T:T)	
APO E1/E3	(C:T)	(C:T)	
APO E1/E4	(C:C)	(C:T)	
APO E2/E2	(T:T)	(T:T)	得到阿茲海默症風險最低
APO E2/E3	(T:T)	(C:T)	
APO E2/E4	(C:T)	(C:T)	
APO E3/E3	(T:T)	(C:C)	
APO E3/E4	(C:T)	(C:C)	得到阿茲海默症機會增加 3-5 倍
APO E4/E4	(C:C)	(C:C)	得到阿茲海默症機會增加 >11 倍

圖 3-13　人類 ApoE 基因多型性與蛋白質異構體

子代的 ApoE 蛋白質因為遺傳自父母親 ApoE 基因的 rs42958 與 rs7412 SNP 組合後，會產生多種異構體；其中以 E3/E3 同合子機率最高，攜帶 E2/E2 同合子個體的罹患阿茲海默症風險最低，而帶有 E4/E4 同合子個體罹病風險較高。

占 65%，攜帶 E2/E2 同合子的個體因不易累積 Aβ 所以罹患阿茲海默症的風險較低[52]；相反的，帶有 E4/E4 同合子者 Aβ 清除效率最低，使 Aβ 在腦部堆積，罹病風險增加約 11 倍且較早發病[53, 54]。

細胞色素 P450（cytochrome P450；CYP）是一群幫助代謝毒物的基因，主要表現於肝臟、腸道、肺臟及腎臟等組織。

百分之八十以上的臨床用藥是透過細胞色素 P450 基因群所調控的酵素進行代謝，所以在藥物解毒作用中扮演重要角色。細胞色素 P450 約有 30 多種基因變異，且其蛋白活性因人而異，所以藥物代謝能力與解毒作用也因而產生個體差異。細胞色素 P450 的基因變異種類與分佈也隨著地域與種族而異，例如 3～10% 的白種人無法代謝腎上腺素抑制劑 debrisoquine，所以接受該藥物治療後會產生嚴重低血壓。對亞洲人而言，則僅有 1% 對此藥物的代謝不佳。分屬 CYP1、CYP2 和 CYP3 三個家族之 57 種 CYP 基因負責體內各種化合物的氧化代謝作用[55]。肝臟細胞中主要參與藥物代謝的基因包括 CYP1A2、CYP2C9、CYP2C19、CYP2D6 與 CYP3A4；其中 CYP2D6（Cytochrome P450 Family 2 Subfamily D Member 6）基因位於第 22 號染色體（22q13.1）上，與藥物代謝能力有高度相關性。根據細胞色素代謝活性與功能差異，可將 CYP2D6 基因型分成四大類[56, 57]（表 3-1）；其中 CYP2D6 突變之同合子無法代謝約 20% 的臨床常用藥物[58, 59]。約 10% 的高加索白種人 CYP2D6 酵素活性低下，因此病人血中藥物濃度較高，相對投予較低藥物劑量就可達到預期療效。美國食品與藥物管理局公告約 260 種常用藥物的藥物基因體學標誌（pharmacogenomics biomarkers），其中 26 種治療思覺失調症、憂鬱症等精神疾病藥物的藥物基因體學標誌就是 CYP2D6。

表 3-1　細胞色素 P450 CYP2D6 的基因多型性與代謝活性

代謝功能／活性	CYP2D6 等位基因
活性不良	CYP2D6 *3、*4、*5、*6、*7、*8、*11、*14A、*15、*19、*20、*40 及 *4XN gene duplication
中等活性	CYP2D6 *9、*10、*17、*29、*36、*41 及 *10XN、*17XN、*41XN gene duplication
活性完整	CYP2D6 *1、*2、及 *35
活性增強	gene duplications 如：CYP2D6 *1XN、*2XN、和 *35XN

藥物分子結構的差異也可能會造成個體對藥物治療反應不同。某些基因的 SNP 會影響常用於治療氣喘之 β_2- 腎上腺素促進劑（beta-2 adrenergic receptor agonist）albuterol 的療效，已知攜帶某些對偶基因同合子（homozygote）個體對 albuterol 的治療反應是攜帶其他基因型個體的 5.3 倍。許多藥物治療的不良反應與 SNP 都有關，藥物基因體學研究和以往利用臨床試驗病人累積經驗資料為主要考量的模式不同，以個人的 SNP 資料庫提供治療選擇用藥的參考，而達到最佳療效。因此對藥物有不良反應個體之藥物基因體分析可提供適用之藥物種類的參考資料，而使臨床醫學進入根據患者的個人基因資料與需求，給予最適當的藥物、劑量或是合併治療等「量身訂作」療法之「個人

化醫療」（personalized medicine）的紀元（圖 3-14）[60, 61]。

(3) 檢測疾病相關基因

除了器官移植與藥物反應之外，已知某些遺傳性疾病與 SNP 有密不可分之相關性。鐮刀型貧血（sickle cell anemia）是與 SNP 有關的典型遺傳性疾病，主要是因為負責製造血紅素之 β- 球蛋白基因的第 6 組密碼產生由 T 變成 A 的點突變（圖 3-15），而產生異常血紅素 Hb-S。Hb-S 分子與正常血紅素 Hb-A 結構不同，使其與氧氣結合之親合力下降，導致紅血球呈鐮刀狀外形與組織損傷[62, 63]。目前臨床上已可使用 PCR-RFLP 檢測遺傳性鐮刀型貧血等疾病之 SNP。對疾病與致病基因的了解與認識更透徹，則更能正確地診斷、預測與治療潛在疾病，增進人類福祉。

(4) 微小核糖核酸單一核苷酸多型性（miRSNP）和疾病的風險

微小核糖核酸（microRNA; miRNA

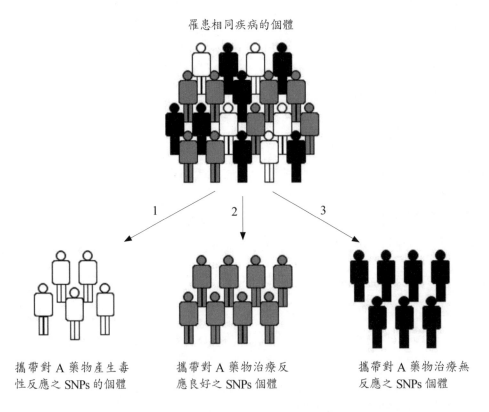

罹患相同疾病的個體

1　　　　2　　　　3

攜帶對 A 藥物產生毒性反應之 SNPs 的個體

攜帶對 A 藥物治療反應良好之 SNPs 個體

攜帶對 A 藥物治療無反應之 SNPs 個體

圖 3-14　藥物基因體學研究可根據基因型與藥物反應之相關性，預測適合特定藥物治療的族群

藥物基因體學將罹患相同疾病的個體（如高血壓）根據其遺傳基因型（SNP）與個體對藥物的反應而分類。圖中第 1 組對某種藥物治療會產生毒性反應，而第 2 組與第 3 組個體則因攜帶它種 SNP 而分別對該藥物治療有良好療效或無反應。所以應用藥物基因體學研究結果，可根據患者的個人基因資料與需求，給予最適當的藥物、劑量或是合併治療，實現個人化醫療。

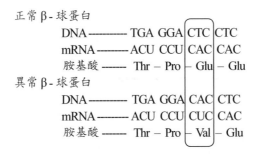

圖 3-15　鐮刀型貧血

鐮刀型貧血是與 SNP 有關的典型遺傳性疾病。患者血紅素 β- 球蛋白基因序列 SNP 由 T 變成 A，導致該位點胺基酸序列由麩胺酸（glutamic acid）變成纈胺酸（valine），因此紅血球在氧氣不足的情況下會變成長條狀而形成鐮刀型血球。

或 miR）是經過 DNA 轉錄作用，由 19-22 個核糖核酸鹼基對所組成的短鏈 RNA 產物。一個 miRNA 可能會辨識數個坐落在 mRNA 分子上的標的序列，而與多種 mRNA 分子結合，因此單一 miRNA 具有可調控多個目標基因的表現與 / 或活性而形成複雜的調控網路。miRNA 所辨識標的序列可能位於目標基因的 3'UTR（untranslational region）、5'UTR 或編碼區域（coding region）。miRNA 可透過兩種分子機制抑制其目標基因的表現：(1) miRNA 與目標基因所產生的 mRNA 分子完全配對結合，促使 mRNA 降解進而抑制目標基因的表現；(2) miRNA 與目標基因所產生的 mRNA 分子部分配對，抑制轉譯作用而使目標基因產生低量的功能性蛋白質[64]。miRNA 參與細胞分化、增生、代謝及凋亡等作用[65]，並且與癌症、冠狀動脈疾病、糖尿病、思覺失調症和肥胖等疾病有關[66-70]。近年更發現 miRNA 所辨識之標的序列具有單一核苷酸多型性（miRSNP），也就是位在目標基因 3'UTR 上的單一核苷酸多型性可能不僅會影響目標基因的表現量，也會影響與相對 miRNA 的鍵結[71]。

根據分布的位置與功能，miRSNPs 主要可分為三大類：(1) 位於參與 miRNA 合成及成熟過程的基因序列；(2) 位於所產生的 miRNA 序列上、(3) 位在 miRNA 所結合的目標基因序列上[72, 73]（圖 3-16）。miR-146a SNP（rs2910164）是目前研究最多的 miRSNP 之一，該 SNP 可透過影響 miR 成熟過程中 Drosha /DGCR8 的作用步驟，降低其前驅物（pre-miR-146a）和成熟 miR-146a 的表現量，而與甲狀腺乳頭狀癌、家族性 / 散發性乳腺癌、卵巢癌、前列腺癌及肝癌等疾病有顯著相關性[74-77]。Jazdzewski 等人發現攜帶 rs2910164 GC 雜合子基因型的個體，比帶有 GG 或 CC 純合子基因型個體罹患甲狀腺乳頭狀癌的風險較高[78, 79]。承上，可根據 miRSNPs 和疾病相關性的研究結果，將 miRSNP 發展為評估疾病的風險、預後存活率以及治療反應的標的。

(1) SNPs 位於參與 miRNA 合成及成熟過程的基因序列上

(A) SNPs 在 pri-miRNA 序列上

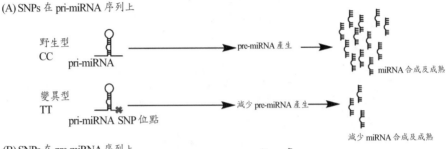

(B) SNPs 在 pre-miRNA 序列上

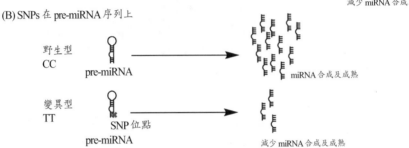

(2) SNPs 在 miRNA 上結合區序列上

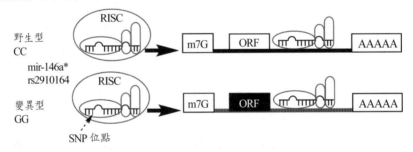

(3) SNPs 在 miRNA 所結合的目標基因序列

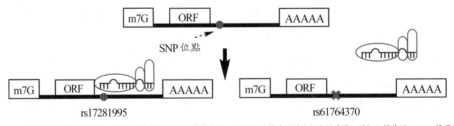

miRNA 結合到目標基因結合位，減少目標基因 mRNA 轉譯作用　miRNA 目標基因結合位受到破壞，增加目標基因 mRNA 轉譯作用

圖 3-16　與 miRNA 調控作用有關之單一核苷酸多型性分布的位置

微小 RNA 單一核苷酸多型性（miRSNP）的分布主要分為三大類。(1) 位於參與 miRNA 合成及成熟過程的基因序列上，主要在 pri-miRNA 和 pre-miRNA 序列中而可能影響 miRNA 的加工和成熟 miRNA 的表現量；(2) 位於所產生的 miRNA 結合區序列上，此種 SNP 可以產生或破壞標靶結合位點，影響後續的 mRNA 轉譯作用。如上圖中 mir-146a* 可與位於 3' 非翻譯區 miRNA 結合位點內的 SNP 作用，調節 miRNA-mRNA 的相互作用；(3) 位在 miRNA 所結合的目標基因序列上，影響 miRNA-mRNA 相互作用而改變目標基因 mRNA 的轉譯作用。

*RISC (RNA-induced silencing complex); AA (poly A tail); m7G (7-methylguanosine cap); ORF (open reading frame)

學習評估

1. 是否了解SNP的定義與其在分子檢驗領域的重要性。
2. 是否了解SNP的檢測技術之基礎原理：雜交反應（hybridization reaction）與聚合酶連鎖反應（polymerase chain reaction, PCR）。
3. 是否了解SNP各種鑑定方法的原理與技術內容。
4. 是否了解SNP在生物醫學的應用。

參考文獻

1. Human Genome Project Information Archive 1990–2003 https://web.ornl.gov/sci/techresources/Human_Genome/index.shtml.

2. Kruglyak L, Nickerson DA. Variation is the spice of life. Nat Genet. 2001 Mar;27:234-6.

3. Mooney S. Bioinformatics approaches and resources for single nucleotide polymorphism functional analysis. Brief Bioinform. 2005 Mar;6:44-56.

4. Venter JC, Adams MD, Myers EW, Li PW, Mural RJ, Sutton GG, Smith HO, Yandell M, Evans CA, et al. The sequence of the human genome. Science. 2001 Feb 16;291:1304-51.

5. Singh KK, Barroga CF, Hughes MD, Chen J, Raskino C, McKinney RE, Spector SA. Genetic influence of CCR5, CCR2, and SDF1 variants on human immunodeficiency virus 1 (HIV-1)- related disease progression and neurological impairment, in children with symptomatic HIV-1 infection. J Infect Dis. 2003 Nov 15;188:1461-72.

6. Liu R, Paxton WA, Choe S, Ceradini D, Martin SR, Horuk R, MacDonald ME, Stuhlmann H, Koup RA, Landau NR. Homozygous defect in HIV-1 coreceptor accounts for resistance of some multiply-exposed individuals to HIV-1 infection. Cell. 1996 Aug 9;86:367-77.

7. Barmania F, Pepper MS. C-C chemokine receptor type five (CCR5): An emerging target for the control of HIV infection. Appl Transl Genom. 2013 Dec 1;2:3-16.

8. Thorisson GA, Stein LD. The SNP Consortium website: past, present and future. Nucleic Acids Res. 2003 Jan 1;31:124-7.

9. SNP - NCBI https://www.ncbi.nlm.nih.gov/snp/.

10. Higuchi R, Dollinger G, Walsh PS, Griffith R. Simultaneous amplification and detection of specific DNA sequences. Biotechnology (N-Y). 1992 Apr;10:413-7.

11. Higuchi R, Fockler C, Dollinger G, Watson R. Kinetic PCR analysis: real-time monitoring of DNA amplification reactions. Biotechnology (N-Y). 1993 Sep;11:1026-30.

12. Sherman KE, Rouster SD, Horn PS. Comparison of methodologies for

quantification of hepatitis C virus (HCV) RNA in patients coinfected with HCV and human immunodeficiency virus. Clin Infect Dis. 2002 Aug 15;35:482-7.

13. Raab MS, Cremer FW, Breitkreutz IN, Gerull S, Luft T, Benner A, Goerner M, Ho AD, Goldschmidt H, Moos M. Molecular monitoring of tumour load kinetics predicts disease progression after non-myeloablative allogeneic stem cell transplantation in multiple myeloma. Ann Oncol. 2005 Apr;16:611-7.

14. Murthy SK, Magliocco AM, Demetrick DJ. Copy number analysis of c-erb-B2 (HER-2/neu) and topoisomerase IIalpha genes in breast carcinoma by quantitative real-time polymerase chain reaction using hybridization probes and fluorescence in situ hybridization. Arch Pathol Lab Med. 2005 Jan;129:39-46.

15. Orita M, Iwahana H, Kanazawa H, Hayashi K, Sekiya T. Detection of polymorphisms of human DNA by gel electrophoresis as single-strand conformation polymorphisms. Proc Natl Acad Sci U S A. 1989 Apr;86:2766-70.

16. Orita M, Suzuki Y, Sekiya T, Hayashi K. Rapid and sensitive detection of point mutations and DNA polymorphisms using the polymerase chain reaction. Genomics. 1989 Nov;5:874-9.

17. Hayashi K. PCR-SSCP: a simple and sensitive method for detection of mutations in the genomic DNA. PCR Methods Appl. 1991 Aug;1:34-8.

18. Atha DH, Wenz HM, Morehead H, Tian J, O'Connell CD. Detection of p53 point mutations by single strand conformation polymorphism: analysis by capillary electrophoresis. Electrophoresis. 1998 Feb;19:172-9.

19. Fodde R, Losekoot M. Mutation detection by denaturing gradient gel electrophoresis (DGGE). Hum Mutat. 1994;3:83-94.

20. Fischer SG, Lerman LS. Length-independent separation of DNA restriction fragments in two-dimensional gel electrophoresis. Cell. 1979 Jan;16:191-200.

21. Fischer SG, Lerman LS. DNA fragments differing by single base-pair substitutions are separated in denaturing gradient gels: correspondence with melting theory. Proc Natl Acad Sci U S A. 1983 Mar;80:1579-83.

22. Ririe KM, Rasmussen RP, Wittwer CT. Product differentiation by analysis of DNA melting curves during the polymerase chain reaction. Anal Biochem. 1997 Feb 15;245:154-60.

23. Lay MJ, Wittwer CT. Real-time fluorescence genotyping of factor V Leiden during rapid-cycle PCR. Clin Chem. 1997 Dec;43:2262-7.

24. Yu B, Sawyer NA, Chiu C, Oefner PJ, Underhill PA. DNA mutation detection using denaturing high-performance liquid

chromatography (DHPLC). Curr Protoc Hum Genet. 2006 Feb;Chapter 7:Unit7 10.

25. Lichten MJ, Fox MS. Detection of non-homology-containing heteroduplex molecules. Nucleic Acids Res. 1983 Jun 25;11:3959-71.

26. O'Donovan MC, Oefner PJ, Roberts SC, Austin J, Hoogendoorn B, Guy C, Speight G, Upadhyaya M, Sommer SS, McGuffin P. Blind analysis of denaturing high-performance liquid chromatography as a tool for mutation detection. Genomics. 1998 Aug 15;52:44-9.

27. Xiao W, Oefner PJ. Denaturing high-performance liquid chromatography: A review. Hum Mutat. 2001 Jun;17:439-74.

28. Premstaller A, Oefner PJ. Denaturing high-performance liquid chromatography. Methods Mol Biol. 2003;212:15-35.

29. Underhill PA, Jin L, Lin AA, Mehdi SQ, Jenkins T, Vollrath D, Davis RW, Cavalli-Sforza LL, Oefner PJ. Detection of numerous Y chromosome biallelic polymorphisms by denaturing high-performance liquid chromatography. Genome Res. 1997 Oct;7:996-1005.

30. Lancaster JM, Berchuck A, Futreal PA, Wiseman RW. Dideoxy fingerprinting assay for BRCA1 mutation analysis. Mol Carcinog. 1997 Jul;19:176-9.

31. Liu Q, Feng J, Sommer SS. Bi-directional dideoxy fingerprinting (Bi-ddF): a rapid method for quantitative detection of mutations in genomic regions of 300-600 bp. Hum Mol Genet. 1996 Jan;5:107-14.

32. Howard JT, Ward J, Watson JN, Roux KH. Heteroduplex cleavage analysis using S1 nuclease. Biotechniques. 1999 Jul;27:18-9.

33. Wen WH, Bernstein L, Lescallett J, Beazer-Barclay Y, Sullivan-Halley J, White M, Press MF. Comparison of TP53 mutations identified by oligonucleotide microarray and conventional DNA sequence analysis. Cancer Res. 2000 May 15;60:2716-22.

34. Nielsen R, Paul JS, Albrechtsen A, Song YS. Genotype and SNP calling from next-generation sequencing data. Nat Rev Genet. 2011 Jun;12:443-51.

35. Kumar S, Banks TW, Cloutier S. SNP Discovery through Next-Generation Sequencing and Its Applications. Int J Plant Genomics. 2012;2012:831460.

36. Bozon MV, Delgado JC, Selvakumar A, Clavijo OP, Salazar M, Ohashi M, Alosco SM, Russell J, Yu N, et al. Error rate for HLA-B antigen assignment by serology: implications for proficiency testing and utilization of DNA-based typing methods. Tissue Antigens. 1997 Oct;50:387-94.

37. Hosenpud JD, Edwards EB, Lin HM, Daily OP. Influence of HLA matching on thoracic transplant outcomes. An analysis from the UNOS/ISHLT Thoracic Registry. Circulation. 1996 Jul 15;94:170-4.

38. Opelz G, Wujciak T. The influence of HLA compatibility on graft survival after

heart transplantation. The Collaborative Transplant Study. N Engl J Med. 1994 Mar 24;330:816-9.

39. Oliver DH, Thompson RE, Griffin CA, Eshleman JR. Use of single nucleotide polymorphisms (SNP) and real-time polymerase chain reaction for bone marrow engraftment analysis. J Mol Diagn. 2000 Nov;2:202-8.

40. Rocha V, Cornish J, Sievers EL, Filipovich A, Locatelli F, Peters C, Remberger M, Michel G, Arcese W, et al. Comparison of outcomes of unrelated bone marrow and umbilical cord blood transplants in children with acute leukemia. Blood. 2001 May 15;97:2962-71.

41. Erlich HA, Opelz G, Hansen J. HLA DNA typing and transplantation. Immunity. 2001 Apr;14:347-56.

42. Yu ML, Chuang WL. Treatment of chronic hepatitis C in Asia: when East meets West. J Gastroenterol Hepatol. 2009 Mar;24:336-45.

43. Ghany MG, Strader DB, Thomas DL, Seeff LB, American Association for the Study of Liver Diseases. Diagnosis, management, and treatment of hepatitis C: an update. Hepatology. 2009 Apr;49:1335-74.

44. Aziz H, Raza A, Ali K, Khattak JZ, Irfan J, Gill ML. Polymorphism of the IL28B gene (rs8099917, rs12979860) and virological response of Pakistani hepatitis C virus genotype 3 patients to pegylated interferon therapy. Int J Infect Dis. 2015 Jan;30:91-7.

45. Lin CY, Chen JY, Lin TN, Jeng WJ, Huang CH, Huang CW, Chang SW, Sheen IS. IL28B SNP rs12979860 is a critical predictor for on-treatment and sustained virologic response in patients with hepatitis C virus genotype-1 infection. PLoS One. 2011 Mar 30;6:e18322.

46. Alzheimer's A. 2012 Alzheimer's disease facts and figures. Alzheimers Dement. 2012;8:131-68.

47. Hardy J, Selkoe DJ. The amyloid hypothesis of Alzheimer's disease: progress and problems on the road to therapeutics. Science. 2002 Jul 19;297:353-6.

48. Mahley RW, Rall SC, Jr. Apolipoprotein E: far more than a lipid transport protein. Annu Rev Genomics Hum Genet. 2000;1:507-37.

49. Liu CC, Liu CC, Kanekiyo T, Xu H, Bu G. Apolipoprotein E and Alzheimer disease: risk, mechanisms and therapy. Nat Rev Neurol. 2013 Feb;9:106-18.

50. Frieden C, Garai K. Structural differences between apoE3 and apoE4 may be useful in developing therapeutic agents for Alzheimer's disease. Proc Natl Acad Sci U S A. 2012 Jun 5;109:8913-8.

51. Zhong N, Weisgraber KH. Understanding the association of apolipoprotein E4 with Alzheimer disease: clues from its structure. J Biol Chem. 2009 Mar 6;284:6027-31.

52. Corder EH, Saunders AM, Risch NJ, Strittmatter WJ, Schmechel DE, Gaskell

PC, Jr., Rimmler JB, Locke PA, Conneally PM, et al. Protective effect of apolipoprotein E type 2 allele for late onset Alzheimer disease. Nat Genet. 1994 Jun;7:180-4.

53. Corder EH, Saunders AM, Strittmatter WJ, Schmechel DE, Gaskell PC, Small GW, Roses AD, Haines JL, Pericak-Vance MA. Gene dose of apolipoprotein E type 4 allele and the risk of Alzheimer's disease in late onset families. Science. 1993 Aug 13;261:921-3.

54. Rebeck GW, Reiter JS, Strickland DK, Hyman BT. Apolipoprotein E in sporadic Alzheimer's disease: allelic variation and receptor interactions. Neuron. 1993 Oct;11:575-80.

55. Shastry BS. Pharmacogenetics and the concept of individualized medicine. Pharmacogenomics J. 2006 Jan-Feb;6:16-21.

56. Puangpetch A, Vanwong N, Nuntamool N, Hongkaew Y, Chamnanphon M, Sukasem C. CYP2D6 polymorphisms and their influence on risperidone treatment. Pharmgenomics Pers Med. 2016;9:131-47.

57. Clarke NJ. Mass spectrometry in precision medicine: Phenotypic measurements alongside pharmacogenomics. Clin Chem. 2016 Jan;62:70-6.

58. Orlando R, Piccoli P, De Martin S, Padrini R, Palatini P. Effect of the CYP3A4 inhibitor erythromycin on the pharmacokinetics of lignocaine and its pharmacologically active metabolites in subjects with normal and impaired liver function. Br J Clin Pharmacol. 2003 Jan;55:86-93.

59. Orlando R, Piccoli P, De Martin S, Padrini R, Floreani M, Palatini P. Cytochrome P450 1A2 is a major determinant of lidocaine metabolism in vivo: effects of liver function. Clin Pharmacol Ther. 2004 Jan;75:80-8.

60. Nebert DW, Menon AG. Pharmacogenomics, ethnicity, and susceptibility genes. Pharmacogenomics J. 2001;1:19-22.

61. Risch N, Burchard E, Ziv E, Tang H. Categorization of humans in biomedical research: genes, race and disease. Genome Biol. 2002 Jul 1;3:comment2007.

62. Shriver MD, Mei R, Parra EJ, Sonpar V, Halder I, Tishkoff SA, Schurr TG, Zhadanov SI, Osipova LP, et al. Large-scale SNP analysis reveals clustered and continuous patterns of human genetic variation. Hum Genomics. 2005 Jun;2:81-9.

63. Tamiya G, Shinya M, Imanishi T, Ikuta T, Makino S, Okamoto K, Furugaki K, Matsumoto T, Mano S, et al. Whole genome association study of rheumatoid arthritis using 27 039 microsatellites. Hum Mol Genet. 2005 Aug 15;14:2305-21.

64. Dzikiewicz-Krawczyk A. MicroRNA polymorphisms as markers of risk, prognosis and treatment response in hematological malignancies. Crit Rev Oncol Hematol. 2015 Jan;93:1-17.

65. Bartel DP. MicroRNAs: genomics,

biogenesis, mechanism, and function. Cell. 2004 Jan 23;116:281-97.

66. Sharifi M, Moridnia A. Apoptosis-inducing and antiproliferative effect by inhibition of miR-182-5p through the regulation of CASP9 expression in human breast cancer. Cancer Gene Ther. 2017 Feb;24:75-82.

67. Ciafre SA, Galardi S, Mangiola A, Ferracin M, Liu CG, Sabatino G, Negrini M, Maira G, Croce CM, Farace MG. Extensive modulation of a set of microRNAs in primary glioblastoma. Biochem Biophys Res Commun. 2005 Sep 9;334:1351-8.

68. Gao J, Ma X, Zhang Y, Guo M, Shi D. The role of microRNAs in prethrombotic status associated with coronary artery disease. Thromb Haemost. 2017 Feb 28;117:429-36.

69. JF OS, Neylon A, McGorrian C, Blake GJ. miRNA-93-5p and other miRNAs as predictors of coronary artery disease and STEMI. Int J Cardiol. 2016 Dec 1;224:310-6.

70. Locke JM, da Silva Xavier G, Dawe HR, Rutter GA, Harries LW. Increased expression of miR-187 in human islets from individuals with type 2 diabetes is associated with reduced glucose-stimulated insulin secretion. Diabetologia. 2014 Jan;57:122-8.

71. Wang W, Yuan P, Yu D, Du F, Zhu A, Li Q, Zhang P, Lin D, Xu B. A single-nucleotide polymorphism in the 3'-UTR region of the adipocyte fatty acid binding protein 4 gene is associated with prognosis of triple-negative breast cancer. Oncotarget. 2016 Apr 5;7:18984-98.

72. Song FJ, Chen KX. Single-nucleotide polymorphisms among microRNA: big effects on cancer. Chin J Cancer. 2011 Jun;30:381-91.

73. Ryan BM, Robles AI, Harris CC. Genetic variation in microRNA networks: the implications for cancer research. Nat Rev Cancer. 2010 Jun;10:389-402.

74. Jeon HS, Lee YH, Lee SY, Jang JA, Choi YY, Yoo SS, Lee WK, Choi JE, Son JW, et al. A common polymorphism in pre-microRNA-146a is associated with lung cancer risk in a Korean population. Gene. 2014 Jan 15;534:66-71.

75. Zhou F, Zhu H, Luo D, Wang M, Dong X, Hong Y, Lu B, Zhou Y, Zhou J, et al. A functional polymorphism in Pre-miR-146a is associated with susceptibility to gastric cancer in a Chinese population. DNA Cell Biol. 2012 Jul;31:1290-5.

76. Hung PS, Chang KW, Kao SY, Chu TH, Liu CJ, Lin SC. Association between the rs2910164 polymorphism in pre-mir-146a and oral carcinoma progression. Oral Oncol. 2012 May;48:404-8.

77. Jazdzewski K, de la Chapelle A. Genomic sequence matters: a SNP in microRNA-146a can turn anti-apoptotic. Cell Cycle. 2009 Jun 1;8:1642-3.

78. Jazdzewski K, Murray EL, Franssila K,

Jarzab B, Schoenberg DR, de la Chapelle A. Common SNP in pre-miR-146a decreases mature miR expression and predisposes to papillary thyroid carcinoma. Proc Natl Acad Sci U S A. 2008 May 20;105:7269-74.

79.Xu B, Feng NH, Li PC, Tao J, Wu D, Zhang ZD, Tong N, Wang JF, Song NH, et al. A functional polymorphism in pre-miR-146a gene is associated with prostate cancer risk and mature miR-146a expression in vivo. Prostate. 2010 Apr 1;70:467-72.

第四章　高通量定序技術於分子檢驗之應用

(The Applications of High-Throughput Sequencing in Molecular Diagnosis)

駱紀東、蔡蕙如、王美嘉、黃家群、邱全芊、曾慶平　著

本章大綱

學習目標

1. 了解高通量定序與桑格定序的差異
2. 熟悉各個高通量定序平臺的原理
3. 高通量定序於臨床檢測的應用

前言

　　在臨床上，定序（sequencing）可以檢測 DNA 變異及協助疾病的診斷，是現代化分子檢驗室不可或缺的技術。傳統的定序是使用桑格定序法（Sanger sequencing），但是近年來技術快速發展，有許多新方法可以大幅提升定序速度與資料通量，這些新的定序方法統稱為高通量定序（high-throughput sequencing）或是巨量平行定序（massive parallel sequencing）。也有人把較早開發出來的高通量定序技術稱為次世代定序（next-generation sequencing; NGS），較晚的技術稱為第三代定序（third-generation sequencing）。高通量定序平臺的發展，突破傳統桑格定序在速度與偵測極限上的限制，將大幅改變未來分子檢驗的樣貌。此章節以高通量定序原理、應用模式以及臨床檢驗的實例，探究其在醫學分子檢驗上發展的潛力。

高通量定序平臺與桑格定序法的比較

　　桑格定序為目前最常用於臨床研究與醫學分子檢驗的定序方法，又稱為雙去氧核苷酸鏈中止法（dideoxynucleotide chain termination），其原理是將雙去氧核苷酸與去氧核苷酸混合，作為引子延伸（primer extension）的材料。當雙去氧核苷酸隨機被 DNA 聚合酶接合到產物上時，便會終止引子延伸反應，並產生片段大小不同的產物。這些產物經由電泳分離，便可以在電泳膠片上讀出待測 DNA 的序列。早期的桑格定序是以放射性物質來標定產物，放射性物質在 X 光底片上感光，底片沖洗後以肉眼判讀。後來改良的方法使用螢光物質標定，四種不同的雙去氧核苷酸分別標定不同顏色的螢光分子，在電泳後由螢光偵測儀區分不同螢光訊號出現的順序，自動讀出待測 DNA 的序列。迄今，此方法仍為現行定序中應用最廣的，大多數臨床分子檢驗結果也需要桑格定序結果作為最終確認的標準方法。但是其定序通量低以及對於低拷貝數的基因變異檢測靈敏度不足，為此方法最大的限制。

　　次世代定序大約於 2006 年發展成熟，現已逐漸用於癌症、遺傳疾病、或微生物鑑定等領域。次世代定序的定序通量極高，現行的技術可以在幾天內完成人類全基因體定序。次世代定序可以達成如此高的定序通量主要因為其關鍵性技術的突破：它同時對樣本中每個個別的 DNA 分子進行 PCR 放大，再平行讀出每個 PCR 產物的序列。其定序通量則取決於平行定序的反應數以及每個反應的讀長，例如同時定出一千萬條序列，每個序列讀長為 100 個鹼基，則資訊產出量為 1 Giga base pairs（1×10^9 bp 或簡寫為 1 Gb）。由於次世代定序產生的資訊量過於龐大，因此必須借助電腦運算來協助後續的分析。近年來第三代定序技術也已逐漸發展成熟，與次世代定序不同的是，第三代定序可以在不增幅模板 DNA 的狀況下，針對單分子進行定序，序列的讀長最長可達 4 Mega base pairs（4×10^6 bp，或簡寫為 4 Mb）。

此平臺能同時產生高通量與長讀長的定序資料，補足桑格定序與次世代定序技術的不足。

對比高通量定序與桑格定序，除了通量的差異之外，桑格定序需要大量且序列均一的 DNA 模板，一個反應就只能定出一條 DNA 的序列。反之高通量定序技術並不需要序列均一的模板，而是同時針對許多不同序列的模板定出其個別的序列，所以適合用來進行大規模系統性的定序或分辨出現頻率較低的基因型。各世代定序方法的比較整理於表 4-1。

高通量定序平臺介紹

次世代定序平臺與定序原理

現行主要的次世代定序平臺為 Illumina 定序平臺。Illumina 公司開發出一系列不同的機型，各個機型的操作原理大致相同，只是通量不同。通量較小的機型可從事多種特定疾病的目標區域定序（targeted sequencing），較適合用於常規的分子檢驗工作；而通量較大的機型一般用在研究上，可做全外顯子體定序（whole exome sequencing, WES）或全基因體定序（whole genome sequencing, WGS）。其定序流程大致分為文庫建構（library construction）、增幅（amplification）與定序三個步驟（圖 4-1）[1]，將詳盡介紹如下。

文庫建構為次世代定序的第一步，首先是取得高純度的樣品 DNA，以限制酶切割（restriction enzyme digestion）或是超音波震盪（sonication）方式將 DNA 隨機打斷成小片段，再以膠片電泳取得特定大小

表 4-1　各世代定序技術比較

	桑格定序	次世代定序	第三代定序
文庫建構	不需要	需要	需要
PCR 增幅	需要	需要	不需要
定序方法	合成定序 雙去氧核苷酸鏈中止法	合成定序 可逆性中斷子定序	單分子即時定序 聚合酶法 解旋酶法
正確率	高	高	中到高
讀長	中等 800～1000 bp	短 35～300 bp	長 可達 4,000,000 bp
資料通量	低	高	中到高
價格（每個反應）	低	高	低
價格（每個鹼基）	高	低	低
資料分析	常規	複雜	複雜

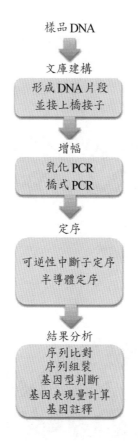

樣品 DNA

文庫建構
形成 DNA 片段
並接上橋接子

增幅
乳化 PCR
橋式 PCR

定序
可逆性中斷子定序
半導體定序

結果分析
序列比對
序列組裝
基因型判斷
基因表現量計算
基因註釋

圖 4-1　次世代定序流程與方法

的片段，將這些 DNA 片段純化後以接合酶（ligase）與兩種不同的橋接子（adaptor）接合，然後篩選出兩端接有不同橋接子的片段，做為增幅的標的（圖 4-2），文庫建構即完成。

　　另一種文庫建置的方式則是針對目標基因設計特異性引子，此引子包含橋接子序列，於同一試管中進行多重 PCR（multiplex PCR），待 PCR 結束，文庫建置也隨之完成。此類文庫建置模式多半應用於目標區域定序。

　　在文庫建構完成後，利用橋式 PCR 進行增幅。橋式 PCR 的流程是在反應晶片上固定與橋接子互補的寡核苷酸，用來捕捉文庫模板。接著利用鹽濃度改變，使 DNA 模板的另一端和反應晶片上另一條互補的寡核苷酸結合，呈拱橋狀，此反應也因此得名。這些固定在反應晶片上的寡核苷酸可作為 PCR 引子，進行引子延伸反應，所產生的 DNA 片段則一端固定在反應晶片上，其序列與模板 DNA 互補。完成反應後恢復環境的鹽濃度，可使得產物分開成兩個單股的模板，藉此反覆進行，在反應晶片上進行模板增幅。由於新合成的 DNA 模板一端被固定在晶片上，因此另一端只能與鄰近的寡核苷酸引

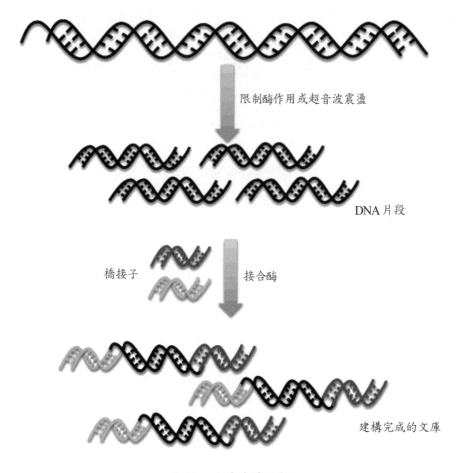

限制酶作用或超音波震盪

DNA 片段

橋接子　　接合酶

建構完成的文庫

圖 4-2　文庫建構示意圖

子配對，並不會到處散佈，因此增幅出來的 PCR 產物會聚集成一個叢集（cluster）（圖 4-3）。只要控制好起始的模板濃度，則大體上每一個叢集均來自單一條模板 DNA。這些叢集將成為定序時最小的反應單位[2]。

　　在 PCR 完成後，此平臺直接在晶片基板上進行可逆性中斷子定序（reversible terminator-based sequencing），這也屬於合成定序法的一種。可逆性中斷子是指在 3' 位置接上脂化阻斷基（acyl-blocker）的核苷酸，當這種核苷酸被加入合成中的核苷酸

鏈時可以防止下一個核苷酸接合，中止引子延伸。但是其脂化阻斷基可以用酸性溶液移除，使引子延伸反應得以恢復。當四種標定不同顏色螢光的可逆性中斷子加到合成定序反應中時，會經由 DNA 聚合酶作用加入到引子的 3' 端，使叢集產生螢光訊號，藉由螢光顏色可以判斷該叢集加入哪一種中斷子。偵測完螢光訊號之後，利用酸性溶液沖洗可以將螢光分子與脂化阻斷基除去，藉此確保不會影響下一個反應，然後重複引子延伸、偵測螢光、與沖洗的循環，定出下一個位置的核苷酸序

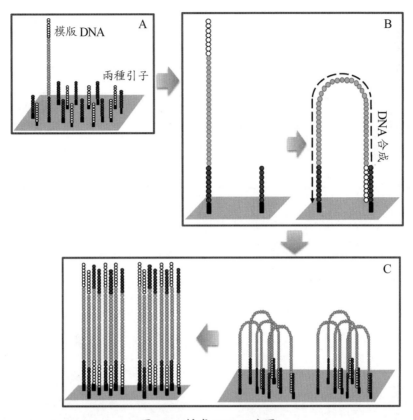

圖 4-3　橋式 PCR 示意圖

A. 模板 DNA 固定於佈滿兩種引子的反應晶片上。B. 反應晶片上其中一條模板 DNA
與晶片上互補的引子黏合，開始進行橋式 PCR。C. 經過數個循環後，每條模板 DNA
的 PCR 產物在晶片上形成單一叢集，圖中顯示其中兩個叢集。

列，依此反覆進行。由於叢集密佈在反應
晶片上，定序儀必須以螢光顯微鏡拍下每
一個循環反應晶片上的光點圖譜，然後由
電腦定位每個叢集的位置、以及分析各叢
集每一循環發出的螢光顏色，藉此推斷其
序列。反應過程如圖 4-4 [3]。

　　以 Illumina HiSeq 2500 機型為例，讀
長可達 125 鹼基對，每次定序所需時間為
六天，可產生 1 Tb 的序列資訊，但是其
耗時較長、成本偏高、且需較多的後端
生物資訊分析工作，因此目前多使用於
研究實驗室。其用途包含了全基因體定

序、全外顯子體定序、全轉錄體（whole
transcriptome）定序等。除此之外，Illumina
公司也推出了通量較小的 MiSeq 機型，可
以在 56 小時內產生 15 Gb 的序列資訊，
每條序列讀長可達 300 個鹼基對，而且內
建分析流程，大幅節省數據分析工作，主
要應用於目標區域定序，其中 MiSeqDX
已獲得美國食品藥物管理局（US Food and
Drug Administration, FDA）認證為可用於檢測
囊性纖維化（cystic fibrosis）相關基因變異
的體外診斷（*in vitro* diagnostics, IVD）儀器。

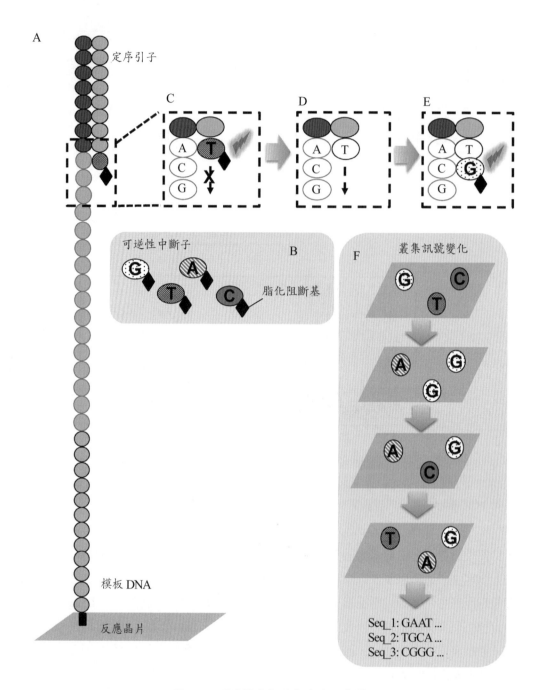

圖 4-4　可逆性中斷子定序法示意圖

A. 定序引子與反應晶片上其中一條模板 DNA 結合，開始引子延伸反應。B. 帶有脂化
阻斷基的可逆性中斷子，此為引子延伸的材料。C. 第 1 個與模板 DNA 互補的中斷子
接到引子的 3' 端，讀取螢光訊號。D. 洗去中斷子上的螢光分子與阻斷基。E. 第 2 個
與模板 DNA 互補的中斷子接到延伸鏈的 3' 端，讀取螢光訊號。F. 顯示晶片上其中 3
個叢集，經過 4 個循環的合成後，可以分別得到其前面四個鹼基的序列。

第三代定序平臺與定序原理

第三代定序（third-generation sequencing）指的是不需要經過增幅的步驟直接測定個別、單一 DNA 或 RNA 分子序列的定序方法。這樣的定序方式不需要像次世代定序一般同步地在反應晶片上對每個反應進行如試劑添加、訊號讀取及清洗的循環，因此第三代定序大幅提升定序速度、減少試劑浪費、也有較長的讀取長度。目前技術較為成熟且已有產品上市的是 Pacific Biosciences（PacBio）公司開發的單分子即時定序技術（single molecule real-time sequencing; SMRT sequencing）[4] 與 Oxford Nanopore Technologies 公司開發的奈米孔定序（nanopore sequencing）技術。

單分子即時定序技術

PacBio 公司的單分子即時定序技術是透過定序晶片上多個微小孔洞進行定序，孔洞大小為 20 zeptoliter（20 X 10^{-21} liter），此空間僅能容納數個分子，其底部有一固定的 DNA 聚合酶，當文庫建構後的 DNA 片段進入孔洞，會在孔洞底部進行聚合反應。所提供的四種核苷酸其磷酸根上接有不同的螢光，當核苷酸被聚合到新合成的 DNA 分子的瞬間螢光訊號可被讀取，但是當磷酸根被切除後會擴散出槽底的偵測範圍，訊號隨即消失，達到即時聚合即時定序（圖 4-5A）。此外，若模版上有甲基化修飾的鹼基時，會導致 DNA 合成速度減緩，使得兩個螢光訊號之間的時間被延長，透過分析兩個訊號之間的時間，即可知曉序列上是否具有甲基化修飾。

單分子即時定序技術的文庫建構方式是在待測 DNA 序列兩端各接上一段髮夾構造的橋接子序列（hairpin adapter）使其形成環狀 DNA。環狀 DNA 在定序時可被循環重複定序多次，藉由比對重複定序的結果，錯誤將會得到修正，使其準確率 > 99.9%，是一種可以兼具長讀長與高準確度的定序技術。若要進行超長片段的定序，則不採用循環重複定序，錯誤率較高，但是讀長可達 200 kb 以上。

此外，於 RNA 定序部分，可先經由反轉錄酶作用生合成 cDNA，再經由文庫建構後執行定序，由於可得到完整的 RNA 序列，與次世代定序相比更易於鑑定同種型基因（gene isoform）、融合轉錄物（fusion transcripts）、和非編碼 RNA（non-coding RNAs）。

奈米孔定序技術

奈米孔定序技術的核心組件是在定序晶片的薄膜上裝置穿膜蛋白組成的奈米孔（nanopore），穿膜蛋白為基因工程改造的甲型溶血素（α-hemolysin）或是分枝桿菌的孔蛋白（porin）。奈米孔定序原理如下：在薄膜兩側施加特定電壓下，溶液裡的離子僅能透過孔道移動至膜的另一側，讓膜兩側的電極偵測到電流訊號。定序時核酸分子被解旋酶（helicase）帶到奈米孔洞口，解旋後其中一股核酸分子被電場吸引通過奈米孔道，造成電流改變，而且此電流訊號會隨著鹼基種類和排序不同而有所變化，這些電流訊號可以透過演算法轉

A

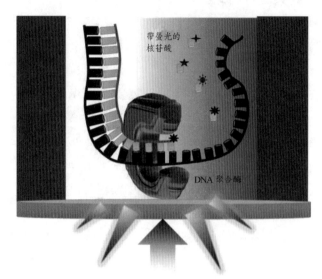

帶螢光的
核苷酸

DNA 聚合酶

B

待測 DNA

DNA 解旋酶

脂質膜

通道蛋白

奈米孔道

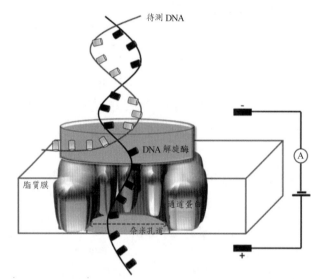

圖 4-5　第三代定序平臺原理示意圖

A. PacBio 平臺在每個反應槽底部固定一個 DNA 聚合酶分子，捕捉模板 DNA 後，以帶有螢光物質的核苷酸進行 DNA 合成，偵測合成時螢光訊號的變化。B. Nanopore 平臺則是以基因改造的通道蛋白在脂質膜形成奈米孔道，再經由解旋酶將待測 DNA 解旋為單股 DNA。單股 DNA 在電場驅動下通過奈米孔道，造成電流訊號變化。

換成鹼基序列（圖 4-5B）[5]。由於定序過程不需要任何的螢光材料或光學偵測器，而且電子元件可以微小化，因此成本大為降低。由於奈米孔定序是經由記錄電流訊號，不像其他定序原理透過 DNA 聚合酶合成，因此沒有定序長度極限，目前最長定序紀錄為 4 Mb。此外，當 DNA 或 RNA 鹼基上具有修飾時，電流訊號與不具有修

飾的鹼基也有所差異，因而也可以判斷有無甲基化或其他修飾，且只要保留電流訊號檔案，後續都可使用新開發的演算法重新進行序列讀取。

奈米孔定序主要有兩種建庫方式：其一是帶轉座酶（transposase）的快速定序試劑盒，其二是獲取最高通量的連接定序（ligation sequencing）試劑盒。快速定序試劑盒利用轉座酶進行 DNA 斷裂同時接上 Y 型橋接子序列，製備時間快速僅需要 10 分鐘。連接定序試劑盒則是需要連接酶執行 DNA 修復，避免斷口造成定序中斷，再於尾端加上鹼基 A，經由與鹼基 T 互補接上 Y 型橋接子序列。Y 型橋接子的其中一股帶有馬達蛋白（motor protein），其有解旋酶及調控定序速度之功用。定序結束後，馬達蛋白會與奈米孔分離，讓下一條建庫序列進行定序。奈米孔定序有不同的機型，最小的機型只有隨身碟大小，可接在筆記型電腦上，甚至可在太空站直接進行定序。

奈米孔定序的特點之一為不用等定序時間結束，即可一邊定序一邊輸出序列，達到即時定序的優勢。此優勢可用於臨床上快速鑑定病原體，也發展出一種特別的定序技術：經由電腦設定感興趣序列或是非感興趣序列，一邊定序一邊進行序列比對，如果定序結果與感興趣序列符合則繼續定序，如果定序結果與感興趣序列不符合則中斷定序，並施加反向電壓把模版 DNA 或 RNA 退出，讓奈米孔洞可以進行下一段定序。此過程可讓定序流程主要作用於感興趣的序列，達到富集效果。

另外，由於可進行 RNA 分子直接定序，除了可做同種型基因鑑定之外，相較於 cDNA 定序，還可獲得完整的 poly-A tail 長度與修飾資訊。

奈米孔定序剛推出時，其原始單一讀取（single read）序列的準確率約為 85%。經由持續地改善演算法、定序晶片的組成和建庫試劑優化，目前原始單一讀取序列的準確率已提升至 99%。由於錯誤序列所在的位置是隨機分布，因此透過多條讀取序列的組裝後，整體序列的準確率可達 99.999%，可排除準確率不足之疑慮。

第三代定序平臺結果分析

隨著第三代定序平臺的發展，分析工具與流程優化也相應而生，許多公開資源（像是 LONG-READ-TOOLS，http://long-read-tools.org）進行了相當詳細整理，可供參考[6]。總體而言，第三代定序平台分析的處理步驟包含了 (1) 將螢光或電流變化轉換成鹼基（base calling）與錯誤校正；(2) 基因體組裝（*de novo* assembly）、及 (3) 序列比對。

將螢光訊號或電流訊號變化轉換成核酸序列多半搭配開發商所提供的商用軟體，輔以第三方開源軟體進行分析。例如 SMRT 系統中使用 SMRT Link，奈米孔道系統使用 Guppy 軟體將電流訊號轉換成核酸序列並且偵測鹼基修飾。而像 DeepSignal 與 NanoMod 等第三方開源軟體，則利用不同的演算法支援奈米孔平台的鹼基修飾檢測。

在錯誤校正流程上，傳統上以單分子

定序結果為骨架（scaffold），再將次世代定序的結果與其比對與拼接，藉此修正單分子定序的錯誤[7]。但現在也可以利用新的演算法，例如 k-mer filtering[8] 以及共有序列（consensus sequences）[9] 分析，來校正定序錯誤。這些演算法不僅能用於校正定序時的錯誤，也能應用於基因體組裝與優化。

第三代定序平臺的平均讀長皆優於次世代平臺，有效增加序列組裝效率與正確性，適合用於非模式物種的基因體組裝，以及基因體結構性變異（例如長片段刪除或插入、長片段基因翻轉、染色體轉位）的判讀，以及重複序列分析、單倍體分型（phasing）和假基因（pseudogene）的鑑定等[10]，且能直接對原始 DNA 或 RNA 樣本進行定序，避免了次世代定序 PCR 擴增產生的錯誤及偏好性。此外，不須額外透過前處理即可直接分析 DNA 或 RNA 序列上的甲基化修飾，適用於表觀遺傳學之研究[11]。第三代定序技術目前進展非常快速，錯誤率大幅降低，且通量大幅提高，其應用越來越普遍。整體而言，第三代定序因為不需要增幅、序列組裝較容易、定序速度快、並且能即時提取定序資料，已經普遍應用於未知病原體的鑑定上[12-14]，未來也可望取代大部分次世代定序的功能。

高通量定序的使用模式

經過近年來快速的發展，高通量定序技術在基礎研究或臨床上可以提供多種定序的方式，使用者可以依照研究或臨床需要，選定最適合的使用模式。大致上，依照模板不同可以分為 DNA 定序與 RNA 定序兩種。

DNA 定序常見的使用模式包括(1) 全基因體定序，這是以樣本的總體 DNA 進行定序，目的是取得全部基因體的序列資訊[15, 16]。(2) 全外顯子體定序，這是鎖定基因體中會表現於蛋白質的外顯子區域及外顯子與內插子的界線區域進行定序，它必須先以探針捕捉所有的外顯子，然後再進行定序[17]。(3) 目標區域定序，這是將定序的範圍進一步縮小到數個有興趣的外顯子或是基因進行定序[18]。(4) 甲基化體定序（methylation sequencing），這是要探討 DNA 上的甲基化程度與受影響的基因[19]。(5) 宏觀基因體（metagenomics）定序，這是指直接對一個含有複雜物種的樣品直接進行核酸萃取與定序，然後分析其中的物種組成及各個物種在環境中佔有的比例[20]。

RNA 定序常見的使用模式包括(1) 全轉錄體定序，這是測定生物樣品的 RNA 序列以得知基因表現的資訊[21]。(2) 小 RNA（small RNA）定序，這是測定樣本中小RNA 表現圖譜與尋找未知的小 RNA 表現。小 RNA 定序的流程和全轉錄體有些微不同，樣品 RNA 先經過跑膠分離，收取和小 RNA 大小相符的小片段 RNA，接上橋接子後，進行反轉錄作用，完成文庫建構，再進行後續的增幅與定序[22]。(3) 長鏈非編碼 RNA（long non-coding RNA; lncRNA）定序，則是測量檢體中長鏈非編

碼 RNA 的表現量。定序流程和全轉錄體定序類似，只是在序列比對時使用長鏈非編碼 RNA 的資料庫。⑷單細胞轉錄組分析是將檢體內的細胞打散成單一細胞後，將單一細胞分離於微孔盤（如 SMART-Seq2 系統）或是液滴（如 10X Genomics 系統）中。微孔盤的每一微孔或每個液滴則包含了帶有由數個隨機核苷酸組成獨特條碼的橋接子，以此橋接子進行反轉錄後建庫與定序。因為每個細胞產生的文庫帶有不同條碼，藉此分離出不同細胞所帶有的 RNA 分子 [23, 24]。此技術應用日漸廣泛，包含將高度異質性組織的檢體進行細胞分型（cell typing）[25]、分析胚胎發育時不同細胞系（cell lineages）轉錄體變化 [26]、分析癌症組織中微環境（microenvironment）組成與變化 [27]，以及解析免疫細胞組譜（immune repertoire）的變化 [28]。

在這些使用模式中，目標區域定序在臨床檢驗上應用最為廣泛。其用法是針對特定疾病挑選出數個到數千個相關的基因，只針對這些基因定序。由於定序的目標區域很小，所需要的樣品 DNA 量較少，試劑、操作時間與分析過程都比較節省，可以大幅降低成本。而且在總資料產量相同的狀況下，平均定序深度（指每個位置的序列被讀到的次數）會比大範圍的全基因體或全外顯子體定序來的多，可以增加序列資訊的正確性。此外，若將定序深度大幅提高，則可以分辨出發生頻率較少的基因變異，例如若定序深度達到 2,000 次，則檢體中發生頻率少於 1% 的變異也能被分辨出來 [29]。高通量定序也有潛力在血液或其他體液檢體中檢測癌症相關基因變異。但是受限於定序錯誤率，分辨率不高，僅能偵測待測 DNA 中多於 3% 至 5% 的變異。而體液檢體中源自癌組織的 DNA 變異常常低於這個比例。為了降低定序錯誤率，以次世代定序而言，目前較為可靠的方案係在橋接子接上數個隨機核苷酸作為條碼，藉以剔除 PCR 或定序時的錯誤。用這樣的方式可以偵測到 0.1% 的基因變異 [30]。

全基因體定序適用在基因體較小的病原的鑑定與研究上。若使用在人類基因體雖然可以在醫療上為疾病檢驗、預測、與個人化醫療提供重要資訊，但是它的定序及分析成本很高，全外顯子體定序目前在基礎研究上的使用較全基因體定序更頻繁 [17]，但兩者的資訊量都超出多數醫療所需，在臨床應用上會遇到成本與個人隱私問題的考量。

宏觀基因體定序可以用來分析樣品中複雜物種的基因體。由於樣品並沒有經過物種的分離、培養、純化，可以忠實地反映出該生態系中物種的全貌，而且可以鑑定出難以培養的物種 [20]。宏觀基因體定序在生物醫學上最大的用途是探討人體微生物相（microbiota）的變化與疾病的關係，或找出未知病原。

高通量定序技術於臨床分子檢驗的應用

高通量定序技術使得許多以往臨床實驗室難以完成的檢驗項目有了簡易可行的

解決方法。具有以下特性的檢測特別適合使用高通量定序作為工具：第一，多重基因變異相關的疾病或是長度較大的單一基因異常。這類疾病一般需要大規模基因資訊作為診斷的依據，使用傳統定序方法難以達成。第二，變異基因在整體模板中出現頻率較低，例如：混雜在母體 DNA 中的胎兒 DNA、混雜在正常細胞 DNA 中的癌細胞 DNA、以及病原群落中少數抗藥性或高致病性病原個體。這類檢測可以藉由巨量平行定序技術分辨個別模板差異。第三，需要廣泛且無操作偏差的基因資訊，例如腸道內的微生物相 圖譜、在檢體中鑑定未知病原等。

癌症相關基因檢測

以高通量定序進行的癌症基因檢測通常是針對特定癌症挑選數個到數百個可能的致癌基因或抑癌基因，然後以目標區域定序找出這些基因上發生的變異，這些變異可以作為癌症分類、惡化程度與預後的評估以及決定治療方式與標靶藥物使用等用途。

由於癌症的基因變異狀況多元，現今的癌症基因檢測套組可檢測的變異類型，除了單核苷酸變異（single nucleotide variants; SNVs）、插入及刪除（insertions/deletions; indels）、拷貝數變異（copy-number variants; CNVs）外，還需要可偵測到基因融合（gene fusions）及免疫-腫瘤相關標記，例如微衛星不穩定性（microsatellite instability; MSI）及腫瘤突變量（tumor mutation burden; TMB）等。

早期大多的癌症基因檢驗套組都是針對石蠟包埋組織檢體，近來因液態切片（liquid biopsy）的非侵入性特質，也成為目前發展的新趨勢。

癌症基因檢驗套組可概分為：偵測特定癌症基因的套組及廣泛型癌症基因檢驗套組。因應不同癌症種類，常見的基因及突變類型也不同，例如非小細胞肺癌除常見 EGFR 突變外，也有一些基因融合（如 ALK、ROS1），這些突變基因和類型，較不常見於其他的癌種，因此最常見的「偵測特定癌症套組」就是肺癌基因檢驗套組，其他還有大直腸癌基因檢驗套組、乳癌基因檢驗套組等，特性就是價格便宜、涵蓋基因數少（一般低於 20 個基因），可檢測主要的基因突變類型。但因為不同的癌種也有共通性的癌症基因，例如非小細胞肺癌和大直腸癌都發現 KRAS 基因變異，因此近年來也推行「廣泛型癌症基因檢驗套組」可一次性檢測許多癌症基因，目前涵蓋的基因數從 52 個基因（賽默飛世爾的 Oncomine Focus assay）到 523 個基因（因美納 TruSight 500）都有，此類檢驗套組的特性是可應用於不同癌症類型，可檢測的變異類型多，包含 SNVs、indels、CNVs、基因融合等，也可檢測 MSI 及 TMB。

癌症基因檢測是次世代定序目前應用最多的領域，相關的檢驗套組及後續的資料分析都相對成熟，使用者可依據臨床需求，規劃不同的套組因應。

遺傳疾病檢測

遺傳疾病的成因依疾病而異，有些是肇因於單一基因缺陷，有些是因為粒腺體的基因變異，也有些是未知的因子或是多因子造成的。針對單一基因缺陷或是粒腺體病變相關的疾病已經可利用 PCR 與定序方式進行偵測，但是在實用上仍有困難。部分單基因缺陷疾病，如馬凡氏症（Marfan syndrome）或裘馨氏肌肉萎縮症（Duchenne muscular dystrophy），基因的長度很長而且變異點散布在整個基因中，以傳統方式不易檢測。如果遺傳疾病是由多個特定基因中任一個發生缺陷所造成，例如努南氏症（Noonan syndrome）牽涉 7 個可能的基因，傳統檢測方法會更加繁瑣與費時。另外，粒腺體基因在細胞內有高度異質性，有些粒腺體疾病的產生僅需要部分拷貝的粒腺體基因發生變異，這些基因變異也不易利用傳統方法檢測出來。諸如此類，都相當適合使用次世代定序技術進行檢測。藉著次世代定序的高通量與高準確性，可以快速地定序出整個基因序列並且鑑定出疾病相關基因的變異，加速診斷遺傳疾病的效率。

目前以高通量定序為平臺的遺傳疾病相關檢驗套組有針對單一疾病的套組，例如耳聾相關基因套組、裘馨氏肌肉萎縮症檢驗套組等；也有檢測多個單一基因疾病的套組，例如遺傳性罕見疾病基因檢驗套組，檢測包括苯酮尿症、半乳糖血症、葡萄糖六磷酸鹽去氫酶缺乏症、先天性腎上腺增生與楓漿尿病等代謝性疾病。這些先天性代謝疾病多屬於體染色體隱性遺傳，

換言之，父母即使身為帶因者卻不自知，透過高通量技術即可在孕前或產前檢測父母的基因型，以達到預防勝於治療的目的。

多基因變異造成的遺傳疾病也適合以高通量定序技術來檢驗。例如糖尿病、高血壓、精神分裂症、心臟病等。早期的檢驗重點是數種早發型遺傳性疾病，如先天性心臟病。而最近也開始重視晚發性遺傳疾病，如晚發性阿茲海默症。這些檢驗可以協助醫事人員判斷疾病成因及施予治療。

粒腺體基因的變異也會造成多種遺傳疾病，例如萊氏症（Leigh disease）係因粒腺體基因發生點突變或大片段缺損影響了粒腺體 ATPase 功能，造成童年期腦脊髓病變。由於一個細胞有數十到數千個粒線體，每個粒線體都有多條 DNA，彼此之間有很大的異質性，所以粒線體遺傳疾病會受到粒線體 DNA 變異種類與變異所佔的比例影響，症狀歧異性很大。這類疾病以桑格定序偵測過程繁瑣且檢出率低，不易推廣至臨床使用。若以高通量定序檢測，可大大協助粒線體疾病的檢出率。目前已有粒線體遺傳疾病的檢測套組，可以檢驗數十種粒線體疾病。

因為檢測平臺的通量增加與定序成本下降，許多臨床單位著手將多個單一疾病檢測套組整合成包含數千個基因的檢驗試劑，是直接採取全外顯子定序進行檢測之後，再依照病人疾病需求提取相關基因訊息，產出病人特定的檢驗報告。此種策略可使操作流程一致化，方便人員操作及檢

驗品管，並且降低檢測成本。此類檢測大量基因產生的大數據，需透過一～三級生物資訊分析。NGS 機台產出的定序資料經過初步確認即為一級分析；產出的定序資料比對基因庫的基因序列，找出變異位點，即為二級分析；將二級分析找到的變異位點進行臨床意義的判讀，稱為三級分析；判讀醫師根據三級分析結果比對患者臨床表徵，找出兩者的對應性，此為臨床的三級分析。

產前診斷

次世代定序應用於產前診斷，主要區分為胚胎植入前檢測（preimplantation genetic testing; PGT）及非侵入性產前診斷（non-invasive prenatal testing, NIPT）。前者主要應用於生殖醫學用作試管嬰兒選擇植入胚胎用；後者則應用在懷孕時用以取代羊水檢測的篩檢法。

PGT 過程中會取得胚胎發育時期（例如囊胚期）中的 3～5 顆細胞，以高通量定序檢驗胚胎的健康狀況。根據其檢驗目的可分為偵測非整倍體的 PGT-A（aneuploidy），及偵測單基因異常疾病的 PGT-M（monogenetic/single-gene defects）。

過去診斷胎兒異常的方法多仰賴採集胎兒羊水，但抽取羊水是屬於侵入式檢驗，有較高的風險。以抽取母親血液檢測內含胎兒 DNA 的非侵入性產前診斷 NIPT 因風險較低，已逐漸普及 [31]。NIPT 最常見的應用是透過定序測定胎兒的非等倍體（aneuploidy）異常，例如第 13 號染色體三體（trisomy 13；巴陶氏症）、第 18 號染色體三體（trisomy 18；愛德華氏症）、第 21 號染色體三體（trisomy 21；唐氏症）與單染色體 X（monosomy X；透納氏症）等；近來在檢測非等倍體異常外，也新增可檢驗微小染色體插入或刪減（micro-insertion or micro-deletion），例如檢測染色體 22q11 缺失之狄喬治氏症候群（DiGeorge syndrome）。

無論是 PGT 或是 NIPT 均採用目標區域定序，以判斷胎兒染色體數量，將目標染色體（如 13 或 18 或 21 號染色體）的測定值，與其他染色體基因測定值進行比對，若目標染色體的值異於其他染色體的平均值，便可推斷其染色體數目異常。一般檢測 13 或 18 或 21 號三染色體症的準確度可達 90% 以上，性染色體及微小染色體插入或刪減的準確度則未達 90%，即使測得陰性結果，後續仍配合醫師持續進行產前評估。

高解析度人類白血球抗原分型

高通量定序也可用於測定人類白血球抗原（human leukocyte antigen; HLA）型別。人類白血球抗原為體細胞的表面抗原，每個人都具有獨特的 HLA 型別組合，可用來判斷骨髓與器官移植時捐贈者與接受者的相容性，也是許多疾病或預測藥物治療效果的生物標誌。但是由於 HLA 包含多個基因，每個基因的長度很長且變異很大，傳統的方法僅能做大略分型，即使以桑格法定序進行高解析度的 HLA 分型，也只是針對變異度較高的外顯子定序，若遭遇到難以區分的型別，則需要定序

更多的外顯子。高通量定序具備同步大量定序的特性，可以針對 HLA-A、B、C、DRB1、DPB 等多個 HLA 位點進行分型[32]，並具有單股定序的特性，可避免過去 HLA 分型常見的模糊難辨（ambiguous）、提升檢驗的準確性。目前市面上有成熟的次世代定序的套組可應用在高解析度的 HLA 分型上，然而因為次世代定序無法進行長片段的定序，因此也開始有人使用第三代定序平台來解讀 HLA。

免疫組譜（Immune Repertoire）

免疫組譜係指免疫細胞中 T 細胞受體（T-cell receptors, TCRs）與 B 細胞受體（B-cell receptors, BCRs）的組成。在特定病源體或抗原刺激下，特定 T 細胞與 B 細胞會大量增殖，導致整體的免疫組譜改變。因此藉由分析免疫組譜的變化，能找出能辨識病原體或特定抗原的免疫細胞，例如分析 COVID-19 病人的免疫組譜能找出可以產生 SARS-CoV-2（severe acute respiratory syndrome coronavirus 2）中和抗體的 B 細胞[28]，以及能有效辨認 SARS-CoV-2 的毒殺性 T 細胞（cytotoxic T-cell）[23]，這些資訊為 COVID-19 提供了可能的治療與研究方向。雖然這些研究需要更多臨床驗證，但也顯示出將免疫組譜分析應用於新興傳染病研究，仍有相當的應用潛力。

臨床微生物檢測

高通量定序在微生物檢測的方面可應用於鑑定未知病原體、檢測抗藥性病原株以及宏觀基因體研究[34, 35]，目前雖少有臨床實驗室或生技公司提供常規的檢測，卻是未來具有相當發展潛力的檢測項目。

在臨床檢體中，部分傳染病的病原體無法以常規生化檢測或培養方式鑑定，時常造成診斷與治療上的困難。近期研究指出，利用高通量定序分析未知病原體的病患檢體，經過序列比對、組裝與演化圖譜分析，可以協助鑑定出病原體以及推測其傳播途徑，或是檢測出病原族群中少量的抗藥性病原株，這些資訊有助於預防疫情爆發以及設定治療方針。例如 2012 年爆發的中東呼吸症候群（middle east respiratory syndrome）的病原體—中東呼吸症候群冠狀病毒（middle east respiratory syndrome coronavirus; MERS-CoV）即為利用高通量定序與演化圖譜分析確定為冠狀病毒的一支[36]。又如偵測人類免疫缺陷病毒（human immunodeficiency virus; HIV）的抗藥性病毒株[37]以及多重抗藥性結核桿菌（Mycobacterium tuberculosis）的存在[38]。近年來為因應不斷變異的新型冠狀病毒（severe acute respiratory syndrome coronavirus-2; SARS-CoV-2），次世代定序也提供極佳的解方。除了上述提到次世代定序平台的例子，第三代定序平台以其讀長及解讀速度快的優勢，也逐漸應用於病原體鑑定[39]、抗藥菌株分析[40]，以及其他進階的微生物學研究[41]。

近幾年的研究發現微生物相與許多的疾病發生、疾病療效都有關聯，尤其是腸道微生物相[42]。但人體的共生微生物種類相當多，若使用桑格定序法分別定序不

僅耗時、耗人力，而且僅能偵測已知的細菌，無法偵測未知的或量少的細菌。高通量定序則可提供完整無偏差的微生物相圖譜。目前已有 Illumina 公司提出人體微生物相分析（human microbiome analysis）的應用。未來隨著相關研究日益增加，相關的檢驗項目也會陸續開發出來。

未來展望

高通量定序是很強大的分子醫學工具，為了要普及於臨床檢驗，各廠商已朝向推出通量較小與內建資料分析流程的機型，大幅降低定序的價格與操作步驟。又如第三代平臺大幅簡化文庫建構的步驟而且不需要 PCR 增幅的過程，使得定序的速度和簡易性又大幅提升。此外，生物資訊等跨領域人才的投入，使得高通量定序結果分析流程標準化與簡便化。而美國分子病理學會（American Molecular Pathology; AMP）於 2017 年公布巨量平行定序在臨床應用的守則，針對定序品質、定序深度、可信度、分析流程以及如何評估基因變異在臨床意義上做出明確的規範，除了能大幅增加定序結果的可靠性外，也使得臨床工作人員有所依據，讓高通量定序在臨床上被廣泛採用。而我國衛生福利部在民國 108 年 10 月宣布將次世代定序檢測納入特管辦法。除了對臨床檢測單位進行詳細規範外，亦預備將操作次世代定序檢測的相關產業界一併納入管理範疇。以期能維持檢測品質，保障國人健康。

學習評估

1. 請比較高通量定序與桑格定序法的差異。
2. 請敘述高通量定序各平臺的定序原理與操作流程。
3. 請列舉高通量定序在臨床分子檢驗的應用。

參考文獻

1. Shendure J, Ji H. Next-generation DNA sequencing. *Nat Biotechnol*, 2008; 26:1135-1145.

2. Fedurco M, Romieu A, Williams S, Lawrence I, Turcatti G. BTA, a novel reagent for DNA attachment on glass and efficient generation of solid-phase amplified DNA colonies. *Nucleic Acids Res,* 2006; 34:e22.

3. Turcatti G, Romieu A, Fedurco M, Tairi APA. New class of cleavable fluorescent nucleotides: synthesis and optimization as reversible terminators for DNA sequencing by synthesis. *Nucleic Acids Res,* 2008; 36:e25.

4. McCarthy A. Third generation DNA sequencing: pacific biosciences'single molecule real time technology. *Chem Biol,* 2010; 17:675-676.

5. Deamer D, Akeson M, Branton D. Three decades of nanopore sequencing. *Nat Biotechnol*, 2016; 34:518-524.

6. Amarasinghe SL, Su S, Dong X et al. Opportunities and challenges in long-read sequencing data analysis. *Genome Biol*. 2020; 21:30.

7. Wang JR, Holt J, McMillan L et al. FMLRC: Hybrid long read error correction using an FM-index. *BMC Bioinformatics*. 2018; 19:50.

8. Ruan J, Li H. Fast and accurate long-read assembly with wtdbg2. *Nat Methods*. 2020; 17:155-158.

9. Koren S, Walenz BP, Berlin K et al. Canu: scalable and accurate long-read assembly via adaptive k-mer weighting and repeat separation. *Genome Res*. 2017; 27:722-736.

10. Mantere T, Kersten S, Hoischen A. Long-read sequencing emerging in medical genetics. *Front Genet*. 2019; 10:426.

11. Xu L, Seki M. Recent advances in the detection of base modifications using the Nanopore sequencer. *J Hum Genet*. 2020; 65:25-33.

12. Boldogkol Z, Moldovan N, Tombacz D et al. Long-read sequencing – a powerful tool in viral transcriptome research. *Trends Microbiol*, 2019; 27:578-592.

13. PetersenLM, Martin IW, Tsongalis GJ et al. Third-generation sequencing n the clinical laboratory: exploring the advantages and challenges of nanopore sequencing. *J Clin Microbiol*, 2020; 58:e01315-e01319.

14. Loit K, Adamson K, Tedesoo L et al. Relative performance of Oxford Nanopore MinION v.s. Pacific Biosciences Sequel third-generation sequencing platforms in identification of agricultural and forest pathogens. *bioRxiv*, 2020; doi: 10.1101/592972.

15. Bentley DR. Whole-genome re-sequencing. *Curr Opin Genet Dev*, 2006, 16:545-552.

16. van El CG, Cornel VC, Borry P et al. Whole-genome sequencing in health care. *Eur J Hum Genet*, 2013; 21:580-584.

17. Metzker ML. Sequencing technologies - the next generation. *Nat Rev Genet*, 2010; 11:31-46.

18. Rehm HL. Disease-targeted sequencing: a cornerstone in the clinic. *Nat Rev Genet*, 2013; 14:295-300.

19. Lee EJ, Luo J, Wilson JM, Shi H. Analyzing the cancer methylome through targeted bisulfite sequencing. *Cancer Lett*, 2013; 340:171-178.

20. Qin J, Li R, Raes J et al. A human gut microbial gene catalogue established by metagenomic sequencing. *Nature*, 2010; 464:59-65.

21. Twine NA, Janitz K, Wilkins MR, Janitz M. Whole transcriptome sequencing reveals gene expression and splicing differences in brain regions affected by Alzheimer's disease. *PloS One*, 2011; 6:e16266.

22. Williams Z, Ben-Dov IZ, Elias R et al. Comprehensive profiling of circulating microRNA via small RNA sequencing of cDNA libraries reveals biomarker potential

and limitations. *Proc Natl Acad Sci U S A,* 2013; 110:4255-4260.

23. Baran-Gale J, Chandra T, Kirschner K. Experimental design for single-cell RNA sequencing. *Brief Fuct Genomics*, 2018; 17:233-239.

24. Ziegenhain C, Vieth B, Enard W et al. Comparative analysis of single-cell RNA sequencing methods. *Mol Cell*, 2017; 65:631-643.

25. Haensel D, Jin S, Dai X et al. Defining epidermal basal cell states during skin homeostasis and wound healing using single-cell transcriptomics. *Cell Rep*, 2020; 30:3932-3947.

26. Soldatov R, Kaucka M, Adameyko I et al. Spatiotemporal structure of cell fate decisions in murine neural crest. *Science*, 2019; 364:971.

27. Azizi E, Carr AJ, Pe'er D et al. Single-cell map of diverse immune phenotypes in the berast tumor microenvironment. *Cell*, 2018; 174:1-16.

28. Liao M, Liu Y, Zhang Z et al. The landscape of lung bronchoalveolar immune cells in COVID-19 revealed by single-cell RNA sequencing. *Nat Med*, 2020; 26:842-844.

29. Cibulskis K, Lawrence MS, Carter SL et al. Sensitive detection of somatic point mutations in impure and heterogeneous cancer samples. *Nat Biotechnol,* 2013; 31:213-219.

30. Stahlberg A, Krzyzanowski PM, Godfrey TE et al. Simple multiple PCR-based barcoding of DNA for ultrasensitive mutation detection by next-generation sequencing. *Nat Protoc*, 2017; 12:664-682.

31. Chiu RW, Chan KCA et al. Noninvasive prenatal diagnosis of fetal chromosomal aneuploidy by massively parallel genomic sequencing of DNA in maternal plasma. *Proc Natl Acad Sci U S A,* 2008; 105:20458-20463.

32. Lind C, Ferriola D, Mackiewicz K et al. Next-generation sequencing: the solution for high-resolution, unambiguous human leukocyte antigen typing. *Hum Immunol,* 2010; 71:1033-1042.

33. Brouwer P, Caniels T, van Gils M et al. Potent neutralizing antibodies from COVID-19 patienst define multiple targets of velnerability. *bioRxiv*, 2020; doi: 10.1101/2020.05.12.088716.

34. Capobianchi MR, Giombini E, Rozera G. Next-generation sequencing technology in clinical virology. *Clin Microbiol Infect,* 2013; 19:15-22.

35. Forde BM, O'Toole PW. Next-generation sequencing technologies and their impact on microbial genomics. *Brief Funct Genomics*, 2013; 12:440-453.

36. Guery B, Poissy J, Mansouf L et al. Clinical features and viral diagnosis of two cases of infection with Middle East Respiratory Syndrome coronavirus: a report of nosocomial transmission. *Lancet,* 2013;

381:2265-2272.

37. Brumme CJ, Huber KD, Dong W et al. Replication fitness of multiple nonnucleoside reverse transcriptase-resistant HIV-1 variants in the presence of etravirine measured by 454 deep sequencing. *J Virol,* 2013; 87:8805-8807.

38. Daum LT, Rodriguez JD, Worthy SA et al. Next-generation ion torrent sequencing of drug resistance mutations in Mycobacterium tuberculosis strains. *J Clin Microbiol,* 2012; 50:3831-3837.

39. Moon J, Kim N, Chu K et al. Campylo-bactor fetus menigitis confirmed by a 16S rRNA gene analysis using the MinION nanopore sequencer, South Korea, 2016. *Emerg Microbes Infect*, 2017; 6:e94.

40. Long H, Feng Y, Zong Z et al. The co-transfer of plasmid-orne colistin-resistant genes *mcr*-1 and *mcr*-3.5, the carbapenemase gene bla_{NDM-5} and the 16S methylase gene *rmt*B from Escherichia coli. *Sci Rep*, 2019; 9:696.

41. Tambacz D, Csabai Z, Boldogkol Z et al. Long-read isoform sequencing reveals a hidden complexity of the transcriptional landscape of Herpes Simplex Virus type 1. *Front Microbiol*, 2017; 8:1079.

42. Maccaferri S, Biagi E, Brigidi P. Metagenomics: key to human gut microbiota. *Dig Dis,* 2011; 29:525-530.

第五章　生物資訊在分子檢驗之應用
（The Applications of Bioinformatics in Molecular Diagnosis）

林文昌、吳韋訥　著

本章大綱

前言

生物資訊學以及人類基因體資料庫

資訊搜尋及序列比對

序列比對生物資訊工具於分子檢驗實例

精準醫療與轉譯生物資訊學於分子檢驗
之展望

學習目標

1. 了解生物資訊學的背景起源及主要序
   列資料庫網站

2. 了解使用序列比對工具來檢測 DNA
   或蛋白質序列

3. 了解序列對比工具用於癌症相關基因
   突變之分析

4. 了解序列比對工具用於感染疾病的病
   原體之鑑定

5. 了解使用生物資訊工具設計 RT-qPCR
   或 PCR 引子程序

前言

　　過去數十年來，隨著基因體學與生物醫學研究的快速發展，各類生物分子如 DNA、RNA、蛋白質、代謝物的分析技術有著日新月異的進步與突破，尤其是在核酸定序平臺方面，從螢光核酸定序（fluorescent DNA sequencing）到次世代高通量定序（next generation sequencing; NGS）科技的急速發展以及應用，完全改變了分子檢驗的基準[1-5]，將使得生物醫學的研究學者以及臨床診斷的醫事人員，可以利用高靈敏及高準確性的高通量技術平臺，做為未來更優異的分子檢驗工具。事實上，分子檢驗已是當今現代醫學的最重要科技之一，在現今臨床疾病檢測、藥物選用以及流行病學研究方面，有著絕對重要的價值及應用性。例如在 2019 年出現於中國武漢，並於次年散播全球引起新型冠狀病毒肺炎（COVID-19; Coronavirus Disease 2019）的病毒 SARS-CoV2/hCoV-19（Severe acute respiratory syndrome coronavirus 2；又稱 Human coronavirus 2019），便是藉由 NGS 核酸定序（sequencing），才得以快速地了解新 RNA 病毒基因體（genome）組成及設計適當 RT-qPCR 引子（primers）進行快速篩檢[6]。而這些分子檢驗的工具便成為全世界生醫研究學者以及臨床醫事人員對抗人類疾病的最新而且最有效率的工具。由於核酸定序的平臺技術近來有相當優異的突破，由早期輻射性標示的雙去氧定序（dideoxy sequencing）方法發展開始，到後來使用螢光合成標記而進入自動化核酸定序階段，延續到二十世紀末，高通量（high-throughput）自動化毛細管電泳（capillary electrophoresis）核酸定序平臺的建立，使得人類基因體計畫（human genome project）順利完成[4, 7]。最近十幾年，次世代核酸定序平臺（NGS）的開發以及普及，使得核酸定序工作更加迅速以及日常化[3]。從 1995 年 *Haemophilus influenzae* 這頭一個物種全基因體序列分析結果發表以來，除人類基因體外已有不少物種與病毒的基因體計畫相繼完成，這當然包含了與人類息息相關的許多種病原體[8]。

　　由於大量的生物基因體序列資料以及其衍生出的各種註解工作持續產生，遠遠超出了一般人工處理的負荷範圍，因此使用電腦資訊處理的輔助，便成為基因體研究的一項重要課題[9-11]。這也造就了一個新學門，便是生物資訊學（bioinformatics）。隨著人類基因體計畫順利完成，以及各不同物種基因體定序工作的展開，其應用性將更為廣泛和重要。所以了解並善加利用生物資訊資料庫以及相關生物資訊工具軟體，便是現代生物醫學以及分子檢驗的必備基本知識之一。

生物資訊學以及人類基因體資料庫

　　生物資訊學為結合了生物醫學與資訊科學而興起的一個新興研究領域，其特性為橫跨了兩個不同的領域（生物—數理）。早期，生物資訊學門的出現乃是

為了有效地處理（人類）基因計畫產生的大量核酸序列資料，但現今隨著許多核酸序列資料的建立，生物資訊應用層面已延伸到所有生物醫學研究的範圍，不再是單純核酸序列資料而已。其廣泛應用已有相當程度之突破，生物資訊本身亦成為一項熱門的研究課題，而不再是附屬於基因體下的資料處理功能而已。早期的生物資訊研究領域由計算生物學（computational biology）衍生而來，主要是對於分子結構、交互作用以及生物物理的科學研究[12]。在自動化核酸定序技術平臺的建立後，許多基因的核酸序列被定序以及註解，存入電腦資料庫上以便整理保存。隨著定序的基因數目日益成長，資料庫的數量以及種類亦快速累積，因此便有研究學者發展新的數學演算法以及電腦資訊軟體工具，協助序列差異比對以及資料採掘，因此新的生物資訊資料庫亦應運而生。在二十世紀末，在人類基因體計畫的大量研究經費投入之下，這項變化尤其顯得明顯[13]。由於大量的人類基因體序列的快速產生，生物資訊學亦成為一項熱門的學門。這時藉著網際網路在二十世紀末日益普及，這些核酸序列資料庫以及相關生物資訊工具亦隨網際網路盛行而快速發展，而且越來越普及化[10]。生物資訊工具在分析基因表現微陣列（cDNA microarray 或 oligonucleotide chip）與質譜（LC-MS/MS）等高通量數據方面亦有相當重要地位。因此在這後基因體（post-genomics）以及功能基因體（functional genomics）時代，如何善加利用這些生物資訊工具以及序列基因體

資料庫（genomic databases），便是生物醫學研究的重要基石。而未來生物資訊的研究方向，亦會朝著更加人性化使用者介面發展，新一代的生物知識為中心的加值型資料庫亦是未來努力的方向。

初期的基因體核酸定序資訊，提供了研究學者在核酸序列分布的基本訊息，藉由資訊軟體以及統計分析，我們對於整個基因體上的基因分布及結構、GC 成分比例、核酸序列重組資訊、跳躍因子分布、基因體區塊重組及複製等有更深入了解，並得以在目前進行更深入之分子機制研究，沒有這些基因體核酸序列資訊以及分布統計是沒有辦法做到的。因此這些基因體計畫的建立以及核酸序列資料庫的產生，具有莫大的生物醫學研究價值。在 1995 年，*Haemophilus influenzae*（1,890,645 bp）以及的 *Mycoplasma genitalium*（580,076 bp）二個最早物種的基因體定序完成，開啟了基因體時代的來臨[8, 14]。而到了 2003 年，人類基因體的三十億個鹼基序列亦告順利定序完成，這更是一項重要的里程碑[15]。隨著現今次世代定序技術的開發，定序成本逐漸降低，未來可預期將有更多的物種核酸序列加速完成定序。而所有這些基因體計畫資訊、歷程以及相關序列資料、基因註解等均可以在網際網路上順利取得，並且是免費提供給所有研究人員或任何有興趣的民眾。

目前最常被使用的基因序列資料庫為美國衛生總署的美國國家生物科技資訊中心（National Center for Biotechnology Information; NCBI）下的 GenBank 資料

表 5-1　基因體、基因及蛋白質網際網路資料庫資訊

- National Center for Biotechnology Information (NCBI)
  http://www.ncbi.nlm.nih.gov
- DNA Data Bank of Japan (DDBJ)
  https://www.ddbj.nig.ac.jp/index-e.html
- European Bioinformatics Institute (EBI)
  http://www.ebi.ac.uk
- Human Genome Project Information and Sequence Dataset
  https://web.ornl.gov/sci/techresources/Human_Genome/index.shtml
- Additional Genome Project Progress and Dataset
  http://www.ncbi.nlm.nih.gov/genome/
- NCBI Virus
  https://www.ncbi.nlm.nih.gov/labs/virus/vssi/#/
- GISAID（全球共享流感數據倡議組織）
  https://www.gisaid.org/

庫[16]，其他尚有歐洲 European Molecular Biology Laboratory（EMBL）下的 European Bioinformatics Institute（EMBL-EBI）[17] 以及日本國家遺傳研究所的 DDBJ（DNA Data Bank of Japan）[18] 之主要一級序列（primary sequence）資料庫（網址資訊詳見表 5-1）。這三大資料庫多年前已進行策略聯盟，每日均會進行資料庫整合交換，以確保序列資料的更新。GenBank 收集各項基因、基因體、病毒基因體等各種核酸序列以及蛋白質胺基酸組成的資料，可謂包羅萬象之生物序列資料庫，亦成為目前最具指標性的生物資訊資料庫。另外大量病毒基因與基因體的核酸以及蛋白質序列資料也儲存在 NCBI Virus 和 GISAID 資料庫[19, 20]。這些資料庫以收集、保存主要序列資料為主，因此我們一般亦稱之為一級生物資訊資料庫。如果利用這些序列資料庫，加以

整理、融入新的加值資訊，例如在資料採掘資訊技術之應用下，找到不同物種相似的基因家族數據，並建立起另一個更方便使用，更有利於使用者搜尋的新基因家族資料庫，我們便可稱這些新生物資訊資料庫為加值型的二級複合式資料庫[21]。隨著生物資訊領域的日漸蓬勃，這些加值型的新生物資訊資料庫亦快速發展，目前已累積成千上萬的各式各樣資料庫，供生物醫學研究學者去發掘以及應用。在每年的 *Nucleic Acids Research* 科學期刊上[22]，均有一期專門介紹生物資訊資料庫（Database issue）以及一期介紹網際網路上生物資訊應用服務（Webserver issue），值得有興趣者研究及深入使用。由於各式各樣的生物資訊資料庫存在於網際網路之上，最理想的方式是平時留意自身相關領域中的網路資訊，並考量各資料庫的方便使用性、資

表 5-2　常用二級加值型生物資訊資料庫網際網路資訊

- Online Mendelian Inheritance in Man（OMIN；遺傳疾病基因資料庫）
  http://www.omim.org/
- NCBI Gene（整合性基因註解資料庫）
  http://www.ncbi.nlm.nih.gov/gene
- GeneCards（整合性基因註解資料庫）
  http://www.genecards.org/
- Kyoto Encyclopedia of Genes and Genomes（KEGG；基因交互作用途徑資料庫）
  http://www.genome.jp/kegg/
- UniProt（整合性蛋白質資料庫）
  http://www.uniprot.org/
- Human Protein Atlas（HPA；人類蛋白質整合資料庫）
  http://www.proteinatlas.org/

料庫中資訊的品質及正確度、其更新速度、加值資料的整合度以及與其他相關外部資料庫的連結性[23] 等等，來選擇適用的生物資訊資料庫。當然依照研究需求的不同或進展變化，來選擇並使用不同的生物資訊資料庫、資訊搜尋以及序列比對工具，亦是必要手段之一。部分常用的生物資訊二級加值資料庫，僅列於表 5-2 以供參考。

　　對於人類基因體的詳細基因與分子生物學資訊，目前世界上常用的整合型資料庫為 UCSC Genome Browser[24] 以及 EBI 的 Ensembl[25]。Genome Browser 是由美國加州大學聖塔克魯茲分校（UCSC）所建立與維護，其在使用者介面上，對於一般生物醫學領域學者的使用便利考量設計，而且專門針對網際網路瀏覽程式設計，做為視覺化呈現各種大規模基因體數據的高效率工具。

　　由於整合了許多有用的實驗數據及系統生物學研究資料，對於整合性具體呈現人類基因體註解資訊與分析資料，有著相當程度的協助。圖 5-1 是基本 UCSC Genome Browser 的使用者介面，藉由上方的功能按鍵，使用者可以自由的在各個染色體上移動，放大與縮小基因體區段，以便觀察人類基因體的各種資訊。由於 UCSC Genome Browser 整合了極大量的生物資訊資料庫資源，基本介面開啟時，大多數的資訊是預設關閉的，所以使用者需要依據個別需求，透過下方的顯示功能按鍵做開啟的動作。除了基本的人類基因資訊，許多基因表現與調控實驗數據外，也包含了單一核酸多形性（SNP, Single nucleotide polymorphism）資料，SNP 資料庫包含人類個體差異，族群差異的遺傳分子變異點重要資訊，這正是作為分子檢驗與法醫鑑識的基礎。此外，另一項與分子檢驗息息相關的資訊軌跡（Data track）是 ClinVar variants。這個是用於臨床檢驗遺傳

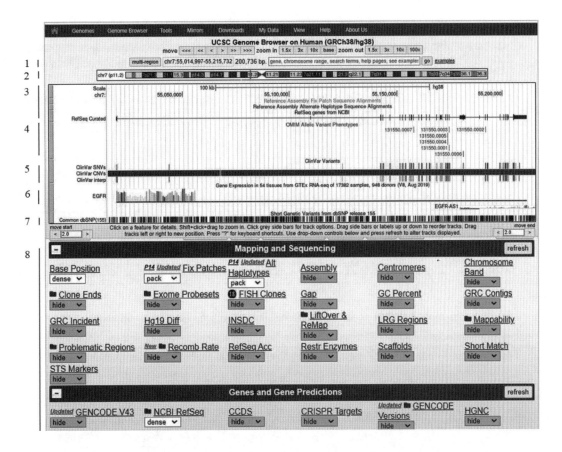

圖 5-1　UCSC Genome Browser 資料庫中表皮生長因子受體（EGFR；Epidermal growth factor receptor）基因之網頁（http://genome.ucsc.edu/cgi-bin/hgGateway）
圖中顯示為人類第七號染色體中 EGFR 基因。左側數字與垂直線條往右區域顯示各種資訊，其中包括「go」左邊視窗可輸入不同的基因名稱、染色體上位置等資料以變換瀏覽的基因（1）、EGFR 基因位於第七號染色體 p11.2 區域內（2）、「RefSeq Curated」的 EGFR 基因內全部 exons（垂直線或長方塊）與 introns（水平線）所在位置（3）、「OMIM Alleic Variant Phenotypes」資料庫中所記載的七種 EGFR 基因突變，若將電腦滑鼠游標置放其上即可看到所影響的臨床表型（4）、「ClinVar variants」與「Common dbSNP」為其他基因序列中出現差異的資料（5&7）及「GTEx」資料庫中 EGFR 在 54 種組織中的表現狀況（6）。下方的選擇按鈕可打開或關閉以顯示更多或更少資料（8）。

疾病的分子檢驗資訊，主要是連結 NCBI 的 Genetic Testing Registry（GTR）資料庫（https://www.ncbi.nlm.nih.gov/gtr/）。目前包含近八萬筆臨床上相關基因檢測資訊，涵蓋約兩萬多種臨床症狀及一萬九千個人類基因。

另一個被廣泛使用的基因體資料庫為 Ensembl（圖 5-2）。它是由歐洲分子生物學實驗室（EMBL; European Molecular Biology Laboratory）下的生物資訊單位（EBI;

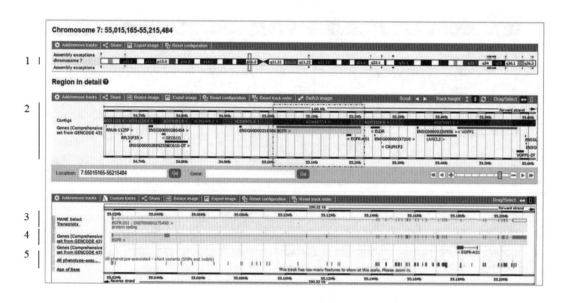

圖 5-2　Ensembl 資料庫中表皮生長因子受體（EGFR）基因之網頁（http://www.asia.ensembl.org/index.html）

圖中為人類第七號染色體中 EGFR 基因與附近基因的各種資訊。左側數字與垂直線條往右區域顯示各種資訊，其中包括 EGFR 基因位於第七號染色體 p11.2 區域內（1）、基因於染色體序列中的座標位置（2）、由垂直線所標示的 EGFR 蛋白質編碼序列所在區域（3）、EGFR 基因內全部 exons（垂直線或長方塊）與 introns（水平線）所在位置（4）及影響表型（phenotype）的基因突變位置（5）。所顯示的資料可透過點選網頁中「Add/remove tracks」或「Custom tracks」來增加或減少。

European Bioinformatics Institutes）所建立與維護。功能上類似於前面介紹的 UCSC Genome Browser，也是整合了許多基因體相關的生物資訊資料庫，並且使用方便瀏覽的友善使用者介面，一樣是為了註解與分析大規模的人類基因體資訊。雖然其使用者介面稍有不同，但是設計理念與使用功能相近，對於一般生物醫學研究學者都是不可或缺的日常研究工具。上述兩個主要基因體資料庫，除了人類基因體以外，當然也包含了許多不同的重要物種基因體資訊。

資訊搜尋及序列比對

當然在產生大量的序列資料以及建立各式的生物資訊資料庫後，使得尋找正確的資訊便是一項必然的要務。有效率地在大量的資料庫尋找到正確以及貼切的資料，亦是生物資訊領域的目標之一。前面提到各式各樣的加值型二級生物資訊資料庫，即是為了方便使用者搜尋到正確資訊為目標而建立的。但隨著這些資料庫的日益增加，能夠連結各種常用的資料庫，並整合搜尋的資料，以最方便使用者瀏覽的介面呈現，亦是一項重要的課題。

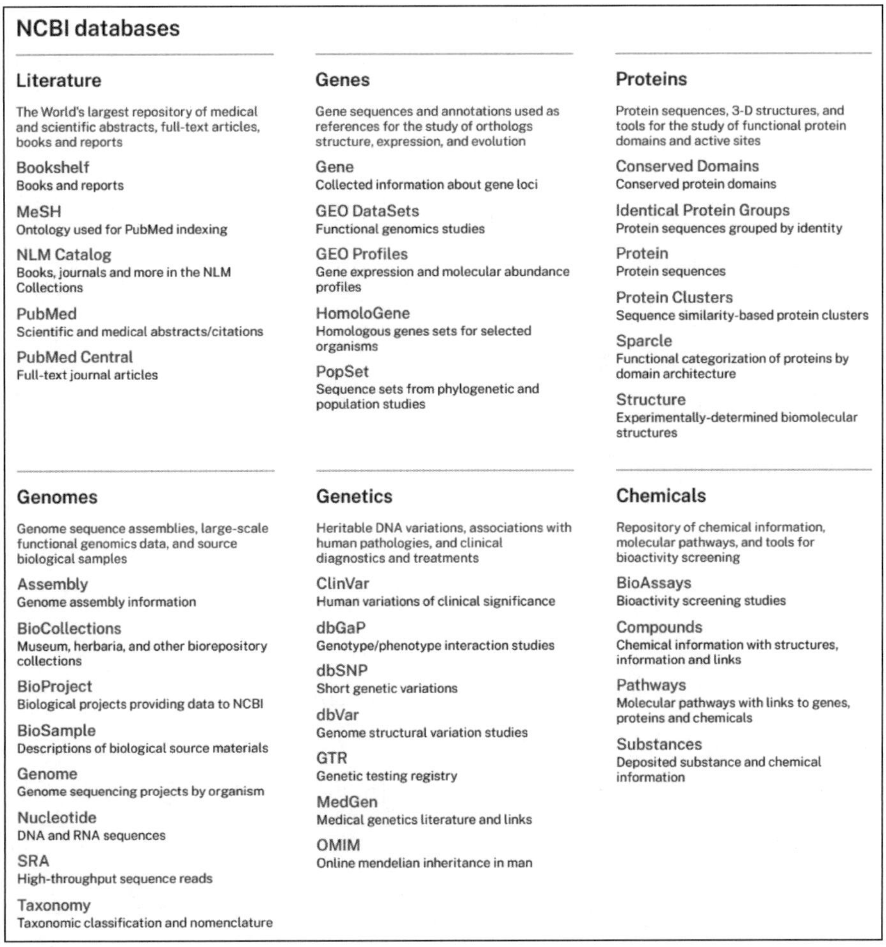

NCBI databases

Literature

The World's largest repository of medical and scientific abstracts, full-text articles, books and reports

Bookshelf
Books and reports

MeSH
Ontology used for PubMed indexing

NLM Catalog
Books, journals and more in the NLM Collections

PubMed
Scientific and medical abstracts/citations

PubMed Central
Full-text journal articles

Genes

Gene sequences and annotations used as references for the study of orthologs structure, expression, and evolution

Gene
Collected information about gene loci

GEO DataSets
Functional genomics studies

GEO Profiles
Gene expression and molecular abundance profiles

HomoloGene
Homologous genes sets for selected organisms

PopSet
Sequence sets from phylogenetic and population studies

Proteins

Protein sequences, 3-D structures, and tools for the study of functional protein domains and active sites

Conserved Domains
Conserved protein domains

Identical Protein Groups
Protein sequences grouped by identity

Protein
Protein sequences

Protein Clusters
Sequence similarity-based protein clusters

Sparcle
Functional categorization of proteins by domain architecture

Structure
Experimentally-determined biomolecular structures

Genomes

Genome sequence assemblies, large-scale functional genomics data, and source biological samples

Assembly
Genome assembly information

BioCollections
Museum, herbaria, and other biorepository collections

BioProject
Biological projects providing data to NCBI

BioSample
Descriptions of biological source materials

Genome
Genome sequencing projects by organism

Nucleotide
DNA and RNA sequences

SRA
High-throughput sequence reads

Taxonomy
Taxonomic classification and nomenclature

Genetics

Heritable DNA variations, associations with human pathologies, and clinical diagnostics and treatments

ClinVar
Human variations of clinical significance

dbGaP
Genotype/phenotype interaction studies

dbSNP
Short genetic variations

dbVar
Genome structural variation studies

GTR
Genetic testing registry

MedGen
Medical genetics literature and links

OMIM
Online mendelian inheritance in man

Chemicals

Repository of chemical information, molecular pathways, and tools for bioactivity screening

BioAssays
Bioactivity screening studies

Compounds
Chemical information with structures, information and links

Pathways
Molecular pathways with links to genes, proteins and chemicals

Substances
Deposited substance and chemical information

圖 5-3　NCBI 各資料庫的連結頁面（https://www.ncbi.nlm.nih.gov/search/）
NCBI 中的資料庫可分為文獻（Literature）、基因（Genes）、蛋白質（Proteins）、基因體（Genomes）、遺傳學（Genetics）與化學品（Chemicals）六大類，各分類中包括多個資料庫。例如「Genes」中的「Gene」即貯存了許多不同物種的基因資料，以及「GEO Profiles」即收藏了許多不同生理或病理狀況下基因表現量的資訊。

在 NCBI 中，使用了名為 Entrez 的資料搜尋引擎（現名為 GQuery）（圖 5-3）[26]，由於 NCBI 中除了龐大的 GenBank 序列資料庫，亦包含了許多重要的其他資料庫，例如 PubMed 的生物醫學相關文獻資料庫 [27]、OMIM 的遺傳疾病基因相關資料庫 [28]、EST 表現基因標幟資料庫（dbEST）[29]、Genome 基因體註解資料庫 [30]、SNP 單一核酸多形性資料庫（dbSNP）[31] 等，因此 Entrez 便背負了快速搜尋 NCBI 下各個不同資料庫以及建立不同資訊的相關連絡的重要任務。對於初次使用 NCBI 的資料庫，這是一個不錯的起始點。當然這些搜尋引擎使用的是關鍵字

（keyword），亦是一個字彙字串，如何選擇使用正確以及精準的關鍵字是使用任何搜尋引擎的成功法門。

　　但在一般使用文字關鍵字串之外，我們需要比對實驗中產生的序列資訊，不論序列是來自去氧核糖核酸、核糖核酸或蛋白質。因此在分子檢驗及分子生物學上另有一項不可或缺的資料比對工具，便是序列相似度辨識（sequence alignment）及查尋工具。由於基因或蛋白質序列在演化上或功能上，均有相當程度的保留，因此需要一個不同於一般字串比對的搜尋方法。有許多序列比對的生物資訊軟體應運而生。例如：FASTA [32]、BLAST [33] 等等。基因序列比對可分為二個方向，一個是整體排列比對演算法（global alignment），另一個是區域排列比對演算法（local alignment），

其使用的數學演算法不盡相同。但各種演算法及比對程式均有其優缺點，仍應視需求來評估最有效率的演算法及比對程式。目前是以區域排列比對如 BLAST 較常用，因為其運算速度比較快（圖 5-4）。BLAST 的全名是 Basic Local Alignment Search Tool，於 1990 年在 NCBI 發展出來 [33, 34]。由於使用區域排列比對及採用平行化運算演算法，以及後來陸續增強功能，目前是快速及最常被使用的序列比對工具。每日均有數十萬次的比對工作，均可藉由網際網路連到 NCBI 伺服器進行運算。由於篇幅限制，詳細演算法及參數就不在此贅述。

　　由於 BLAST 在 NCBI 逐年開發下，已有網路介面讓使用者可以自行貼上序列資料進行比對（圖 5-5）。但仍要注意

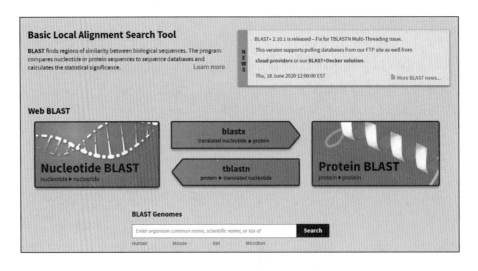

圖 5-4　Basic Local Alignment Search Tool（BLAST）首頁
（https://blast.ncbi.nlm.nih.gov/Blast.cgi）
圖下方按鈕為連結到 BLAST 核酸與核酸序列比對（Nucleotide BLAST）、蛋白質與蛋白質序列比對（Protein BLAST）、核酸序列經過轉譯成蛋白質序列後與蛋白質比對（blastx）及蛋白質於反轉譯成核酸序列後與核酸序列比對（tblastn）分析工具之網頁。

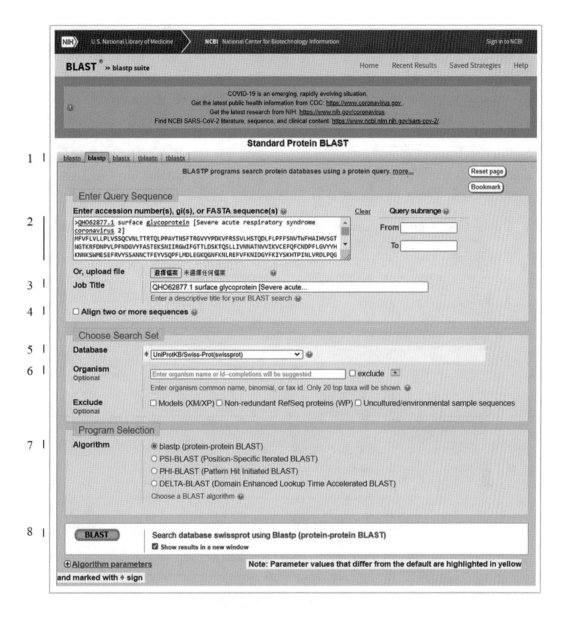

圖 5-5 Protein BLAST（blastp）搜尋頁面

圖中例子為搜尋 UniProtKB/SwissProt 資料庫中與 SARS-CoV2 surface glycoprotein 氨基酸序列相似的蛋白質。左側數字與垂直線條往右區域顯示目前頁面是 blastp 分析（1）、查詢之蛋白質序列（2）、工作名稱（3）、比對兩個或多個序列之開關（4）、可選擇的搜尋資料庫名稱（5）、可填寫與選擇的物種名稱（6）及可選擇的 blast 演算法（7）。基本分析僅需輸入查詢之蛋白質序列或蛋白質登錄號（Accession number）、搜尋資料庫名稱（可加入物種名稱但非必要），即可按下「BLAST」按鈕使用原始參數設定進行分析。

的是根據需求選擇適當的資料庫以及比對程式組合。例如：BLAST 即有 blastn（nucleotide blast）、blastp（protein blast）、blastx、tblastn 與 tblastx（nucleotide/protein translated blast）等五種子程式。如拿核酸序列來比對核酸資料庫即為 nucleotide blast（blastn），拿蛋白質氨基酸序列來比對

蛋白質資料庫即為 protein blast（blastp）。可根據 NCBI BLAST 網頁上指引，再選擇適當 BLAST 子程式工具及比對資料庫來進行比對。比對完的結果再傳送回來至使用者的瀏覽器。BLAST 的結果有四種顯示方式，分別是 Description、Graphic Summary 與 Alignments（圖 5-6&7），

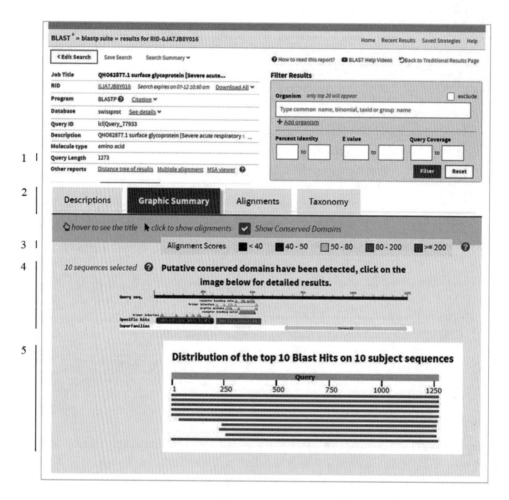

圖 5-6　Protein BLAST（blastp）結果頁面之一（Graphic summary）

圖中爲圖 5-5 SARS-CoV2 surface glycoprotein 之 blastp 搜尋結果，左側數字與垂直線條往右區域顯示查詢之蛋白質序列長度爲 1,237 個氨基酸（1）、目前搜尋結果的顯示方式爲「Graphic Summary」（2）、不同顏色所標示相似度分數的範圍（Alignment Scores）（3）、查詢序列所含的推定保守結構域（conserved domains）（4）以及 Query 下方每一條粗線表示每個對上的蛋白質相似度與相似範圍（5）。

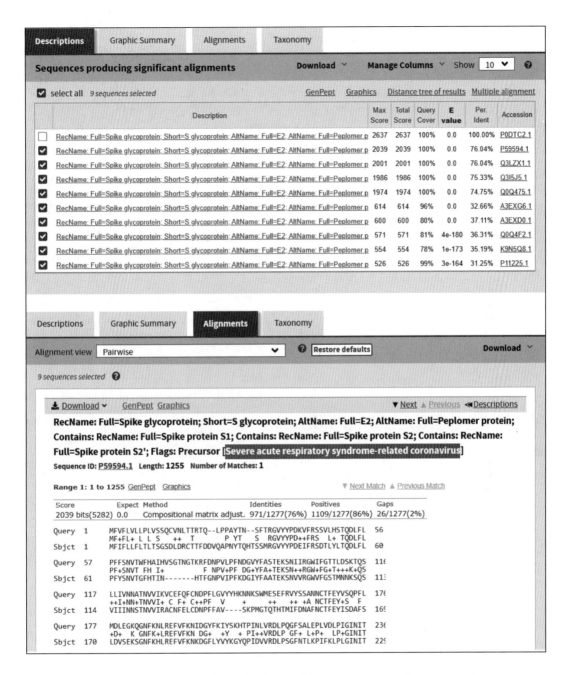

圖 5-7　Protein BLAST（blastp）結果頁面之二（Description 與 Alignments）

圖中為點選圖 5-6 下方「Description」與「Alignments」選項後所出現的畫面。上圖顯示對應到資料庫中的相似蛋白質的資料，依照相似度高低排列，內容包括對應到蛋白質的簡要描述（Description）、BLAST 分數（Score）、統計顯著值（E value）、胺基酸序列一致的百分比（Per Ident）與對應到蛋白質的登錄號（Accession）。下圖顯示查詢序列（Query）與對應到蛋白質（Subjct）的序列比對，中間的氨基酸單字母代碼顯示兩條序列相同的位置，「+」則顯示兩條序列中的氨基酸具有相近的生化特性，另外「Identities」為對應到之 Subjct 與 Query 氨基酸一致的數目及百分比，「Positives」為對應到之 Subjct 與 Query 氨基酸一致或生化特性相近的數目及百分比。

Graphic Summary 會以圖示表現出序列比對的情形以及相似度（用顏色來區隔），另外 Description 會依照相似度高低排列出一個表，而其中相似度則以 BLAST 分數（score）或統計顯著值（e-value）表示（圖 5-7）。分數代表與每一個對應到序列比對後其相似區域之區間長短，相似度高低以及有無間隔序列插入所計算出的總和分數，因此分數越高二個序列愈相近。而 e-value 則代表 BLAST 搜尋比對時，隨機找到比對之序列的統計值，因此其數值越小表示其準確度愈高。雖有些類似統計上的機率值（p-value），但不盡然相同。最後面的 BLAST 報告會逐一列出各對比對序列的詳細排列結果。

序列比對生物資訊工具於分子檢驗實例

核酸定序和序列比對與生物醫學研究或醫學分子檢驗工作息息相關，雖然DNA 的突變、mRNA 與蛋白質表現量都可能與疾病相關，但由於 DNA 相較穩定且可以透過聚合酶鏈鎖反應（PCR）放大，再進行定序或定量分析，因此檢體中的 DNA 或 RNA 經由反轉錄反應所產生的 cDNA 便成為臨床分子檢驗的重要對象，如遺傳疾病的診斷、癌症相關基因的分析、治療藥物的選擇、藥物不良反應（ADR; Adverse Drug Reaction）的預測、器官移殖前的配對分析、感染疾病的病原體鑒定等，生物資訊工具直接或間接於這些分析工作扮演重要角色。

以癌症相關基因分子檢驗為例，目前已有多種平臺可用於 DNA 突變與個體間的單一核酸多型性（SNP）分析，其中包括毛細管電泳（capillary electrophoresis）、寡核酸微陣列晶片（oligonucleotide chip）、質譜儀（MALDI-TOF mass spectrometer）、螢光核酸定序（fluorescent DNA sequencing）及次世代高通量定序（NGS; Next generation sequencing）平臺。由於核酸定序技術已相當成熟，若採用螢光核酸定序法進行分析，則能提供候選基因突變或 SNP 的完整資訊，而一直以來次世代高通量定序平臺（NGS）朝普及化方向發展，可望不久的將來在臨床上有更廣泛的應用。基因定序的結果可以透過 BLAST 生物資訊軟體套組中的 blastn（nucleotide blast）進行分析，先點選 blastn 網頁中的「Align two or more sequences」選項，於輸入病人檢體 DNA 定序所得序列與標準基因參考序列（reference gene sequence）後開始比對（圖 5-8 與 5-9），如兩者間出現差異，可以透過 FinchTV 軟體檢查原始定序數據（chromatogram/electropherogram）（圖 5-10），確認差異位置定序品質良好且比對無誤。

生物資訊序列比對工具亦有助於新興感染疾病的病原體鑒定，以新型冠狀病毒肺炎（COVID-19，俗稱「武漢肺炎」）為例，病原體為目前稱為新型冠狀病毒（SARS-CoV2）的 RNA 病毒，其發現有賴於核酸定序與序列分析技術，當這病毒的基因體被定序後，序列分析過程發現與它較相似的為引起人類嚴重急性呼吸道症候

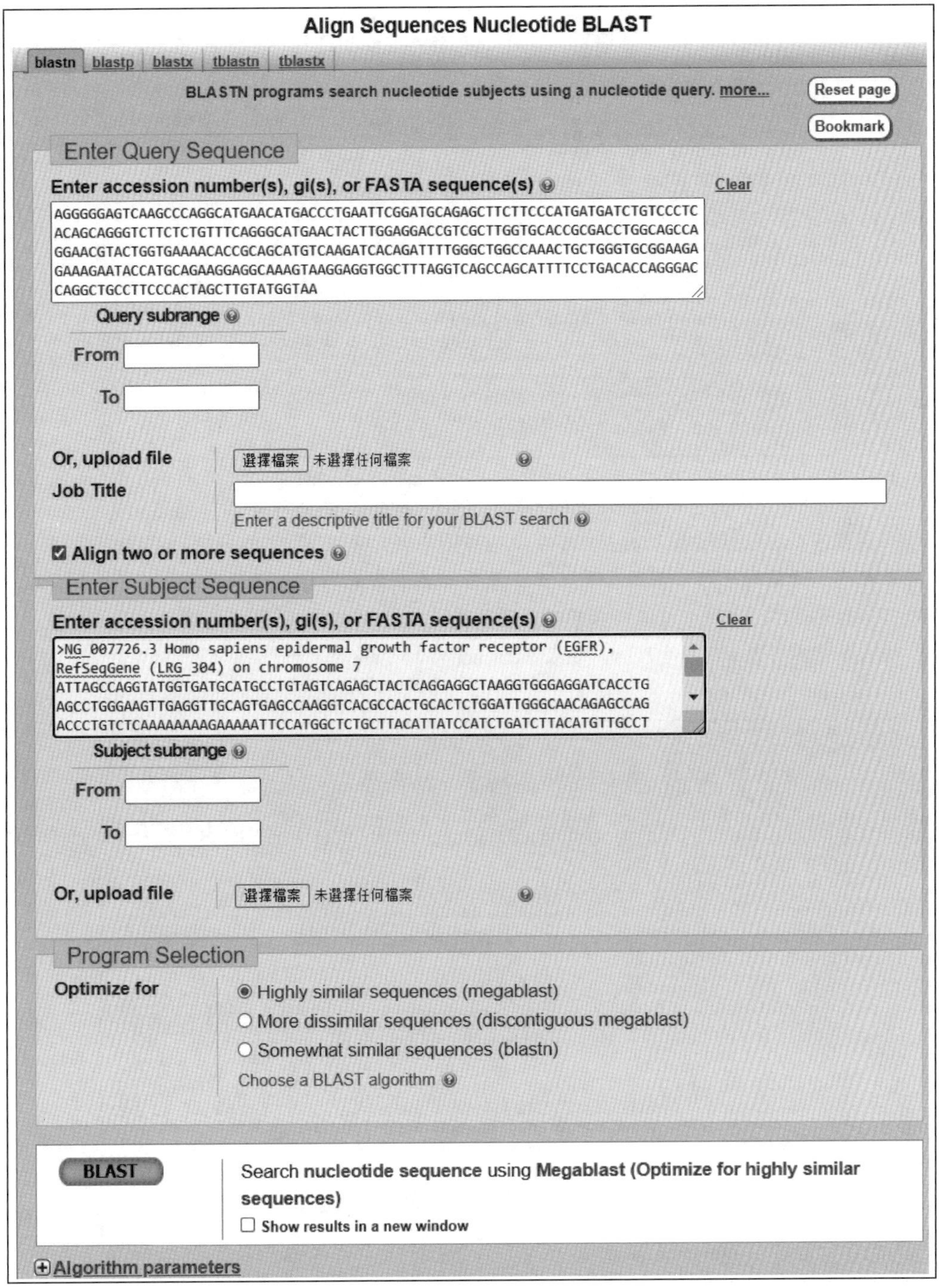

Align Sequences Nucleotide BLAST

blastn | blastp | blastx | tblastn | tblastx

BLASTN programs search nucleotide subjects using a nucleotide query. more...　[Reset page] [Bookmark]

Enter Query Sequence

Enter accession number(s), gi(s), or FASTA sequence(s) ⓘ　　　　Clear

```
AGGGGGAGTCAAGCCCAGGCATGAACATGACCCTGAATTCGGATGCAGAGCTTCTTCCCATGATGATCTGTCCCTC
ACAGCAGGGTCTTCTCTGTTTCAGGGCATGAACTACTTGGAGGACCGTCGCTTGGTGCACCGCGACCTGGCAGCCA
GGAACGTACTGGTGAAAACACCGCAGCATGTCAAGATCACAGATTTTGGGCTGGCCAAACTGCTGGGTGCGGAAGA
GAAAGAATACCATGCAGAAGGAGGCAAAGTAAGGAGGTGGCTTTAGGTCAGCCAGCATTTTCCTGACACCAGGGAC
CAGGCTGCCTTCCCACTAGCTTGTATGGTAA
```

Query subrange ⓘ

From [   ]

To [   ]

Or, upload file　[選擇檔案] 未選擇任何檔案　　　ⓘ

Job Title　[   ]
Enter a descriptive title for your BLAST search ⓘ

☑ **Align two or more sequences** ⓘ

Enter Subject Sequence

Enter accession number(s), gi(s), or FASTA sequence(s) ⓘ　　　　Clear

```
>NG_007726.3 Homo sapiens epidermal growth factor receptor (EGFR),
RefSeqGene (LRG_304) on chromosome 7
ATTAGCCAGGTATGGTGATGCATGCCTGTAGTCAGAGCTACTCAGGAGGCTAAGGTGGGAGGATCACCTG
AGCCTGGGAAGTTGAGGTTGCAGTGAGCCAAGGTCACGCCACTGCACTCTGGATTGGGCAACAGAGCCAG
ACCCTGTCTCAAAAAAAAGAAAAATTCCATGGCTCTGCTTACATTATCCATCTGATCTTACATGTTGCCT
```

Subject subrange ⓘ

From [   ]

To [   ]

Or, upload file　[選擇檔案] 未選擇任何檔案　　　ⓘ

Program Selection

Optimize for　　● Highly similar sequences (megablast)
　　　　　　　　　○ More dissimilar sequences (discontiguous megablast)
　　　　　　　　　○ Somewhat similar sequences (blastn)
　　　　　　　　　Choose a BLAST algorithm ⓘ

[**BLAST**]　Search **nucleotide sequence** using **Megablast (Optimize for highly similar sequences)**
　　　　　　☐ Show results in a new window

⊕ **Algorithm parameters**

圖 5-8　表皮生長因子受體（EGFR）基因 exon 21 突變之分子檢驗分析實例
進入 blastn 頁面後點選「Align two or more sequences」，於「Enter Query Sequence」下方
視窗輸入經定序所得的病人 EGFR基因 exon 21 部分序列，於「Enter Subject Sequence」
下方視窗輸入 EGFR標準基因序列（reference gene sequence），最後按下「BLAST」按
鈕啓動分析，序列比對結果可見於圖 5-10。

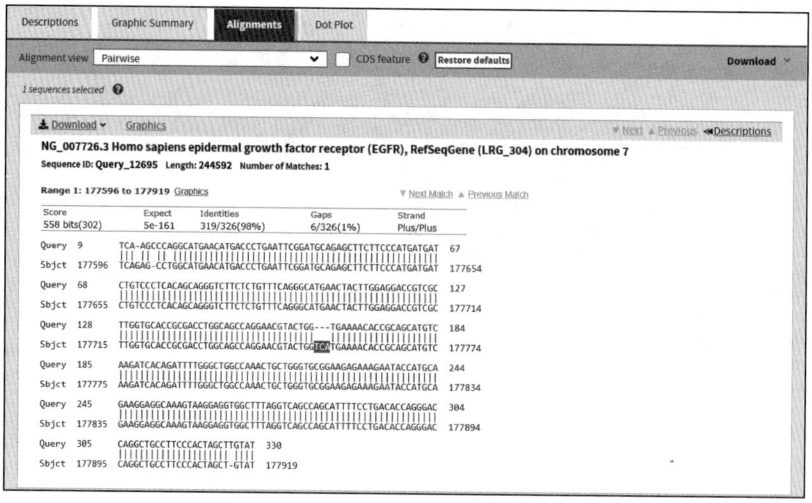

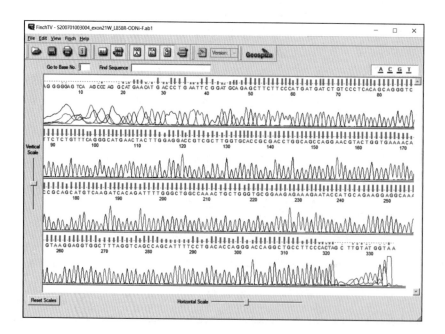

圖 5-9　基因序列比對結果顯示病人 EGFR exon 21 與標準基因序列有差異

此為圖 5-8 的分析結果，Query 為病人 EGFR 基因部分序列，Subjct 為 EGFR 標準基因序列，比對結果顯示基因序列有三處差異，其中靠近 EGFR 標準基因中間的序列為「…TGGtcaTGA…」，但病人的相對序列卻是「…TGGTGA…」，這個位置上方虛線表示病人可能有 3-bp「TCA」缺失（deletion）。

圖 5-10　使用 FinchTV 檢視基因定序原始數據後確認病人之 EGFR exon21 有 3-bp 缺失的突變

圖中為 Applied Biosystems DNA Analyzer 螢光定序 EGFR 基因片段之電泳圖（electropherogram/chromatogram），可以從中確認圖 5-9 所顯示的 EGFR 序列差異僅有靠中間的 3-bp 缺失，序列兩端的差異應該與定序品質不佳相關。註：因定序反應所使用的四種螢光標示物質分子量不同的關係，序列 5'- 端頭三十個核苷酸內常會出現一些錯誤。（FinchTV 軟體下載網址：https://finchtv.software.informer.com/download/）

群（SARS; Severe acute respiratory syndrome）
及中東呼吸症候群（MERS-CoV; Middle East
respiratory syndrome）之冠狀病毒和一些來
自蝙蝠和其他動物的冠狀病毒，由於與其
他序列之間的相似度低於 90%，因此可以
判斷引起 COVID-19 的為一株新型冠狀病
毒[6, 35, 36]。

核酸序列提供了發展臨床分子檢驗
試劑的重要資訊，以檢驗受測者是否有被
病毒感染之 Taqman RT-qPCR 方法建立為
例，首先透過生物資訊軟體預測適當的引
子（Primers）與探針（Probes），引子和
探針的專一性則透過與病毒和人類基因體
序列比對得知（圖 5-11 與圖 5-12）。而
癌症或其他疾病基因定序檢測所需的 PCR
引子也可以類似的方式決定。因 RNA 病
毒基因體複製過程中可能會出現突變，較
安全的臨床檢驗方式是使用多對引子進行
分析，當其中只有部分引子出現陽性反應
時，表示病毒基因體上與陰性組引子或探
針的結合位置可能出現突變，有需要考慮
進行核酸定序確認並更換引子。

精準醫療與轉譯生物資訊學於分子檢驗之展望

由於次世代定序平臺的急遽推展與
成本快速下降，全基因體定序之類大規模
定序項目已逐漸成為一般分子檢驗可以達
到的目標。因此在 2015 年美國歐巴馬總
統提出了精準醫療計畫（precision medicine
initiative）[37]，目標為利用疾病患者的基因
定序資訊，結合大數據分析和藥物開發，
希望可以快速找到對應於個別患者有效的
治療方式。因此，精準醫療可以預期做到
個人化醫療（personal medicine）的目標。
於此，基因定序檢測與分子檢驗亦變成了
精準醫療的最重要基石。現今，在許多惡
性腫瘤治療上，利用特定基因分子檢測
與次世代定序技術，尋找個別病人腫瘤細
胞的突變基因，結合生物資訊分析與標靶
藥物治療，建立一套個人化的標靶療程已
是趨勢[38]。後續也可以利用分子檢測與次
世代定序技術平臺，持續評估治療效果，
以及注意腫瘤細胞的基因突變特徵，是否

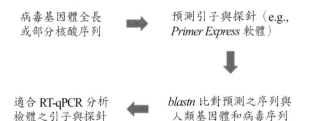

圖 5-11　偵測病毒感染之 Taqman RT-qPCR 引子與探針設計流程圖
從定序所得病毒全基因體或片繼序列，透過分析軟體可預測 RT-qPCR 引子和探針，
其後經由 blastn 與病毒和人類基因體序列進行比對來確認專一性。（Primer Express 軟
體下載網址：https://www.thermofisher.com/tw/zt/home/technical-resources/software-downloads/
primer-express-software-download.html）

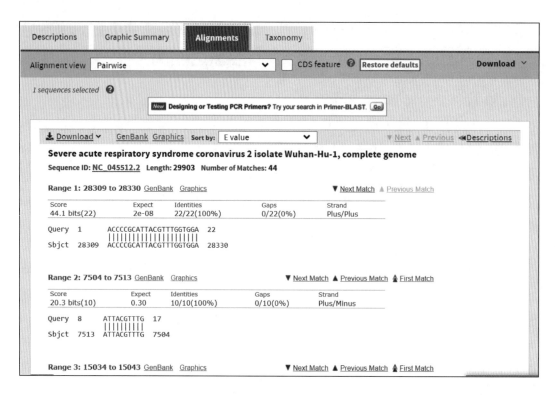

圖 5-12　Nucleotide BLAST（blastn）分析新設計 RT-qPCR 引子專一性結果頁面

圖中為分析美國疾病管制中心（CDC）所建議的其中一個 RT-qPCR 引子序列結果，Query 為 SARS-CoV2 N protein 基因引子序列（共 22 個核苷酸），Subjct 為 SARS-CoV2 全基因體序列，結果顯示完整的引子序列僅在 SARS-CoV2 中出現一次（Range 1），圖中另一個對應對的序列僅有引子的 9 個核苷酸（Range 2）。

有新的突變位點，會造成抗藥性 [39-41]。此時，利用生物資訊工具進一步判斷是否需要轉換不同的標靶藥物以便持續進行癌症細胞的治療工作。這些分析均需依賴大規模序列分析以及良好的生物資訊工具，例如利用 BLAST 等程式做序列比對與突變位點尋找。可以預見生物資訊學亦會近一步向臨床應用演變為另一門轉譯生物資訊學門（translational bioinformatics），利用高通量分子檢驗技術平臺，結合衛生資訊領域與電子病例資訊，加上現今快速發展的大數據分析與整合技術，將會對人類醫療持續帶來新的突破與變革。

學習評估

1. 是否了解生物資訊學門初期成立的目標？
2. 是否認識基因體計畫的目標及成果？
3. 是否熟悉一些基因、蛋白質與基因體序列生物資訊資料庫？
4. 是否熟悉二級加值型生物資訊資料庫？
5. 是否了解如何操作核酸或蛋白質序列比對的 BLAST 程式？

6. 是否能夠判讀BLAST序列比對後的結果？

7. 是否了解RT-qPCR或PCR引子設計程序？

參考文獻

1. Biesecker LG, Burke W, Kohane I, Plon SE, Zimmern R: Next-generation sequencing in the clinic: are we ready? *Nat Rev Genet* 2012, 13(11):818-824.

2. Voelkerding KV, Dames SA, Durtschi JD: Next-generation sequencing: from basic research to diagnostics. *Clin Chem* 2009, 55(4):641-658.

3. Zhu W, Zhang XY, Marjani SL, Zhang J, Zhang W, Wu S, Pan X: Next-generation molecular diagnosis: single-cell sequencing from bench to bedside. *Cell Mol Life Sci* 2017, 74(5):869-880.

4. Smith LM, Sanders JZ, Kaiser RJ, Hughes P, Dodd C, Connell CR, Heiner C, Kent SB, Hood LE: Fluorescence detection in automated DNA sequence analysis. *Nature* 1986, 321(6071):674-679.

5. Singh A, Bhatia P: Comparative sequencing data analysis of Ion Torrent and MinION sequencing platforms using a clinical diagnostic haematology panel. *Int J Lab Hematol* 2020.

6. Wu F, Zhao S, Yu B, Chen YM, Wang W, Song ZG, Hu Y, Tao ZW, Tian JH, Pei YY *et al*: A new coronavirus associated with human respiratory disease in China. *Nature* 2020, 579(7798):265-269.

7. Sanger F, Air GM, Barrell BG, Brown NL, Coulson AR, Fiddes CA, Hutchison CA, Slocombe PM, Smith M: Nucleotide sequence of bacteriophage phi X174 DNA. *Nature* 1977, 265(5596):687-695.

8. Fleischmann RD, Adams MD, White O, Clayton RA, Kirkness EF, Kerlavage AR, Bult CJ, Tomb JF, Dougherty BA, Merrick JM *et al*: Whole-genome random sequencing and assembly of Haemophilus influenzae Rd. *Science* 1995, 269(5223):496-512.

9. Baxevanis AD: Information retrieval from biological databases. *Methods Biochem Anal* 2001, 43:155-185.

10. Baxevanis AD: Bioinformatics and the Internet. *Methods Biochem Anal* 2001, 43:1-17.

11. Bhatia U, Robison K, Gilbert W: Dealing with database explosion: a cautionary note. *Science* 1997, 276(5319):1724-1725.

12. Zvelebil MJ, Barton GJ, Taylor WR, Sternberg MJ: Prediction of protein secondary structure and active sites using the alignment of homologous sequences. *J Mol Biol* 1987, 195(4):957-961.

13. Deloukas P, Schuler GD, Gyapay G, Beasley EM, Soderlund C, Rodriguez-Tome P, Hui L, Matise TC, McKusick KB, Beckmann JS *et al*: A physical map of 30,000 human genes. *Science* 1998,

282(5389):744-746.

14. Fraser CM, Gocayne JD, White O, Adams MD, Clayton RA, Fleischmann RD, Bult CJ, Kerlavage AR, Sutton G, Kelley JM *et al*: The minimal gene complement of Mycoplasma genitalium. *Science* 1995, 270(5235):397-403.

15. Collins FS, Morgan M, Patrinos A: The Human Genome Project: lessons from large-scale biology. *Science* 2003, 300(5617):286-290.

16. Wheeler DL, Chappey C, Lash AE, Leipe DD, Madden TL, Schuler GD, Tatusova TA, Rapp BA: Database resources of the National Center for Biotechnology Information. *Nucleic Acids Res* 2000, 28(1):10-14.

17. Baker W, van den Broek A, Camon E, Hingamp P, Sterk P, Stoesser G, Tuli MA: The EMBL nucleotide sequence database. *Nucleic Acids Res* 2000, 28(1):19-23.

18. Tateno Y, Gojobori T: DNA Data Bank of Japan in the age of information biology. *Nucleic Acids Res* 1997, 25(1):14-17.

19. Elbe S, Buckland-Merrett G: Data, disease and diplomacy: GISAID's innovative contribution to global health. *Glob Chall* 2017, 1(1):33-46.

20. Hatcher EL, Zhdanov SA, Bao Y, Blinkova O, Nawrocki EP, Ostapchuck Y, Schaffer AA, Brister JR: Virus Variation Resource-improved response to emergent viral outbreaks. *Nucleic Acids Res* 2017,

45(D1):D482-D490.

21. Bateman A, Birney E, Durbin R, Eddy SR, Howe KL, Sonnhammer EL: The Pfam protein families database. *Nucleic Acids Res* 2000, 28(1):263-266.

22. Baxevanis AD: The Molecular Biology Database Collection: an updated compilation of biological database resources. *Nucleic Acids Res* 2001, 29(1):1-10.

23. Makalowska I, Ryan JF, Baxevanis AD: GeneMachine: gene prediction and sequence annotation. *Bioinformatics* 2001, 17(9):843-844.

24. Tyner C, Barber GP, Casper J, Clawson H, Diekhans M, Eisenhart C, Fischer CM, Gibson D, Gonzalez JN, Guruvadoo L *et al*: The UCSC Genome Browser database: 2017 update. *Nucleic Acids Res* 2017, 45(D1):D626-D634.

25. Aken BL, Achuthan P, Akanni W, Amode MR, Bernsdorff F, Bhai J, Billis K, Carvalho-Silva D, Cummins C, Clapham P *et al*: Ensembl 2017. *Nucleic Acids Res* 2017, 45(D1):D635-D642.

26. Schuler GD, Epstein JA, Ohkawa H, Kans JA: Entrez: molecular biology database and retrieval system. *Methods Enzymol* 1996, 266:141-162.

27. Lu Z: PubMed and beyond: a survey of web tools for searching biomedical literature. *Database (Oxford)* 2011, 2011:baq036.

28. Hamosh A, Scott AF, Amberger J, Valle D, McKusick VA: Online Mendelian

Inheritance in Man (OMIM). *Hum Mutat* 2000, 15(1):57-61.

29. Boguski MS, Lowe TM, Tolstoshev CM: dbEST--database for "expressed sequence tags". *Nat Genet* 1993, 4(4):332-333.

30. O'Leary NA, Wright MW, Brister JR, Ciufo S, Haddad D, McVeigh R, Rajput B, Robbertse B, Smith-White B, Ako-Adjei D *et al*: Reference sequence (RefSeq) database at NCBI: current status, taxonomic expansion, and functional annotation. *Nucleic Acids Res* 2016, 44(D1):D733-745.

31. Sherry ST, Ward M, Sirotkin K: dbSNP-database for single nucleotide polymorphisms and other classes of minor genetic variation. *Genome Res* 1999, 9(8):677-679.

32. Pearson WR: Flexible sequence similarity searching with the FASTA3 program package. *Methods Mol Biol* 2000, 132:185-219.

33. Altschul SF, Gish W, Miller W, Myers EW, Lipman DJ: Basic local alignment search tool. *J Mol Biol* 1990, 215(3):403-410.

34. Altschul SF, Madden TL, Schaffer AA, Zhang J, Zhang Z, Miller W, Lipman DJ: Gapped BLAST and PSI-BLAST: a new generation of protein database search programs. *Nucleic Acids Res* 1997, 25(17):3389-3402.

35. Marra MA, Jones SJ, Astell CR, Holt RA, Brooks-Wilson A, Butterfield YS, Khattra J, Asano JK, Barber SA, Chan SY *et al*:
The Genome sequence of the SARS-associated coronavirus. *Science* 2003, 300(5624):1399-1404.

36. Drosten C, Seilmaier M, Corman VM, Hartmann W, Scheible G, Sack S, Guggemos W, Kallies R, Muth D, Junglen S *et al*: Clinical features and virological analysis of a case of Middle East respiratory syndrome coronavirus infection. *Lancet Infect Dis* 2013, 13(9):745-751.

37. Collins FS, Varmus H: A new initiative on precision medicine. *N Engl J Med* 2015, 372(9):793-795.

38. Van Neste L, Van Criekinge W: We are all individuals... bioinformatics in the personalized medicine era. *Cell Oncol (Dordr)* 2015, 38(1):29-37.

39. Byrne AT, Alferez DG, Amant F, Annibali D, Arribas J, Biankin AV, Bruna A, Budinska E, Caldas C, Chang DK *et al*: Interrogating open issues in cancer precision medicine with patient-derived xenografts. *Nat Rev Cancer* 2017, 17(4):254-268.

40. Friedman AA, Letai A, Fisher DE, Flaherty KT: Precision medicine for cancer with next-generation functional diagnostics. *Nat Rev Cancer* 2015, 15(12):747-756.

41. Roychowdhury S, Chinnaiyan AM: Translating genomics for precision cancer medicine. *Annu Rev Genomics Hum Genet* 2014, 15:395-415.

第六章　生物晶片與蛋白質晶片
（Biochip and Protein Chip）

陳佑誠，林景堉，陳桂添，詹爾昌　著

内容大綱

學習目標

1. 了解生物晶片的原理與種類

2. 了解生物晶片之檢測方法與檢測平臺

3. 了解生物晶片在醫療檢驗、生物醫學研究及其他科學上的應用

4. 了解蛋白質晶片應用腫瘤蛋白標誌或醣蛋白標誌之意義

生物晶片的簡介

　　生物晶片（biochip）是一門整合了電子、微機電、分子生物、生物化學、分析化學、醫學工程、生物資訊等學門，形成的一種新的統合技術[1,2]。它的主要概念是將生物有關的大分子（macromolecules），如去氧核醣核酸構成之寡核苷酸（DNA oligonucleotide）、聚胜肽（polypeptide）、抗體（antibody），甚至將整個細胞或者組織切片，用高精密度之化學工業、電子工業技術，精確的點製（micro-fabrication）或直接導引合成在面積極小的固體材料上（玻璃片、矽晶片、尼龍膜、聚合性高分子等），或整合微流體（microfluidic）技術以及微電極、微型加熱器等，製成可多方面應用的薄片型產品。因其類似電子業的矽晶片具有強大功能且輕薄短小的特質，故稱之為「生物晶片」。

　　生物晶片的技術來源可追溯至南方轉印法（Southern blot），它以單股探針（probe）去雜交尼龍膜上的目標（target）核酸，可以使一種探針同時雜交許多不同的檢體。1995 年史丹福大學的 Brown[3] 發明製作生物晶片的點陣機，生物晶片使用「可逆的南方轉印法」，可以將成千上萬的探針密集排列於載體平臺上，使一種檢體的核酸為目標同時雜交多種不同的探針，以達到高通量檢測的效益。載體平臺可包括尼龍膜[4]、玻璃片[5]、塑膠片[6]及矽晶片[7]，探針可包括核酸、蛋白質、醣類與組織細胞等，如圖 6-1。圖 6-2 是高密度微陣列點陣機，圖 6-3 是生物晶片源自核酸點墨的演變過程。通過自動化的儀器檢測與辨識軟體分析，能夠在短時間內分析大量的生物資訊，效率是傳統檢測方法的百倍

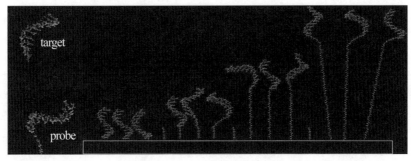

載體平臺：尼龍膜、玻璃片、塑膠片、矽晶片
探針（probe）：DNA、RNA、抗體、蛋白質、醣鏈、組織細胞

目標（target）：　DNA　　RNA　　抗原　　蛋白質　　蛋白質　　抗體
　　　　　　　　　RNA　　　　　　　　　　　DNA　　　　　　　　DNA
　　　　　　　　蛋白質　　　　　　　　　　醣鏈　　　　　　　　RNA

圖 6-1　生物晶片的載體體平臺、探針與目標。

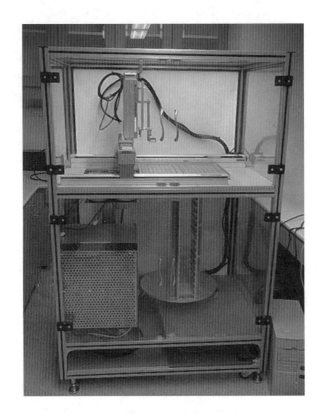

圖6-2 高密度微陣列點陣機。

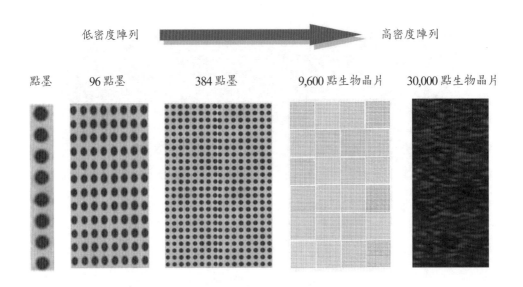

圖6-3 生物晶片源自核酸點墨的演變過程。

以上。

　　由於生物晶片具有分析可信度及精確性高、反應速度快，所使用的樣品及試劑少，可獲得整體性（平行化）的實驗數據等特點，因此被廣泛應用在醫療檢驗、環境檢測、食品檢驗、新藥開發、農業改良、基礎研究、生物戰劑防禦、刑事鑑定、化學合成等多種用途，它既可是簡單的綜合檢驗試劑，亦可以是超微型生物材料工作平臺[8-10]。

生物晶片的製造與偵測原理

　　生物晶片由於種類的不同，或者是開發理念的不同，所以有著迥異的製造流程。若對製造原理有基本的認識，將有助於我們在檢驗時挑選適用的生物晶片，以及遭遇問題時需要做的反應上，甚至對自己所需的生物探針之開發上，都有一定的幫助。

微陣列生物晶片的製造原理

　　最早的微陣列生物晶片是 DNA 晶片，而最早發展將 DNA 固定在晶片載體上的技術有兩種：(1)由 Affymetrix 公司首先研發並主導，以光罩投影法（photolithography）在基板上，逐層合成陣列寡核苷酸探針的光引導原位合成法（light-directed synthesis），這種晶片在初期通稱為 gene chips，也就是基因晶片。(2)由 Stanford 大學發展出來，將預先合成好的 DNA 片段，以機械手臂快速而高密度的固定到基板上的接觸式點樣法

（spotting）。這種技術製造出來的晶片，通稱為 microarray，也就是微陣列晶片[11]。不過由於點樣的技術擴展到不同的生物探針包括蛋白質和醣類，所以 DNA 為探針的後來就被通稱為 gene chip，而全部具有生物探針固定在其上的晶片，稱為 microarray，亦即微陣列。

　　若仔細評估，以直接合成方式在晶片表面固定探針形式的晶片，如光導引原位合成的晶片，其探針分布密度可以極高，一平方公分現在可達數十萬點。由於技術層次較高，製造的價格也昂貴許多，如果再考量 DNA 探針的長度（愈長愈準確），價格更是提昇許多。所以此類的產品多以藥廠以及大型研發單位為消費主力，而其多為人類的基因晶片。原位合成的晶片現在僅有 DNA 晶片，蛋白質晶片尚在發展之中。若是以預先合成好的生物探針，包括 DNA、蛋白質、醣類三大類，以物理性或化學性質方式點布在晶片表面，其探針密度從每平方公分數百點到數千點皆有之。由於其技術層次較低，比較有可能適合學術單位、醫院、軍警、甚至個人做篩檢樣本或基礎研究用。現在的發展方向，也在朝向訂做符合個人需求、用過即丟的生物晶片之目的前進[12]。

微陣列生物晶片的偵測原理

　　將樣本與晶片反應之前，必須先將樣本或探針做特殊的標記，以利偵測的進行。通常無論是針對 DNA 探針的 DNA 雜交法，或是蛋白質及醣類探針的酵素免疫分析法，其偵測的方法不外乎標定檢測及

酵素呈色反應兩大類。

標定檢測法，需先在探針或欲偵測物上標定（label）螢光物質或放射性物質，然後將基因探針與欲偵測物混合，兩者進行完具專一性的結合後，洗去未結合的標定物，再以共軛焦雷射掃描儀（confocal laser scanner）或電荷耦合元件攝影機（charge-coupled device camera; CCD camera）等儀器讀取放射性物質或螢光物質的強度，做為分析依據。最常用的螢光物質包括 Cy5 螢光染劑（紅光）以及 Cy3 螢光染劑（綠光）。而放射性物質標定由於使用上有安全性的顧慮，探針偵測結果之間的干擾率又高，已漸漸減少使用頻率，但是由於它是最靈敏的標定物，再加上新技術的發展，故還是有其使用的價值。

可見光酵素呈色法，目前醫學研究及臨床檢驗所廣泛使用的免疫酵素三明治分析法（ELISA）大多利用此法偵測生物分子濃度。其先在反應槽表面固定上一級抗體（primary antibody）或抗原（antigen），然後加入含抗原或含一級抗體的待測物與之結合，再加入二級抗體（secondary antibody）與抗體—抗原結合物互相結合。由於二級抗體的一端已先固定酵素，當特定受質加入時，被二級抗體結合物末端的酵素催化，釋放有色產物或化學冷光，測定其特定波長吸光值則得知抗體—抗原的反應結果，以此推算待測物中的抗原或抗體濃度。若在蛋白質晶片或者是以醣類為抗原探針的晶片上，上述方法可以直接執行，然而如果探針為 DNA，那就必須在樣本 DNA 尾端先標記上特定的分子如生

物素（biotin）用以代替抗原的功能，然後偵測用的酵素上面也必須先結合了會和生物素緊密結合的 streptavidin 代替抗體功能。當 DNA 探針與樣本 DNA 雜合作用進行完畢清洗後，即將已標記 streptavidin 的酵素加入，酵素分子上的 streptavidin 會緊密的和 biotin 相結合，此時加入酵素受質，也同樣的會釋放有色產物或冷光，即可利用儀器偵測。現在酵素呈色法常用的有兩組偵測系統，包括上述的 biotin vs streptavidin-β-galactosidase，以及毛地黃素(digoxigenine) vs anti- digoxigenine-alkaline phosphatase。

微流體晶片的製造原理

微流體晶片，其製造的主要關鍵在於蝕刻技術、微機電技術、溫控技術、以及晶片核心功能設計技術。在微流體晶片中，因為微管道製程涉及微小化蝕刻過程，所以常常導入半導體工業的專精的蝕刻技術。早期是在玻璃材質上，以化學性的濕蝕刻方式完成毛細管電泳晶片。現行技術包括的玻璃等材質上的等向性蝕刻（isotropic etching）、矽晶片上的非等向性蝕刻（anisotropic etching），並可以超音波方式改善蝕刻速度以及粗糙程度。而現在有另一種不同於濕蝕刻的方式，稱之為「乾蝕刻」（dry etching），包括氣相性蝕刻（vapor-phase dry etching）、電漿式蝕刻（plasma-based dry etching）等。相對於化學性質的濕蝕刻，乾蝕刻雖花費較高，但其可得較方正構形的管道。進一步的因為可控制的因子較多，且由於半導體技術的

進步，可以將蝕刻管道做的更為精細。有別於半導體的製程的是，生物晶片的載體並不只限於矽晶片，而其上的覆膜也不限於金屬薄膜。有更多的可能是以玻璃、石英、甚至是塑膠，所以其蝕刻所需嘗試的條件與複雜度更高。站在使用者的立場來看，微流體晶片的蝕刻技術直接的影響到微流體晶片使用上的穩定度以及其效能，是必須注意的一個細節。

另外一個微流體晶片的重點—流體控制，取決於微機電技術，包括微流體管道設計與驅動幫浦的開發，相當於生物體中的心臟及循環系統。具代表性的公司有 Caliper、Ochid Biocomputer 等公司，其累積了許多電腦模擬的設計，並將這些功能性的設計，隨時加入整合到新設計的晶片。驅動幫浦的設計原理有許多種，包含了傳統的蠕動幫浦以機械動力帶動，配合機械力、重力和毛細作用的驅動幫浦，還有如臺灣工研院新發展的「氣動無接點式雙向幫浦」，可讓溶液在微管道內進行前進後退的雙向移動，動力系統不直接接觸晶片的方式，進行晶片內微流體的驅動。或 Orchid biocomputer 其設計的三維微流管道，結合重力與電液驅動力（electrohydrodynamic flow），使溶液在晶片中得到預期的流動。不過配合微流體管道的動力設計，是近年來進展相當快的項目之一，其穩定的發展不僅驅使微流體晶片的進步，同時也促成晶片實驗室的理想儘早實現。在微流體系統中，溫度的控制也是一重要的因子。加熱部分，除了可透過傳統的加熱材質加熱外，目前亦有選擇

使用微波加熱器、（鎢絲燈）氣動式加熱、紅外線配合光學透鏡系統加熱。然而，加熱板或者是晶片本身，都不能代表流體本身的溫度，如何改進對溫度系統的感應與如何定義流體的實際溫度，是目前微流體晶片面臨的課題。現在比較合理的做法是極度的加長微流體的管路，加大管路中流體的「比表面積」並同時加強控溫系統能量輸出的控制能力。

微流體晶片的偵測原理

大多數的微流體晶片系統是使用螢光性的標定偵測。相對於微陣列晶片所需在高密度的晶片上得到訊號並加以準確的分辨，微流體晶片系統所需使用的光學系統，則較簡單。而螢光標定偵測的原理，以樣本標示螢光物質來加以偵測為主，與前面所述差別不大。設計微流體晶片偵測系統時，除了偵測儀器不同光源價格不同、與螢光物質搭配的考量外，系統整合更是設計的要項。由於微流體晶片著重在樣本的前處理、基本製備以及基礎分析篩選，所以如何可以接上後續的實驗，提供前處理完畢的樣本基礎理化性質或是需要知道的樣本特性，都是重點。

生物晶片的非探針標記分析與偵測

在生物晶片的分析與偵測上，亦有一些分析技術是不需使用探針標記。表 6-1 是列舉目前使用於蛋白質晶片之檢測方法，其中表面薄膜共振分析技術、非接觸原子力顯微鏡與表面強化雷射脫附游離質

表 6-1　目前使用於蛋白質晶片之檢測方法

檢測方法	探針標記	數據取得	是否即時	解析度
酶聯免疫吸附試驗（ELISA）	酵素聯結抗體	CCD影像取得	否	低
夾心免疫法（sandwich immunoassay）	螢光素標記抗體	雷射掃描	否	高
表面薄膜共振分析技術（surface plasmon resonance; SPR）	無	折射率改變	是	低
非接觸原子力顯微鏡	無	表面拓撲結構改變	否	高
表面強化雷射脫附游離質譜儀（Surface Enhanced Laser Desorption Ionization TOF MS, SELDI-TOF-MS）	無	質譜儀	否	低

譜儀是不需使用探針標記，只有表面薄膜共振分析技術可以即時偵測但解析度低。表面強化雷射脫附游離質譜儀雖無法即時偵測但解析度高，目前表面薄膜共振分析技術與表面強化雷射脫附游離質譜儀有商業化商品上市。酶聯免疫吸附試驗與夾心免疫法需探針標記且都無法即時偵測，但是夾心免疫法解析度較高。

表面強化雷射脫附游離質譜儀分析技術

透過表面強化雷射脫附游離質譜儀[13,14]（Surface Enhanced Laser Desorption Ionization TOF MS; SELDI-TOF-MS）技術，選擇性地從人體體液或組織中獲取大量的微量蛋白質，以繪製捕獲的蛋白質圖譜，並進行免疫分析、蛋白質間的相互作用以及配體結合分析等。不但結合了蛋白質晶片的同步分析能力，更加上了整合質譜儀的分析能力，除了可以分析抗體與抗原間的作用，還可以進行表面抗原以及 DNA 與蛋白質間的作用等分析。表面強化雷射脫附游離質譜儀使用表面特殊處理的蛋白質晶片，它有部分純化的功能，可依據蛋白質的特性加以純化與濃縮，如圖 6-4。取部分純化後的蛋白質晶片進行蛋白質脫附游離處理步驟後進行質譜分析，資料判讀與比較，可以獲得蛋白質差異表現量的資料，如圖 6-5。

表面薄膜共振分析技術

表面薄膜共振分析技術（surface plasmon resonance; SPR）[15]是一種光電現象，當金屬表面共振電子吸收能量後使反射光有強弱變化，可直接偵測反應表面上生物分子因相互作用結合解離導致的質量

陽離子交換樹脂　　陰離子交換樹脂　　金屬螯合樹脂　　疏水性樹脂　　親水性樹脂

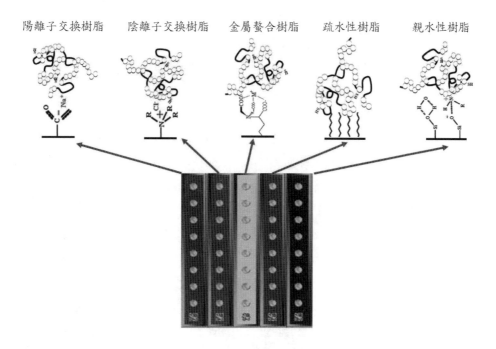

圖6-4　表面強化雷射脫附游離質譜儀的蛋白質晶片。

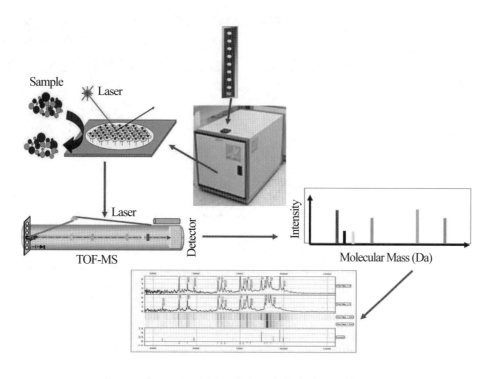

圖6-5　表面強化雷射脫附游離質譜儀的檢測步驟。

改變，它應用定量量測光學薄膜的折射率的改變，當光反射後在某一特定角度會因為共振作用而能量急速下降，而得之角度稱為共振角（θ），可動態地研究表面與分子間交互作用動力學，如圖6-6。不需要純化、及標定的繁雜程序，即具有非探針標記與高靈敏度等優點，優於螢光檢測技術與色相層析法，故極適合於快速檢測技術之開發，例如化學及生物的檢測，包括化學氣體檢測、廢水溶液、汙染監控、免疫醫學等研究。表面薄膜共振分析技術結合微流體裝置建構成蛋白質晶片。表面薄膜共振分析技術於生物醫學科學研究是監測抗原與相對應的抗體之間化學結合的動態分析，抗體需置入傳導表面電漿波的金膜上。可應用於病原與蛋白質生物標記的檢測，例如病原菌 Escherichia coli 0157:H7 的檢測、C反應蛋白質（C-reactive protein; CRP）在心血管疾病的檢測及癌症標記的檢測[16-19]。

生物晶片的種類

就功能上來說，生物晶片可簡單分為三大類，分別是: 微陣列晶片（microarray chip）、微流體晶片（microfluidic chip）及晶片實驗室（lab on a chip; LOC）。

微陣列晶片（Microarray chip）

主要的功能在於樣本檢測。其在微小面積的基質上利用不同的技術固定高密度的生物探針，做為大量篩檢及平行分析的工具。其特性在於快速、方便、經濟、省時、單次使用，適用於大量樣品的篩檢、結果呈現及分析比對。主要應用在病原體基因檢測、基因表現比較、基因突變分析、基因序列分析、及新藥物開發等領域。由於發展較早，技術較成熟，目

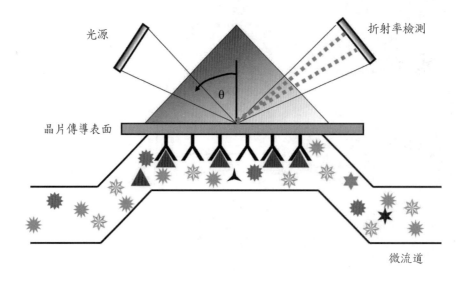

光源　　　　　　　　　　　　　折射率檢測

θ

晶片傳導表面

微流道

圖6-6　表面電漿共振的微流體蛋白質晶片。

前市面上流通的生物晶片產品，以此類產品為最多。微陣列生物晶片依據探針的不同，又可以分為基因晶片（gene chip, DNA chip）、蛋白質晶片（protein chip）與最新發展的醣類晶片（carbohydrate chip）。

基因晶片（Gene chip, DNA chip）

又稱為 DNA 晶片。此類晶片中，主要固定在載體表面的生物探針，就是 DNA 分子。DNA 在生物體中，負責傳遞遺傳訊息，亦即生物體的「基因」。DNA 分子的構造，是由多量的四種不同核苷酸（nucleotides）前後相連所組成的長鏈狀巨分子，其中這四種核苷酸通常以其上所帶的不同鹼基來代表之，分別為 A、T、C、G。一條長鏈狀的 DNA 分子我們稱之為單股 DNA，而如果是兩條長鏈狀 DNA 以特定方式配對纏繞在一起，我們稱之為雙股 DNA。DNA 分子在生物體中大多是以雙股的型態存在，在某些特殊生理狀態下，例如：細胞分裂、基因表現等，雙股 DNA 會解開變成單股，完成生理反應後，再回復成雙股。而兩條單股 DNA 之間之所以回覆到原來雙股的狀態，主要靠著兩條單股 DNA 上面的每個核苷酸所露出來的鹼基，互相配對辨識並以氫鍵相結合所致。其中 A 一定和 T 相配對，而 C 和 G 也只彼此相配對。而這些核苷酸之間的排列順序，我們稱之為 DNA 序列。「兩條互補的單股 DNA 利用氫鍵結合成雙股 DNA 分子」的特性稱之為雜合反應（hybridization）。在基因晶片上，我們把具有特定序列的 DNA（例如某傳染病原

在感染過程中，特別容易表現的數十個基因或是其他病原本身的特定基因），固定在晶片表面當作探針。當我們把樣品（如病人的血液），經過特殊處理使樣品中的 DNA 完全釋放出來以後，與晶片反應。若是樣品中具有互補 DNA，就會和晶片上的探針發生雜合反應，然後將晶片表面清洗過後，就只會留下有雜合反應的樣本 DNA。若是事先在樣本的 DNA 上已經有螢光物質、染料染色或是有放射性同位素標示，即可利用適當儀器加以偵測[3,20]。而偵測結果就可以清楚的告訴我們，樣本中有沒有和探針互相配對的 DNA（圖6-7）。

2004 年美國 FDA 核准 Roche Molecular Systems Inc.的 AmpliChip CYP450 基因型檢測產品上市，成為第一個獲得 FDA 認定為體外診斷醫療器材（*in vitro* diagnostics; IVD）的基因晶片產品，被視為基因晶片跨入臨床診斷產業的重要里程碑。基因晶片在醫療診斷上的用途非常的廣泛，除了可以判定患者是被何種病原體感染之外，還可以用在判斷患者得到的是何種亞型的癌症、患者的某部分基因是否突變或先天缺失、某藥品的使用是否會干擾到基因組的表現、抗藥性病原體的篩檢以取得用藥先機等等，可以說是現在分子診斷上，應用生物晶片的主流。除了應用範圍廣泛之外，由於一片生物晶片上含有上千至萬的基因樣點，並且目前的方法容許偵測到極微細的細胞內變化，甚至一個細胞內少數幾個訊息 RNA 的改變，使得研究者能透過晶片上的數據得到整體性訊息[21]。對於

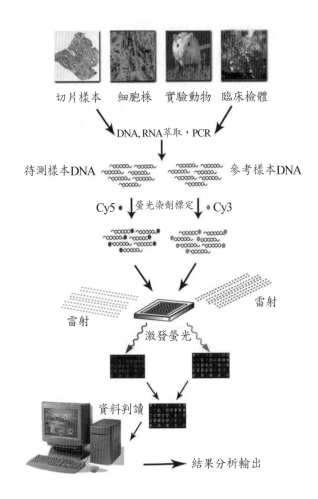

切片樣本　細胞株　實驗動物　臨床檢體

DNA, RNA萃取，PCR

待測樣本DNA　　　　　　　參考樣本DNA

Cy5 ● ↓螢光染劑標定 ↓ ● Cy3

雷射　　　　　　　　　　　　　　　雷射

激發螢光

資料判讀

結果分析輸出

圖 6-7　DNA 晶片操作流程

極少量或不易取得的樣品的研究，此類生物晶片是唯一可提供大量資料的途徑。

蛋白質晶片（Protein chip）

主要就是以蛋白質做為探針的生物晶片。蛋白質在生物體中所扮演的角色非常的多，包括結構性、功能性兩大類。而功能性的蛋白質，又包括酵素、抗體、結合蛋白（binding protein）等，由於這些功能性的蛋白質對於其受質具有專一性結合的能力，所以可以選擇做為生物晶片上探針的原料。做為探針的蛋白質，並不是靠簡單的配對作用為基礎，而是靠著蛋白質本身三度空間中的構形，以及構形中所形成的活性區（active site），來決定是否能和標的物專一性的結合。理論上，蛋白質晶片的製備方法以及操作流程與基因晶片方法相似，差異處只是將晶片上的探針改成蛋白質，其可以是抗體、胜肽片段、酵素部分區域或醣蛋白等有與受質有專一性結合特性之蛋白質。而實驗樣品中的標的物可能為蛋白質、DNA、RNA 或其他生物

分子。

　　蛋白質晶片的原理與免疫轉印相同：(1)蛋白質與分子間的專一性結合；(2)蛋白質固定在載體平臺；(3)以微小化來增加測試 目而達到高產能；(4)靈敏而方便的檢測系統是關鍵。其尚待克服之技術瓶頸如下：(1)能否將蛋白質沿用 DNA 晶片的模式進行分析和檢測？蛋白質的性質對沿用 DNA 晶片模式有較多的限制：①蛋白質不能用擴增方法提高拷貝數來達到要求的靈敏度、②蛋白質與蛋白質間的特異作用主要是抗原－抗體反應或配體－受體反應沒有序列特異性，只有專一性。所以需解決蛋白質平行分析問題。(2)雙股 DNA 與相關蛋白質的作用：①雙股 DNA 與蛋白質的相互作用有重要的生理學和醫學的意義，DNA 合成的啟動或終止與轉錄特定的蛋白質有關。②某些自體免疫疾病中會出現抗核酸抗體，但結合蛋白的核酸檢測除了用質譜儀外恐怕只能用螢光法。新穎的螢光試劑如 SYPRO 染料可檢測 10 ng/ml 蛋白質，有助於檢測。(3)有效提升結合於載體平臺上之抗體或結合物之穩定性。(4)有效鍵結具正確方向及足夠數量之抗體或結合物於載體平臺上。(5)研發足夠數量之可資辨識不同蛋白質的抗體。(6)有效提升晶片的偵測靈敏度。(7)依不同用途、材質、訊號傳導、生物相容性等諸多問題待解決。

　　蛋白質與載體平臺表面的吸附藉由擴散（diffusion）、吸附和吸收（adsorption and absorption）、共價聯結（covalent cross-linking）及親和交互作用（affinity interaction）等作用[22]。除了親和相互作用外，三種機制均以隨機方式進行吸附，如圖 6-8。共價聯結的方法如圖 6-9 的化學表面修飾基包括－NH2、Avidin 與生物素。

　　蛋白質晶片可應用分析抗體－抗原、蛋白質－蛋白質、蛋白質－核酸、蛋白質－小分子（醣類與脂類）及酵素－受質之間的反應作用。

抗體晶片（Antibody chip）[23]

　　抗體晶片對於癌症生物醫學之基礎與應用研究有價值，一般來說如圖 6-10 所示，它需要二次抗體。但是依據檢測方式的不同，可以分成(1)直接標記螢光素（fluorophore, Cy3 或 Cy5）、(2)直接標記半抗原標記（hapten tag, biotin 或 digoxigenin）及(3)雙抗體夾心法（paired-antibody sandwich assays），圖 6-11。這樣可以如同基因晶片進行雙色的檢測模式。就癌症檢測為例，可以將辨識腫瘤標記如 CA125、AFP、CEA、PSA 等抗體製成抗體晶片進行平行研究。

　　直接標記法的優點有：(1)不同於酵素連結免疫分析法（ELISA）需要兩個抗體，使得極易導入新的研究目標。(2)不同樣品有不同的標記物，但用於同一個抗體晶片上。(3)如同基因晶片一樣，可以進行內部標準化的程序，進行數據點間的定量。不過直接標記法會有高背景值的干擾，因為所有的蛋白質都標記，使得如白蛋白（albumin）等血漿中占大量成份者會造成嚴重干擾。此干擾可藉使用低蛋白質吸附的材料製成載體平臺來改善，如凝膠（hydrogel）等。另一個直接標記法的缺點

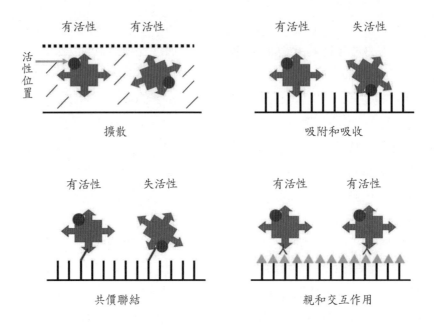

圖6-8 蛋白質與載體平臺表面的吸附機制

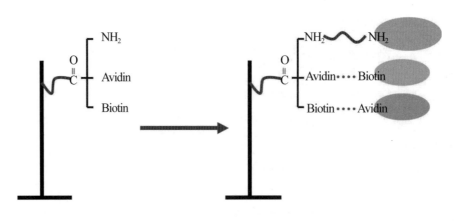

圖6-9 共價聯結的方法

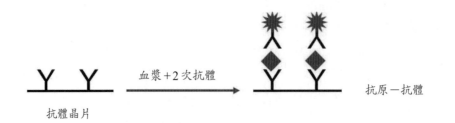

圖 6-10 抗體晶片

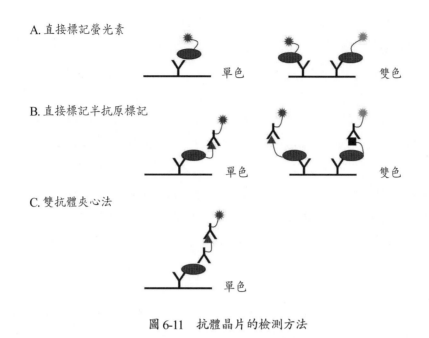

A. 直接標記螢光素

單色　雙色

B. 直接標記半抗原標記

單色　雙色

C. 雙抗體夾心法

單色

圖 6-11　抗體晶片的檢測方法

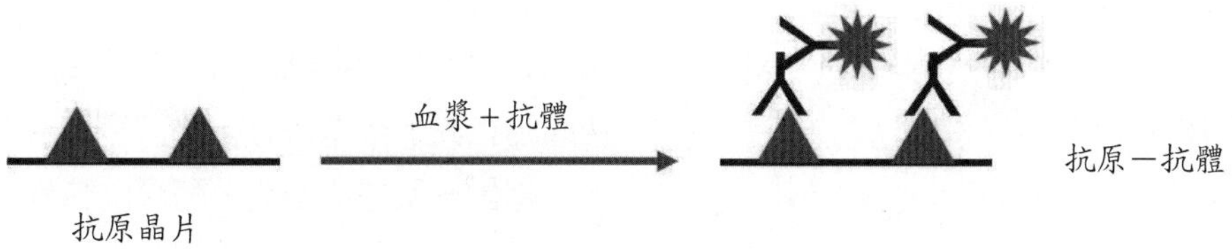

抗原晶片　血漿＋抗體　抗原－抗體

圖 6-12　抗原晶片

是會破壞抗體─抗原交互作用，改善的方法有：⑴控制讓直接標記的反應不完成，以保留完整的抗體結合位置。⑵選擇使用多種抗體，因為不同抗體有不同的抗原決定位置（epitopes），使其對抗原有不同程度的專一性。雙抗體夾心法的優點是低背景值，但缺點是因為需要兩種抗體因此不易量化。

抗原晶片（Antigen chip）[24]

　　與抗體晶片相反，將抗原置入載體平臺，加入待測血漿使其進行抗體─抗原結合，最後由 2 次抗體進行檢測，如

圖 6-12。例如將多種過敏原製成過敏原晶片，加入待測病人的血漿進行反應。過敏原會與引發之人類 IgE、IgG、IgM 與 IgA 結合，再加入螢光素標記的抗 IgE、IgG、IgM 與 IgA 抗體與其結合，可進行過敏原的篩選檢測。

蛋白質晶片（Protein chip）

　　蛋白質晶片允許在一個實驗下，使用少量檢體進行大量目標蛋白質的鑑定與定量。此外它也是一種有力的工具用於研究蛋白質與蛋白質、脂質、藥物、配體與受體（ligand and receptor）及酵素與基質的

作用，如圖 6-13。載體平臺也可以置入可抓取各式蛋白質的分子結構，例如適體（aptamer）、帶正電樹酯、帶負電樹酯、疏水性物質、親水性物質、金屬螯合物質等。DNA 晶片的特點是因為 DNA 有序列的互補性、寡核苷酸的合成技術成熟且價格低、DNA 量有體外（in vitro）放大的技術，使得 DNA 基因應用廣泛且成熟。蛋白質展現非常複雜的序列與立體結構，蛋白質與蛋白質間的交互作用並非藉由單純的二維序列互補機制且可同時與多種蛋白質進行結合。截至目前並無任何可藉蛋白質的一級結構預測任何蛋白質反應，表 6-2 是 DNA 與蛋白質應用於生物晶片的性質比較。表 6-3 是各種抗體與適體的來源與製造技術，不同的抗體來源對目標蛋白質有不同的親和力。

醣類晶片（Carbohydrate chip）[25, 26]

醣類晶片，顧名思義是以醣類（carbohydrate, saccharide）為探針的生物晶片。醣類的組成，通常由不同的單醣（monosaccharide）如葡萄糖、半乳糖等，以不同的鍵結形式，連接成一長串或者是多分支的寡醣（oligosaccharide）或多醣（polysaccharide）構造。醣類分子與 DNA、蛋白質兩類分子一樣能夠攜帶特定的訊息，透過不同的分子鍵結位置及結合方式，同樣的單糖分子能夠聚合成不同結構的聚合物；再加上單糖分子的種類繁多，使得多醣分子之結構能夠攜帶「訊息」（其實，DNA 也是一種以醣類為骨架的多醣巨分子，如果以廣義的定義來說，它也算是一種醣類）。同樣是以三度空間的特異構形做為專一性辨識結合的基礎，相對於蛋白質結構，醣類的特異構形

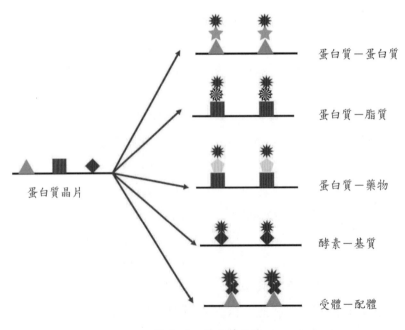

蛋白質晶片

蛋白質—蛋白質

蛋白質—脂質

蛋白質—藥物

酵素—基質

受體—配體

圖 6-13　蛋白質晶片

表 6-2　DNA 與蛋白質應用於生物晶片的性質比較

性質	DNA	蛋白質
結構	結構單純，四種核苷酸 ATGC	1.結構複雜，20 種胺基酸 2.胺基酸分爲親水性與疏水性 3.有一、二、三與四級結構 4.存在立體空間的活性位置
功能	DNA 失活性後，極易回復	1.三級結構以上才有活性 2.蛋白質失活性後，活性難回復
作用位置	1 對 1 作用	多個活性位置
作用親合力	高	端視個別蛋白質
作用專一性	高	端視個別蛋白質
活性預測	可由一級結構預測活性	無法由一級結構預測活性
成熟體外大量複製技術	PCR	目前尚無

表 6-3　各種抗體與適體的來源與製造技術

種類	來源	生產技術
單株抗體	老鼠	雜交瘤細胞（hybridoma）
多株抗體	老鼠、兔子、山羊、雞	
scFv/Fab	抗體庫	噬菌體展現技術（phage display）
適體 （DNA/RNA/peptide）	基因庫	SELEX/mRNA display In vitro evolution

是比較穩定的，所以其作為探針的潛力可能比蛋白質為好。

　　醣類除了一般人所知是能量的來源之外，另外一個重要的生理功能是參與抗原－抗體的專一性結合。另外，在細胞中的多醣類分子能夠與蛋白質與脂質形成醣蛋白與醣脂質，使其在細胞膜上扮演重要的角色。如人類的 ABO 血型以及不同種類感冒病毒，就是以不同結構的多醣分子與對應的專一蛋白質進行結合，而有不同的表現型出現。利用這種特性，我們可以將特定的醣類固定在晶片載體上，和樣本中的蛋白質做專一性的結合，用以偵測特定的醣類結合蛋白（通常是抗體或凝集素一類的醣蛋白）。在醣類晶片的製造上，一般的多醣類（polysaccharide）、

肽聚醣（peptidoglycan）、脂多醣（lipopolysaccharide）以及含少量醣類的醣蛋白（glycoprotein）、醣脂質（glycolipid）甚至合成的醣聚合物（glycoconjugate）等，都會是我們可能選擇的探針。

2002 年 Wang 等人將 48 種不同結構的醣類分子（包含多醣體、醣蛋白、醣胺聚醣與醣類結合物）點於塗布硝化纖維素的載玻片上，製成醣晶片，如圖 6-14。此醣晶片具有與對應抗體（蛋白質）的高度專一性結合，證明醣類分子具有生物活性。

醣晶片的製作與檢測需以下步驟：⑴醣類分子庫的獲得、⑵將這些醣分子置入載體平臺、⑶表現醣類和蛋白質的交互作用、⑷使用螢光分析或是質譜儀分析，如圖 6-15。醣晶片有以下的應用：⑴偵測醣類和凝集素的作用關係、⑵醣胺多醣中生長激素與細胞激素的探討、⑶病原體的抗體檢測、⑷癌症檢測、⑸尋找醣酵素抑制劑或是酵素基質的特異結構、⑹量化分析醣類和蛋白質的作用關係、⑺疫苗生產的確效。

微流體晶片（Microfluidic chip）

主要的功能在於樣品的處理（processing）、製備（sample preparing）或分析（analysis）。這類晶片充分的利用了微流體（microfluidic）技術，利用特殊工業製程在晶片表面蝕刻出極細微的反應槽或者是過濾通道，再加裝電極或加熱器，以達其不同目的（圖 6-16）。其可用來製備生物樣品、進行生物性反應、或用作分析生物體之工具。其特性就是

將傳統常見的分子生物、生化、化工所用到的基礎實驗步驟包括物質分離、純化、混合、合成、酵素反應等、縮小化在一片晶片上，簡化以往繁瑣、易汙染或費時的步驟。這類晶片中，屬於樣品前處理晶片者，可用來處理血液、組織、植物等樣品，減少人為操作時，可能產生的汙染或危險，如：細胞微過濾型晶片。屬於製備型晶片者，用來從事微量化有機化學反應、生化反應、或酵素反應，如：聚合酶鏈鎖反應晶片（或稱核酸擴增反應晶片，polymerase chain reaction chip; PCR chip）。另外，分析型晶片用來進行生物分子分析或高速篩選等反應，如：毛細管電泳（capillary electrophoresis）晶片、介電電泳（dielectrophoresis）分離晶片。

樣品前處理晶片

一般這類的晶片其目的不在於做樣品分析或特定標的物的結合，而在做樣品的快速前處理，除去雜質或挑選樣本中的特定待測物，以利下一個實驗步驟的進行。例如：微過濾用晶片是利用在矽片上刻出各種形狀的過濾通道，通道大小為幾個微米。然後，在矽片上黏合上一個玻璃蓋片而完成。舉例來說，血球微過濾晶片的工作原理是依據人白血球的尺寸比紅血球大的特點，使血流過微過濾器時只讓血漿和尺寸較小的紅血球及血小板通過，而攔截住尺寸較大的白血球。另一應用是它可將孕婦外周血中的極少量的胎兒細胞過濾出來，供下一步作產前診斷用。

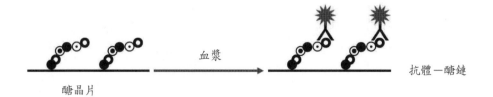

圖 6-14　醣晶片

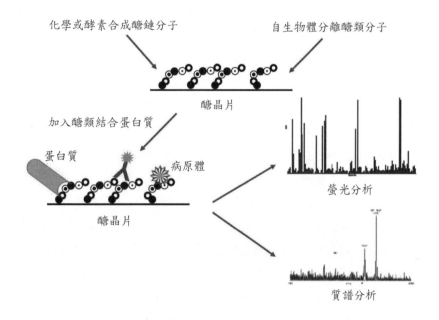

圖 6-15　醣晶片的製作與檢測步驟

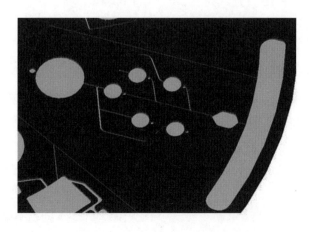

圖 6-16　在微流體晶片表面蝕刻出細微的反應槽與過濾通道

製備型晶片

製備型晶片最主要的目的在於快速且大量的進行反應，以產出我們需求的特定產物。利用微小化的特性，許多生化反應、酵素反應都加速了許多，達到以前無法想像的速度。主要的原因是微小化的過程中，相對的增加了反應物之間的比表面積，可以使反應在有條件的控制程序下，更快的達到反應條件。如現在的 PCR 晶片是在表面運用微細加工技術刻蝕出反應槽，並在其底部或反面製作微型電極陣列或附加加熱器組。藉由調控施加於電極或加熱器組的電壓，使反應槽內的溫度可得到精確的控制，形成核酸擴增反應所需的溫度與時間。由於其體積小、比表面積大，反應槽內反應物的溫度可作迅速改變，故可瞬間完成反應步驟。因此，通常需數小時的 PCR 反應可在晶片上數十分鐘內就完成。1998 年 Oda 等人改良了 PCR 晶片中部分的加熱以及控溫的系統：利用紅外光以及透鏡系統來加熱，又利用晶片比表面積大、散熱快的特性而利用氣冷式系統來降溫，成功的在 12 分鐘內完成 30 個循環的 PCR 反應。同年 Andreas Manz 在 *Science* 發表了一篇有關於微流體晶片上 PCR 的相關論文，更是以 90 秒完成 20 個循環；而在最佳條件下以 18.8 分鐘，達成傳統產量 80% 的水準，速度上與產物產量上，都遠遠超過傳統方式的表現，發揮了生物晶片的優勢。

分析型晶片

著重於樣品的分離與分析。通常可能是傳統分析方法利用微流體技術微縮到晶片上如：毛細管電泳（capillary electrophoresis）晶片。或者，利用一些電場、電流的改變，來達到分離標的物的目的，如：介電電泳（dielectrophoresis）分離晶片。

毛細管電泳晶片的原理與普通毛細胞電泳原理相同。只是利用各種微細加工技術在矽片、玻璃或塑膠表面刻蝕成三維長槽的反應通道，並與另一平面材料黏合形成管道，同時使之陣列化。與常規毛細管電泳相比，毛細管電泳晶片具有更高的分析檢測速度。它可用於突變檢測和 DNA 定序。隨著微加工技術和樣品處理技術的提升，毛細管電泳晶片將可成為高速、高通量的有力分析工具。

介電電泳分離晶片則常用於不同類型細胞、病毒、生物顆粒的分離。處於同一交變電場中的不同種類細胞，由於它們的介電性質不同，所受的介電力方向的大小也將不同。對於兩種具有不同介電性質的細胞，可以藉由選擇適當的細胞懸浮液及所加電場頻率，使得它們的極化能力分別大於或小於周圍懸浮液的極化能力。這樣當它們處於不均勻電場中時，就會分別在各表面產生與所加電場相同或相反的電偶極矩、受正向和負向介電力的作用，而分別移到電場強度最強或最弱的不同區域。舉例來說，利用此介電電泳晶片便可將細菌或病毒從血液檢品中分離出來。細胞介電分離技術具有許多特點。第一，不需要抗體，因此，細胞不會在分離過程中，因抗體反應而發生生物性質改變。第二，所

用交變電場對細胞的作用是「非破壞性」的。初步研究証明細胞經過這類電場作用後，其生長及分裂性質不會改變。第三，這類技術的使用靈活、電場強度、頻率、相位都容易調控，便於自動化。第四，該技術還可與其他方法結合使用，以達到最佳的細胞分離效果。

晶片實驗室（Lab on a chip; LOC）

　　這類晶片希望利用微機電技術以及微流體技術，將上述的兩類晶片中的數種晶片結合起來，從樣品的製備、處理到檢測分析全部縮小到一個晶片上，以獲得所謂的微型全分析系統（micro total analytical system; μ-TAS）。目前已有科學家研製出一裝置，能從混有大腸桿菌的血液檢品中成功地分離出細菌，在高壓電衝擊打破細胞後，得到純化的 DNA，再以另一塊 DNA 雜交晶片分析証實所提取物是大腸桿菌的 DNA。目前含有加熱器、微流量控制器、電子閥、電子光學和電子發光探測器的單一晶片已經研製出來了。但是對於量產及上市，尚有發展的空間。

生物晶片的應用

　　在生物晶片出現之前，有許多的醫學檢測、環境檢測、癌症研究、基因研究、新藥開發等，完全都靠著技術人員或研究者，以傳統的方法一個一個樣本慢慢的做，或者是一個基因一個基因慢慢的研究。現在有了生物晶片，由於其快速、平行化實驗、以及高通量的特性，使得以前可能花數小時甚至數天時間才能做完的實驗，現在縮短在數小時甚或是數分鐘內就可以完成。

生物晶片在醫療檢驗上的應用

　　當今使用的臨床醫學檢驗技術，大部分都無法快速獲得結果。以常規的感染性病原菌檢測為例，由於需要培養病原菌的流程，因此至少需要三至五天才能完成檢驗報告，而且部分病原菌的檢出率依然偏低。這樣的狀況不但容易延誤治療的最佳時機，同時重複繁瑣的檢驗和回診過程也容易造成病患對於接受治療的意願降低。再者，有些慢性傳染病最好能隨時監控病原量，以及身體狀況，然則由於檢驗方面的繁瑣以及回診的困擾，會大大降低病人配合監控病情的意願，導致病情因未監控而惡化。生物晶片的出現，正好大大的改善了這個狀況。在檢驗上，生物晶片應用的範疇如下：

病原體的快速檢測、亞型分析及抗藥性檢測

　　利用基因晶片，我們可以同時觀察許多基因的表現，再藉由獲得的基因表現樣式（gene expression pattern）與資料庫中的樣式做比對，就可以準確的分析出造成感染性疾病的微生物種類。目前這類的產品較為常見，如工研院生醫工程中心所研發的發燒晶片（Fever Chip）就是這類的產品。發燒晶片是一塊包含 400 點的寡核苷酸晶片，藉由設計的 DNA 探針，29 種常見的病原菌可以在發燒晶片上顯出各自

特有的基因表現式樣，再與資料庫建立的式樣比對後，就可達到快速鑑定感染性病原菌的目的。此外，科學家也已成功建立各亞型感冒病毒的基因表現式樣資料庫，因此在遇到流行性感冒病毒快速蔓延的時候，可以快速的鑑定出感冒病毒的分型，如此不但能給患者提供最適切的治療藥物，同時可提供長者及幼童正確的感冒疫苗，以達到控制疫情的目的。

在臨床病原菌的診斷上，抗藥性實驗是不可或缺的一環，也是臨床醫師用藥的參考依據。Argonne National Laboratory 在抗藥性結核桿菌株的篩選上也有很好的結果，他們設計一群探針，可以在基因晶片上篩選出 29 種具抗藥性的結核桿菌株，而且檢出率高達 97%。如此臨床醫師馬上就可以提供病患最適當的治療藥物，此外也可以使結核菌株因抗生素濫用造成突變種的機率降低。

癌症的分類、分期及篩檢

傳統上，病理學家依腫瘤的型態學加以分類，但對於那些組織病理學相似，但病程和癒後迥異的癌症無法有效地區分。現在科學家可利用生物晶片來分類癌症，不但能準確地區分相似的癌症，同時也讓我們對於腫瘤的分子機制有更進一步的認識[27]。癌症的發生必須先有基因的突變（mutation），這些病變基因可以是致癌基因（oncogenes），也可以是腫瘤抑制基因（tumor suppressor genes）。前者因突變而活化，造成某些基因大量的表現導致癌症；而後者突變則是使致癌基因產物的抑制作用消失，導致致癌基因表現而致癌。這些基因上的突變可以利用寡核甘酸微陣列來偵測；而由這些病變基因造成之異常基因表現，可以利用 cDNA 微陣列來分析哪些下游基因被大量活化出來（圖 6-17）。同時根據不同時期已生物晶片檢測的結果，可建立資料庫，統計分析後可找出哪些基因的不正常表現，可能是特定癌症形成的徵兆。如此一來便可早期發現早期治療。例如 Golub 在 1999 年科學雜誌（Science）發表利用生物晶片來

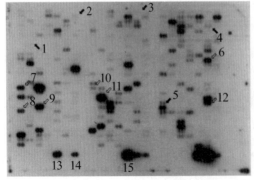
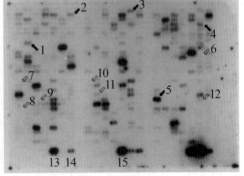

圖 6-17　癌症基因之 cDNA 微陣列

區分 Acute Myeloid Leukemia（AML）和 Acute Lymphoblastic Leukemia（ALL）。再如 Alizadeh 在 2000 年雜誌 *Natrure* 發表他所設計的「Lymphochip」，它是一種包含 18000 株互補 DNA 片段的生物晶片，可藉由比較正常及異常淋巴細胞在基因表現上的差異性，篩選出含有淋巴癌細胞的檢體。都是以生物晶片做癌症分類和篩選的重要例證。現在如果再結合人工智慧類神經網路，將可以做更正確的癌症分類判斷。現在已經有研究人員使用此系統，輕易地將 small round blue cell tumors 中四種容易誤診的腫瘤細胞作出正確的分類。

2008 年 Ingvarsson 等人[28] 使用 129 個重組 scFv 抗體組成的微陣列晶片進行胰臟癌的檢測，使用 44 例胰臟癌病人及 20 例年齡配對沒有癌症病人的血漿進行研究，血漿先進行生物素探針的標記，再分別進行紅色與綠色螢光標記後進行實驗分析。有 21 個 scFv 抗體補獲有統計顯著的訊號，並且使用酶聯免疫吸附試驗進行方法確效，也證明這 21 個蛋白質訊號與胰臟癌術後低於 12 個月預期壽命有相關，研究也驗證蛋白質晶片對於開發與癌症相關的生物標記是有用的工具。

2006 年國防醫學院林雅雯助理教授與金車公司林景堉博士[29,30] 合作，利用表面輔助雷射脫附游離質譜儀（SALDI-TOF MS）進行血漿中子宮頸癌與卵巢癌檢測之生物標記的開發。子宮頸癌研究方面，使用 32 例原位癌病人、60 侵襲癌病人及 37 例年齡配對沒有癌症病人的血漿進行研究，血漿經陽離子交換樹脂蛋白質晶片進行純化後以表面輔助雷射脫附游離質譜儀進行實驗分析。研究發現有 6 個蛋白質峰（22365.1 d、11772.1 d、4149.05 d、3465.86 d、2747.7d 及 8618.05 d）可以區分癌症病患（原位癌與侵襲癌）及正常人，敏感度為 91%，專一性為 97%。其中 2 個蛋白質峰可以區別原位癌與侵襲癌，其分子量為 6586.41 d 與 3805.68 d，敏感度為 92%，專一性為 97%。發現到可以區別原位癌與侵襲癌的生物標誌是非常有價值，可以探討子宮頸侵襲癌的侵襲機制與新藥開發。卵巢癌研究方面，使用 35 例卵巢癌病人及 30 例年齡配對沒有癌症病人的血漿進行研究，研究發現 4 個蛋白質峰分子量為 6190.48 d、5147.06 d、11522.6 d 及 11537.7 d，為卵巢癌病患特有。2 個蛋白質峰分子量為 5295.5 d 與 8780.48 d，為健康婦女特有。此 6 個生物標誌檢驗卵巢癌的敏感度為 90～96.3%，專一性為 100%。目前尚未有以 SELDI-TOF-MS 為開發基礎的儀器與體外診斷試劑經美國食品暨藥物管理局核准而用醫學檢驗市場。

2009 年 Ladd 等人[31] 將表面薄膜共振分析技術的微流體蛋白質晶片上分別置入活化白細胞黏附分子（activated leukocyte cell adhesion molecule, CD 166 或 ALCAM）與 transgelin-2（TAGLN2）抗體，以癌症病人的血漿進行測試。ALCAM 是分子量 105-kDa 的醣蛋白質用於乳癌、大腸直腸癌與肝癌的生物標記，TAGLN2 是分子量 22-kDa 的蛋白質用於乳癌及大腸直腸癌的生物標記。這兩個生物標記當癌症發生時在蛋白質表現量會有差異，這些差異使用

表面薄膜共振分析技術的微流體蛋白晶片可以不使用螢光標記、快速且靈敏的測出。表面薄膜共振分析技術的微流體蛋白質晶片對 ALCAM 與 TAGLN2 的檢測極限分為 6 ng/mL 與 3 ng/mL，且無交叉反應，此靈敏度約為酶聯免疫吸附試驗的 1000 倍。目前尚未有以表面薄膜共振分析技術為開發基礎的儀器與體外診斷試劑經美國食品暨藥物管理局核准而用於醫學檢驗市場。

快速預先篩檢重大疾病的高危險群

醫療保健系統的最高原則，在於預防重於治療。一些重大疾病如：癌症、高血壓、心臟病、糖尿病、先天免疫低下症等，近期將分析完成其相關基因及突變基因，在生物資訊學的輔助下建立完整資料庫，可以利用寡核苷酸晶片來偵測突變的基因，也可利用 cDNA 晶片來分析由這些病變基因造成之異常基因表現，這些資料將有助於預測疾病，對於某些高危險群的「未來病患」也可以先建議其可能的避免發病之道。生物晶片的發展也可以應用在一些遺傳性疾病的檢測，許多遺傳性疾病都是由於染色體基因序列的錯誤所造成，因此藉由這些已知的錯誤基因序列就可以成為臨床上篩選疾病的依據。如現今基因晶片已經可作為篩選地中海型貧血的工具。

生物晶片在生物醫學研究上的應用

在技術發展、臨床檢驗和基礎研究之間，其橫向的連結是相互回饋的，當臨床醫學檢驗有困難或有特殊需求時，就會引發基礎生物醫學的研究，進一步導向新技術的形成。而另一方面當新技術開發完成，通常在基礎研究先作測試，有了可供應用的新成果之後，馬上會在臨床上作測試，進一步確認其可行性，以更新臨床檢驗的精確性及速度，並求達到更高之醫療品質。

基因定序

目前人類基因定序團隊所使用的 PE 3700 DNA 序列分析儀一天可測 2000 個 DNA 片段的序列（約 70 萬 mer），然而現在的生物晶片 15 分鐘內就可完成 16000 個 mer，若一次以多個生物晶片平行檢測，每天可分析上億個 mer。以這種速度持續下去，定完所有已知生物的染色體 DNA 序列，是指日可待的。再配合生物資訊學的發展，電腦運算能力的快速成長，在生物多樣性（biodiversity）的研究上，以及各基因之間的相關研究上，應該會有相當大的突破。

單一核苷酸多形性的檢定

單一核苷酸多形性（single nucleotide polymorphism; SNP）的形成來自於演化上的突變。雖然同種生物其染色體差異極小，但平均 1000 鹼基對（雙股 DNA 上的

一組對應以氫鍵結合的核苷酸，base pair; bp）就會有一個發生突變，這些變異稱為 SNP，是造成每個人對藥物的敏感性不同、血型不同等的原因。此外，SNP 也和癌症、心血管疾病、自體免疫、糖尿病及阿茲罕默症等疾病有關，甚至於微生物的抗藥性。所以 SNP 現在越來越受到重視。

新基因的發現和鑑定

不論是癌細胞的表現、生物體的成長發育、免疫系統的調控或是代謝途徑的改變，這些生理現象都被複雜且大量的基因所調控。以人類約有 30000 個基因來估算，現在我們知道其功能的基因約 10%，而真正知道其作用機制的，更是稀少。把未知功能的生物基因點在基因晶片上，當我們去看整個細胞的基因表現時，我們就可對那些功能不明，但被促進表現或抑制表現的一些基因做深入的研究，並推測它是參與那一條訊號傳遞路徑（pathway）。不但能找出新基因，更可經由分析該基因在不同組織、或同一組織但不同發展生物期之表現異同，而鑑定其功能。

新藥品的研發

DNA chip 可以一次分析數千種基因表現於治療前與治療後之變化。生物晶片就類似電流示波器之功用，在經由這許多時間點上基因表現的形式，研究人員可以了解複雜的人體如何去產生各種不同類型的蛋白。而開發新藥的一般策略是找到和疾病有專一性的細胞標的物，通常是蛋白質，生物晶片可以加速確認疾病的專一性細胞標的物，並顯示其病理學的作用途徑。這些發現均能立即用在新藥的開發上。

細胞組織反應機制及細胞週期的研究

利用生物晶片，我們可以同時監看上千種基因的表現。例如皮膚細胞在紫外線照射後之變化、血管內皮細胞對缺氧的反應、骨胚細胞與骨骰細胞在女性荷爾蒙治療後的變化等，只要利用單一晶片，觀察在不同環境條件下，不同時間的基因表現變化，都有助於我們對連續性，長時間性的細胞組織反應機制有所了解。同樣的利用生物晶片，監測細胞週期中不同時期基因之表現，並探索細胞從靜止期（G_0）回到生長週期的關鍵基因，即可能找出使停止生長的細胞重新生長的方法。

發育生物學的研究

利用 DNA 微陣列分析，便可分析組織細胞在發育生物學各時期的特殊基因表現型式。

毒理學上的研究

DNA 晶片也可以用來檢測有機毒物或其他毒物對某些特定基因的表現。此方面的基礎研究同時可以開發出中毒病患（急性與慢性）的篩檢晶片、以及療程中的監控用晶片，甚至植入型的生物晶片用以偵測體內毒物等。

生物晶片在其他方面的應用

生物晶片現在正是待開發的原型，而

其發展性是永遠沒有辦法估量的。現在出現的幾種創意，已經應用在其他非醫學相關方面，甚至其他全新的領域。

法醫學及刑事案件上的應用

由於 DNA 晶片的檢定快速、準確且易於攜帶，不久的將來或許可以成為法醫現場辦案的工具之一，甚至將來的刑警現場採樣也可能利用得上。而由於偵測系統的改良，可能將來會發展成整個攜帶型的系統，迅速在現場就過濾相關重要資訊，在現場最完整時就做初步的判斷，並可減少證物採取上的遺漏。

生物武器的偵測

過去這幾年，美國國防部已經提供上百萬元的經費給一些生技公司，希望能找出一些對付生物武器的工具，但首先必備的是如何偵測和檢定它。尤其在美國 911 事件之後，恐怖攻擊已經由明轉暗，生物戰劑如炭疽病菌攻擊事件已經出現，所以如何對付生物武器，已經是美國甚至世界各國國防的重要一環。據悉，美國國防部支付 Nanogen 公司超過七百萬美金經費，研發一種可攜式系統內含生物晶片，以期在戰場上甚至海關、機場、或任何恐怖攻擊事件爆發點可以快速、準確的檢定有害的生物武器。

新型電子記憶體的發展

利用單股 DNA 之間反應極為迅速的專一性自我組合（self-assembles），再利用不同的螢光標定，可以發展出完全不同的資料儲存模式。現在美國的 Nanotronics 公司已經擁有這個專利權，利用 DNA 的特性來製造光學式唯讀記憶體（optical read-only-memory; optical ROM）。當帶有螢光物質的 DNA 和矽晶片上固定的 DNA 專一性快速結合，再經過雷射光激發後，螢光物質會發出光源以供微小化的偵測器偵測。經過一連串的測試，已經發現 DNA 上螢光區別出的位元（bit）遠小於傳統記憶體的訊息，再加上可用的螢光物質有非常多種並可組合使用，若是實驗成功，將可取代傳統 0/1 雙位元的數位紀錄型態，而朝向多位元紀錄資訊的時代，好比從黑白電視進步到彩色電視一般。而資料儲存體（即記憶體）的體積將大大的縮小，資料儲存量卻會有長足的進步。

學習評估

1. 是否了解生物晶片的種類。
2. 是否了解生物晶片的主要功能。
3. 是否了解使用生物晶片分析與傳統生物化學分析的差異性。
4. 是否了解生物晶片的製造原理。
5. 是否了解生物晶片的偵測原理。
6. 是否了解各種蛋白質晶片之檢測方法與檢測平臺。
7. 是否了解蛋白質晶片的應用價值。
8. 是否了解生物晶片在使用上的優缺點。
9. 是否了解生物晶片在現今醫療檢驗上的應用。
10. 是否了解生物晶片在現今生物醫學研究上的應用。

參考文獻

1. Constans A. Protein arrays and biochips speed up protein functional analysis and expression profiling. *The Scientist*, 2002;16:28-37.

2. Cortese JD. The array of today. *The Scientist*, 2000; 14:25.

3. Schena M, Shalon D, Davis RW, et al. Quantitative monitoring of gene expression patterns with a complementary DNA microarray. *Science*, New York, NY 1995;270:467-70.

4. Lau WK, Chiu SK, Ma JT, et al. Linear amplification of catalyzed reporter deposition technology on nylon membrane microarray. *BioTechniques* 2002;33:564-70.

5. Zammatteo N, Jeanmart L, Hamels S, et al. Comparison between different strategies of covalent attachment of DNA to glass surfaces to build DNA microarrays. *Anal Chem*. 2000;280:143-50.

6. Liu Y, Rauch CB. DNA probe attachment on plastic surfaces and microfluidic hybridization array channel devices with sample oscillation. *Anal Chem*. 2003;317:76-84.

7. Trau D, Lee TM, Lao AI, et al. Genotyping on a complementary metal oxide semiconductor silicon polymerase chain reaction chip with integrated DNA microarray. *Anal chem*. 2002;74:3168-73.

8. Gerhold D, Rushmore T, Caskey CT. DNA chips: promising toys have become powerful tools. *Trends Biochem Sci*, 1999; 24:168-73.

9. Gwynne P, Page G. Microarray analysis: the next revolution in molecular biology. *Science*, 1999;285:911-38.

10. MacBeath G, Schreiber SL. Printing proteins as microarrays for high- throughput function determination. *Science*, 2000; 289:1760-3.

11. Pal K. The keys to chemical genomics. *Modern Drug Discovery*, 2000;3:46-55.

12. Rudert F. Genomics and proteomics tools for the clinic. *Curr Opin Mol Ther*, 2000; 2:633-42.

13. Suzuyama K, Shiraishi T, Oishi T, et al. Combined proteomic approach with SELDI-TOF-MS and peptide mass fingerprinting identified the rapid increase of monomeric transthyretin in rat cerebrospinal fluid after transient focal cerebral ischemia. *Brain Res Mol Brain Res*. 2004;129:44-53.

14. Schweigert FJ, Wirth K, Raila J. Characterization of the microheterogeneity of transthyretin in plasma and urine using SELDI-TOF-MS immunoassay. *Proteome Sci*. 2004;2:5.

15. Kim M, Park K, Jeong EJ, et al. Surface plasmon resonance imaging analysis of protein-protein interactions using on-chip-expressed capture protein. *Anal Biochem*. 2006;351:298-304.

16. Meyer MH, Hartmann M, Keusgen M.

SPR-based immunosensor for the CRP detection--a new method to detect a well known protein. *Biosens Bioelectron*, 2006;21:1987-90.

17. Kai E, Ikebukuro K, Hoshina S, et al. Detection of PCR products of Escherichia coli O157:H7 in human stool samples using surface plasmon resonance (SPR). *FEMS Immunol Med Microbiol*. 2000;29:283-8.

18. Wang TJ, Lin WS, Liu FK. Integrated-optic biosensor by electro-optically modulated surface plasmon resonance. *Biosens Bioelectron*. 2007;22:1441-6.

19. Arima Y, Teramura Y, Takiguchi H, et al. Surface plasmon resonance and surface plasmon field-enhanced fluorescence spectroscopy for sensitive detection of tumor markers. *Methods Mol Biol*. 2009;503:3-20.

20. Shoemaker DD, Schadt EE, Armour CD, et al. Experimental annotation of the human genome using microarray technology. *Nature*, 2001; 409:922-7.

21. Dufva M, Petersen J, Poulsen L. Increasing the specificity and function of DNA microarrays by processing arrays at different stringencies. *Anal Bioanal Chem*, 2009;1-9.

22. Zhu H, Snyder M. Protein chip technology. *Curr Opin Chem Biol*. 2003;7:55-63.

23. Saleh OA, Sohn LL. Direct detection of antibody-antigen binding using an on-chip artificial pore. *Proc Natl Acad Sci USA*. 2003;100:820-4.

24. Papp K, Szekeres Z, Terenyi N, et al. On-chip complement activation adds an extra dimension to antigen microarrays. *Mol Cell Proteomics*. 2007;6:133-40.

25. Branderhorst HM, Ruijtenbeek R, Liskamp RM, et al. Multivalent carbohydrate recognition on a glycodendrimer-functionalized flow-through chip. *Chembiochem*. 2008;9:1836-44.

26. Blixt O, Hoffmann J, Svenson S, et al. Pathogen specific carbohydrate antigen microarrays: a chip for detection of Salmonella O-antigen specific antibodies. *Glycoconj J*. 2008;25:27-36.

27. Nannini M, Pantaleo MA, Maleddu A, et al. Gene expression profiling in colorectal cancer using microarray technologies: results and perspectives. *Cancer Treat Rev*. 2009; 35:201-9.

28. Ingvarsson J, Wingren C, Carlsson A, et al. Detection of pancreatic cancer using antibody microarray-based serum protein profiling. *Proteomics* 2008;8:2211-9.

29. Lin YW, Lai HC, Lin CY, et al. Plasma proteomic profiling for detecting and differentiating in situ and invasive carcinomas of the uterine cervix. *Int J Gynecol Cancer*. 2006;16:1216-24.

30. Lin YW, Lin CY, Lai HC, et al. Plasma proteomic pattern as biomarkers for ovarian cancer. *Int J Gynecol Cancer*. 2006;16 Suppl 1:139-46.

31. Ladd J, Taylor AD, Piliarik M, et al.

Label-free detection of cancer biomarker candidates using surface plasmon resonance imaging. *Anal Bioanal Chem.* 2009;393:1157-63.

第二單元　基因疾病之分子檢驗
（Molecular Diagnosis of Genetic Disorders）

趙崇義 教授　主編

前言（基因疾病概論）

基因疾病依據突變初始來源分為兩類，一為來自生殖細胞（germline mutation），在受精卵中就已存在；另一為體細胞突變（somatic mutation），在癌症細胞中出現的DNA序列變異為大眾所熟知的體細胞變異之範例。

不論是生殖細胞變異或體細胞變異，變異的大小，可以小到一個鹼基對，大到跨越數百萬個鹼基對，甚至整個染色體數目上的增或減。因此，「基因疾病」（genetic disease）檢測工具的選擇，取決於臨床症狀觀察所懷疑的疾病，多為或可能為哪一類的突變，或想要偵測哪一類的變異，而使用一種或多種技術。本單元所討論的技術以偵測來自生殖細胞變異的基因疾病為主，在體細胞變異所使用的技術亦十分類似甚至相同。

基因疾病所牽涉到的DNA變異從大到小，依序為染色體數目的改變、染色體結構的改變、以及無法在染色體核型分析（karyotype analysis）所觀察到的突變（約為小於一個百萬鹼基對）。

染色體數目的改變，如增加為三個，稱為三倍體（trisomy），減少為一個為單倍體（monosomy），若總共染色體數目不是23的倍數，稱為非整倍體（aneuploidy），23的倍數，如69條染色體，稱為整倍體（euploidy）。染色體數目在減數分裂中發生變化的機率約為1～20%[1]。由於這樣的配子形成受精卵後，胚胎發育異常而導致死亡的比例遠高於染色體核型正常的受精卵，在自發性流產的統計中，染色體數目異常的比例高達46.69%（6,242/13,369）[2]；在新生兒出生的統計中，染色體數目異常的比例約為0.38%（462/120,290）[2]。

染色體結構異常在細胞分裂中發生變化的機率約為萬分之六[3]，包含有轉位（translocation）、缺失（deletion）、複製（duplication）、倒置（inversion）、等樣態。與染色體數目異常類似，過多基因數目的減少或增加，也會導致胚胎發育異常而死亡，在自發性流產的統計中，染色體結構異常的比例約為2.08%（278/13,369）[2]；在新生兒出生的統計中，染色體結構異常的比例約為0.27%（322/120,290）[2]。

基因疾病最常見的變異是單一基因的序列變異，發生率在每一細胞分裂約為百億分之一（10^{-10}/cell division），或平均每個基因每代約有百萬分之一到十萬分之一（10^{-5}～10^{-6}/gene locus/generation）[4]。單一基因疾病的檢測方法包含DNA定序（第四章）、限制片段長度分析法（第一章），在本章以海洋性貧血、血友病、葡萄糖六磷酸去氫酶缺乏症為例。

染色體數目或結構的異常由於一個變異牽涉到約十幾個基因，甚至數十或上百的基因，因此通常症狀較為嚴重，且容易牽涉多個器官組織，尤以神經系統為最容易被牽涉到的器官之一。染色體數目或結構的異常通常都是使用核型分析（karyotype analysis）為檢測的方法，而實驗技術稱為細胞遺傳學（cytogenetics），並於2016年更名為細胞

基因體學（cytogenomics），以彰顯在一般光學顯微鏡油鏡之下，一個視野就可以瀏覽人類的23對染色體，亦即整個人類基因體（human genome）。對於人類染色體異常的描述，國際上有建議的命名規範稱為「國際人類細胞基因體學命名系統（An International System for Human Cytogenomic Nomenclature，簡稱ISCN）」，目前最新的版本是ISCN2020。細胞基因體學的技術包含傳統的核型分析，以及分子生物學的方法，如：原位螢光雜交法（Fluorescent In Situ Hybridization, FISH，於本書第一章有詳細說明）、染色體（微）陣列晶片〔chromosomal（micro）array，於本書第六章有概略說明，後續再版再詳加說明〕、晶片式比較基因體雜交法（Array Comparative Genomic Hybridization，aCGH，於本書第六章有概略說明）。在本單元第九章介紹核型分析技術，並以唐氏症的染色體數目或結構異常為例。

參考文獻

1. Hassold, T., & Hunt, P. (2001). To err (meiotically) is human: the genesis of human aneuploidy. *Nature Reviews Genetics*, *2*(4), 280-291.

2. Benn, P.A. (2009). Prenatal Diagnosis of Chromosomal Abnormalities through Amniocentesis. In Genetic Disorders and the Fetus (eds A. Milunsky and J.M. Milunsky). https://doi.org/10.1002/9781444314342.ch6

3. Vogel, F., & Motulsky, A. G. (1997). *Human Genetics* (3rd ed.). Berlin, Germany: Springer.

4. Crow, J.F. (2000). The origins, patterns and implications of human spontaneous mutation. *Nature Reviews Genetics*, *1*(1), 40-47. DOI: 10.1038/35049558.

第七章　海洋性貧血分子檢驗（Molecular Diagnosis of Thalassemia）

李建宏、朱大成、施浤彰、張建國　著

學習目標

1. 了解國人常見的海洋性貧血基因型。

2. 如何用血液學及生化學常規檢查篩檢
   出可能的帶因者，再以分子診斷技術
   確認或排除帶因者基因型。

3. 產前診斷海洋性貧血常用的方法優缺
   點及限制。

4. 了解乙型海洋性貧血發生原因。

5. 了解如何判定為乙型海洋性貧血的可
   能帶因者。

6. 明瞭常用來偵測乙型海洋性貧血的檢
   驗技術及其原理。

7. 乙型變異血紅素和乙型海洋性貧血的
   關聯。

第一節　甲型海洋性貧血

甲型海洋性貧血簡介

成人的血紅素（hemoglobin; HbA）是由兩對肽鏈組成，形成四元體（tetramer）的結構：$\alpha_2\beta_2$。合成甲型血紅蛋白肽鏈（α globin chain）的基因位於第 16 對染色體上，合成乙型血紅蛋白肽鏈（β globin chain）的基因位於第 11 對染色體上。甲型海洋性貧血是位於第 16 號染色體的甲型血紅蛋白基因發生缺失或突變，造成甲型血紅蛋白肽鏈合成量減少的血液疾病；乙型海洋性貧血則是乙型血紅蛋白肽鏈合成量減少的血液疾病。

每條第 16 號染色體會有兩個 α 基因，正常人會有四個 α 基因，正常人的基因型為（$\alpha\alpha/\alpha\alpha$）。⑴若發生一個 α 基因缺損（-$\alpha/\alpha\alpha$），在臨床上通常無症狀，血液檢查的紅血球容積（mean corpuscular volume; MCV）值正常或稍微偏低，血紅素分析結果正常。⑵若發生兩個 α 基因缺損（--/$\alpha\alpha$）或（-α/-α），大部分的人通常無臨床症狀，有些人會出現輕度貧血的症狀，血液檢查的 MCV 小於正常值（MCV < 80 fL），血紅素分析結果正常。⑶若發生三個 α 基因缺損（--/-α），即罹患血紅素 H 症（Hb H disease），為中度海洋性貧血患者，血紅素分析會出現特殊血紅素 Hb H（β_4），患者貧血的症狀較嚴重，但臨床表現個別差異很大，大部分的患者不需要輸血，但是有些患者需要接受不定期輸血。部分個案因脾臟腫大，需切除脾臟。⑷若四個 α 基因缺損（--/--），即為重度甲型海洋性貧血（α-thalassemia major），患者於胎兒時期便會出現胎兒水腫（hydrops fetalis），會胎死腹中或出生後不久即死亡，血紅素分析會出現特殊血紅素 Hb Barts（γ_4）> 80%。

臺灣常見甲型海洋性貧血基因型

人類的 α 血紅蛋白基因群（α globin gene cluster）位於第 16 號染色體的短臂上（16p13.3），長度約有 40 kb。此基因群包含三個功能性基因：ζ、α_1、α_2；三個偽基因（pseudogenes）：$\varphi\zeta_1$、$\varphi\alpha_1$、$\varphi\alpha_2$；以及一個未知功能的基因：θ_1。它們在染色體上的排列順序為：$5'$-ζ_2-$\varphi\zeta_1$-$\varphi\alpha_2$-$\varphi\alpha_1$-α_2-α_1-θ_1-$3'$。甲型海洋性貧血的基因變化主要是含有 α 基因的第 16 號染色體，出現大片段的基因缺失（gene deletion），造成此染色體缺少一個或兩個 α 基因，缺失的片段不同，就形成不同的基因型。依據缺失的長度，將甲型海洋性貧血區分為：⑴ α-thalassemia-1，指的是第 16 號染色體兩個 α 基因都缺失了；⑵ α-thalassemia-2，指的是第 16 號染色體一個 α 基因的缺失。除了缺失型的突變外，也有 α 基因本身出現點突變（point mutation），此種變異造成 α 血紅蛋白肽鏈產物不穩定，因此出現海洋性貧血的症狀。臺灣常見的甲型海洋性貧血的基因型有七種，其中五種為缺失型的突變，兩種為點突變，整理如表7-1。

東南亞型〔α-thalassemia-1 of Southeast Asia (SEA) type〕是國人甲型海洋性貧血

表 7-1　臺灣常見的甲型海洋性貧血基因型

基因型	基因變異	國際命名	偵測方法
東南亞型 SEA type	20 kbs 的 DNA 缺失 兩個 α 基因缺失	1	Gap-PCR
菲律賓型 Philippine type	30～34 kbs 的 DNA 缺失 兩個 α 基因缺失	2	Gap-PCR
泰國型 Thailand type	34～38 kbs 的 DNA 缺失 兩個 α 基因缺失	3	Gap-PCR
右端缺失 α (3.7)-deletion	3.7 kbs 的 DNA 缺失 一個 α 基因缺失	4	Gap-PCR
左端缺失 α (4.2)-deletion	4.2 kbs 的 DNA 缺失 一個 α 基因缺失	none	Gap-PCR
Hb Constant Spring Hb CS	$α_2$ 基因 codon 142 (TAA→CAA)	5	PCR-RFLP
Hb Quong Sze Hb QS	$α_2$ 基因 codon 125 (CTG→CCG)	6	PCR-RFLP

國際命名：HGVS: Human Genome Variation Society

(1)Z84721.1: g.26264_45564del19301

(2)Z84721.1: g.11684_43534del31851

(3)Z84721.1: g.10664_44164del33501

(4)Z84721.1: g.34164_37964del3801 (3.7 kb deletion, type I)

(5)HBA2: c.427T>C

(6)HBA2: c.377T>C

最常出現的基因型，九成以上的甲型海洋性貧血為此種基因型[1]，其基因的變異為染色體出現 20 kbs 的缺失[2]。菲律賓型（α-thalassemia-1 of Philippine deletion type）其基因的變異為染色體出現 30～34 kbs 的缺失[3, 4]。泰國型（α-thalassemia-1 of Thailand deletion type）其基因的變異為染色體出現 34～38 Kbs 的缺失[3]。此三種基因型，位於缺失內的兩個 α 基因都一起消失，無法合成 α 血紅蛋白肽鏈，帶有此三種缺失型

甲型海洋性貧血基因的夫妻，就有 1/4 的可能性，會懷到重症甲型海洋性貧血的胎兒。

右端缺失型（α-thalassemia-2 of -α[3.7] deletion type）及左端缺失型（α-thalassemia-2 of -α[4.2] deletion type）[5]，此種基因的變異，造成只剩下一個 α 基因，此種基因型雖然不會造成重症海洋性貧血，但是如果又遺傳到兩個 α 基因缺失的基因型，這樣患者就出現三個 α 基因缺失，為有中度貧血的

血紅素 H 症。

　　Hb Constant Spring (Hb CS) 與 Hb Quong Sze (Hb QS) 為點突變的基因型，Hb CS 為 α_2-globin 基因的終止密碼 TAA 突變成 CAA，造成終止密碼往後移，形成比正常血紅素多 20 個胺基酸的變異血紅素 Hb CS[6]。Hb QS 為 α_2-globin 基因 codon 125 CTG 突變成 CCG[7]，但是此兩種變異血紅素極不穩定，其出現海洋性貧血的症狀甚至比缺少一個 α 基因的基因型還嚴重。

甲型海洋性貧血基因型的偵測方法

　　早期甲型海洋性貧血基因型的偵測主要是用南方墨點法（Southern blot）分析[8]，但是這個方法不但耗時、操作流程複雜、成本昂貴與需要用到放射性物質等缺點，並不適用於臨床常規檢查。目前甲型／乙型海洋性貧血分子診斷技術已發展為快速篩檢的方法（圖 7-1）。

Gap-PCR

　　此種方法是針對出現特定大片段缺失的位點，在此缺失斷點的前後兩邊，尋找適當的核苷酸序列作為引子（primer），進行 PCR 反應。PCR 反應的引子在正常的基因的距離太遠，沒有 PCR 產物。若是檢體有此特定的缺失，就會出現預期大小的特定 PCR 產物。此方法用於偵測甲型中的東南亞型[1, 2]、泰國型[3]、菲律賓型[3, 4]、右端缺失型及左端缺失型[5]。

PCR-RFLP

　　配合限制酶（restriction enzyme）的使用，可偵測甲型之 Hb Constant Spring (Hb CS), Hb Quong Sze (Hb QS) 等基因型[6,7]。Hb CS 為 α_2-globin 基因的終止密碼 TAA 突變成 CAA，造成終止密碼往後移，形成比正常血紅素多 20 個胺基酸的 Hb CS，而此種變異使原來在此位置有一個限制酶 *Mse*I 的作用位置消失。如果採用柯滄銘醫師設計的引子，可針對此處得到 339 bps 的 PCR 產物[6]，經 *Mse*I 的作用後，Hb CS 的檢體切不動，仍為 339 bps，而正常的檢體會得到 182 bps 和 157 bps 的產物。Hb Quong Sze 為 α_2-globin 基因 codon 125 CTG 突變成 CCG，此種變異比正常基因多產生一個能被限制酶 *Msp*I 作用的位置。採用與偵測 Hb CS 相同的 primers 得到 339 bps 的 PCR 產物，經 *Msp*I 作用後，正常的檢體有兩個切點，得到 230 bps, 41 bps 與 69 bps 的產物。而 Hb QS 的檢體有在 230 bps 內有多一個切點，會得到 123 bps 和 107 bps 的產物。

甲型海洋性貧血帶因者的篩檢流程

　　海洋性貧血的篩檢，一般先以全血計數（complete blood count; CBC）的 MCV ≤ 80 fL 或平均紅血球血紅素〔mean cell hemoglobin (MCH) ≤ 25 pg〕為初步認定標準，若 MCV ≤ 80 fL，即有可能為海洋性貧血帶因者，需做基因型檢查確認是否為海洋性貧血的帶因者。

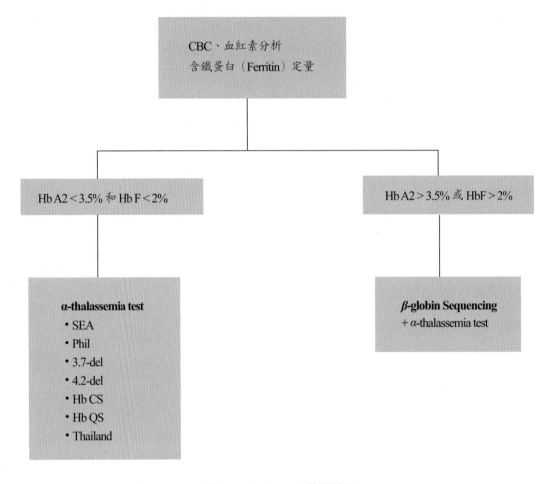

CBC、血紅素分析
含鐵蛋白（Ferritin）定量

Hb A2 < 3.5% 和 Hb F < 2%

Hb A2 > 3.5% 或 HbF > 2%

α-thalassemia test
 • SEA
 • Phil
 • 3.7-del
 • 4.2-del
 • Hb CS
 • Hb QS
 • Thailand

β-globin Sequencing
 + α-thalassemia test

圖 7-1　Thalassemia 檢驗流程

　　臨床上區別甲型與乙型海洋性貧血主要靠血紅素的分析。乙型海洋性貧血的帶因者血紅素分析，其 Hb A2（$\alpha_2\delta_2$）的比例會大於 3.5%，是一個很好的指標。但是血紅素分析在甲型海洋性貧血的診斷上，缺三個 α 基因的 Hb H disease 會出現 Hb H（β_4），缺四個 α 基因的重症甲型海洋性貧血會出現 Hb Barts（γ_4）。但是缺一個或兩個 α 基因的帶因者，血紅素的分析與正常人一樣，必須進行基因檢查，才能確認是否為甲型海洋性貧血的帶因者。此外，有些人同時為甲型與乙型海洋性貧血的帶因者，此帶因者血紅素分析的結果與乙型海洋性貧血的帶因者一樣，都會出現 Hb A2（$\alpha_2\delta_2$）的比例會大於 3.5% 的結果。因此，血紅素的分析可幫助乙型海洋性貧血的帶因者的診斷，但是並不能排除甲型海洋性貧血，所以只要全血計數的 MCV ≤ 80 fL（或 MCH ≤ 25 pg），就有可能是甲型海洋性貧血帶因，需做基因型檢查進行確認。

　　因為缺鐵性貧血（Iron deficiency anemia; IDA）與海洋性貧血皆會出現小血球性低血色素貧血，因此在做海洋性貧

血基因檢驗時，也應同時檢驗含鐵蛋白（ferritin）。若受檢者基因檢驗結果也正常，ferritin 偏低，在補充鐵質 1～2 個月後，複檢 CBC 值正常，則該受檢者應僅單純為缺鐵性貧血；否則可能合併罹患海洋性貧血。

基於優生保健的政策，政府對懷孕婦女產檢時，都會做海洋性貧血的篩檢。若孕婦 MCV 較小（即 MCV ≤ 80 或 MCH ≤ 25），則其配偶亦需接受血液檢查。若發現配偶之 MCV 亦較小（即 MCV ≤ 80 或 MCH ≤ 25），則孕婦及配偶兩人的血液檢體，應做進一步的海洋性貧血基因檢測。若夫妻為同型海洋性貧血帶因者，則孕婦應接受絨毛、羊水或臍帶血採樣，以對胎兒做產前診斷及進一步之遺傳諮詢。

產前診斷甲型海洋性貧血

由於國人的甲型海洋性貧血基因型超過九成以上皆屬於東南亞缺失型（Southeastern Asian type deletion; SEA type deletion），其基因缺陷為第 16 號染色體發生大約 20 kbs 的大片段缺失，而這缺失的區域涵蓋了兩個甲型球蛋白基因，故如果父母親皆為此基因型的帶因者，則理論上其每個孩子有 1/4 的機會，會遺傳到父母親有缺陷的第 16 號染色體，成為甲型海洋性貧血重症患者，患者沒有正常的甲型球蛋白基因而無法存活，大都在第二懷孕期（second trimester）即發生水腫胎（hydrops fetalis）的現象自然死亡。但也有例外的情形，有甲型海洋性貧血重症患者

在母體中存活到 30 週以上的個案。

傳統用來檢測帶因者用的 PCR，並不適合用來作產前檢查海洋性貧血的工具，因為羊膜穿刺術的過程很容易遭到母血汙染而導致檢驗出現偽陰性結果。故需另覓他法。目前國內從事海洋性貧血分子檢驗之衛生署認證通過之機構，有採取下列方法進行甲型海洋性貧血分子產前檢驗：

1. 羊水細胞先經過培養去除掉可能來自母血汙染的細胞，再佐以短重複序列（STR：方法及原理請參考第一章之微衛星分析）指標分析，以證明胎兒羊水細胞中沒有母血汙染。此方法應至少有 95% 的正確性，唯對於檢驗結果呈現與母親同型之帶因者胎兒需特別注意密切追蹤，以防萬一。

2. 南方墨點法（Southern blot hybridization）：由於甲型東南亞缺失型是肇因於大片段缺失，故而南方墨點法適合用來偵測此種大片段的缺失。其優點是即使胎兒檢體有少量的母血汙染也不會影響實驗結果[8]，因為此方法需要大量 DNA 檢體，此缺點反倒成為檢驗時排除母血汙染的優點。但其缺點是操作步驟繁多，且需時甚久，又需要大量檢體 DNA 方可得到易於判讀的數據。因此羊水細胞至少需培養 2～3 星期，以取得大量細胞數目供 DNA 萃取，無形中加長了檢驗的時程。目前已較少實驗室使用。

3. 即時定量聚合酶連鎖反應（Real-time quantitative PCR）：為了更精確以科學化數據證實胎兒羊水檢體沒有受到母血

汙染以及縮短檢驗流程加快報告時間，也有實驗室發展出使用即時定量聚合酶連鎖反應[9, 10]。以特別設計的核酸探針，來對第 16 號染色體上甲型球蛋白基因叢聚處作相對定量分析，以便進行國人最常見之甲型海洋性貧血東南亞缺失型的產前診斷。此方法快速而準確，費用亦較南方墨點法少了許多。

第二節　乙型海洋性貧血

乙型海洋性貧血簡介

乙型海洋性貧血（Beta-thalassemia）又稱為地中海型貧血（Mediterranean anemia），是一種可造成輕度至重度不等的血紅素病症，其肇因於遺傳變異。現今醫學上的治療及產前診斷目的在阻止此遺傳性疾病的進一步擴散。至於此疾病起源於何地，眾說紛紜，地中海周圍國家，如希臘、義大利的人口中即有此遺傳性疾病的高發生率。一般而言，與瘧疾高盛行率有關，即表示兩者有相當程度的重疊性。從考古學的角度而言，在地中海周遭所發現未成年的骨骸中發現（預估為公元前 7000 年），頭蓋骨有增生現象，類似重症乙型海洋性貧血頭部 X 光影像特徵（Hair-on-end），即證明海洋性貧血是一種歷史久遠的遺傳性疾病。其實並不侷限於地中海周遭國家，其他如非洲、亞洲，尤其是東南亞區域，亦有相同的發現，在東南亞國家中由於地理環境的區隔，演變

成區域性的差異極大，如越南的北越、中越、南越的 HbE/β-thalassemia 帶原率差異極大；在中國大陸長江流域以南，尤其以廣西、廣東、海南島地區是中國發病率最高之區域；在臺灣，乙型海洋性貧血的帶因率約在 1～3%，臺灣約有十多種屬於點突變型（point mutation），其中四種突變型涵蓋超過 80～90% 以上的病人；其他約有 3% 是屬於缺失型（deletion type），例如：SEA type of HPFH（hereditary persistence of fetal hemoglobinemia）。海洋性貧血是全球發生率最高的單一基因隱性遺傳疾病，據估計全世界人口的 3%，即約有一億六千萬人為海洋性貧血帶因者[11]。（NCBI_142700）

不論是甲型或乙型（α 及 β 型）海洋性貧血，其共同的特徵是血紅素（hemoglobin）中血紅蛋白肽鏈（globin chain）（α-globin 或 α-like globin; β-globin 或 β-like globin）的合成發生問題，使得該種血紅蛋白肽鏈的合成量降低或完全無法製造。造成血液檢查結果呈現紅血球的體積較小，即小紅血球症（Microcytosis）；血紅素含量降低造成所謂的低血色素症（Hypochromia）；程度不一的血紅素（Hemoglobin）下降及貧血症狀，有些狀況必須定期輸血，甚至終身輸血。

根據內政部資料至民國 96 年底止，外籍與大陸配偶人數約達 399,038 人，其中外籍配偶（含歸化取得我國國籍者）占 35.9%，大陸及港澳地區配偶占 64.1%。就配偶國籍分，配偶為外籍人士者 136,617 人（其中女性 126,575 人，男

性 10,042 人）。按國籍分，男性配偶以泰國籍 33.59% 最高，日本籍 11.46% 次之，美國籍 11.12% 再次之；女性配偶以越南籍 69.34% 最高，印尼籍 11.16% 次之，泰國籍 7.10% 再次之。在泰國海洋性貧血帶原率為近 40%，幾乎每三個人中即有一人帶原；海洋性貧血在泰國官方視為國家危機，依據 2001 年 WHO 統計，在東南亞國家血紅素 E 合併乙型海洋性貧血型貧血的帶原率（% Hemoglobin E/% β-thalassemia），如：泰北（4-8/5-7）、泰東（30-50/3）、泰中（13-17/3）；北越（1-2/1-25）、南越（3-32/2）；印尼（3-5/2-6）；柬埔寨（32-63/1-5）；寮國（25-40/9），呈現各國境內、國與國之間，有著極大的差異性。由於外籍配偶多來自東南亞國家及大陸東南區域，針對此遺傳性疾病，政府應該因應規劃出相關配套，包括篩檢、重症海洋性貧血的治療指引、政府福利措施之因應與支出、加強普羅大眾的認知、普及醫院的精確診斷、重症海洋性貧血病患與家庭的心理諮商，這是因應國家未來發展的重要性研究，因此在遺傳諮詢及產前診斷方面是非常值得重視的課題。

血紅素的形成及其功能

正常的血紅素呈橢圓形，直徑約 550 nm，分子量為 67 kDa，由四個次級單位構成，每一單位包括一個血紅素球蛋白（globin）及一個含鐵的血基質（heme），其中 globin 占血紅素之 96%，而 heme 占血紅素之 4%。

成人血紅素（Hb A）組成為兩個 α-chains 及兩個 β-chains；β-chains 的遺傳密碼位於兩個 β-globin genes 上，每一個 β-globin gene 位在兩條 11 號染色體之一，其中一條源自於父方，另一條源自於母方，正常的基因型為 β/β genotype。在 11 號染色體上，所謂的 β-gene cluster 為含有一個功能性的 β-gene；一個功能性的 δ-gene；兩個功能性的 γ-genes 及一個 $\psi\beta$-gene，ψ 表沒有功能的偽基因（pseudogene），兩個 γ-genes 分別稱為 $^A\gamma$ 及 $^G\gamma$，乃是指它們所合成的多胜肽鏈（Polypeptide chains），差異性只在於第 136 個胺基酸，在 $^A\gamma$-chains 為 Alanine，在 $^G\gamma$-chains 為 Glycine（圖 7-2）[12]。

β-thalassemia 根據 β-chains 合成缺陷的程度可分：β^0-thalassemia（無 β-chain 的合成）及 β^+-thalassemia（β-chain 的合成減少或降低）；絕大部分的原因為 β-globin genes 發生了點突變（point mutation）、基因缺損型（gene deletion）則較少，這些基因缺陷造成在 β-chains 合成的影響包括：

鏈端突變（Chain-terminating mutation）

有兩種的突變會引起 mRNA Translation 提早的結束：一種乃是由於 Exon 發生了點突變，形成一個終止密碼（stop codon）；另一種則是移碼突變（frameshift mutation）所造成的，這些所產生的多胜肽鏈因太短而失去功能，導致 β^0-thalassemia 的發生。

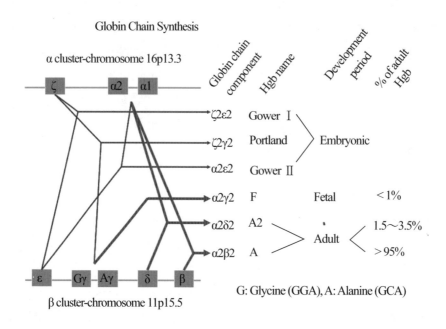

圖 7-2　人類 *β*-globin gene 在 11 號染色體上的排列順序

剪接突變（Splicing mutation）

突變導致異常的剪接是 *β*-thalassemia 最常見的原因，如果突變改變了正常的剪接接合（splice junction），導致剪接沒有發生，則所有形成的 mRNA 為異常，並會在細胞核內退化掉（degradation），因而造成 *β⁰*-thalassemia，如果突變是發生於遠離正常的 Intron-exon splice junction 的 Intron 上，建立另一個剪接酶（splicing enzyme）作用的感受位，但正常的剪接位點仍不受影響，造成正常及異常的剪接都會發生，就此產生正常及異常的 *β*-globin mRNA，導致 *β⁺*-thalassemia 的發生。

啟動子區域突變（Promoter region mutation）

發生於啟動子（promoter）內的幾個點突變，會減少 RNA polymerase 的結合，因此會降低轉錄（transcription）的速率約 70～80%，所以只有合成少量的 *β*-chains，導致 *β⁺*-thalassemia 的發生。

乙型海洋性貧血之基因診斷

目前世界上已知道的乙（*β*）型海洋性貧血基因突變型大約有 200 種之多[13]，複雜度相當高。乙（*β*）型的基因大部分

不是大段基因的缺失，而是少數幾個或單一核苷酸的突變所引起的。在臺灣常見的突變型分為下列四種：(1) codon 41～42 間四個核苷酸的缺損（-TCTT），由於缺損四個核苷酸，並不是 3 的倍數，所以造成後續 DNA 的移碼突變（frameshift），而且在 codon 59 的地方形成終止碼（terminator），造成 mRNA 無法再接上胺基酸。(2) β 基因第二個 Intron 第 654 核苷酸位置 C→T 突變，使得 mRNA 的剪接（splicing）發生問題。(3) Codon 17 處 A→T 突變，使得 codon 17 轉變為終止密碼，同樣造成 mRNA 無法再接上胺基酸。(4) β 基因位於上游 Promoter -28 位置的 A→G 突變，影響到 β 基因的轉錄作用（transcription）。這四種突變占了中國人乙型海洋性貧血基因型的 80～90% 左右。其餘的包括：血紅素 E 症（Hb E）、codon 71～72 間插入 A（Insertion）、β 基因的第一個 Intron 第 5 個核苷酸 G>C 突變、Aγδβ 基因的大段缺失等。

　　兩種變異基因結合可能生下中重度病兒-Hb E/β-thalassemia 為例：Hb E 是一個最常見的不正常血紅素，特別常見於亞洲最南邊的種族，例如柬埔寨、越南和泰國人。血紅素 E 和海洋性貧血都是因血紅素鏈基因變異所致，亦即由於產生血紅素的基因異常而生成異常血紅素，兩者的不同處在於海洋性貧血主要是造成血紅素「量」的變化，而變異血紅素 E 則是血紅素的「質」改變了。血紅素 E 在第 11 對染色體 β 血蛋白肽鏈基因出了問題，產生一種不穩定的變異血紅素，因而造成貧

血，但由於它與血紅素的量無關，所以紅血球不會變小，紅血球體積（MCV）不會小於平均值的 80 fL，因此臨床可能造成誤判。假如父母一方為輕型乙型海洋性貧血（β-thalassemic trait），另一方為 Hb E trait，則每一次懷孕有 25% 的機會生下帶有血紅素 E／乙型地中海貧血症的孩子。血紅素 E／乙型海洋性貧血症是中度嚴重的貧血，症狀和中度乙型海洋性貧血相似，但也可能和重度乙型海洋性貧血（β-thalassemia major）一樣嚴重（圖 7-3）。寶寶如果患有重型乙型海洋性貧血，要在出生後六個月大時才會出現症狀。剛出生時，患有重型乙型海洋性貧血的寶寶在外觀上跟正常者沒有任何差別。一旦寶寶發病，後果嚴重，必須每隔 2～3 週輸血一次。長期的輸血會造成體內鐵質的沉積，導致體內器官的纖維化，逐漸喪失功能，最後病患常因心臟衰竭而在十幾歲即死亡。另一方面，由於長期輸血，容易引起病毒的感染，例如 B 型、C 型、D 型肝炎和愛滋病等。為了克服鐵質沉澱所

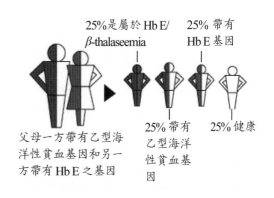

圖 7-3　Hb E/β-thalaseemia 帶因機率

引起的問題，近年來我國引進了皮下注射排鐵劑的療法，每天注射 8 小時以上，每星期要打 5～6 天。雖然最近有一種可隨身攜帶的小型連續注射器，患者在打藥的時候，可以照常進行一般活動。然而不管是輸血或打排鐵劑，基本上都不是根本的治療，真正要根治這種疾病，需要骨髓移植。我國目前在骨髓移植的成功率大約在 60%，其餘 40% 的失敗者可能因併發症死亡，或者回復原來長期輸血打排鐵劑的狀況。

臺灣常見十種乙型海洋性貧血基因型別：主要的七種 Mutation type，包括：codon 17 AAG > TAG, codon 27/28 + C, IVS-2 nt 654 C > T, promoter -28 A > G, codon 41/42 -TCTT, codon 71/72+A, codon 43 GAG > TAG 及三種 β-globin deletion type 包括：Gr$^+$ ($^A\gamma\delta\beta$)^0, Yunnanese type, SEA type of HPFH 等。

常規檢驗

常規血液檢驗及生化檢驗：並不是所有的未知檢體皆以分子層次進行海洋性貧血篩檢，而是先透過簡易的血液常規檢查、生化學檢查來進行初步排除[14]。首先包括全套 CBC 檢查（可包括血液抹片染色檢查）、血紅素分析方法，包括：Cellulose acetate electrophoresis (alkaline pH (8.2-8.6), Citrate agar 或 Agarose gel acid pH (6.0-6.2)[15, 16], Isoelectric focusing (IEF)[17], Capillary Electrophoresis (CE)[18], Reverse-phase high-performance liquid chromatography (RP-HPLC)[19]（臨床電泳數據參閱圖 7-4,

7-5, 7-6），進行檢測 Hb A2, Hb F 及 Hb X（泛指未知的變異血紅素）的比值關係，上述方法各有其優缺點，有時採用的方法不同，會有不同的結果產生（參閱圖 7-7）。同時應進行相關生化學檢查，如鐵質的含量檢查，目的在排除因為缺鐵性貧血（Iron deficiency anemia; IDA）所造成的 MCV 降低。至於 Cut-off values 的訂定並非有絕對標準，一般海洋性貧血異合子型（Heterozygosity）MCV < 78-80 fL 及 MCH < 27 pg，但有些變異血紅素，常見如 Hb E 有時 MCV 會介於正常參考值上下；建議 CBC 檢體應在 24 小時內檢測完畢，目的在避免 MCV 檢驗值的假性上升。至於乙型海洋性貧血異合子型（Heterozygosity）不論是 β^0 或 β^+ 皆呈現低血色素性（Hypochromic, MCH: 19～23 pg）及小球性（Microcytic, MCV: 62～75 fL）的紅血球；血紅素電泳 Hb A2 值（4.0～5.5%）；約有一半乙型海洋性貧血帶因者會出現 HbF（2.5～3.0%），有別於正常人[20]，有些檢驗單位會自行訂定參考值，如血紅素電泳採用 HPLC 方法 Hb A2 值定在 3.5%，以區分甲、乙型海洋性貧血之檢測流程走向（表 7-2）。

分子層次檢驗

DNA 以周邊血液有核細胞為主，容器抗凝劑為 EDTA（ethlenediaminetetraacetic acid）為主，但有些檢體如毛囊[21]、唾液檢體[22]亦可作為分析材料；產前檢查包括絨毛膜（chorionic villi），可經子宮頸吸取（transcervical aspiration）或超音波

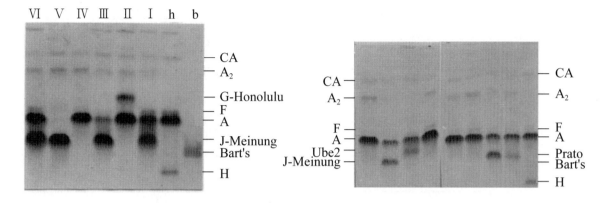

圖 7-4　Cellulose EP

圖 7-5　Cellulose EP (Hb variant)

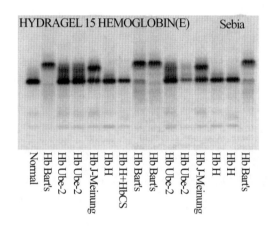

圖 7-6　Capillary EP

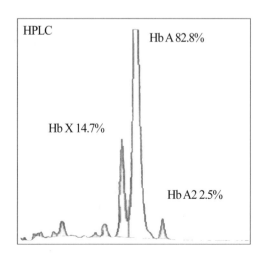

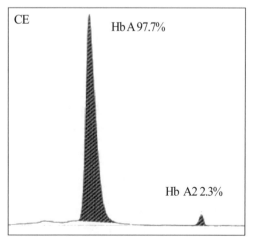

圖 7-7　HPLC 與 CE 方法比較，在變異血紅素 Hekinan 的差異。

表 7-2　臨床檢驗相關數據在海洋性貧血及變異血紅素之差異

	α-thalassemia	*β*-thalassemia	Hb variant
MCV	≤ 80 fL	$\leq 62 \sim 75$ fL	正常
MCH	≤ 27 pg	≤ 27 pg	正常
Hb EP	A2 < 4.0	A2 $\geq$ 4.0	$\alpha \fallingdotseq 25\%$ $\beta \fallingdotseq 50\%$
Ferritin	正常	正常	正常

引導下的腹部抽取；也可以取羊水細胞
（amniotic fluid cells），直接檢測或經細胞
培養後再檢測。非侵襲性產前診斷方法
是擷取循環在母體內的胎兒含 DNA 的細
胞[23]或母體血液內的胎兒 DNA 的細胞[24, 25]
作為檢體來源。Genomic Blood DNA 純
化後必須測定 DNA 濃度及純度（標準：
O.D.260/280 > 1.65；濃度 20～200 ng/
μL），若 DNA 純度（標準：O.D.260/280
< 1.65）可先利用跑電泳膠片確認 DNA 濃
度，並適度增加反應之 DNA 量；至於絨
毛膜或羊水細胞所測得 DNA 濃度相對較
低，因此必須適度增加 DNA 量。

相關運用技術及方法綜述

聚合酶連鎖反應

目前所有有關海洋性貧血基因檢查
幾乎會利用 PCR[26]。PCR 技術是將欲測
DNA 片段的量呈幾何級數的放大，其原
理應用如下述：PCR 操作過程主要分成
三大部分：(1)以高溫（92～95℃）使雙
股模板 DNA 分離（denature）；(2)使引子
與單股模板 DNA 做緩冷配對（annealing,

40～65℃）；(3)再將溫度調整到 DNA 聚
合酶作用的有效溫度而合成新的 DNA 股
（extension）。一般使用 DNA 聚合酶的有
效作用溫度是 37℃，因此在高溫分離雙股
時會破壞 DNA 聚合酶的活性，然而在耐
高溫的細菌（*Thermus aquaticus*）中分離出
來的 DNA 聚合酶（*Taq* DNA polymerase），
在 95℃ 中其活性的半衰期（Half life）長
達 40 分鐘，故可供 PCR 操作使用。*Taq*
聚合酶的有效作用溫度為 72℃，在這溫度
下，每分鐘可合成 2,000～4,000 個核苷酸
（nucleotides）。由於 *Taq* 聚合酶的發現，
使 PCR 之操作得以自動化。

增幅限制酶切位點與聚合酶連鎖反應－限制片段長度多形性

β-thalassemia 的基因變異主要是點突
變（point mutation），針對這些變異點，
利用增幅限制酶切位點（amplified created
restriction site; ACRS）的方法設計 Mismatch
primer，此突變基因的 PCR 產物可被特定
限制酶（restriction enzyme; RE）作用，而正
常基因 PCR 產物則無此作用位置；或者是
以正常基因有特定 Restriction enzyme 作用

的位置，而突變基因無此作用位置。限制片段長度多形性（restriction fragment length polymorphism; RFLP）：將 PCR 的產物以限制酶分割鑑定之方法，稱為聚合酶連鎖反應－限制片段長度多形性（polymerase chain reaction-restricted fragment length polymorphism; PCR-RFLP），簡稱 PCR-RFLP 法，此法利用 PCR 產物之鹼基多型變化 DNA 片段中，由於變異之鹼基與鄰近序列組成具有某種內限制酶切位之 DNA 序列，而另一變異鹼基則未能組成此一內限制酶切位 DNA 序列。因此，PCR 產物可以由此酵素分解，將此鹼基多型 DNA 鑑別出，此法以瓊脂凝膠電泳，以溴化乙錠染色，可迅速獲得結果[27, 28]。

等位基因特異性寡核苷酸雜交

等位基因特異性寡核苷酸雜交（allele specific oligonucleotide hybridization; ASO）乃是利用一條與正常序列相同及一條與突變者相同的 Primer，以放射線或其他物質來標示此 Primer（每條約 20 個鹼基），並分別與 PCR 的產物做雜交反應（hybridization），只有完全相同序列的 Primer 才能與欲測的 PCR 產物雜交在一起，因此會顯出標示的訊號。由於採用本方法需要相當有經驗，且實際操作步驟相當繁複，不方便用於臨床應用。

增幅阻礙突變系統

增幅阻礙突變系統（amplification refractory mutation system; ARMS）是利用所設計的 Primer 只能與正常（或突變）的序列作用而產生 PCR 連鎖反應，因此 PCR 反應後，只有正常（或突變）才能有 PCR 產物，以產物出現與否來判讀正常（或突變）。但由於 ARMS 的方法需要利用二管 PCR：一管做正常，另一管做突變，因此不太經濟；另一種方式是在 Primer 標定不同顏色的螢光劑，放再同一管做 PCR，藉由顏色出現的種類來分辨正常或突變[29]。

突變基因分離聚合酶連鎖反應

除了利用不同的螢光劑標定 ARMS 的 Primer 外，另一種方法是分別將偵測正常（或突變）的 ARMS Primer 給予不同長度，並利用共同沒有變異端設計共用的 primer，因此每次 PCR 反應皆有三條 Primers，利用產物的大小變化來分別突變或正常，此方法稱為突變基因分離聚合酶連鎖反應（mutagenically separated PCR; MS-PCR）。也可以同時放多組 Primer 於一管中做多重反應 PCR，如此一來，可同時偵測多種基因突變，此方法稱為 Multiplex MS-PCR，但必須考慮 Primers 間 Tm 值，目前已有市售 Grading PCR 儀器可將 Annealing 在同一臺儀器上設定不同溫度，缺點是所有時間設定必須在同一條件下，即 Denature, Annealing, Extension 必須以最長產物之反應時間做設定。Multiplex MS-PCR 的產物差距最好在 20～50 bp 之間，避免人為誤判[30]。

逆式點漬雜合反應

逆式點漬雜合反應（reverse dot blot hybridization）原理與 ASO 相同，差異是

先把原來用於測已知突變的 Probe 放在膜上，再以待測檢體 DNA 為模板做 PCR，將 dig-dUTP 或 biotin-dUTP 放入反應的溶液中，結果 PCR 的產物，部分 T 的鹼基就會被 dig-dUTP 或 biotin-dUTP 取代。因此 PCR 產物反而變成 Probe，用它來與黏在膜上的寡核苷酸反應，如果兩者序列相同時，就可以雜交在一起，然後再利用偵測系統分別與 dig-dUTP 或 biotin-dUTP 作用，即可偵測出 DNA 量。許多 DNA Chip 或 Microarray 的產品，便是利用同樣的原理；即將血紅素基因上任何鹼基的可能變化均放在 Chip 或 Microarray 上（晶片材質為玻璃片、尼龍薄膜），由於它可放入幾千、甚至幾十萬種的寡核苷酸，因此理論上任何一種血紅素鹼基的突變，均可用一個 Chip 或 Microarray 偵測出來。

南方墨點法

南方墨點法（Southern blot hybridization）是少數非 PCR 為基礎的分子技術且使用於 DNA 方面。步驟是先使用限制酶後，利用電泳法將大分子切成小分子並予以分離，將小分子轉印（blotting）至濾膜上，用標記之探針（probes）與之進行雜交（hybridization），然後再辨識雜交後之資訊，即可對有興趣的序列進行鑑定或分離。

本方法仍然是診斷血紅素病變非常有用的方法；它可以篩檢大片段的基因缺損或重排（rearrangements）[31, 32]。

變性梯度膠體電泳法

變性梯度膠體電泳法（denaturing gradient gel electrophoresis; DGGE）乃針對未知的突變點進行篩檢，主要利用 DNA 在同源雙鏈（homoduplex）及異源雙鏈（heteroduplex）時，在特殊膠體電泳會有不同的表現。利用 PCR 產物的異質性會在不同濃度下 Denature，同時因 GC-clamp 的作用，PCR 產物可以在膠體上形成條帶，藉由切膠、純化產物再予以定序。

溫度梯度膠體電泳

溫度梯度膠體電泳（temperature gradient gel electrophoresis; TGGE）是電泳技術的一種，原理類似 DGGE。差異是以溫度梯度為主要作用，通過物質在不同溫度下性質的區別進行分離。在鹼性中隨著化學變性劑──如甲醯胺（Formamide）或尿素（Urea）──濃度的增加讓 DNA 變性，DNA 中具有低 G+C 含量的序列的部分被打開，而高 G+C 含量的部分仍保持雙鏈。DNA 分子形成端部的叉狀或中間的環形（即 DNA 部分熔化），便不能繼續往前而形成條帶，如此便能將具有相似長度而序列有差異的 DNA 分子分開。PCR 產物可以在膠體上形成條帶，藉由切膠、純化產物再予以定序。與 DGEE 最大不同是不必配製變性梯度膠體，只需一個固定鹼性濃度膠，結合電泳上溫度梯度的設定即可。

變性高效能液相色層分析

變性高效能液相色層分析（denaturing high performance liquid chromatography; DHPLC）的技術主要在比較兩個染色體上

序列之差異，透過將 PCR 產物 Denature 及 Reanneal 步驟，分析樣品在 Denaturing 條件下在 HPLC 分離成 Heteroduplexes 或 Homoduplexes，主要用來檢測 DNA 突變和單一核苷酸多形性（Single nucleotide polymorphism; SNP）的分析工具。此儀器為全自動化儀器設備，能在短時間內偵測核酸片段中單一核苷酸的變異，且可以快速分析小片段鹼基插入（Insertion）和缺失（Deletion）。

單股結構多形性

單股結構多形性（single strand confor-mation polymorphism; SSCP）或 Multiple Restriction Fragment-Single Strand Confor-mation Polymorphism（MRF-SSCP）是一種檢測基因變異的方法，原理是將經增幅的 DNA 片段經過變性處理形成單鏈，由於 Polymorphism 包括 Deletion, Insertion、單一核苷酸多形性（single nucleotide polymorphism; SNP）[33]等，單鏈構形就有差異，在中性聚丙烯醯胺凝膠中電泳的遷移率不同，經過與標準物對比，即可篩檢有無突變。簡單的說，單股 DNA 會依其序列的不同，而任意折疊成各種次級結構，在電泳膠上具有不同的移動力，優點是沒有 GC-clamp 的引子，不需有梯度的膠體；缺點是當跑非 Denaturing 電泳膠，會恢復雙股結構（reannealing）而產生異源雙鏈（heteroduplex）。不論是 DGGE 或 SSCP 應用在海洋性貧血篩檢而言，似乎不如 ACRS 的方法來的經濟實惠，而且由於乙型血紅素基因並不大，PCR 後產物直接定

序，也比利用上述方法（篩選突變可能在的位置，然後再定序）來得簡單的多。

直接基因定序法

直接基因定序法（direct sequence analysis）是先將經由 Sanger Method（dideoxynucleotide chain termination）以 PCR 的方法應用在 DNA sequencing 的技術。首先引子黏合到 DNA 模板上，DNA polymerase 合成 DNA fragment，當嵌入 ddNTP（ddGTP, ddATP, ddTTP, ddCTP）時，DNA 合成終止，所以 ddNTP 是 DNA 合成終止劑；跑 Polylacrylamide 膠就會依 DNA 片段大小而分開。另一種方法 Dye-labeled primers，由於引子（primers）的 5' 端已被 label 了四種不同的螢光物質，以 ddGTP, ddATP, ddTTP, ddCTP 去終止個別的反應，跑毛細管電泳或 Polylacrylamide gel 就會依 DNA 片段大小而分開。目前的基因序列分析儀多分析小於六、七百鹼基對之 DNA 序列，倘若欲分析的片段太長，就必須設計多對的引子才能分析大片段序列。是否所有的待測檢體全部以直接基因定序法進行篩檢，則需看檢驗科室的需求及相關設備是否能配合。因此，基因定序委外是件可以考慮的選擇。

海洋性貧血基因篩檢方法的運用應該思考的重點是：明瞭各種方法皆有其特異性、敏感度，並不是單一檢驗方法就可以涵蓋所有的型別，建議必須交互運用及驗證，並且配合許多的臨床數據才能做綜合判斷，以避免浪費檢驗成本且造成檢驗時效的延長（表7-3）。

表 7-3　分子診斷技術應用在甲、乙型海洋性貧血基因篩檢之方法一覽表

Globin Genes	Methodology	Mutation type
HBA1(NM_000558.3), HBA2(NM_000517.3)	Southern blot	Deletions[34]
	ARMS	Point mutations[35]
	ASO	Point mutations[36]
	Reverse dot-blot	Point mutations[37, 38]
	SSCP	Point mutations[39, 40]
	DHPLC	Deletions[41]
		Point mutations[42]
	DGGE	Point mutations[39, 42]
	Gap-PCR	Deletions[43-46]
	Real-time QPCR	Deletions[47]
	Microarrays	Point mutations[48]
HBB(NM_000518.4)	ARMS	Point mutations[49, 50]
	Reverse dot-blot	Point mutations/small[51, 52] frameshifts[53, 54]
	SSCP	Point mutations[55, 56]
	DGGE	Point mutations/small[57, 58] frameshifts[59]
	TTGE	Point mutations/small[60] frameshifts
	DHPLC	Point mutations/small[61, 62] frameshifts
	Real-time QPCR	Point mutations[63, 64]
	Microarrays	Point mutations/small[65, 66] frameshifts[48]

乙型變異血紅素

　　乙型血紅素基因的病變，除了因為突變而表現量減少的乙型海洋性貧血外，有一些突變只有質的改變而不太會影響量及功能的變化，形成所謂的穩定型的變異血紅素，而有些質的改變雖然不會影響量的變化，但會影響血紅素的功能，例如影響與氧的結合力等；另外有一些突變不但會影響質的變化，也會有量的改變，因而造成所謂似地中海貧血的變異血紅素。這些不同形式的變異血紅素，會造成臨床醫師的困惑，對病情嚴重度的判讀也會引起誤判。因此，除了地中海型貧血外，變異血紅素的診斷也非常重要，特別是在地中海型貧血盛行地區。

臺灣最常見的穩定型變異血紅素有血紅素 J 美濃（Hb J-Meinung 或 Hb J-Bangkok 或 J-korat）及血紅素高雄（Hb Kaohsiung 或 Hb New York）。當它們合併有海洋性貧血時，會改變紅血球的 MCV，但不會增加病情的嚴重度。Hb J-Meinung 是由 β globin gene codon 56 GGC > GAC 造成，而 Hb Kaohsiung 則因 β globin gene codon 113 GTG > GAG 而引起[67]（表 7-4）。

關於質與量皆會改變的乙型變異血紅素，以血紅素 E（Hb E）最常見，雖然 HbE 是一種穩定的血紅素，但因 Hb E 的突變在乙型血紅素基因 codon 26 GAG > AAG 的變化會產生一個 pre-mRNA 的剪接點，因而部分的 mRNA 無法產生 Hb E，造成 Hb E 的突變，不但有質的改變，也會有量的變化。

有一些乙型血紅素病變產生的變異血紅素非常不穩定，不像一般的變異血紅素占 30～50% 左右，常常只占血紅素量非常少的比例，甚至無法由常規的電泳方法發現。病人被發現有不穩定的變異血紅素，常因紅血球溶血造成的症狀，而懷疑可能為血紅素的問題，進一步分析而確定診斷。

不管是哪一型的變異血紅素，其診斷方法，還是以直接分析乙型血紅素基因病變最為精確及方便，其方法與乙型海洋性貧的分子診斷相似。

學習評估

1. 海洋性貧血的發生原因為何？
2. 如何進行海洋性貧血帶因者檢查？
3. 何種情況下需要做海洋性貧血產前診斷？
4. 產前分子診斷海洋性貧血的方法有哪些？其優缺點為何？
5. 何謂乙型海洋性貧血？發生原因為何。
6. 如何判定為乙型海洋性貧血的可能帶因者。
7. 常用來偵測乙型海洋性貧血的檢驗技術有哪些？原理為何。
8. 乙型變異血紅素和乙型海洋性貧血有何關聯。

表 7-4　臺灣曾經發現之乙型變異血紅素

HbVar ID	Hemoglobin Variants	HGVS name	Laboratory findings	Mutation sequence analysis
231	Hb G-Siriraj	HBB:c.22G > A	Hb X 33～40 % of total Hb	GAG > AAG at codon 7 in beta
265	Hb G-Taipei	HBB:c.68A > G	Hb X 36～40 % of total Hb	GAA > GGA at codon 22 in beta
275	Hb G-Taiwan-Ami	HBB:c.76G > C	Hb X and Hb A separate well at alkaline pH; Hb X takes the position of Hb G or Hb S	GGT > CGT at codon 25 in beta
277	Hb E	HBB:c.79G > A	mild Microcytosis, Hb X 30 % of total Hb	Codon 26 (GAG > AAG) beta+
293	Hb Perth (Hb Abraham Lincoln; Hb Kobe)	HBB:c.98T > C	congenital hemolytic anemia, Reticulocytosis	CTG > CCG at codon 32 in beta
348	Hb J-Kaohsiung (Hb J-Honolulu)	HBB:c.179A > C	Hb X 47 % of total Hb	AAG > ACG at codon 59 in beta
398	Hb G-Hsi-Tsou	HBB:c.239A > G	Hb X 46 % of total Hb	GAC > GGC at codon 79 in beta
448	Hb Köln (Hb San Francisco (Pacific), Hb Ube-1)	HBB:c.295G > A	Heinz bodies, Reticulocytosis; Hb X presumed 30% by amino acid analysis of the abnormal betaT-11 peptide	GTG > ATG at codon 98 in beta
491	Hb Kaohsiung (Hb New York)	HBB:c.341T > A	Hb X 40～45 % of total Hb	GTG > GAG at codon 113 in beta
528	Hb J-Taichung	HBB:c.389C > A	Hb X 41 % of total Hb	GCC > GAC at codon 129 in beta

NOTE: Human Genome Variation Society, HGVS; () : Also Known As。整理自 http://globin.bx.psu.edu/hbvar/menu.html

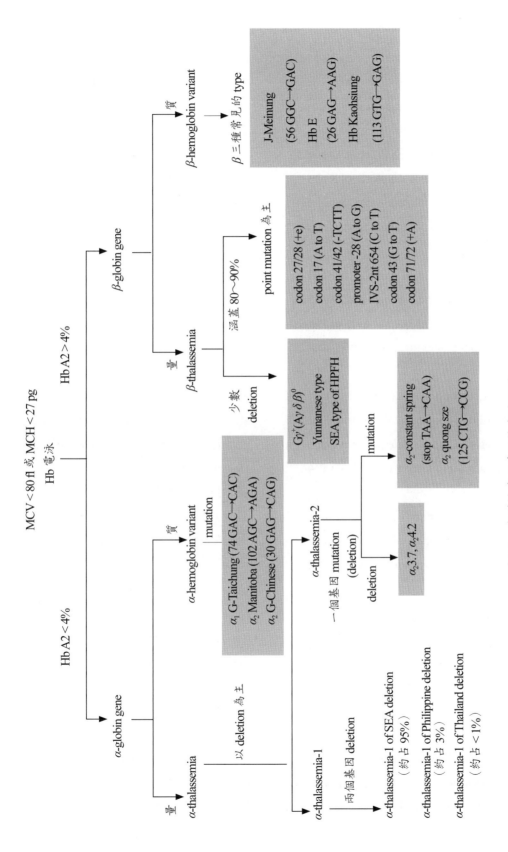

圖 7-8　海洋性貧血基因檢查流程圖

參考文獻

1. Chen TP, Liu TC, Chang CS, et al. PCR-based analysis of α-thalassemia in Southern Taiwan. *Int J Hematol,* 2002; 75: 277-80.

2. Ko TM, Tseng LH, Hsieh FJ, et al. Carrier detection and prenatal diagnosis of alpha-thalassemia of Southeast Asian deletion by polymerase chain reaction. *Hum Genet,* 1992; 88: 245-8.

3. Eng B, Patterson M, Borys S, Chui DH, et al. PCR-based diagnosis of the Filipino (--(FIL)) and Thai (--(THAI)) alpha-thalassemia-1 deletions. *Am J Hematol,* 2000; 63: 54-6.

4. Ko TM, Tseng LH, Kao CH, et al. Molecular characterization and PCR diagnosis of Thailand deletion of α-globin gene cluster. *Am J Hematol,* 1998; 57: 124-130.

5. Baysal E, Huisman TH. Detection of common deletional α-Thalassemia-2 determinants by PCR. *Am J Hematol,* 1994; 46: 208-13.

6. Ko TM, Tseng LH, Hsieh FJ, et al. Prenatal diagnosis of heterozygosity for South-East Asian deletion and Hb Contant Sping by polymerase chain reaction. *Prenat Diagn,* 1993; 13: 143-6.

7. Laosombat V. Wiryyasateinkul A. Chrangtrakul Y, et al. Rapid detection of an a thalassemia variant (Hb Quong Sze). *Haematologica,* 2003; 88: ELT27.

8. Ko TM. Tseng LH. Hwa HL, et al. Misdiagnosis of homozygous alpha-thalassaemia 1 may occur if polymerase chain reaction alone is used in prenatal diagnosis. *Prenatal Diagn,* 1997; 17: 505-9.

9. Chu DC, Lee CH, Lo MD, et al. Non-radioactive Southern hybridization for early diagnosis of alpha-thalassemia with southeast Asian-type deletion in Taiwan. *Am J Med Genet,* 2000; 95: 332-5.

10. Sun CF, Lee CH, Cheng SW, et al. Real-time Quantitative PCR Analysis for α-thalassemia-1 of Southeast Asian Type Deletion in Taiwan. *Clin Genet,* 2001; 60: 305-9.

11. Saglio GC, CamascheUa C, Serra A, et al. Italian type of deletional hereditary persistence of fetal hemoglobin. *Blood,* 1986; 68: 646-51.

12. 張建裕、張建國：《醫學分子診斷》。臺北：藝軒圖書出版社，2006。

13. Hardison RC, Chui DH, Riemer C, et al. Access to a syllabus of human *hemoglobin* variants (1996) via the World Wide Web. *Hemoglobin,* 1998; 22: 113-27.

14. Cao A, Rosatelli MC, Eckman JR. Prenatal diagnosis and screening for thalassemia and sickle cell disease. In: Steinberg MH, Forget BG, Higgs DR, et al, eds. *Disorders of Hemoglobin: Genetics, Pathophysiology and Clinical Management.* Cambridge: Cambridge University Press, 2001:958-78.

15. Marengo-Rowe AJ. Rapid electrophoresis

and quantitation of haemoglobins on cellulose acetate. *J Clin Pathol,* 1965; 18: 790-2.

16. Schmidt RM. Laboratory diagnosis of hemoglobinopathies. In: Bick RL ed. *Hematology: clinical and laboratory practice.* St Louis, MO: CV Mosby, 1993: 307-26.

17. Ferrari M, Crema A, Cantu-Rajnoldi A, et al. Antenatal diagnosis of haemoglobinopathies by improved method of isoelectric focusing of haemoglobins. *Br J Haematol,* 1984; 57: 265-70.

18. Hempe JM, Craver RD. Quantification of hemoglobin variants by capillary isoelectric focusing. *Clin Chem,* 1994; 40: 2288-95.

19. Joutovsky A, Hadzi-Nesic J, Nardi MA. HPLC retention time as a diagnostic tool for hemoglobin variants and hemoglobinopathies: a study of 60,000 samples in a clinical diagnostic laboratory. *Clin Chem,* 2004; 50: 1736-47.

20. Weatherall DJ, Clegg JB. *The thalassemia syndromes,* 4th edition. Oxford: Blackwell Science, 2001.

21. Liu TC, Chang JG, Lin CP, et al. Detection of β-globin gene from single hairs. *Kaohsiung J Med Sci,* 1990; 6: 181-5.

22. Lien KY, Liu CJ, Kuo PL, et al. Microfluidic system for detection of alpha-thalassemia-1 deletion using saliva samples. *Anal Chem,* 2009; 81: 4502-9.

23. Cheung MC, Goldberg JD, Kan YW. Prenatal diagnosis of sickle cell anaemia and thalassaemia by analysis of fetal cells in maternal blood. *Nat Genet,* 1996; 14: 264-8.

24. Lo YM, Corbetta N, Chamberlain PF, et al. Presence of fetal DNA in maternal plasma and serum. *Lancet,* 1997; 350: 485-7.

25. Chiu RW, Lau TK, Leung TN, et al. Prenatal exclusion of beta thalassaemia major by examination of maternal plasma. *Lancet,* 2002;360:998-1000.

26. Saiki RK, Scharf S, Faloona F, et al. Enzymatic amplification of beta-globin genomic sequences and restriction site analysis for diagnosis of sickle cell anemia. *Science,* 1985; 230: 1350-4.

27. Chang JG, Chen PH, Chiou SS, et al. Rapid diagnosis of β-thalassemia mutations in Chinese by naturally and amplified created restriction sites. *Blood,* 1992; 80: 2092-6.

28. Shih HC, Shih MC, Chang YC, et al. Hb Hekinan a Taiwanese subject: A G→T substitution at codon 27 of the a1-globin gene abolishes an *Hae*III site. *Hemoglobin,* 2007; 31: 495-8.

29. Baig SM. Molecular diagnosis of beta-thalassemia by multiplex ARMS-PCR: a cost effective method for developing countries like Pakistan. *Prenat Diagn,* 2007; 27: 580-1.

30. Chang JG, Lu JM, Huang JM, et al. Rapid diagnosis of β-thalassemia by mutagenically separated polymerase chain reaction (MS-PCR) and its application to prenatal

diagnosis. *Br J Haematol,* 1995; 91: 602-7.

31. Southern EM. Detection of specific sequences among DNA fragments separated by gel electrophoresis. *J Mol Biol,* 1975; 98: 503-17.

32. Sambrook J, Russell DW. *Molecular Cloning: A Laboratory Manual,* 3rd edition. New York: Cold Spring Harbor Laboratory Press, 2001.

33. Galbiati S, Chiari M, Macellari M, et al. High-throughput mutational screening for beta-thalassemia by single-nucleotide extension. *Electrophoresis,* 2007; 28: 4289-94.

34. Chu DC, Lee CH, Lo MD, et al. Non-radioactive Southern hybridization for early diagnosis of alpha-thalassemia with southeast Asian-type deletion in Taiwan. *Am J Med Genet,* 2000; 95: 332-5.

35. Eng B, Patterson M, Walker L, et al. Detection of severe nondeletional alpha-thalassemia mutations using a single-tube multiplex ARMS assay. *Genet Test,* 2001; 5: 327-9.

36. Traeger-Synodinos J, Kanavakis E, Tzetis M, et al. Characterization of nondeletion alpha-thalassemia mutations in the Greek population. *Am J Hematol,* 1993; 44: 162-7.

37. Chan V, Yam I, Chen FE, et al. A reverse dot-blot method for rapid detection of non-deletion alpha thalassaemia. *Br J Haematol,* 1999; 104: 513-5.

38. Foglietta E, Bianco I, Maggio A, et al. Rapid detection of six common Mediterranean and three non-Mediterranean alpha-thalassemia point mutations by reverse dot blot analysis. *Am J Hematol,* 2003; 74: 191-5.

39. Harteveld KL, Heister AJ, Giordano PC, et al. Rapid detection of point mutations and polymorphisms of the alpha-globin genes by DGGE and SSCA. *Hum Mutat,* 1996; 7: 114-22.

40. Jorge SB, Melo MB, Costa FF, et al. Screening for mutations in human alpha-globin genes by nonradioactive single-strand conformation polymorphism. *Braz J Med Biol Res,* 2003; 36: 1471-4.

41. Ou-Yang H, Hua L, Mo QH, et al. Rapid, accurate genotyping of the common-alpha (4.2) thalassaemia deletion based on the use of denaturing HPLC. *J Clin Pathol,* 2004; 57: 159-63.

42. Lacerra G, Fiorito M, Musollino G, et al. Sequence variations of the alpha-globin genes: scanning of high CG content genes with DHPLC and DG-DGGE. *Hum Mutat,* 2004; 24: 338-49.

43. Bowie LJ, Reddy PL, Nagabhushan M, et al. Detection of alpha-thalassemias by multiplex polymerase chain reaction. *Clin Chem,* 1994; 40: 2260-6.

44. Liu YT, Old JM, Miles K, et al. Rapid detection of alpha-thalassaemia deletions and alpha-globin gene triplication by multiplex polymerase chain reactions. *Br J Haematol,* 2000; 108: 295-9.

45. Chong SS, Boehm CD, Higgs DR, et al. Single-tube multiplex-PCR screen for common deletional determinants of alpha-thalassemia. *Blood,* 2000; 95: 360-2.

46. Tan AS, Quah TC, Low PS, et al. A rapid and reliable 7-deletion multiplex polymerase chain reaction assay for alphathalassemia. *Blood,* 2001; 98: 250-1.

47. Sun CF, Lee CH, Cheng SW, et al. Real-time quantitative PCR analysis for alpha-thalassemia-1 of southeast Asian type deletion in Taiwan. *Clin Genet,* 2001; 60: 305-9.

48. Chan K, Wong MS, Chan TK, et al. A thalassaemia array for southeast Asia. *Br J Haematol,* 2004; 124: 232-9.

49. Old JM, Varawalla NY, Weatherall DJ. Rapid detection and prenatal diagnosis of beta-thalassaemia: studies in Indian and Cypriot populations in the UK. *Lancet,* 1990; 336: 834-7.

50. Tan JA, Tay JS, Lin LI, et al. The amplification refractory mutation system (ARMS): a rapid and direct prenatal diagnostic technique for beta-thalassaemia in Singapore. *Prenat Diagn,* 1994; 14: 1077-82.

51. Cai SP, Wall J, Kan YW, et al. Reverse dot blot probes for the screening of beta-thalassemia mutations in Asians and American blacks. *Hum Mutat,* 1994; 3: 59-63.

52. Ugozzoli LA, Lowery JD, Reyes AA, et al. Evaluation of the BeTha gene 1 kit for the qualitative detection of the eight most common Mediterranean beta-thalassemia mutations. *Am J Hematol,* 1998; 59: 214-22.

53. Winichagoon P, Saechan V, Sripanich R, et al. Prenatal diagnosis of beta-thalassaemia by reverse dot-blot hybridization. *Prenat Diagn,* 1999; 19: 428-35.

54. Lappin S, Cahlik J, Gold B. Robot printing of reverse dot blot arrays for human mutation detection. *J Mol Diagn,* 2001; 3: 178-88.

55. Takahashi-Fujii A, Ishino Y, Kato I, et al. Rapid and practical detection of beta-globin mutations causing beta-thalassemia by fluorescence-based PCR-single-stranded conformation polymorphism analysis. *Mol Cell Probes,* 1994; 8: 385-93.

56. Gupta A, Agarwal S. Efficiency and cost effectiveness: PAGE-SSCP versus MDE and Phast gels for the identification of unknown beta thalassaemia mutations. *Mol Pathol,* 2003; 56: 237-9.

57. Losekoot M, Fodde R, Harteveld CL, et al. Denaturing gradient gel electrophoresis and direct sequencing of PCR amplified genomic DNA: a rapid and reliable diagnostic approach to beta thalassaemia. *Br J Haematol,* 1990; 76: 269-74.

58. Ghanem N, Girodon E, Vidaud M, et al. A comprehensive scanning method for rapid detection of beta-globin gene mutations and

polymorphisms. *Hum Mutat,* 1992; 1: 229-39.

59. Vrettou C, Palmer G, Kanavakis E, et al. A widely applicable strategy for single cell genotyping of beta-thalassaemia mutations using DGGE analysis: application to preimplantation genetic diagnosis. *Prenat Diagn,* 1999; 19: 1209-16.

60. Shaji RV, Edison ES, Poonkuzhali B, et al. Rapid detection of beta-globin gene mutations and polymorphisms by temporal temperature gradient gel electrophoresis. *Clin Chem,* 2003; 49: 777-81.

61. Colosimo A, Guida V, De Luca A, et al. Reliability of DHPLC in mutational screening of beta-globin (HBB) alleles. *Hum Mutat,* 2002; 19: 287-95.

62. Wu G, Hua L, Zhu J, et al. Rapid, accurate genotyping of beta-thalassaemia mutations using a novel multiplex primer extension/ denaturing high-performance liquid chromatography assay. *Br J Haematol,* 2003; 122: 311-6.

63. Moreno I, Bolufer P, Perez ML, et al. Rapid detection of the major Mediterranean beta-thalassaemia mutations by real-time polymerase chain reaction using fluorophorelabelled hybridization probes. *Br J Haematol,* 2002; 119: 554-7.

64. Vrettou C, Traeger-Synodinos J, Tzetis M, et al. Rapid screening of multiple beta-globin gene mutations by real-time PCR on the LightCycler: application to carrier screening and prenatal diagnosis of thalassemia syndromes. *Clin Chem,* 2003; 49: 769-76.

65. Gemignani F, Perra C, Landi S, et al. Reliable detection of beta-thalassemia and G6PD mutations by a DNA microarray. *Clin Chem,* 2002; 48: 2051-4.

66. Foglieni B, Cremonesi L, Travi M, et al. Betathalassemia microelectronic chip: a fast and accurate method for mutation detection. *Clin Chem,* 2004; 50: 73-9.

67. 張建國：《臺灣地區血紅素基因病變之探討》。臺北：藝軒圖書出版社，2004。

第八章　血友病分子檢驗
（Molecular Diagnosis of Hemophilia）

林淑容、林佳霓、蘇怡寧、顏靜慈、林淑華　著

學習目標

1. 血液凝固的機轉。
2. 血友病的成因及分類。
3. 血友病患者之基因異常及診斷。

血液凝固的機轉

　　止血作用是在血管受傷的部位能夠及時停止出血的重要過程，它是經過長期演化後的結果。人類血液的止血平衡是由內皮細胞的作用、血小板的功能、血管的修復[1]和血漿中的血液凝固系統（coagulation）、纖維蛋白溶解系統（fibrinolysis）及抗凝固系統（anticoagulation）等蛋白質經一系列的蛋白活化及去活化作用所共同參與達成的。

　　當血管受傷時，反射的生理作用是血管收縮，再加上血小板栓塊形成，減緩血液流出的速度，然後才是形成纖維蛋白網狀結構，這些較慢形成的穩定結構，才能真正封鎖血管的損傷，達到止血的目的。由血液凝固系統所啟動生成的纖維凝塊，即一般所謂止血作用的次級反應。而上述維持止血平衡的六大作用之間，若無法維持平衡，失去恆定狀態時，即可能造成出血或血栓方面的疾病。這些疾病的致病基因研究，不論是經由遺傳關聯性（genetic linkage）探討或確切突變基因分析，目前皆已累積不少成果。

血友病

　　在出血疾病方面，最常見的為血友病，因此，臨床上出血疾病基因檢驗的主要項目即為血友病的檢驗，包括 A 型、B 型與 C 型三種血友病，由於 C 型血友病（缺乏第十一因子）之發生率極低，一般較常探討的是 A 型與 B 型血友病，此二

者的致病基因（分別為第八因子及第九因子）都位於 X 染色體上，因此屬性聯遺傳，患者多為男性，而患者的子代，女性是帶因子，與正常男性結婚後，帶因子可能將致病的基因遺傳給下一代。因此，基因檢驗除了針對病人的基因作鑑定外，女性帶因子的檢驗及胎兒產前檢驗，均是相當重要的項目，是減低血友病繼續遺傳至下一代的重要策略，可有效降低國家、社會成本的支出。

　　第八因子及第九因子是血液凝固系統中相當重要的蛋白質。人體內第八因子及第九因子的蛋白量及活性一般為正常混合血漿（normal pooled plasma）的 50 ～ 150%，若血漿中的第八因子（或第九因子）凝血活性小於正常人的 40%，則被定義為缺乏具有正常功能的第八因子（或第九因子），在臨床上，分別稱作 A 型血友病（或 B 型血友病）[2]。血友病之病情程度依病患血漿中第八因子（或第九因子）的活性約略可分為三種：嚴重型（severe）是指病人之第八因子（或第九因子）凝血活性小於正常血漿中凝血活性的 1%；中度型（moderate）之第八因子（或第九因子）活性介於 1 ～ 5% 及輕微型（mild）之活性則為正常人的 5 ～ 40%（表 8-1）。

A 型血友病

　　A 型血友病是臨床上最常見的一種遺傳性出血疾病，病人血漿中因缺乏具有功能性的第八因子，而造成出血異常症狀，尤其在關節、軟組織及深層組織等造成病

表 8-1　血友病分型

類型	A 型	B 型	C 型	類血友病
1. 基因代號	F8	F9	F11	VWF
2. 基因名稱	coagulation factor VIII	coagulation factor IX	coagulation factor XI	von Willebrand factor
3. 基因位置	Xq28	Xq27.1	4q35.2	12p13.31
4. 遺傳	性聯隱性遺傳	性聯隱性遺傳	體染色體顯性或隱性遺傳	1. VWD type1 and 2: 體染色體顯性遺傳 2. VWD type 3 and exceptionally type2: 體染色體隱性遺傳
5. 發生率	約1/5,000~1/10,000	~1/30,000	~1/100,000	不易診斷（type 1: 70~80%; type 2: 10~15%）
6. 血液凝固或分子檢測	APTT 延長及血漿第八因子活性及抗原降低	APTT 延長及血漿第九因子活性及抗原降低	APTT 延長及血漿第十一因子含量降低	1. VWD type 1: 血漿 VWF 抗原及活性輕微減少及所有多聚體降低；2. VWD type2A: 血漿 VWF 抗原及活性減少及缺乏高分子量多聚體；3. VWD type2M: 血漿 VWF 抗原及活性輕微減少及多聚體正常；4. VWD type2N: 血漿 FVIII 抗原減少，VWF 及 FVIII 抗原及活性嚴重減少；5. VWD type3: 血漿 VWF 及 FVIII 抗原及活性嚴重減少
7. 嚴重度 輕微型	5%< FVIII:C <40%	5%< FIX:C <40%		
中度型	1%< FVIII:C <5%	1%< FIX:C <5%		
嚴重型	FVIII:C < 1%	FIX:C < 1%		
8. 症狀	關節、軟組織出血			
9. 治療	蛋白質治療；基因治療（極少數）			

變最為常見。第八因子是由肝細胞分泌至血流，在血液凝固過程中，它所扮演的角色為第九因子的輔因子（cofactor），在鈣離子及磷脂質（phospholipid）的存在下，能夠加速第九因子活化第十因子的速率達10,000 倍以上 [3]。

B 型血友病

B 型血友病被定義為缺乏具有正常功能的第九因子 [2]，最早的病例是在 1952 年被報告，又稱為 Christmas disease，它也屬於隱性性聯遺傳。病人主要的徵兆是在受到外來傷害時會大量出血。平時最明顯的症狀包括長期出血和容易瘀傷，自發性出血通常是在嚴重／中度型的患者，他們在出生後 2 年內會出現首次出血，主要也是在關節及軟組織有自發性流血現象。相較之下，輕微型血友病的男性在成年之後才可能被診斷出來。曾有文獻推測 B 型血友病的症狀可能不如 A 型血友病嚴重 [4]，但針對對重度和中度 A 型血友病（n = 679）和 B 型血友病（n = 123）的兒童進行的一項研究證明，兩種疾病類型的患者在臨床上的嚴重度沒有顯著性差異 [5]。B 型血友病的發生率在白人及中國人都是大約每三萬到五萬的男性中有一位，但根據世界血友病聯合會（World Federation for Hemophilia）的調查，不同國家的差異極大，105 個國家中，每 10 萬名男性之患病率範圍為 0.01（奈及利亞）至 8.07（愛爾蘭）[6]。

B 型血友病患若以其血漿中第九因子抗原的濃度來區分，也可分為三種：(1) 抗原濃度正常（CRM+, cross reacting material positive）是指病人血漿中第九因子之含量約略正常，但這些蛋白質事實上已失去功能；(2) 抗原濃度降低（CRMr, cross reacting material reduced）表示病人血中第九因子的含量低於正常 [7]；(3) 測不到抗原濃度（CRM-, cross reacting material minus），CRM- 的病人第九因子含量非常低，甚至小於正常人的 1%。臨床上，CRM+ 或 CRMr 的病人常屬於中度型（moderate）或輕微型（mild）血友病，CRM- 的病人中，有一種常見的亞型為 Hemophilia B$_M$[8,9]，是 1967 年首度被報告的，約占 B 型血友病的 5%，此亞型最主要的特徵是其 ox-brain prothrombin time 會延長，而大部分的 B 型血友病人的 ox-brain prothrombin time 都是正常的。造成此種現象的原因，一般推測可能是由於存在不正常之第九因子而干擾凝血造成（表 8-2）。

C 型血友病

C 型血友病是由於缺乏具有凝血活性的第十一因子所造成的，第十一因子的基因位於第 4 號染色體上，因此，男女發生機率相同，屬體染色體顯性或隱性遺傳疾病。C 型血友病通常不會有自發性出血的異常情況，在臨床上也通常沒有明顯症狀，只有在手術、外傷等大量出血的特殊狀況才會被發現，其發生率極低，所觀察到的全球平均發生率大約是每十萬人會有一人。C 型血友病盛行率最高的族群是阿胥肯納吉猶太人（Ashkenazi Jews），發生同合子（homozygous）基因異常機率

表 8-2　B 型血友病分型

類型	CRM[+]	CRM[r]	CRM[−]
第九因子抗原	抗原濃度正常，但蛋白質已失去功能	抗原濃度降低，病人血中第九因子的含量低於正常	測不到抗原濃度，病人第九因子含量非常低，甚至小於正常人的 1%
嚴重度	中度型或輕微型	中度型或輕微型	Hemophilia B$_M$ 約占 B 型血友病的 5%，可能是由於存在不正常之第九因子而干擾凝血，會造成 ox-brain prothrombin time 會延長。

CRM: cross reacting material

可高達 0.5%[10]。臨床檢查主要是以病人的第十一因子蛋白量以及凝血活性為判斷標準，因其基因僅約 23 kb，以直接基因定序法可直接找到基因的突變。除了以上三種類型的血友病之外，還有類血友病。病人在臨床上通常沒有明顯症狀，而有臨床症狀者，又常與血友病很類似，因此稱為類血友病。類血友病最早是在 1926 年被報導，致病原因是缺乏具有功能的溫韋伯氏因子（von Willebrand factor; VWF），溫韋伯氏因子的基因位於第 12 號染色體上，是屬於體染色體遺傳疾病，和屬於性聯遺傳的 A 型與 B 型血友病不同。溫韋伯氏因子在血液中有兩大功能：一是幫助血小板之止血功用，二是運載第八凝血因子[11]。類血友病的診斷通常是依據患者臨床上的表現來判斷，而實驗室方面則是依據出血時間（bleeding time）、溫韋伯氏因子蛋白表現量及功能，並配合第八因子的活性來幫助診斷。

因此，根據溫韋伯氏因子含量或功能的缺陷，類血友病可分為三型：第一型類血友病（type 1 VWD）及第三型類血友病（type 3 VWD）均屬於蛋白質量的缺陷，其中第三型類血友病是完全測不到溫韋伯氏因子。而第二型類血友病是屬於功能的缺陷，包括各種亞型（type 2A、2B、2M、2N VWD）[12]。另外，由於血型 O 型的人血液中溫韋伯氏因子蛋白質含量較非 O 型的人大約低了 25%，而第一型類血友病的溫韋伯氏因子蛋白質含量及活性均較正常人為低，因此臨床診斷時亦要考慮血型的影響[13]，此外，在懷孕及發炎的情況下，也會增加溫韋伯氏因子蛋白表現量，因此中度及輕度類血友病人的診斷相當不容易，通常要經過多次檢查才能確診。臨床上以第一型類血友病患者最多，約占此疾病的 70 ～ 80%，屬於顯性遺傳（dominant），而第三型類血友病則相當少見，常屬隱性遺傳（recessive）。第二型類血友病約占 10 ～ 15%，病人合成功能不正常的溫韋伯氏因子，病人異常的基因可能屬於顯

性遺傳或隱性遺傳。由於 VWF 基因全長約 180 kb，有 52 個 exons，而且基因具多形性（polymorphism），類血友病的臨床分子診斷面臨極大的挑戰，另外第 22 號染色體上另有一個與溫韋伯氏因子 exon 23 ～ 34 序列相似度高達 97% 的偽基因（pseudogene）存在，也導致類血友病的分子診斷更加困難。由於臨床上對類血友病的診斷並非以溫韋伯氏因子基因的突變為主要依據[9]，因此檢驗室很少進行其分子檢驗，而是在特殊情況下，才進行此項檢驗[14]。

第八因子蛋白質及基因

第八因子基因的互補 DNA（cDNA）及部分基因體（genome）在 1984 年被解讀出[15]，它位於 X 染色體長臂的尾端（Xq28），總長約有 186 kb，包括 26 個 exons 及 25 個 introns，mRNA 長為 9 kb，可轉譯出包含 2,351 個胺基酸的多胜肽鏈，其中一段 19 個胺基酸序列是訊息胜肽鏈，被切除後，可以使合成的第八因子傳送到細胞外，形成具 2,332 個胺基酸的成熟蛋白質。成熟蛋白質若依它和其他蛋白質胺基酸序列的相似性，可被分成含有三個 A domain（A1, A2, A3）、一個 B domain 及兩個 C domain（C1, C2）的胜肽結構區（peptide domain），排列順序由 N 端到 C 端，依次為 A1-A2-B-A3-C1-C2。此外，成熟的第八因子，原本為單鏈的蛋白質分子，大小約 320 kDa，當它分泌到血漿之前，其 B domain 的 C 端常會被肝細胞內的蛋白酶切割，形成兩個蛋白鏈，彼此以鈣離子相連，並釋放到血液循環中。大部分的血漿第八因子再與 von Willebrand factor（VWF）形成非共價複合物[16]；第八因子需經凝血酶（thrombin）或活化的第十因子（factor Xa）切割活化，成為活化的第八因子（factor VIIIa）後，才具有輔因子的功能。活化的第八因子蛋白經活化的蛋白質 C（activated protein C）切割分解後，即失去其活性。

第八因子基因的結構，具有如下特徵：(1) 在總長約 32 kb 的 intron 22 內，含有一個 CpG island，它可以作為另外兩個基因的啟動子，這兩個基因分別稱為 F8A[17] 及 F8B[18]。這個 CpG island 及 F8A 基因是位於 intron 22 內，一段約 9.5 kb 的 DNA 序列內，而此段 DNA 序列（命名為 int22h-1）在第八因子基因外，更靠近 X 染色體尾端的部分，多重複兩次，分別命名為 Int22h-2 及 Int22h-3。F8A 基因轉錄 RNA 方向和第八因子基因相反，而且 F8A RNA 在各種細胞型態都有大量表現，尤其在老鼠體內，顯示 F8A RNA 可能具有功能。(2) F8B 基因位於 intron 22 內，其轉錄出的 RNA 是由一段可以轉譯出 8 個胺基酸的 5' exon（exon 1），剪接至第八因子基因的 exon 23 ～ 26（成為 F8B 的 exon 2 ～ 5）組成，因而合成的蛋白質包含這 8 個胺基酸以及同步轉譯出 in-frame 的第八因子第 2,125 ～ 2,332 等 208 個胺基酸序列，此蛋白質雖遠比第八因子短，但帶有可以和磷脂質結合的區域。

A 型血友病患之基因異常及其診斷

A 型血友病病人的第八因子基因的變異相當具多樣化，雖然大部分的變異是遺傳而來的，但仍有相當多自然產生的基因多變異性。而雖然第八因子基因相當龐大，但目前分子生物技術的進步已使得分析這些基因突變的基因檢驗工作變得較為容易。一般而言，第八因子基因變異的直接基因鑑定策略是先利用突變基因篩選方法，篩選可能具有突變的基因片段，再以核苷酸序列定位法找出確切的基因突變。過去二、三十年以來，利用單股結構多形性（SSCP）[19]、梯度變性膠電泳（DGGE）、反轉錄—聚合酶鏈反應／直接核苷酸序列定位（RT-PCR/direct sequencing）、化學或酵素法切割錯誤配對鹼基、CG 高突變點篩選等方法[3]，可篩選出基因異常之片段，並進行基因序列之鑑定。而最近又開發出兩種更快速的方法可以有效篩檢出單一核苷酸突變，第一種為變性高效能液相層析分析（denaturing high performance liquid chromatography; DHPLC），其原理是利用加熱方式將 DNA 變性，當緩慢降溫時，正常對偶基因可能與突變型對偶基因發生雜交反應而形成異合子，藉由同合子和異合子 DNA 與分離管柱的親和力不同，導致不同合子 DNA 在 DHPLC 管柱留滯時間不同，再經由 UV 偵測，即可得知其是否為異合子（圖 8-1）。第二種為高解析度熔點分析儀（high resolution melting analysis; HRM），

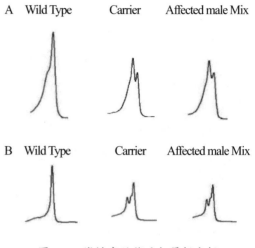

圖 8-1　變性高效能液相層析分析

是利用緩慢升溫使雙股 DNA 分離，而異合子和同合子因解離速度不同，可被激發出不同螢光值，進而偵測出不同合子（圖 8-2），利用此法除可準確篩檢出單一基因突變點外，在操作上亦大幅縮短所需時間，且花費亦更加經濟。

而針對大段 DNA 缺失或嵌入的基因異常，也可利用多重接合依賴性探針增幅法（multiplex ligation-dependent probe amplification; MLPA），有效放大出具大段 DNA 缺失或嵌入的基因片段，再將此 MLPA 產物以自動螢光定序儀分析，即可檢出此類基因異常。然而，無論是利用何種異常基因片段之篩選方法進行第八因子基因分析，最終仍需利用 DNA 序列分析儀（DNA sequencer）來確認其基因序列，以得知是哪一個核苷酸突變或 DNA 片段缺損造成基因缺陷（圖 8-3）。

而在其餘 20～25% 病人（代表近 50% 嚴重型 A 型血友病患者）也發現具有非常特殊的基因倒轉異常[20]，病人的

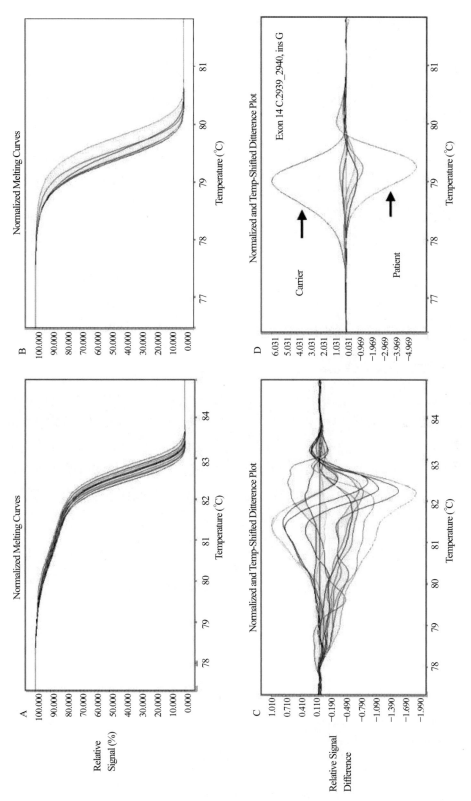

圖 8-2　高解析度熔點分析

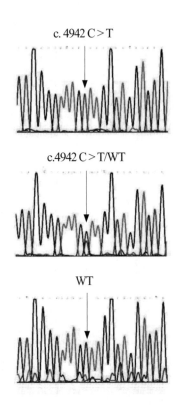

c. 4942 C > T

c.4942 C > T/WT

WT

圖 8-3　DNA 序列分析

第八因子基因內的 Int22h-1 與在尾端的相同基因 Int22h-2 或 Int22h-3，於減數分

裂時會因配對後同位互換（homologous recombination）而產生倒轉，造成第八因子基因的 exon 1 ～ 22 與 exon 23 ～ 26 分置於染色體兩端而不連續（圖 8-4），病人因無法轉錄出完整的第八因子 mRNA 而無法製造第八因子蛋白質，應用長片段之聚合酶鏈反應（long distance-polymerase chain reaction; LDPCR）來放大這三個含 F8A（int22h-1 ～ 3）的 DNA 片段（圖 8-5），其分子大小分別為 12 kb, 10 kb 及 10 kb（PQ + AB + AB），若產生基因倒轉則變為 11 kb, 11 kb 及 10 kb（PB + AQ + AB），可以準確診斷約 20 ～ 25% 具第八因子基因倒轉異常的 A 型血友病患者[21, 22]。

除了上述之 intron 22 F8A 基因倒轉異常外，亦有部分病人（少於 5%）是屬 intron 1（int1h-1 ～ 2）基因倒轉異常[23, 24]也同樣可使用長片段之聚合酶鏈反應（LDPCR），分別設計兩組不同引子，進行雙次確認，而根據所得到產物的大小，可準確判別出正常、患者和帶因者的

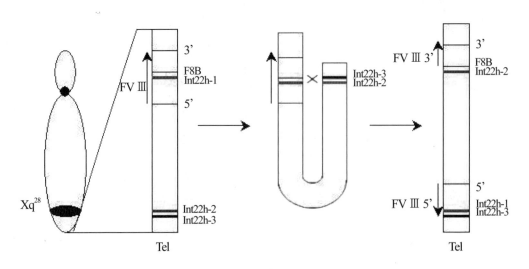

圖 8-4　第八因子基因倒轉

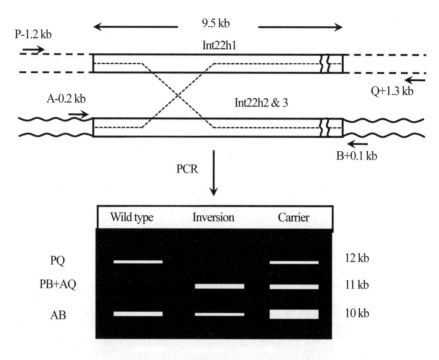

圖 8-5　intron 22 長片段之聚合酶連鎖反應

基因差異（圖 8-6）。

　　最近利用分子倒轉探針（molecular inversion probes; MIPs）合併次世代基因定序（next-generation sequencing; NGS）可分析病人第八因子全基因之各種基因異常，其策略為設計可擷取第八因子基因編碼區、5' 端及 3' 端未轉譯區的分子倒轉探針，此單股 DNA 分子除中間攜帶共用的連接子序列（linker sequence）外，兩端序列則具有標的 DNA 特異性，將可辨認第八因子正常序列及異常序列的分子倒轉探針與待測 DNA 混合後，探針將分別黏合上其標的基因片段，DNA 聚合酶及連接酶會以病人 DNA 為模板進行缺口修補（gap-filling），再以外切酶清除模板 DNA，便可產出夾帶第八因子各互補序列的環狀探針，經限制酵素將探針直線化後，在探針上添加不同序列的引子作為標記條碼，最終樣品將進行次世代定序分析（圖 8-7），如此即可快速檢驗大規模的檢體[25]。傳統的 DNA 定序法僅能分析有限的標的基因序列，對於目標區域外的 DNA 變異偵測較不敏感，也無法分析如大片段刪除、基因重複及基因倒轉等結構變異（structural variation, SV）基因異常，而分子倒轉探針合併次世代基因定序法的最大優點便是可突破以上各種限制。在一項自 2017 年展開至今的大型臨床研究中，利用次世代全基因定序進行血友病的第八因子基因分析，已發現至少 687 個先前從未報導過的獨特基因變異型[26]，大幅增加 A 型血友病患之第八因子基因變異的分析速度。隨著次世代定序技術已趨成熟，定序成本大幅下降，全基因體定序（whole genome

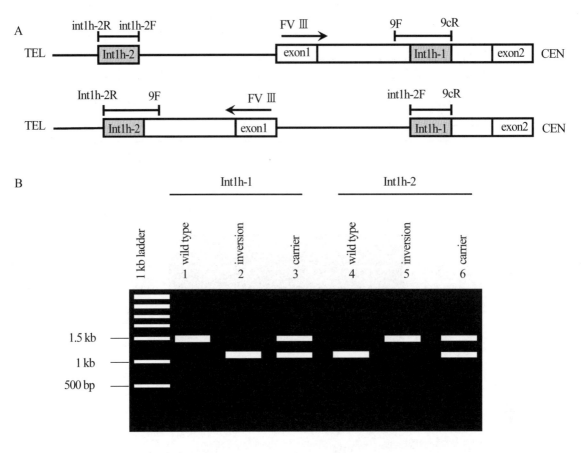

圖 8-6　intron 1 長片段之聚合酶鏈反應

sequencing; WGS）已成為臨床常規基因檢測項目。而且近年來長片段定序（Long-read sequencing）技術也有顯著進步，大大提升定序結果的正確性。因此，利用全基因體定序，同時偵測所有基因的各種類型基因異常，包含基因體序列和結構變異（Structural variation; SV），如非譯讀的變異（non-coding variants）或拷貝數變異（copy number variant; CNV）等，未來全基因體定序或將成為臨床上基因檢驗的主流。[27]

而截至目前為止，全世界已分析了超過 10,000 位病人的基因突變，綜觀 3,756

種基因突變的型式，可得到以下結論：單點突變是最常見的基因缺陷，有 66.3% 的病人，是因為第八因子基因上單一核苷酸突變（point mutation）所造成，包括錯誤訊息突變（missense mutation）、終止訊息突變（nonsense mutation）、訊息 RNA（mRNA）剪除位置（splice site）的點突變造成失去或產生新的剪除位置、啟動子突變、5' 端未轉譯區突變及 3' 端未轉譯區突變等，這些基因突變位置分散在整個第八因子基因內，並無高突變區。23.0% 刪除（deletion）、1.0% 多形性（polymorphism）、6.7% 重複（duplication）

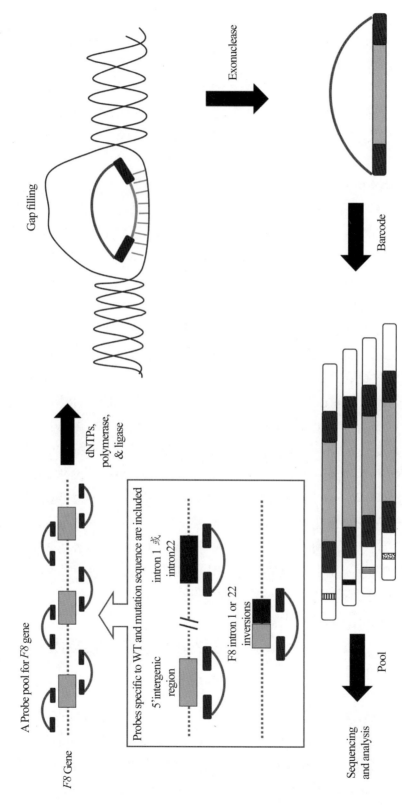

圖 8-7　第八因子分子倒轉探針設計暨次世代基因定序

及 1.8% 嵌入（insertion）等，亦無高突變區（詳可參考網站 http://f8-db.eahad.org/ or http://www.cdc.gov/ncbddd/hemophilia/champs.html）。

對於病人家屬的基因檢驗方面，可利用上述方法確認病人基因異常位置後，應用病人的結果做確切的帶因子鑑定或產前檢驗。而對基因異常位置未知，且無法以快速方法鑑定出突變基因的家族，基因標幟的應用突顯其重要性。第八因子有許多單一核苷酸的多形性，可形成限制片段長度的多形性（restricted fragment length polymorphism; RFLP），例如：intron 18 的 BclI, intron 19 的 HindIII, intron 25 的 BglI 等皆可應用於間接診斷。此外在第八因子基因內，也有兩個微衛星標幟，分別在 intron 13 及 intron 22。intron 13 的微衛星標幟，是單純的 (CA)n 重複，但 intron 22 則是 (CA)n (CT)n 重複。產生不同 n 值（重複次數）的主要原因，可能是 DNA 聚合酶在作用時發生滑動現象，使得重複部分的長度因此增加，而這種現象在同一家族內不同世代間也會發生，所以利用微衛星標幟作關聯性分析時，要特別小心。通常在同一基因位置內會尋找多個基因標幟以資比較、驗證。上述基因標幟在不同族群間也會有多形性變化的差異，例如：(1) 美國黑人的 BclI 及 HindIII 限制片段長度多形性（RFLP），相較於其他人種而言有極大的不同。(2) 雖然白人和華人在 BclI、HindIII 及 XbaI 的出現頻率很相近，但在 BglI 位置卻有極大的差異。(3) 美國黑人 BclI 及 HindIII 多形性出現的頻率是相反

的，這在其他種族的人也可以觀察到[3]。在不同種族間，不同基因標幟多形性出現頻率的不同，暗示 A 型血友病若要做關聯性研究時，診斷上具有重要價值的多形性基因標幟在不同種族可能不同，因此在做不同人種的家族分析時，得先仔細評估研究的方法是否合適。另外，上述這些多形性基因標幟亦有明顯的連鎖不平衡現象，且如同基因標幟出現的頻率一樣，不同種族也會出現不同連鎖不平衡情形，因此在一個家族內評估其關聯性時也要考慮此影響。由此可知，建立並探討第八因子基因內的多形性基因標幟在國人的適用性是相當重要的。據研究可知，對國人較有用的基因標幟，包括 intron 18 的 BclI, intron 13 的 (CA)n 重複及 intron 22 的 (CA)n (CT)n 重複，而結合這三個基因標幟多形性的分析，發現國人約有 76% 的異合子率[28]，且沒有發現出現連鎖不平衡現象，因此上述三個基因標幟可供做有效的鑑定。另外為了提高異合子鑑定率，研究也找出另一個在 intron 6 的 (CA)n 重複，只是其多形性頻率在國人並不高，無法有效提高異合子率，至於是否在其他種族有較高異合子率仍待鑑定[29]。

第九因子蛋白質及基因

人類凝血第九因子是一種依賴維生素 K 的絲胺酸蛋白酶先驅物（serine protease precursor），由肝臟製造並分泌至血液中[30]。第九因子的基因與第八因子一樣，也是位於 X 染色體上，長約

33kb，由 8 個 exon 和 7 個 intron 組成[31]，其 mRNA 約有 2.8 kb[32]，其中 1.3 kb 是由非蛋白質譯讀區（non-coding region）構成，而由蛋白質譯讀區做出來的蛋白質序列共有 461 個胺基酸，它必須先在細胞內切除 N 端 46 個胺基酸的訊息胜肽鏈（signal peptide），才能分泌到細胞外，同時也必須經過一連串的轉譯後修飾（post translational modification）[33] 才具有正常功能，這包含了羧基化（γ-carboxylation）、前段胜肽的切除（propeptide cleavage）、氫氧基化（β-hydroxylation）、醣化作用（glycosylation）、磷酸化（phosphorylation）、硫化作用（sulfation）及雙硫鍵的形成（disulfide bond formation）。而其他凝血因子，如 factor VII, factor X, protein C, protein S, prothrombin 等，也必須進行羧基化，因此上述這些蛋白質又稱為「依賴維他命 K」的血漿蛋白。上述依賴維他命 K 的血漿蛋白，依胺基酸序列的相似性，可分成如下幾個功能區，自 N 端排列分別是 Gla, EGF-1, EGF-2, activation peptide (A-P)，以及含有酵素活性的 catalytic domain。第九因子的 Gla domain 含有 12 個 γ-carboxyglutamic acid (Gla) 殘基（residues），此區域可結合鈣離子和磷脂質（或血小板）。在 C 端的酵素活性區（catalytic domain）是屬絲胺酸蛋白酶活性區（serine protease domain），此酵素活性區包含有 histidine, aspartic acid 及 serine 三胺基酸所構成的活性三角中心（catalytic triad）。第九因子的活化可經由活化的第十一因子之作用，或活化的第七

因子 - 組織因子複合體（factor VIIa-tissue factor; FVIIa-TF）的切割水解，因此如果第十一因子活性異常，病人也會有輕微的出血症狀，若第七因子異常則會有嚴重的出血現象[8]。

B 型血友病患之基因異常及其診斷

B 型血友病病人的第九因子基因變異亦和第八因子基因異常一樣相當多樣化，而由於第九因子基因只包含 8 個 exons，因此對於病人的基因檢驗及家屬的帶因子診斷，一般可利用聚合酶鏈反應放大所有 exon 及其調控區的基因片段後，直接核苷酸序列定位，若再加上檢測大段缺失 / 重複的劑量分析（dosage analysis），則能夠在 97% 的血友病患者中進行突變檢測[34]。此外，也可以利用反轉錄 - 聚合酶鏈反應放大包含整個可轉譯區的互補 DNA 片段（約 1.3 kb），以核苷酸序列定位分析病人的基因異常位置。就目前已有超過 5,358 位病人的 1,692 種基因突變可得知，這些突變包括 55.9% 點突變（point mutation）、16.6% 刪除（deletion）、1.4% inframe 刪除（inframe deletion）、20.8% 多形性（polymorphism）、3.7% 嵌入（insertion）及 1.3% 重複（duplication）等，並無高突變區（詳細可參考網站 http://www.factorix.org/ or https://www.cdc.gov/ncbddd/hemophilia/champs.html）。

第九因子基因也有許多單一核苷酸的多形性，約占基因變異的 20.8%，且大

部分屬限制片段長度的多形性。例如：位於 exon 6 的 *MnlI* 多形性，會導致第 148 個胺基酸由酥胺酸（threonine）變成胺基丙酸（alanine），也就是所謂的 Malmo 多形性，正常的第九因子和此 Malmo 多形性蛋白可藉由和某一特殊抗體的作用不同而予以區分。另外第九因子基因還有兩個微衛星區域，一個在 intron 1，亦為 *DdeI* 多形性，另一個在 exon 8 的 3' 端未轉譯區，其重複序列的特徵都是 (RY)n（R 為 purine，Y 為 pyrimidine）[35]。

第九因子的基因多形性也和第八因子相同，有族群的分別，例如在 intron 3 以及 5' 未轉譯區發生 *Bam* HI 限制片段長度多形性的機率，在美國黑人族群中相當高，但在白人、中國人及日本人就沒有這種現象。另外在 exon 6 的 *MnlI* 限制片段長度多形性，在白人及美國黑人是相當常見的，但在中國人卻很少見[36]。這種由於種族不同所造成的差異，對關聯性的研究會造成影響，因此通常對家族性血友病的基因標幟研究而言，這些多形性基因標幟是否適用於國人，最好能事先分析，但由於(1)第九因子並不是很龐大；(2)其發生率僅約 A 型血友病的 1/5；(3)自動化 DNA 序列分析鑑定技術的進步，因此可立即做確切突變基因之鑑定。故對第九因子基因標幟多形性的分析及建立，在國人並不是如此迫切需要。

總結

雖然基因突變導致 A 型和 B 型血友病的案例已分析了相當多，且結果顯示血友病的致病基因是多變異性的，但這些基因突變與疾病間的直接因果關係並不是非常明確。目前僅有少數基因突變與疾病的因果關係有較好的解釋，而這些案例通常是基因缺陷本身即已明白昭示其致病性，例如：基因破壞、蛋白質轉譯提前終止、蛋白質的活化作用受阻、訊息 RNA（mRNA）剪接失誤等。然而大部分基因異常，均缺乏顯而易見的致病機轉，已提出的假說不易證實，諸如基因突變造成蛋白質不穩定、折疊不正確、重要結構或功能區域受到干擾等。近年來由於 X 光繞射法、分子模型及蛋白結構預測軟體的研發進展，已使某些突變基因的致病性解釋較為明確。目前血友病的致病機轉（即基因異常如何造成疾病），比較確定的如(1) CGA（Arginine）位置突變為 TGA 終止訊息（nonsense mutation），導致蛋白質轉譯提前終止；(2)活化切割位置的錯誤訊息突變（missense mutation），導致蛋白質的活化作用受阻；(3)基因突變影響第八因子與 von Willebrand factor 之結合；(4)突變影響第八因子蛋白質分泌；(5)突變影響第九因子與第八因子結合；(6)突變造成抗凝固藥物治療時，產生第九因子缺乏；(7)第九因子啟動子（轉錄調控區）序列突變，如 Leyden 氏 B 型血友病等。至於其他更多的基因異常，仍待進一步的蛋白質結構功能研究，才能釐清其致病機轉[3]。

最後，在基因標幟方面，無論第八因子或第九因子，已知的多形性變異相當少。根據目前對人類基因體的研究指

出[37]，就兩個單倍體而言，人類基因平均每 1,250 個鹼基就可能有一個多形性的產生，因此據報導第八因子及第九因子基因，應分別有 727 及 557 種單一核苷酸的多形性，但實際上這個數據遠大於目前對第八因子及第九因子研究所得到的結果。

　　而目前已開發的幾項更準確且更快速的新技術，如變性高效能液相層析分析、高解析度熔點分析儀及分子倒轉擇針合併次世代基因定序，均可針對單一核酸進行偵測，因此基因檢驗就不需利用間接的遺傳關聯性分析，而是可直接鑑定其異常基因，經由找出突變基因來診斷病人及其家屬。

學習評估

1. 何謂血友病？
2. 請說明第八因子基因之特殊性。
3. 請描述A及B型血友病基因異常的差異。
4. 哪些方法可用來快速鑑定A及B型血友病患者的基因異常？
5. 第八因子或第九因子基因異常與血友病致病機轉之相關性為何？

參考文獻

1. Handin, R. I.; Lux, S. E.; Stossel, T. P., Hemostasis. *Blood : principles & practice of hematology* **2002**, 1213.

2. Bajaj, S. P.; Birktoft, J. J., Human factor IX and factor IXa. *Methods Enzymol* **1993**, *222*, 96-128.

3. Bertina, R. M.; Koeleman, B. P.; Koster, T.; Rosendaal, F. R.; Dirven, R. J.; de Ronde, H.; Van Der Velden, P. A.; Reitsma, P. H., Mutation in blood coagulation factor V associated with resistance to activated protein C. *Nature* **1994**, *369* (6475), 64.

4. Mannucci, P. M.; Franchini, M., Is haemophilia B less severe than haemophilia A? *Haemophilia* **2013**, *19* (4), 499-502.

5. Clausen, N.; Petrini, P.; Claeyssens-Donadel, S.; Gouw, S. C.; Liesner, R.; PedNet; Research of Determinants of Inhibitor development Study, G., Similar bleeding phenotype in young children with haemophilia A or B: a cohort study. *Haemophilia* **2014**, *20* (6), 747-55.

6. Stonebraker, J. S.; Bolton-Maggs, P. H.; Michael Soucie, J.; Walker, I.; Brooker, M., A study of variations in the reported haemophilia B prevalence around the world. *Haemophilia* **2012**, *18* (3), e91-4.

7. Thompson, A. R., Factor IX antigen by radioimmunoassay. Abnormal factor IX protein in patients on warfarin therapy and with hemophilia B. *Journal of Clinical Investigation* **1977**, *59* (5), 900.

8. Hougie, C.; Twomey, J. J., Haemophilia Bm: a new type of factor-IX deficiency. *Lancet* **1967**, *1* (7492), 698-700.

9. Brown, P. E.; Hougie, C.; Roberts, H. R., The genetic heterogeneity of hemophilia B. *N Engl J Med* **1970**, *283* (2), 61-4.

10. He, R.; Chen, D.; He, S., Factor XI: hemostasis, thrombosis, and antithrombosis. *Thrombosis research* **2012,** *129* (5), 541-550.

11. Lenting, P.; Casari, C.; Christophe, O.; Denis, C., von Willebrand factor: the old, the new and the unknown. *Journal of thrombosis and haemostasis* **2012,** *10* (12), 2428-2437.

12. Sadler, J.; Budde, U.; Eikenboom, J.; Favaloro, E.; Hill, F.; Holmberg, L.; Ingerslev, J.; Lee, C.; Lillicrap, D.; Mannucci, P., Update on the pathophysiology and classification of von Willebrand disease: a report of the Subcommittee on von Willebrand Factor. *Journal of Thrombosis and Haemostasis* **2006,** *4* (10), 2103-2114.

13. Gill, J. C.; Endres-Brooks, J.; Bauer, P. J.; Marks, W. J.; Montgomery, R. R., The effect of ABO blood group on the diagnosis of von Willebrand disease. *Blood* **1987,** *69* (6), 1691-1695.

14. Pruthi, R. K. In *A practical approach to genetic testing for von Willebrand disease*, Mayo Clinic Proceedings, Elsevier: **2006**; pp 679-691.

15. Gitschier, J.; Wood, W. I.; Goralka, T. M.; Wion, K. L.; Chen, E. Y.; Eaton, D. H.; Vehar, G. A.; Capon, D. J.; Lawn, R. M., Characterization of the human factor VIII gene. *Nature* **1984,** *312* (5992), 326-330.

16. Weiss, H. J.; Sussman, I. I.; Hoyer, L. W., Stabilization of factor VIII in plasma by the von Willebrand factor: studies on posttransfusion and dissociated factor VIII and in patients with von Willebrand's disease. *Journal of Clinical Investigation* **1977,** *60* (2), 390.

17. Levinson, B.; Kenwrick, S.; Lakich, D.; Hammonds, G.; Gitschier, J., A transcribed gene in an intron of the human factor VIII gene. *Genomics* **1990,** *7* (1), 1-11.

18. Levinson, B.; Kenwrick, S.; Gamel, P.; Fisher, K.; Gitschier, J., Evidence for a third transcript from the human factor VIII gene. *Genomics* **1992,** *14* (3), 585-589.

19. Lin, S.-W.; Lin, S.-R.; Shen, M.-C., Characterization of genetic defects of hemophilia A in patients of Chinese origin. *Genomics* **1993,** *18* (3), 496-504.

20. Antonarakis, S. E.; Rossiter, J.; Young, M.; Horst, J.; De Moerloose, P.; Sommer, S.; Ketterling, R. P.; Kazazian, H. J.; Negrier, C.; Vinciguerra, C., Factor VIII gene inversions in severe hemophilia A: results of an international consortium study. *Blood* **1995,** *86* (6), 2206-2212.

21. Liu, Q.; Nozari, G.; Sommer, S. S., Singletube polymerase chain reaction for rapid diagnosis of the inversion hotspot of mutation in hemophilia A. *Blood* **1998,** *92* (4), 1458-1459.

22. Liu, Q.; Sommer, S., Subcycling-PCR for multiplex long-distance amplification of regions with high and low GC content:

application to the inversion hotspot in the factor VIII gene. *Biotechniques* **1998,** *25,* 1022-1029.

23. Bagnall, R. D.; Waseem, N.; Green, P. M.; Giannelli, F., Recurrent inversion breaking intron 1 of the factor VIII gene is a frequent cause of severe hemophilia A. *Blood* **2002,** *99* (1), 168-174.

24. Tizzano, E. F.; Cornet, M.; Baiget, M., Inversion of intron 1 of the factor VIII gene for direct molecular diagnosis of hemophilia A. *Haematologica* **2003,** *88* (1), 118-120.

25. Johnsen, J. M.; Fletcher, S. N.; Huston, H.; Roberge, S.; Martin, B. K.; Kircher, M.; Josephson, N. C.; Shendure, J,; Ruuska, S.; Koerper, M. A.; Morales, J.; Pierce, G. F.; Aschman, D. J.; Konkle, B. A., Novel approach to genetic analysis and results in 3000 hemophilia patients enrolled in the My Life, Our Future initiative. *Blood Adv* **2017,** *1*(13), 824-834.

26. Konkle, B. A.; Johnsen, J. M.; Wheeler, M.; Watson, C.; Skinner, M.; Pierce, G. F., Genotypes, phenotypes and whole genome sequence: Approaches from the My Life Our Future haemophilia project. *Haemophilia* **2018,** *24* (Suppl 6), 87-94.

27. Fabienne Ver Donck, Kate Downes, Kathleen Freson. Strengths and limitations of high-throughput sequencing for the diagnosis of inherited bleeding and platelet disorders. *J Thromb Haemost.* **2020** Aug; 18(8):1839-1845.

28. Lin, S. R.; Chang, S. C.; Lee, C. C.; Shen, M. C.; Lin, S. W., Genetic diagnosis of haemophilia A of Chinese origin. *British journal of haematology* **1995,** *91* (3), 722-727.

29. Lin, S. R.; Lin, S. W.; Hsu, Y. C.; Shen, M. C., Identification of a new CA dinucleotide repeat in the human factor VIII gene. *British journal of haematology* **2000,** *111* (4), 1256-1259.

30. Salier, J.-P.; Hirosawa, S.; Kurachi, K., Functional characterization of the 5'-regulatory region of human factor IX gene. *Journal of Biological Chemistry* **1990,** *265* (12), 7062-7068.

31. Yoshitake, S.; Schach, B. G.; Foster, D. C.; Davie, E. W.; Kurachi, K., Complete nucleotide sequences of the gene for human factor IX (antihemophilic factor B). *Biochemistry* **1985,** *24* (14), 3736-3750.

32. Kurachi, K.; Davie, E. W., Isolation and characterization of a cDNA coding for human factor IX. *Proceedings of the National Academy of Sciences* **1982,** *79* (21), 6461-6464.

33. Kaufman, R. J., Post-translational modifications required for coagulation factor secretion and function. *Thrombosis and haemostasis* **1998,** *79* (6), 1068-1079.

34. Goodeve, A. C., Hemophilia B: molecular pathogenesis and mutation analysis. *J Thromb Haemost* **2015,** *13* (7), 1184-95.

35. Bowen, D., Haemophilia A and haemophilia

B: molecular insights. *Journal of Clinical Pathology* **2002,** *55* (2), 127.

36. Peake, I. R.; Lillicrap, D. P.; Boulyjenkov, V.; Briet, E.; Chan, V.; Ginter, E. K.; Kraus, E. M.; Ljung, R.; Mannucci, P. M.; Nicolaides, K.; et al., Haemophilia: strategies for carrier detection and prenatal diagnosis. *Bull World Health Organ* **1993,** *71* (3-4), 429-58.

37. Venter, J. C.; Adams, M. D.; Myers, E. W.; Li, P. W.; Mural, R. J.; Sutton, G. G.; Smith, H. O.; Yandell, M.; Evans, C. A.; Holt, R. A., The sequence of the human genome. *science* **2001,** *291* (5507), 1304-1351.

第九章　唐氏症的產前篩檢及診斷

（Prenatal Screening and Diagnosis of Down Syndrome）

朱大成、鍾明怡　著

本章大綱

學習目標

1. 了解唐氏症的發生原因及發生率。

2. 目前所使用的產前篩檢唐氏症的方法及危險機率計算原理。

3. 用細胞遺傳學方法診斷唐氏症的原理。

4. 分子診斷唐氏症的原理及應用。

唐氏症簡介

唐氏症，古稱蒙古症或蒙古癡呆症，是最常見於活產嬰兒的染色體數目異常疾病，絕大部分乃肇因於細胞內的第 21 號染色體出現三體現象，即正常人的體細胞內應只有一對 21 號染色體，而在唐氏症患者體內細胞中卻多出一支 21 號染色體，故而唐氏症又稱為第 21 號染色體三體（Trisomy 21）。

唐氏症最早是在 1866 年由 Langdon Down 所報導。在當時並不清楚唐氏症發生的原因，僅知道患者有一些共同的表徵，如智能障礙，其臉部典型特徵如：扁平鼻、雙眼外眼角略為向上（up-slanted feature，類似東方人特有的「鳳眼」）；而俗稱的斷掌（simian crease）及第五手指僅有兩節，亦為常見的表徵。另有一部分的患者伴隨有心臟方面的異常或消化道異常、無肛症等[1]，而唐氏症的發生率咸認為約 1/900～1/1,000，不論種族差異[2]（http://www.marchofdimes.com/professionals/14332_1166.asp）。

產前篩檢唐氏症

現行的唐氏產前篩檢是在 1980 年代末由 Drs. Cuckle 和 Wald 等人所發明的。利用測量懷孕 14～20 週的母親的周邊血液中特定的一些蛋白質，如甲型胎蛋白（alpha-fetoprotein; AFP）加上由大不列顛帝國內多家分布在全球各地的醫學中心大規模的統計母親年齡與產出唐氏症胎兒的機率，而得到的母親懷孕時年齡與生出唐氏症胎兒的原始概率，來作為產前篩檢唐氏症高危險群孕婦的工具[3]。可是憑母親懷孕時年齡及甲型胎蛋白指標，僅能篩檢出約 20% 的唐氏症胎兒，故而之後有許多的研究嘗試發掘更多能有效篩檢出高危險的懷孕婦女，並且建議她們進行羊膜穿刺術及染色體分析，以作為確認診斷之用。至於如何計算懷孕唐氏症胎兒的機率呢？各實驗室根據自行分析若干數目的正常懷孕婦女們血清中的生化指標濃度後，根據不同的懷孕週數分組，然後取得這些不同週數的血清中的生化指標濃度中位數（median），作為各實驗室的正常參考值。這些中位數值就是用來計算單一生化指標濃度所代表的懷有唐氏症胎兒的危險機率的分母，把孕婦血清中的生化指標濃度作分子，除以該懷孕週的中位數值，即得到該生化指標的中位數倍數值（multiples of median; MoM）。由不同的生化指標得到的中位數倍數值相乘，再乘以孕婦本身年齡懷有唐氏症胎兒的機率，即為該次懷孕的胎兒患有唐氏症的機率。如該機率高於實驗室所訂的閾值則判斷為篩檢陽性，需經過遺傳諮詢後，選擇是否進行確認診斷，如羊膜穿刺及染色體核型分析。如確認診斷為唐氏症，則可選擇是否進行治療性流產。目前常用的生化指標，包括：甲型胎蛋白（Alpha-fetoprotein）、人類絨毛膜性腺激素（Beta-human chorionic gonadotropin; β-hCG），以及雌脂三醇（unconjugated estriol; uE3）。其中雌脂三醇僅能降低篩檢的偽陽性率，

並不能增加偵測率。也有的實驗室為了更早對唐氏症進行篩檢，在懷孕的前三個月即使用不同的指標，如胎兒頸部透明帶的厚度（nucal translucency，可經由超音波掃描獲得）或測母血血清中的甲型懷孕相關漿蛋白濃度（pregnancy-associated plasma protein A; PAPP-A），再依照前述的計算方式計算出危險率。由母血篩檢唐氏症的檢出率大約在 60～70% 左右，但如果孕婦年齡超過 34 歲，則建議直接進行羊膜穿刺術取得羊水細胞，做染色體核型分析或其他確認診斷，因為吾人已知超過 34 歲的孕婦懷有唐氏症胎兒的機率已經和羊膜穿刺術本身伴隨的自發性流產（spontaneous abortion）機率相當，故可跳過產前篩檢直接進行染色體核型分析。

舉例來說：假設有一位 33 歲的孕婦其 18 週時抽血篩檢唐氏症，經測得其血清中 AFP, β-hCG 及 uE3 濃度後計算得到 AFPMoM, β-hCGMoM, uE3MoM 分別為 2.8, 0.9 及 1.1。而吾人已知 33 歲的孕婦懷有唐氏症的胎兒原始機率約為1/637，試問這名孕婦懷有唐氏症胎兒的危險機率為何？答案是 1/637×2.8×0.9×1.1 = 1/230。

現行細胞遺傳學方法之唐氏症診斷

唐氏症之核型異常（Cytogenetic spectrum of Down syndrome）

唐氏症是第一個被發現因染色體異常而造成的人類疾病，在 1959 年由法國遺傳學家 Jerome LeJeune 等人發表唐氏症是由人體的第 21 號染色體的三體變異（trisomy）造成的現象[4]。由於第 21 號染色體是人類最小的體染色體（autosome），因此多出的第 21 號染色體較其他的染色體比起來，胎兒期的致死率較低，仍可使約 22% 的胎兒存活到出生、甚至成人之後。唐氏症之核型異常之成因可分為三類：染色體個數異常、染色體易位及鑲嵌型。

染色體個數異常

又稱第 21 號染色體三體（Trisomy 21），是因第 21 號染色體多出一條，而使每一細胞中都具有 47 條染色體。第 21 號染色體三體約占全部唐氏症患者的 95%[5]。利用染色體的異型性（heteromorphism）及 DNA 多型性（polymorphism）[6,7]，遺傳學家們發現這類異常通常是由卵子或精子生成時的第一減數分裂中期的不分離（non-disjunction）所造成的新突變，分別約占全部 trisomy 21 的 70% 與 2%[8]。而第二次減數分裂的不分離，約分別占 22%, 2.7%[8]。其代表核型與發生機制如圖 9-1 所示。在這類的個案中，父母雙方都具有正常的染色體，嬰兒是偶發形成的三體異常。其中，卵子生成時的第一次減數分裂中期的不分離的機率，會隨著母親年齡的增加而上升，因此世界先進國家大多已推行 34 歲以上產婦進行胎兒細胞遺傳學檢查的公共衛生政策（圖9-1）。

A

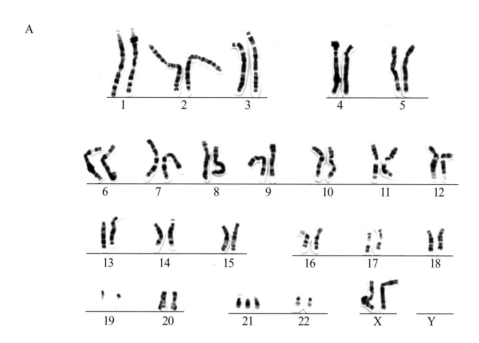

B

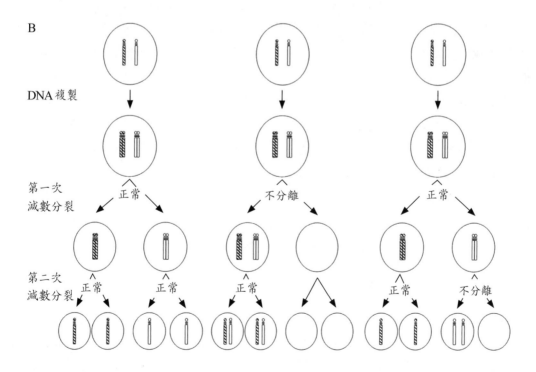

圖 9-1　A 為三染色體 21 核型，B 為其發生機制。（修改自 Thompson & Thompson Genetics in Medicine, 6th ed.）

染色體易位型（Chromosome transloca-tion）

占唐氏症患者的4%[5]，其中絕大部分（>95%）為羅勃遜易位（Robertsonian translocation），即細胞中多出的第 21 號染色體，與另一個近端著絲（acrocentric）染色體，包含 D 組（第 13, 14, 15 號）以及 G 組（第 21, 22 號）染色體的短臂發生羅勃遜易位，如圖 9-2 所示。其中又以 t（14; 21）及 t（21; 21）最常見，分別占約 51%, 37%[5]。羅勃遜易位型中約 3/4 是新的突變（*de novo* mutation），[5]也就是父母雙方都具有正常染色體。另外 1/4 是遺傳性羅勃遜易位，父母有一方為染色體異常之帶因者。另約 4% 左右的染色體易位型唐氏症牽涉到一般的染色體區域，且多為遺傳性的染色體異常，即父母有一方為染色體異常之帶因者。

鑲嵌型（Mosaicism）

約占唐氏症患者的 1%[5]。是由受精卵經細胞分裂發育為個體的過程中，因偶然發生的有絲分裂不分離（mitotic non-disjuction）而造成的部分細胞具有三條第 21 號染色體。這一類的唐氏症的臨床症狀通常會比較輕微，通常父母雙方染色體正常。

唐氏症之細胞遺傳學診斷（Cyto-genetic diagnosis of Down syndrome）

唐氏症之細胞遺傳學診斷可在懷孕 16～20 週間以羊水細胞檢驗胎兒的染色體，或出生後以周邊血液檢驗新生兒的染色體，以診斷其為染色體數目或結構的異常。若為染色體結構異常，建議雙親也進行細胞遺傳學的檢查，以了解為新產生的突變或是遺傳的因素，若為遺傳性的染色體異常，則可估計下一胎生出唐氏症孩子的機率。

細胞遺傳學技術介紹（Introduction to cytogenetic techniques）

真核生物的遺傳物質是由去氧核糖核酸（DNA）所組成，其中位於細胞核內的 DNA 並與組蛋白（histone）組成染色質（chromatin）。人類的體細胞的染色質在細胞分裂之間期（interphase, G1/G0）以 2N，即 46 條，鬆散的散布在核質中。若要能在光學顯微鏡下觀察到染色體（chromosome），則必須要正在進行有絲分裂（mitosis）或減數分裂（meiosis）的細胞，如圖 9-3 所示，這門學問與技術被稱為細胞遺傳學（cytogenetics）。臨床上最方便使用的檢體有三：周邊血〔以肝素（heparin）為抗凝劑（anticoagulant）〕、羊水細胞與腫瘤組織，分別適用於一般個人染色體的檢查、胎兒染色體的檢查及腫瘤染色體異常的檢查。正常狀況下，周邊血液的細胞是不具有分裂能力的。因此在血液細胞培養中利用植物凝血素（phytohemagglutinin; PHA），一種 T 細胞的有絲分裂刺激素（mitogen），刺激 T 細胞進行有絲分裂（圖 9-4），培養約三天後再以秋水仙素（colcemid）使分裂中的細胞停止在細胞分裂的中期（metaphase），再以低張溶液使細胞膨脹，並以甲醇／乙

A

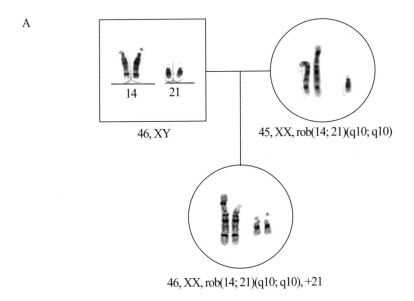

46, XY

45, XX, rob(14; 21)(q10; q10)

46, XX, rob(14; 21)(q10; q10), +21

B

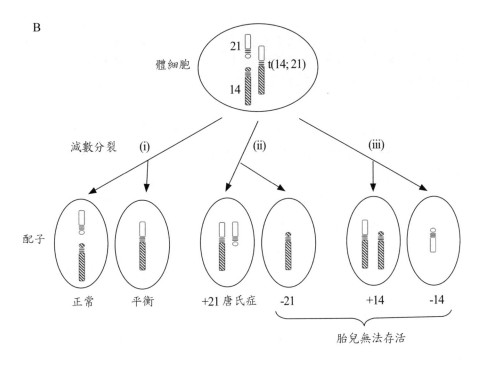

圖 9-2 羅勃遜易位之唐氏症。A 以 t (14; 21)為例；及 B 其減數分裂時染色體分離的三種可能狀況與羅勃遜易位遺傳機制。（修改自 Thompson & Thompson Genetics in Medicine, 6ᵗʰ ed.）

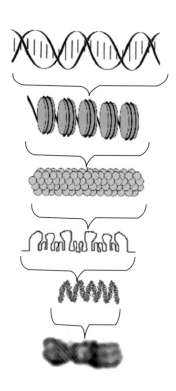

DNA 雙股螺旋（～2 nm）

Beads-on-a-string nucleosome
珍珠項鍊狀染色質（～11 nm）

Solenoids（～30 nm）
線圈狀染色質

間期細胞核之染色質，每一彎曲約 100 kb
（～300 nm）

細胞分裂時，染色質更緊密地排列成染色體
（～700 nm）

整個染色體（～1,400 nm）

圖 9-3　從 DNA 到染色體的組成與大小。非分裂期的細胞，其染色質多以 30～300 nm 的狀態分布於細胞核中。細胞進入分裂之 M 期時，才開始逐步緊密排列。（修改自 Alberts et al., Essential Cell Biology, 2nd ed.）

酸之混合液固定後，滴在載玻片上，乾燥後再以適量的胰蛋白酶（trypsin）溶液進行明暗帶處理（banding），最後以 Giemsa 染劑進行染色，此種方法所得到的核型（karyotype）稱為 G banding（圖 9-5）。若需增加染色體觀察的解析度，可在停止細胞分裂的前一天加入 methotrexate，使細胞分裂同步化（synchronize），次日再以胸腺嘧啶（thymidine）重新啟始細胞分裂，之後約 4.5 個小時細胞分裂到達前中期（prometaphase）時，再進行秋水仙素等收取（harvest）步驟，如圖 9-4 及 9-6 所示。

在進行細胞遺傳學檢查時，在顯微鏡下至少要觀察 20 個完整的核型，並一一記錄其染色體個數、性染色體組成及染色體異常之種類與位置，並將其中兩個具有代表性的核型進行影像記錄，以做成實驗室報告。當發現至少有兩種核型存在於一個個體中時，即有鑲嵌體（mosaicism）或融合體（chimerism）時，則在顯微鏡下至少要觀察 50 個核型，以估計每一種核型在此個體中所占的比例。

人類染色體的異常可分為數目以及結構兩類。在唐氏症中，第 21 號染色體三體（trisomy 21）即為非整倍體（aneuploidy）的代表，而羅勃遜易位為結構異常的代表。

原位螢光雜交法（fluorescent *in situ*

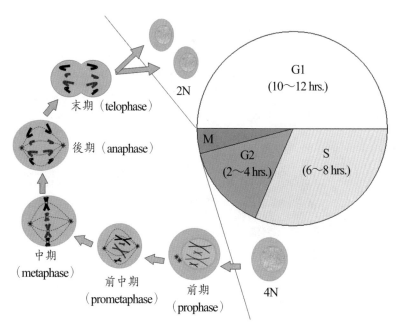

圖 9-4　細胞有絲分裂之分期（修改自 Thompson & Thompson Genetics in Medicine, 6th ed.）

hybridization; FISH）亦可應用於唐氏症的診斷，大略可分為兩類：一為快速診斷第 21 號染色體的個數；另一則為確診部分第 21 號染色體之三染色體。原位螢光雜交法為利用核苷酸類似物（nucleotide analog），如：biotin-dCTP, digoxigenin-dUTP，作為製備核酸探針（probe）之材料，而需被確診核型之細胞滴在載玻片並固定後，以加熱或離子作用將雙股 DNA 分離為單股，再與核酸探針進行雜交，之後以螢光標定之 streptavidin 或抗核苷酸類似物之抗體與核苷酸類似物結合，則可在螢光顯微鏡下偵測螢光的訊號。若是要快速診斷第 21 號染色體的個數，除可在細胞分裂中期計算第 21 號染色體的個數外，亦可在間期細胞核（interphase nuclei）中計算螢光訊號之個數，一般建議至少觀察 50 個細胞較

為可靠。若欲確診懷疑有部分第 21 號染色體所參與的染色體易位，則需自懷疑的區域製備探針，雜交後若在易位的染色體上有螢光訊號，則可確認第 21 號染色體確有參與易位。一般易位確診也需觀察至少 20 個中期（metaphase）細胞，而原位螢光雜交法所使用的複染劑（counterstain），DAPI（4',6-diamidino-2-phenylindole），其染色深淺與 G-banding 類似，可作為辨別染色體號數之參考。

適應症（Indications for cytogenetic diagnosis of Down syndrome）

1. 34 歲以上之孕婦：因第一次減數分裂發生染色體不分離的機率較年輕母親大大提高，因此建議以羊水細胞進行胎兒之細胞遺傳學檢查。

A

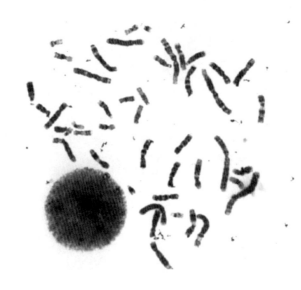

B

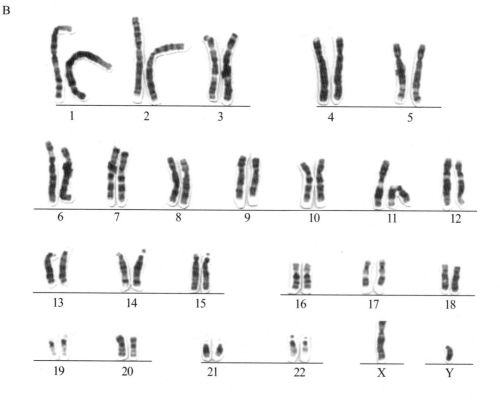

圖 9-5　G-banding 之細胞核型，以男性爲例。A 顯微鏡下觀察的情況；B 依照染色體
順序排列後的核型。

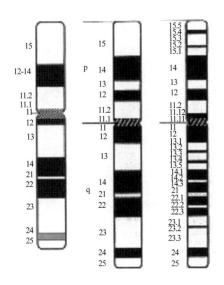
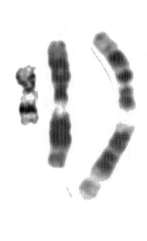

圖 9-6　以人類第 11 號染色體為例，說明在細胞分裂之中期（metaphase）、前中期（prometaphase）與前期（prophase）時（由左至右），相當於 450, 550, 850 節下的明暗帶情形與對應之 ideogram。（修改自 Thompson & Thompson Genetics in Medicine, 6th ed.）。

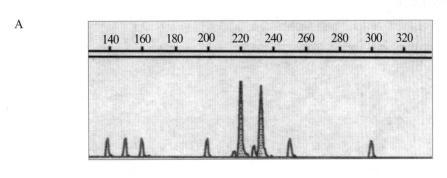

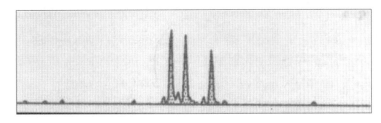

圖 9-7　以螢光標記引子的方法分析 STR 標誌用以分子診斷唐氏症。A 正常人；B 唐氏症患者。

2. 有染色體易位的家屬：若家族中曾發生染色體易位之唐氏症，雙親及相關親屬經確診為帶因者時，建議以羊水細胞進行胎兒之細胞遺傳學檢查。

3. 不易受孕之夫婦：造成不孕的原因之一為染色體平衡性的易位（balanced translocation），尤其是有多次的自發性流產，建議夫妻雙方均以周邊血液進行細胞遺傳學檢查。

4. 胎兒超音波異常：經超音波檢查，若發現胎兒有多處異常，其可能原因之一為染色體的異常，建議以羊水細胞進行胎兒之細胞遺傳學檢查。

5. 母血唐氏症篩檢異常：34 歲以下之孕婦經母血唐氏症篩檢異常，建議以羊水細胞進行胎兒之細胞遺傳學檢查。

分子診斷唐氏症

由於吾人已了解絕大部分的唐氏症係肇因於第 21 對染色體三體，而此現象是由於精子或卵子生成過程減數分裂時，染色體發生不分離（nondisjunction）而來。於是科學家想出利用在人類基因體中常出現的短重複序列（short tandem repeats; STR）（相關技術請見本書第一章內的微衛星標記與應用）來判斷胎兒細胞內染色體數目。理論上，不同親源的染色體上相對應的短重複序列其拷貝數（Copy number）應為不同，經由分子生物的方法可快速分析其數目，而達到判斷某一對染色體數目。絕大多數唐氏症患者由於細胞內有 3 條 21 號染色體，故用此方法可選擇數個高異質性的 STR 位點加以分析其拷貝數，來作為產前診斷唐氏症的工具。這種分析方法正確度與傳統的染色體核型分析敏感性不相上下，但僅需要少量的羊水細胞檢體，且可在 24 小時內得到分析結果，操作相較於染色體核型分析亦單純許多，價格亦較便宜，是未來診斷唐氏症及其他染色體數目異常所引起的遺傳性疾病利器[9]（圖 9-7）。

學習評估

1. 唐氏症的發生原因為何？
2. 如何進行產前篩檢唐氏症？
3. 如何用細胞遺傳學方法確診唐氏症？
4. 何謂 STR？怎樣使用 STR 指標進行唐氏症之分子診斷？

參考文獻

1. Jones KL. *Smith's Recognizable Patterns of Human Malformation*.5th edition. Philadelphia; WB Saunders, 1997: 8-13.

2. Cuckle HS, Wald NJ, Thompson SG. Estimating a woman's risk of having a pregnancy associated with Down's syndrome using her age and serum alpha-fetoprotein level. *Br J Obstet Gynaecol*, 1987; 94: 387-402.

3. Motulsky V. *Human Genetics*.3rd edition. Heidelberg: Germany: Springer, 1997: 44-7.

4. Lejeune J, Turpin R, Gautier M. Mongolism; a chromosomal disease. *Bull*

Acad Natl Med, 1959; 143: 256-65.

5. Mutton D, Alberman E, Hook EB. Cytogenetic and epidemiological findings in Down syndrome, England and Wales 1989 to 1993. National Down Syndrome Cytogenetic Register and the Association of Clinical Cytogeneticists. *J Med Genet,* 1996; 33: 387-94.

6. Mikkelsen M, Poulsen H, Grinsted J, et al. Non-disjunction in trisomy 21: study of chromosomal heteromorphisms in 110 families. *Ann Hum Genet,* 1980; 44: 17-28.

7. Stewart, G.D., Hassold, T.J., Berg, A., Watkins, P., Tanzi, R., and Kurnit, D.M. Trisomy 21 (Down syndrome): studying nondisjunction and meiotic recombination by using cytogenetic and molecular polymorphisms that span chromosome 21. *Am J Hum Genet,* 1988; 42: 227-36.

8. Allen EG, Freeman SB, Druschel C, et al. Maternal age and risk for trisomy 21 assessed by the origin of chromosome nondisjunction: a report from the Atlanta and National Down Syndrome Projects. *Hum Genet,* 2009; 125: 41-52.

9. Liou JO, Chu DC, Cheng PJ, Chang SD, Sun CF, Wu YC, Liou WY, Chiu DIY: Human Chromosome 21-specific DNA markers are useful in prenatal detection of Down syndrome. Ann. Clin & Lab. Sci. 2004; 34: 319-23.

第十章 不能吃蠶豆的人—葡萄糖六磷酸去氫酶（G6PD）缺乏症

何鴻耀、趙崇義　著

學習目標

1. 葡萄糖六磷酸去氫酶缺乏症之臨床徵
   狀、生化特性及致病機轉。

2. 葡萄糖六磷酸去氫酶缺乏症之遺傳及
   常見的G6PD基因突變。

3. 葡萄糖六磷酸去氫酶缺乏症分子診斷
   方法。

介紹

　　葡萄糖六磷酸去氫酶缺乏症（G6PD deficiency）是一種最普遍的紅血球酵素病變（enzymopathy），全球大約有四億人受影響。葡萄糖六磷酸去氫酶缺乏者進食生蠶豆後，出現急性溶血、黃疸及排出深茶色尿液等徵狀。故此症又稱為蠶豆症（favism）。蠶豆的歷史可追溯至新石器時代，在近東地區始為人類食用。它逐漸成為主要作物，廣泛栽植於埃及、希臘及羅馬等地中海沿岸地區。古希臘時期，畢達哥拉斯學派哲人曾告誡人們：「進食蠶豆可帶來不幸」（δειλοί, πάνδειλοι, κυάμων από χείρας έχεσθαι; unhappy, a lot of miserables, it is not touched upon fava beans），以及「戒食蠶豆」（κυάμων απέχεσθε; be far from consumption of fava beans），可能反映古人對蠶豆症的驚恐。

　　葡萄糖六磷酸去氫酶缺乏症在二次大戰期間再次引起關注。在太平洋戰區，為預防瘧疾而使用原奎寧（Primaquine），卻不幸引發部分人員急性溶血症狀。1956年，Carson 氏發現對原奎寧敏感人士體內紅血球的葡萄糖六磷酸去氫酶活性偏低 [1]。Crosby 氏則指出蠶豆症與原奎寧導致之急性溶血存在相關性 [2]。進一步研究確定葡萄糖六磷酸去氫酶、蠶豆症與溶血性貧血之關係。

　　我國最早有關蠶豆症之文獻，由臺大醫學院公共衛生研究所林東明教授及小兒科林國信教授發表於 1961 年 [3]。此論文報導 1961 年 3 月間，於竹北地區一種有

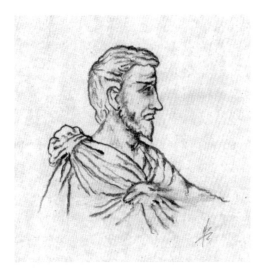

圖10-1　畢達哥拉斯（Pythagoras）（生於公元前580至572年間，卒於公元前500至490年間）為古希臘哲學家、數學家及科學家。其重要貢獻為「勾股定理」。他與追隨者認為蠶豆乃腐敗之食物，提出「戒絕蠶豆」主張。

深茶色尿液、發熱及貧血症狀之疾病導致五名兒童死亡。此論文指出男孩病例遠高於女孩病例（比例約 13：1），且病患於發病前均食用蠶豆。此後，國人始對蠶豆症有初步了解。

　　瘧疾與葡萄糖六磷酸去氫酶缺乏症的地理分布十分相似。有學者認為：一些與紅血球有關的遺傳缺陷賦予個體對瘧疾之抗性。由於天擇的緣故，這些遺傳突變的發生率在瘧疾流行地區大幅增加。葡萄糖六磷酸去氫酶基因突變即屬此類突變。

葡萄糖六磷酸去氫酶的生化特性

　　葡萄糖六磷酸去氫酶催化五碳糖磷酸途徑（pentose phosphate pathway）的第一

個步驟。此反應將葡萄糖-6-磷酸（glucose-6-phosphate）轉換成6-磷酸葡萄糖酸內酯（6-phosphogluconolactone）（圖二）。五碳糖磷酸途徑可產生 5- 磷酸核糖（ribose-5-phosphate）及 5- 磷酸核酮糖（ribulose-5-phosphate）。五碳糖即可參予糖解作用或核酸的合成。同時，此途徑可產生還原態之菸鹼胺腺呤雙核酸磷酸（nicotinamide adenine dinucleotide phosphate, NADPH），此輔酶對許多生化合成反應提供還原當量；並維持細胞內抗氧化系統，保護細胞免受氧化損害。其中 NADPH 經穀胱甘肽還原酶（glutathione reductase）作用可將氧化態穀胱甘肽（glutathione disulfide,

GSSG）轉變成穀胱甘肽（glutathione, GSH），還原態的穀胱甘肽可協助清除還氧化氫及其他自由基。

具活性的葡萄糖六磷酸去氫酶以二聚體（dimer）或四聚體（tetramer）形式存在。實驗證明葡萄糖六磷酸去氫酶單體（monomer）聚合受酸鹼值 pH 影響。單體多胜肽（polypeptide）含 515 胺基酸殘基（amino acid residue）。其分子量大約為 59 kD（kilodalton）。從結構上來看，單體可分為二個功能區（domain）：N 端功能區有一個含 β-α-β 結構之雙核苷結合位；C 端為一個含 β+α 結構之區域，內有 9 組反向 β- 平板（b-sheet）。單體透過 C 端的

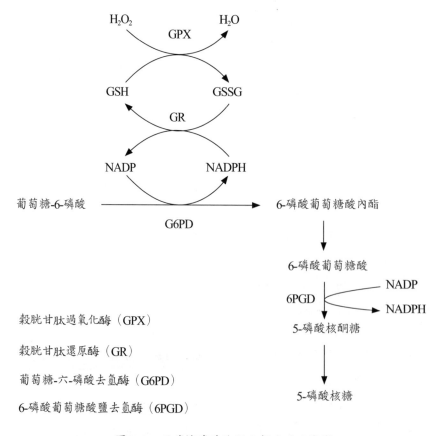

穀胱甘肽過氧化酶（GPX）

穀胱甘肽還原酶（GR）

葡萄糖-六-磷酸去氫酶（G6PD）

6-磷酸葡萄糖酸鹽去氫酶（6PGD）

圖10-2　五碳糖磷酸途徑及穀胱甘肽代謝

聚合介面（dimerization interface）形成二聚體。N 端及 C 端二個功能區以 α- 螺旋（a-helix）連結，酵素活性中心則位於此區域內。葡萄糖六磷酸去氫酶多胜肽有兩個高度保留（conserved）序列[4]，包括受質結合位置內 RIDHYLGKE 序列（第 198 至 206 殘基）與輔酶結合區內 GASGDLA 序列（第 38 至 44 殘基）。除扮演輔酶角色外，NADP 亦維持整個酵素分子結構[5]。每一個單體含有一個額外 NADP，結合在靠近聚合介面的位置（即所謂結構性 NADP 結合位置）。研究證明移除 NADP 將影響單體的結構與聚合。

葡萄糖六磷酸去氫酶在紅血球中扮演之角色

五碳糖磷酸途徑為紅血球內唯一產生 NADPH 來源。NADPH 保護細胞及血紅素，免受氧化損傷。紅血球中，各種酵素與血紅素 β 鏈之 -SH 基極容易被氧化。所以，紅血球需維持高濃度 GSH，以保持 -SH 在還原態。葡萄糖六磷酸去氫酶則透過產生 NADPH 維持穀胱甘肽抗氧化系統。同時，NADPH 亦可藉保護過氧化氫酶（catalase）增強細胞清除活性氧的能力。人體細胞可經不同代謝途徑產生 NADPH。但紅血球缺乏粒線體，所以五碳糖磷酸途徑成為紅血球內唯一可以產生 NADPH 的生化作用。在一般情況下，正常紅血球僅使用 1-2% 之潛在葡萄糖六磷酸去氫酶活性，供應所需 NADPH。換言之，正常細胞維持一個相當高的酵素儲備，用以應付緊急需要。但在缺乏葡萄糖六磷酸去氫酶的紅血球中，NADPH 量原低於正常細胞；而且備用還原能力不足，容易受氧化損傷。在特定情況下（如服用藥物或感染等情況），活性氧分子劇增，而對缺乏葡萄糖六磷酸去氫酶的紅血球造成嚴重損害，並引致溶血。

葡萄糖六磷酸去氫酶在其他細胞的角色

過往有關葡萄糖六磷酸去氫酶研究主要集中在葡萄糖六磷酸缺乏症之病體生理學及 G6PD 基因突變。近年來，葡萄糖六磷酸去氫酶在其他細胞的生理角色益發受重視。不同研究均指出葡萄糖六磷酸去氫酶為細胞生長必要因素[6-9]。我們發現缺乏葡萄糖六磷酸去氫酶的纖維母細胞（fibroblast）在繼代培養中，較容易停止增生，進入老化狀態。而且，缺乏葡萄糖六磷酸去氫酶之細胞對氧化物有較高感受性；容易被誘導老化。G6PD 狀態（status）對細胞生長影響可能與細胞訊號傳遞調控有關。研究發現一氧化氮可促進正常細胞培養生長，卻可誘導缺乏葡萄糖六磷酸去氫酶之細胞凋亡。可見 G6PD 狀態亦參予調控細胞死亡過程。細胞 G6PD 活性會影響酪胺酸磷酸鹽酸酵素（tyrosine phosphatase）的表達與活性，從而導致訊號傳遞異常。

葡萄糖六磷酸去氫酶缺乏症的臨床症狀與問題

葡萄糖六磷酸去氫酶缺乏症之臨床表現（clinical manifestation）

葡萄糖六磷酸去氫酶缺乏症以藥物或感染引發之急性溶血、蠶豆症、新生兒黃疸或慢性非球形紅血球貧血（chronic non-spherocytic hemolytic anemia）呈現[10]。若干疾病如糖尿病、心肌梗塞亦可能因病患的潛在感染或用藥，引發溶血性貧血。目前，紅血球對氧化損害的敏感度如何導致溶血的完整機轉尚待釐清。此外，外在因素如何觸發溶血的過程亦未完全清楚。一般而言，急性溶血的病患顯得疲倦、有背痛、貧血、黃疸等徵狀。病患體內非接合性膽紅素（unconjugated bilirubin）增加與網狀紅血球（reticulocyte）增加。

1. 藥物引發之溶血性貧血

不少藥物（見表10-1）可以在葡萄糖六磷酸去氫酶缺乏者體內引發急性溶血。

表10-1　引發G6PD缺乏症病患溶血之藥物及媒介物

類別	藥物／媒介物
磺醯胺／磺基	二氨二苯碸（Dapsone）、乙醯磺胺（Sulfacetamide）、胺苯磺醯胺（Sulfanilamide）、磺胺吡啶（Sulfapyridine）、水楊醯偶氮磺胺吡啶（Sulfasalazine）、薩拉索皮林（Salazopyrin）、西卜淨（Septrin）、磺胺甲氧基嘧啶（Sulfamethoxypyrimidine）、磺胺異噁唑（Sulfisoxazole）、磺胺二甲基嘧啶（Sulfadimidine）
抗瘧疾劑	氯奎因（Chloroquine）、羥氯喹（Hydroxychloroquine）、美帕克林（Mepacrine）、巴馬奎寧（Pamaquine）、五烷喹（Pentaquine）、原奎寧（Primaquine）、奎寧（Quinine）
抗生素	氯黴素（Chloramphenicol）、磺胺甲基異噁唑（Cotrimoxazole）、奈啶酸（Nalidixic acid）、硝基呋喃妥因（Nitrofurantoin）、呋喃西林（Nitrofurazone）
止痛藥／退熱藥	乙醯醯（Acetanilid）、阿斯匹靈（Aspirin）、醋胺酚（Paracetamol）、非那西汀（Phenacetin）
心血管藥物	Procainamide、奎尼丁（Quinidine）、甲基多巴（a-Methyldopa）、聯胺嗪（Hydralazine）
驅蟲藥（Antihelmintics）	萘酚（Naphthol）、銻芬（Stibophen）、尼立達唑（Niridazole）
其他	Probenicid、維生素C（Ascorbic Acid）、Dimercaprol、酚噻嗪（Phenothiazine）、萘（Naphthalene）、維生素K、甲基藍（Methylene Blue）、青黴胺（Penicillamine）、生蠶豆

病患常於使用藥物 24 至 72 小時後出現溶血與黃疸。病患尿液因含大量血紅素呈醬油色或紅葡萄酒色。病患血紅素值下降；血液中出現紅血球碎片及漢氏小體（Heinz body）。網狀紅血球數量在溶血出現後第五天開始增加，並於第七至十天達至高峰。急性溶血徵狀大約在停藥一週後逐漸舒緩。

許多因素影響葡萄糖六磷酸去氫酶缺乏者對藥物的敏感性。先天因素包括 G6PD 基因突變所造成之酵素性質差異（即生化變種；詳見下一節）及藥物代謝酵素之基因多形性。後天因素包括病患服藥時之血紅素含量及紅血球壽命分布、藥物劑量及吸收率、藥物代謝及排出率。這些因素可能改變藥物誘發之氧化壓力及損害程度，進而影響患者對藥物的反應。

2. 感染引發之溶血性貧血

感染是另一個引起葡萄糖六磷酸去氫酶缺乏者急性溶血的因素。A 型與 B 型肝炎、人類巨細胞病毒感染、肺炎及傷寒均可能如此。溶血嚴重程度受諸如用藥、肝功能與年齡影響。急性腎衰竭是葡萄糖六磷酸去氫酶缺乏者罹患肝炎之潛在併發症。不過此併發症很少在孩童發生。

3. 蠶豆症

蠶豆症過往常見於地中海沿岸、北非、中東及東亞國家。這些國家曾廣泛種植蠶豆作糧食用途。蠶豆症通常由進食新鮮蠶豆引起，但乾燥、煮熟或冷凍的蠶豆亦可能引發病症。甚至有患者會在接觸蠶豆花粉後發病。一般相信，蠶豆含兩種醣苷（glycoside），分別為 vicine 與 convicine，可經腸道菌叢水解為 divicine 及 isouramil。這兩種醣苷配基（aglycone）可誘發自由基大量生成，最終造成溶血。

此症患者服用蠶豆 24-48 小時後，會顯得無精打采；亦可能有輕微發燒、噁心、腹痛及下痢等徵狀。隨者溶血發生，病患感受背部疼痛，臉色蒼白；繼而出現黃疸、心跳過速（Tachycardia），甚至血紅素尿症情況。病患體內血紅素量降至 4-7 g/dL，造成頗嚴重貧血。情況危急時，可以輸血治療，但大部分病患可自行痊癒。大約四至六週後，血紅素可回升至正常範圍。

蠶豆症致病機轉尚未完全清楚。有些問題待進一步探究：蠶豆症較常發生在兒童身上；兩至十歲兒童的溶血病例遠較其他年齡層病患高。雖則絕大多數蠶豆症病患缺乏葡萄糖六磷酸去氫酶，唯僅部分葡萄糖六磷酸去氫酶缺乏者對蠶豆敏感。而且同一患者不同次對蠶豆的反應亦有異。溶血程度與病情嚴重性應受其他因素影響。目前知道溶血程度與患者腸道表面積與蠶豆食用量成正相關。這可能意味醣苷分解及吸收與病情嚴重性有關係。

4. 新生兒黃疸（Neonatal jaundice）

不同研究顯示逾三分之一有黃疸的男性新生兒為葡萄糖六磷酸去氫酶缺乏者，但葡萄糖六磷酸去氫酶缺乏症在女性新生兒黃疸並不常見。新生兒黃疸對早產的葡萄糖六磷酸去氫酶缺乏嬰兒影響

較嚴重。黃疸通常在嬰兒出生後一至四天出現。若血液中膽紅素濃度過高，而未能有效與白蛋白（Albumin）結合。膽紅素可穿越血腦屏障（blood-brain barrier），沉積在腦部基底核（basal ganglia）及海馬迴（hippocampus）等處神經核內，導致永久性神經傷害，此症稱為「核黃疸」（kernicterus）。一旦出現此狀況需緊急治療。可幸核黃疸並非常見。葡萄糖六磷酸去氫酶缺乏症如何引起黃疸尚未完全清楚。並非每一位葡萄糖六磷酸去氫酶缺乏嬰兒會出現黃疸。新生兒黃疸發生率及嚴重性在不同族群有頗大差異。遺傳、文化及環境因素可能造成此差異。

5. 先天性非球形溶血性貧血（Congenital non-spherocytic hemolytic anemia）

葡萄糖六磷酸去氫酶缺乏症可能導致經常性溶血，即所謂先天性非球形溶血性貧血。此症常出現在第一類葡萄糖六磷酸去氫酶缺乏者身上。此類病患長期有輕度至中度貧血；血紅素值約在 8-10 g/dL。貧血常伴隨代償性網狀網狀紅血球增加；網狀紅血球數量可達 10-40%。少數病患受反覆細菌性感染所苦。這反映病患體內中性球因缺乏葡萄糖六磷酸去氫酶，而無法產生足夠活性氧分子殺菌。

葡萄糖六磷酸去氫酶缺乏症分類與生化變種（Biochemical variant）

1967 年，世界衛生組織建議以葡萄糖六磷酸去氫酶生化特性，對此症進行分類[11]。分類標準包括紅血球酵素活性、電泳移動速率、葡萄糖 -6- 磷酸（G-6-P）與 NADP 的 Km 值、酵素活性對 pH 之依存度、酵素對受質類似物 deoxyglucose-6-phosphate 及 deamino-NADP 反應速率及酵素熱穩定性。病患酵素的性質若異於既存者，則可鑑別為一種新的生化變種。正常葡萄糖六磷酸去氫酶為 B 型。其他變種包括常見於非裔人士的 A 與 A- 型。生化變種一般以地名命名。隨著聚合酶連鎖反應技術成熟，研究者可以在分子層次描述這些生化變種。目前已知，許多原先被認為是不同的生化變種，其實是由相同的基因突變造成。例如：G6PD 廣東（G6PD Canton）、G6PD 臺灣客家（G6PD Taiwan-Hakka）、G6PD 類岐阜（G6PD Gifu-like）及 G6PD Arigento-like 同為 1376（依據突變在 cDNA 的位置）G 至 T 點突變造成。

至今已知有大約 150 種基因突變，可造成 400 種生化變種。依據酵素活性及病患的臨床症狀，G6PD 生化變種大底可以分為五大類（見表 10-2）：

1. 第一類葡萄糖六磷酸去氫酶缺乏症

病患嚴重缺乏酵素活性，病患紅血球對氧化劑非常敏感，而導致先天性非球形溶血性貧血。此類病患有新生兒黃疸、長期貧血、網狀紅血球增生、膽結石及脾臟變大（splenomegaly）的病史；對產生氧化壓力的藥物或感染極為敏感，可能出現致命性貧血。新生兒黃疸引發核黃疸之風險亦較高。

表10-2　依據世界衛生組織（WHO）建議分類的生化變種與其特性

類別	酶活性	突變在蛋白質中位置	臨床徵狀	例子
I	嚴重缺乏；甚至低於1%	二聚體聚合介面	慢性非球形紅細胞溶血性貧血（chronic non-spherocytic hemolytic anemia, CNSHA）	G6PD-布宜諾斯艾利斯、G6PD-德倫（G6PD-Durham）
II	< 10%	二聚體聚合介面；NADP結合位點	藥物或蠶豆引發之急性溶血性貧血	G6PD-地中海、G6PD-開平、G6PD-台北、G6PD-臺灣客家
III	10-60%	散布於整個編碼序列	急性溶血性貧血	G6PD-清遠（Quing Yuan）、G6PD-Montalbano
IV	90-100%		無徵狀	G6PD-Mira d' Aire
V	> 100%		無徵狀	

2. 第二類葡萄糖六磷酸去氫酶缺乏症

第二類患者有嚴重的酵素缺乏（酵素活性 < 10%）。病患平常健康狀況一如正常人。當病患服用能產生氧化壓力的藥品，可能發生致命性溶血。前述蠶豆症即為第二類 G6PD 缺乏的其中一種臨床表徵。此類病患對表一所列藥物或感染十分敏感。第二類生化變種亦可引致新生兒黃疸及核黃疸。華人族羣的生化變種，例如 G6PD 台北、G6PD 中華 -1、G6PD 佛山（G6PD-Fushan）及 G6PD 臺灣客家均屬於第二類變種。

3. 第三類葡萄糖六磷酸去氫酶缺乏症

第三類患者保有 10-60% 酵素活性。帶有此類突變個體在血液學指標上看來大致正常。唯當病患服用或接觸表一所列藥物時，方出現明顯溶血現象。溶血程度因人而異；病患每次對同種藥物的反應亦存在著差異。病患徵狀與前述第二類 G6PD 變種的病狀類同。與前述兩種變種不同之處在於此類變種較少引發致命狀況；病患溶血程度較輕。血紅素值大抵在停藥數週後，可恢復正常。常見於非裔人士的 G6PD A- 即屬於此類變種。

4. 第四及第五類葡萄糖六磷酸去氫酶缺乏症

此兩類生化變種十分罕見，不會造成臨床問題。第四類變種的酵素活性在正常範圍或僅輕微下降。第五類變種的酵素活性較正常值高。

其他相關健康問題

葡萄糖六磷酸去氫酶缺乏症因抗氧化能力不足，易生紅血球病變。研究指出氧化損傷的累積可導致退化性疾病。那麼，葡萄糖六磷酸去氫酶缺乏者是否較易得到某些後天性或退化性疾病呢？近年來，研究發現葡萄糖六磷酸去氫酶缺乏症與糖尿病及鼻咽癌復發有關[12, 13]。中國有學者指出葡萄糖六磷酸去氫酶缺乏者比正常人易得感冒[14]，意味著 G6PD 狀態可能影響病毒感染性。我們發現腸病毒 71 型及冠狀病毒較容易感染葡萄糖六磷酸去氫酶缺乏細胞，且能產生更多子代病毒[15, 16]。臺灣大學團隊亦發現葡萄糖六磷酸去氫酶缺乏者的單核白血球較容易被第二型登革病毒所感染[17]。最近亦有報告指出：嚴重特殊傳染性肺炎（COVID-19）引發葡萄糖六磷酸去氫酶缺乏症病患溶血現象與變性血紅素血症（methemoglobinemia）[18, 19]。

近期研究指出：G6PD 活性會影響胚胎發育。缺乏 G6PD 的秀麗隱桿線蟲（*C. elegans*）胚胎膜功能異常，喪失膜屏障作用。胚胎發育極性與細胞分裂亦受影響。這些變化伴隨著非鈣離子依賴型磷脂酶 A2（calcium-independent phospholipase A2）活化與脫脂磷脂（lysophospholipid）累積[20]。Longo 等人發現以基因剔除技術及育種可培育出外表正常之 G6PD$^{+/-}$ 異合子型（heterozygous）母鼠。若這些母鼠再與正常公鼠相交，則僅能生育正常子代公鼠；而半合子型（hemizygous）的 G6PD 缺乏子代公鼠發育停滯，胎盤異常，而導致胚胎死亡[21]。這些研究顯示當胚胎完全缺乏葡萄糖六磷酸去氫酶時，其發育與胎盤功能均受影響，最終胎死腹中。進一步研究指出胚胎細胞可正常分化成 primitive erythroid 細胞，但當進一步分化成紅血球並執行 hemoglobin switching 時，細胞大量死亡[22]。此結果顯示葡萄糖六磷酸去氫酶是生物發育過程中不可或缺的因子。同時也解釋生物體無法容忍「完全」缺乏葡萄糖六磷酸去氫酶。

其他研究結果意味著葡萄糖六磷酸去氫酶可能在人類健康扮演重要角色。

高糖處理下，胰島 β 細胞中葡萄糖六磷酸去氫酶受抑制，導致胰島素分泌下降與細胞凋亡[23]。此與葡萄糖六磷酸去氫酶缺乏症被認定為糖尿病危險因子之想法相符[24]。葡萄糖六磷酸去氫酶缺乏小鼠發展出肺動脈高壓症癥狀與右心室重塑[25]，意味著葡萄糖六磷酸去氫酶活性可能影響心血管疾病發展。此外，葡萄糖六磷酸去氫酶缺乏小鼠腦部有較高 DNA 損傷和較少柏金氏細胞，並呈現突觸與認知功能障礙[26]。

鑑別生化變種的準則相當複雜，而不同生化變種可能由同一種突變造成。若以生化變種區分葡萄糖六磷酸去氫酶缺乏症，既費用高昂又費時；而且鑑別方法較煩複，不同實驗室之間較難維持檢驗的統一標準。反之，若用分子診斷方法鑑定基因突變，區分葡萄糖六磷酸去氫酶缺乏症，則較節省金錢與時間；而且方法較簡單，檢驗可重覆性亦較高。所以，目前臨床實驗室大抵以分子診斷方法鑑別葡萄糖六磷酸去氫酶缺乏者。

葡萄糖六磷酸去氫酶的分子生物學與遺傳特性

葡萄糖六磷酸去氫酶基因

　　G6PD 基因位於性染色體上，所以葡萄糖六磷酸去氫酶缺乏症是性聯遺傳。目前已知 G6PD 基因座落於 Xq28 帶，鄰近第八凝血因子基因（即 A 型血友病（hemophilia A）基因）、先天性角化不全症（dyskeratosis congenita, DKC）基因及色盲基因（即 OPN1LW，又名 CBBN）（見圖三）。1986 年此基因被選殖分離。基因全長大約 21 kb，包含 13 個外顯子（exon）及 12 個內含子（intron）。第一外顯子不含編碼序列；第二與第三外顯子間序列長度超過 9 kb。其啟動子（Promoter）的 GC 鹼基對含量超過 70%。一如其他管家基因（House-keeping）基因，G6PD 基因啟動子含 SP1 轉錄因子結合位置。

葡萄糖六磷酸去氫酶遺傳特性

　　由於雄性細胞只有一條 X 染色體。性聯特徵（X-linked trait）皆以 XY 半合子（hemizygous）型式存在，而顯出其表現型（phenotype）性狀。G6PD 基因突變可在男性充分表達其特質，造成臨床徵狀。在女性方面，「G6PD 缺乏特徵」與臨床徵狀的關係較為複雜。雌性細胞有二條 X 染色體。若兩個 G6PD 基因均有突變，即所謂同合子（homozygous）型式，其表現型與男性半合子型式類同。但如果僅一個 G6PD 基因為突變型，另一個基因為正常的野生型（wildtype），即所謂異合子（heterozygous）型式。此基因型由於 X

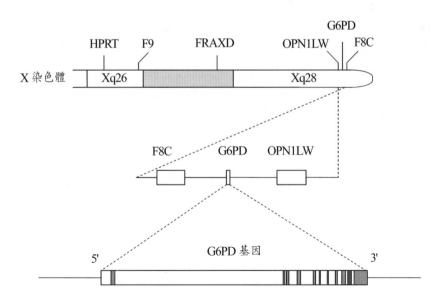

圖10-3　G6PD基因在X染色體的位置

次黃嘌呤磷酸核糖轉化酶（HPRT）；凝血第九因子（F9）；脆裂點（FRAXD）；色盲基因（Opsin 1 cone pigments long-wave-sensitive; OPN1LW）；葡萄糖六磷酸去氫酶（G6PD）；凝血第八因子（F8C）。

去活性現象（X-inactivation）（又稱為里昂化作用（lyonization））會導致頗大的表現型差異（對 G6PD 基因而言，亦即酵素活性差異）。異合子雌性細胞中，X 染色體去活化是隨機決定的。任何一個細胞可能帶有一個活化的正常或突變基因。一般情況下，在異合子型女性體內，約 50% 紅血球會表達正常酵素；其餘細胞表達變種酵素。但在特殊情況下（如同卵雙胞胎），X 染色體非隨機去活化。如果較多細胞表達變種酵素，個體會表現類似半合子型或同合子型的徵狀。

葡萄糖六磷酸去氫酶基因突變與生化變種[27, 28]

幾乎全部 G6PD 基因突變影響基因編碼序列（coding sequence）；目前尚未發現啟動子序列的突變。大部分突變乃點突變（point mutation）。而且點突變又多為編碼序列中單一突變，兩個點突變以 cis 方式同時存在比較罕見。其他突變包括短同框構缺失（small in-frame deletion）。

G6PD 桑德蘭（G6PD-Sunderland）由 cDNA 中第 105-107 核苷酸缺失所造成；G6PD 石溪（G6PD-Stonybrook）則為第 724-729 核苷酸之缺失。奈良（Nara）變種乃係第 953-976 核苷酸缺失而造成 Thr-Lys-Gly-Tyr-Leu-Asp-Asp-Pro 胺基酸喪失。至今仍未發現大範圍的缺失或框構轉移突變，反映葡萄糖六磷酸去氫酶為生物個體發育不可或缺的要素。唯一例外是 G6PD 喬治亞（G6PD Georgia）；它由酪胺酸 428 的無意義突變（nonsense mutation）所造成[29]。此外，剪接位（splice site）突變，如 G6PD 沃思斯多夫（G6PD Varnsdorf）及 G6PD 蘇黎世（G6PD Zurich）破壞第十內含子 3' 端的剪接位，造成替代性剪接（alternative splicing）及九個鹼基缺失[30]。

G6PD 基因的點突變並非以隨機方式分布（圖四）。第二及第三類變種不會出現在 cDNA 最後 500 個鹼基內。部分第一類變種集中於第十外顯子，這些突變靠近酵素聚合介面；干擾二聚體形成與酵素活性。其他突變可能破壞酵素的二

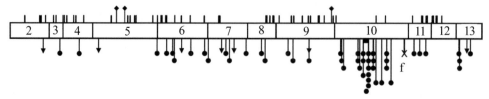

⬆ 表示造成第一類生化變種的突變
| 表示造成第二及第三類生化變種的突變
↑ 表示造成第四類生化變種的突變
↑ 表示短缺失
✗ 表示無意義突變
f 表示剪接位突變。

圖10-4　G6PD基因的突變分布

級結構、非共價鍵、雙硫鍵或受質結合位結構。G6PD 德倫（G6PD-Durham）及G6PD 那許維爾（G6PD-Nashville）突變影響 NADP$^+$結合；G6PD 蘇黎世（G6PD-Zurich）則破壞酵素受質結合位的構形（conformation）[31]。

葡萄糖六磷酸去氫酶缺乏症的分子流行病學

葡萄糖六磷酸去氫酶缺乏症發生率

葡萄糖六磷酸去氫酶缺乏症仍重要公共衛生問題。全球大約 7.3% 人攜帶一至二個 G6PD 基因突變。此症發生率呈地區差異，從非洲最高的 32.5% 到日本及部分歐洲地區的 0.1%。葡萄糖六磷酸去氫酶缺乏者大多為男性，同合子型女性病患大約佔全部缺乏人士約 10%。世界衛生組織曾推估約 10% 的異合子型女性病患具徵狀。國人中，約 3.1% 男性及 0.9% 女性為葡萄糖六磷酸去氫酶缺乏者。

葡萄糖六磷酸去氫酶缺乏症為臺灣及週邊地區常見遺傳病，此病主要發生在南緯 10° 至北緯 30° 區域內熱帶與亞熱帶區域。表 10-3 列出臺灣及周邊地區不同族裔

表10-3　臺灣及鄰近地區不同種族G6PD缺乏症發生率

種族	地區	G6PD頻率（%）			文獻
		男性	女性	合計	
臺灣					
臺灣人（整體）	臺灣	3.1	0.9	2.1	33
臺灣客家	臺灣			10.31	34
阿美族	臺灣			6.06	35
賽夏族	臺灣			8.96	35
卑南族	臺灣			1.1	36
鄒族	臺灣			0.68	36
中國大陸					
漢族	雲南大理	0.60	0.54	0.57	37
漢族	廣西柳州			8.23	38
漢族	廣東	4.71	3.73	4.21	39
漢族	湖南衡陽	3.62	3.16	3.45	40
漢族	四川	3.90		3.90	41

（續）

種族	地區	G6PD頻率（%）			文獻
		男性	女性	合計	
漢族	上海	0.86	0.64	0.78	42
漢族	山東	0	0	0	39
傣族（Dai）	雲南南部	17.40	16.90	17.26	39
景頗族	雲南西部	15.97	16.44	16.05	39
白族	雲南	1.13	1.53	1.25	39
彝族	雲南	6.14	3.36	5.20	39
哈尼族（Hani）	雲南	7.72	6.60	7.27	39
基諾族（Jinuo）	雲南	14.29		14.29	39
壯族	廣東	13.96	5.51	9.40	38
瑤族	廣西恭城	5.75	1.95	3.85	43
瑤族	廣東	1.57	2.12	1.77	39
客家	廣東興寧	6.16	2.09	5.50	39
黎族	海南	11.57	6.57	8.74	44
水族	貴州	11.54	5.99	8.99	45
苗族	貴州	6.50		6.50	46
畲族	福建	6.05	4.70	5.50	39
越南					
京族	越南	0.50		0.50	47
芒族	越南	31.00		31.00	47
瑤族（Dao）	越南	9.70		9.70	47
泰族	越南	19.30		19.30	47
土族（Tho）	越南	22.60		22.60	47
苗族（Mong）	越南	0.30		0.30	47
泰國					
泰族	泰國	9.13	1.66	5.13	48

（續）

種族	地區	G6PD頻率（%）			文獻
		男性	女性	合計	
寮國					
佬族	寮國			7.22	49
緬甸					
緬族	甸	11.63	9.65	10.64	50
柬埔寨					
高棉族	柬埔寨	12.56	12.20	12.42	51
Tum Pun族	柬埔寨	1.08	0.88	0.96	51
Cha Ray族	柬埔寨	3.2	0	1.48	51
菲律賓					
菲律賓人	菲律賓	3.90		3.90	52
馬來西亞					
馬來族	馬來西亞	4.60	1.30	3.13	53
華裔	馬來西亞	7.20	0.70	4.40	53
印度裔	馬來西亞	2.70	0.70	1.85	53
新加坡					
新加坡人	新加坡	3.15	0.11	1.62	54
印尼					
Ende族	印尼 Flores	3.95	4.84	4.41	55
Bajo族	印尼 Flores	4.98	2.52	4.17	55
爪哇族	印尼爪哇	5.02	3.45	4.12	50
錫卡族	印尼	4.53	3.18	3.88	50
安汶族	印尼			6.03	49
巴布亞紐幾內亞					
巴布亞人	巴布亞紐幾內亞			6.25	56
南韓					

（續）

種族	地區	G6PD頻率（%）			文獻
		男性	女性	合計	
高麗族	南韓			0.04	57
日本					
日本人	日本			< 0.1	58

的葡萄糖六磷酸去氫酶缺乏症發生率。其中，在越南的芒族中，發生率高達31%，其次為土族與泰族。中國大陸以傣族、景頗族、基諾族發生率較高。國人中，客家族羣得此病之比例較高。隨者緯度增加，蒙古、韓國、日本及西伯利亞已難覓此病的蹤影。

圖 10-5 顯示葡萄糖六磷酸去氫酶缺乏症的全球分布。令人玩味的是，此分布與瘧疾分布極為相似。推估瘧疾流行國家的葡萄糖六磷酸去氫酶缺乏症發生率約為 8.04%，高於無瘧疾發生國家發生率（約 5.3%）[32]。所以有學者認為葡萄糖六磷酸去氫酶缺乏症者具有抵抗瘧疾的選擇性優勢（selective advantage），方能使 G6PD 基因突變保留在基因庫中。研究結果亦呼應此一說法。葡萄糖六磷酸去氫酶狀態影響瘧疾原蟲在紅血球中的分裂生殖過程（schizogenesis）；瘧疾原蟲在葡萄糖六磷酸去氫酶缺乏紅血球增長比較慢。此外，葡萄糖六磷酸去氫酶缺乏紅血球在瘧疾原蟲感染的前期，即被巨噬細胞清除。

葡萄糖六磷酸去氫酶基因突變之區域分布

臺灣、中國沿岸及東南亞鄰近地區

目前已知的 G6PD 突變超過 36 種。突變主要集中在第 5、6 與 12 等三個外顯子，第 1、3 與 13 等則未見突變；皆為單鹼基替代（single base substitution）所造成的錯義突變（missense mutation）。表四列出東亞及東南亞常見之突變。從突變種類及出現頻率分析，G6PD 突變在東亞及東南亞呈明顯的地理及族群分布特異性。東亞南部種族，諸如中國沿岸漢族、客家人、壯族、傣族、苗族與國人中，1376G → T（G6PD- 臺灣客家）、1388G → A（G6PD-開平）、95A → G（G6PD- 高鶴）三種突變出現頻率相當高。寮國及柬埔賽人中 G6PD- 萬象（G6PD Viangchan）頻率幾乎達到 100%。

我國已發現之點突變約有 15 種。表五列出本國不同研究團隊發現之突變及出現頻率。其中，1376 G → T、1388 G → A、95 A → G、493 A → G 突變出現頻率合計超過 70%。493 A → G 很少在其他華人地區被發現。其餘突變包括 871 G → A（G6PD- 萬象）、519C → G（G6PD-苗栗）、371 A → G、517 T → C（G6PD-南港）、835 A → T（G6PD- 中華 -1）及 1387 C → T（G6PD- 基隆）。原住民的葡萄糖六磷酸去氫酶缺乏症發生率都相當低

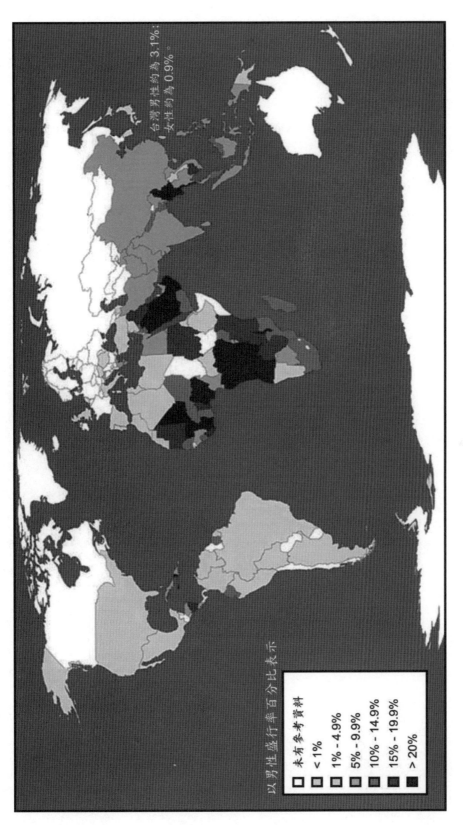

圖10-5　葡萄糖六磷酸去氫酶缺乏病之全球分布

改編自參考文獻[59]。

台灣男性約為3.1%；
女性約為0.9%。

以男性盛行率百分比表示

未有參考資料
< 1%
1% - 4.9%
5% - 9.9%
10% - 14.9%
15% - 19.9%
> 20%

表10-4 臺灣及鄰近地區可見之G6PD基因突變

外顯子	突變	胺基酸變化	變種名稱	主要分布區域*	文獻
單一錯義突變（Single missense mutations）					
2	7 G → A	3 Glu → Lys	越南 -1	越南	60
2	25 C → T	9 Arg → Trp	未命名	新加坡	61
2	94 C → G	32 His → Asp	未命名	緬甸	62
2	95 A → G	32 His → Arg	高鶴（Gaohe）	中國	39
2	110 T → C	37 Met → Thr	Gidra	中國	27
4	131 C → G	44 Ala → Gly	奧里薩（Orissa）	馬來西亞、印度	63,64
4	159 G → C	53 Trp → Cys	不來方（Kozukata）	日本	27
4	169 C → T	57 Arg → Trp	鴨川（Kamogawa）	日本	27
4	185 C → T	62 Pro → Leu	武藏野（Musashino）	日本	65
4	187 G → A	63 Glu → Lys	屏東	臺灣	66
4	196 T → A	66 Phe → Ile	Songklanagarind	中國、泰國	67
4	197 T → G	66 Phe → Cys	越南 -2	越南	60
4	202 G → A	68 Val → Met	朝日（Asahi）	中國、日本	38,68
4	241 C → T	81 Arg → Cys	Konan; 宇部（Ube）	日本	69
5	274 C → T	92 Pro → Ser	廣州（Guangzhou）	中國	39
5	352 T → C	118 Tyr → His	保祿（Bao Loc）	越南	70
5	371 A → G	124 His → Arg	未命名	中國	71
5	383 T → C	128 Leu → Pro	Vanua Lava	印尼	49

（續）

外顯子	突變	胺基酸變化	變種名稱	主要分布區域*	文獻
5	392 G → T	131 Gly → Val	清遠（Quing Yuan）；中華 -4（Chinese-4）	東南亞	38,72
5	442 G → A	148 Glu → Lys	柳州	中國	38
5	473 G → A	158 Cys → Tyr	深圳	中國	73
6	487 G → A	163 Gly → Ser	馬希實（Mahidol）	東南亞	39
6	493 A → G	165 Asn → Asp	臺灣客家 -2；中華 -3；台北	臺灣、菲律賓	35
6	517 T → C	173 Phe → Leu	南港	臺灣、中國	74
6	519 C → G	173 Phe → Leu	苗栗	臺灣、中國	38, 75
6	527 A → G	176 Asp → Gly	信州（Shinshu）	日本	76
6	535 A → T	179 Ser → Cys	筑後（Chikugo）	日本	27
6	563 C → T	188 Ser → Phe	地中海；薩斯沙利（Sassari）	馬來西亞、印度	77
6	585 G → C	195 Gln → His	台南	臺灣	66
6	586 A → T	196 Ile → Phe	彰化	臺灣	66
6	592 C → T	198 Arg → Cys	孔布拉（Coimbra）；順德	中國、東南亞	39
7	682 G → A	228 Asp → Asn	未命名	中國	78
7	691 G → C	231 Ala → Pro	上海	中國	79
7	695 G → A	232 Cys → Tyr	旭川（Asahikawa）	日本	80
7	703 C → T	235 Leu → Phe	南寧	中國	38
7	743 G → A	248 Gly → Asp	嘉義	臺灣	66
8	825 G → C	275 Lys → Asn	曼谷	泰國	81

（續）

外顯子	突變	胺基酸變化	變種名稱	主要分布區域*	文獻
8	835 A → T	279 Thr → Ser	中華 -1	中國	75
8	835 A → G	279 Thr → Ala	海口（Haikou）	中國	75
8	844 G → T	282 Asp → Tyr	Bajo Maumere	印尼	82
8	848 A → G	283 Asp → Gly	水島（Mizushima）	日本	83
8	853 C → T	285 Arg → Cys	大阪（Osaka）	日本	84
9	871 G → A	291 Val → Met	萬象（永珍）	東南亞	38
9	916 G → A	306 Gly → Ser	首爾	南韓	27
9	949 G → A	317 Glu → Lys	Kerala-Kalyan	印度	64
9	1003 G → A	335 Ala → Thr	查塔姆（Chatham）	菲律賓、日本、馬來西亞、印尼	76
9	1004 C → A	335 Ala → Asp	佛山（Fushan）	中國	38
9	1024 C → T	342 Leu → Phe	中華 -5：Mahidol-like	中國、東南亞	38, 72
10	1081 G → A	361 Ala → Thr	岩槻（Iwatsuki）	日本	27
10	1088 A → T	363 Asn → Ile	未命名	中國	85
10	1096 A → G	366 Lys → Glu	天理（Tenri）	日本	86
10	1153 T → G	385 Cys → Gly	江南（Kangnam）	南韓	87
10	1159 C → T	387 Arg → Cys	瓜達拉哈拉（Guadalajara）	日本	76
10	1160 G → A	387 Arg → His	比佛利山（Beverly Hills）	日本	76
10	1187 C → G	396 Pro → Arg	未命名	南韓	88
10	1220 A → C	407 Lys → Thr	阿倍野（Abeno）	日本	27, 84
10	1229 G → A	410 Gly → Asp	品川（Shinagawa）	日本	76

（續）

外顯子	突變	胺基酸變化	變種名稱	主要分布區域*	文獻
10	1229 G → C	410 Gly → Ala	川崎（Kawasaki）	日本	27
10	1246 G → A	416 Glu → Lys	東京、福島（Fukushima）	日本	76
11	1291 G → A	431 Val → Met	泗水（Surababa）	印尼	49
11	1311 C → T	基因多形性（polymorphism）			39
11	1318 C → T	440 Leu → Phe	神戶（Kobe）	日本	89
11	1330 G → A	444 Val → Ile	台南-2	臺灣	66
11	1360 C → T	454 Arg → Cys	Union、中華-2	臺灣、菲律賓、東南亞	39
11	1361 G → A	454 Arg → His	Andalus	馬來西亞	76
12	1376 G → T	459 Arg → Leu	臺灣客家；廣東；類岐阜；Arigento-like	臺灣、中國、東南亞	39, 90
12	1381 G → A	461 Ala → Thr	鬱南（Yunan）	中國	91
12	1387 C → T	463 Arg → Cys	基隆；上宇部（Kamiube）	臺灣、日本	75
12	1388 G → A	463 Arg → His	開平；Anant；Dhon；類佩特里奇（Petrich-like）；類札幌（Sapporo-like）	臺灣、中國、東南亞	39, 72, 90
12	1414 A → C	472 Ile → Leu	來賓（Laibin）	中國	38
13	1462 G → A	488 Gly → Ser	深谷（Fukaya）	日本	27
13	1466 C → T	489 Pro → Leu	荒川（Arakawa）	日本	27

單一無義突變（Single nonsense mutations）

外顯子	突變	胺基酸變化	變種名稱	主要分布區域*	文獻
10	1284 C → A	428 Tyr → Stop	喬治亞（Georgia）	菲律賓	28

（續）

外顯子	突變	胺基酸變化	變種名稱	主要分布區域*	文獻
多重錯義突變（Multiple missense mutations）					
4 與 9	202 G → A	68 Val → Met	河池（Hechi）	中國	38
	871 G → A	291 Val → Met			
12 與 13	1376 G → T	459 Arg → Leu	Bangkok Noi	泰國	81
	1502 T → G	501 Phe → Cys			
6 與 9	487 G → A	163 Gly → Ser	馬希寶＋萬象	泰國	92
	871 G → A	291 Val → Met			
9 與 11	871 G → A	291 Val → Met	萬象＋Union	泰國	92
	1360 C → T	454 Arg → Cys			
缺失（Deletion）[#]					
5	281-283del AGA 或 283-285delAAG	95 Lys 缺失	浦安（Urayasu）	日本	93
6	561-563del CTC	188 或 189 Ser 缺失	津久井（Tsukui）	日本	93, 94
9	953-976del CCACCAAAGGG TACCTGGACGACC	319-326 Thr-Lys-Gly-Tyr-Leu-Asp-Asp-Pro 缺失	奈良（Nara）	日本	95

*主要分布區域僅包括臺灣及鄰近地區；[#]缺失位置舉例說明：281-283del AGA表示cDNA中第281至283核苷酸序列AGA有缺失突變，導致其對應之氨基酸（即第95個氨基酸）離胺酸（Lys）缺失，如此類推。

表10-5　臺灣不同研究團隊發現之G6PD突變及其出現頻率

突變 ＼ 頻率	Chiu[96]	Chang[97]	Huang[98]	Chen[75]
	% (N=182)[H]	% (N=94)[H]	% (N=162)[H]	n* (N=9)[H]
1376 G → T	45.10	50.00	48.15	
1388 G → A	21.40	21.30	16.67	
493 A → G	11.50	7.40	9.26	
95 A → G	7.70	7.40	5.56	

（續）

突變 ＼ 頻率	Chiu[96]	Chang[97]	Huang[98]	Chen[75]
	％（N=182）[H]	％（N=94）[H]	％（N=162）[H]	n*（N=9）[H]
1024 C → T	5.50	4.30	6.18	
392 G → T	2.70	1.10	1.23	
487 G → A	1.60	1.10	1.23	
871 G → T			0.62	
1360 C → T	2.20		0.62	
519 C → T	0.50			5
517 T → C	1.60			2
835 A → T				1
1387 C → T				1
未知	0.2	7.40	10.49	

[H] N表示測試樣本數量；*n表示突變出現次數

（賽夏族與阿美族例外）。阿美族中 592 C → T 出現頻率大約 66.7%；而賽夏族中 493 A → G 出現頻率亦達相同程度。

葡萄糖六磷酸去氫酶缺乏症的診斷

發病時血液學相關指標的診斷

若病患處於急性溶血期，臨床徵狀與血液學相關指標可作診斷依據。溶血導致病患血紅素值下降。血紅素下降程度受病者本身變種類別及引發溶血的化合物劑量影響。輕微溶血僅引起血紅素下降1-2 g/L；嚴重的溶血可令血紅素值下降至3-4 g/L。

血管內溶血會造成顯著的血紅素血症及血紅素尿症。大量血紅素釋出令血紅素結合蛋白 haptoglobin 明顯下降。Hemopexin 幾近消失，可作為診斷指標。白蛋白與 heme 結合而形成 methemalbumin。數天內，尿液中 hemosiderin 含量增加。

溶血亦造成紅血球形態的變化。部分變形細胞像被咬過般，稱為「咬痕細胞」（bite cells）（圖 10-6）。血液會出現球形細胞（spherocyte）及異形紅血球（poikilocyte）。代償性網狀紅血球增加造成細胞漿多色性（polychromasia）。

當紅血球受損時，血紅素變性，聚結成所謂漢氏小體（圖 10-7）。漢氏小體促進膜蛋白及脂分子氧化損傷與交鏈，破壞細胞膜結構與功能。以 Wright-Geimsa 染劑染色，紅血球邊緣有不規則的凸出或空泡。若以 crystal violet 或 methyl violet 染劑染色，漢氏小體呈深紫色。

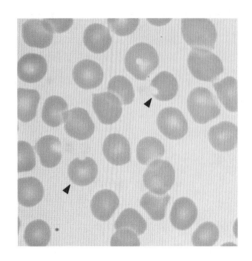

圖10-6 箭頭所示為咬痕細胞，圖中亦可見其他變形紅血球

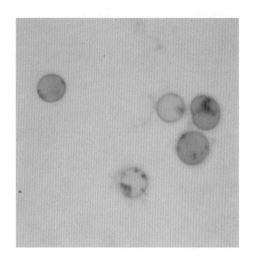

圖10-7 漢氏小體經methyl violet染劑染色後呈深紫色

酵素活性測定

以下方法為目前常用於鑑別葡萄糖六磷酸去氫酶缺乏者。前者更適合快速篩選；後者可給予更精確的量化數據。這些方法取代過去諸如 Methemoglobin reduction、MTT linked-spot 等測試。

1. 螢光點測試（fluorescent spot test）

此法為 Beutler 氏所創。進行測試前，先將全血滴於濾紙上。乾燥後，以含有葡萄糖六磷酸、NADP、皂素（saponin）及 GSSG。正常紅血球有足夠酵素活性還原 NADP 至 NADPH。後者可在 UV 光線照射下發出螢光。

2. 呈色反應

White 等人開發一個耦合 NADPH 生成反應與 3-(4,5-dimethylthiazol-2-yl)-2,5-diphenyltetrazolium bromide（溴化 -3-（4,5- 二甲基 -2- 噻唑）-2,5- 二苯基四氮唑；MTT）還原反應的方法[99]，用以測定葡萄糖六磷酸去氫酶活性。正常人全血內葡萄糖六磷酸去氫酶可還原 NADP 產生 NADPH。後者在電子傳遞物 1-Methoxy-5-methylphenazinium methyl sulfate (1-methoxyPMS) 作用下，將 MTT 還原成紫色甲䐶（formazan）產物。整個反應在一個蠟紙製生物反應器進行。反應完成而自然乾燥後，再以影像系統分析顏色強度。Access Bio 公司亦開發出以上述耦合反應為基礎之側向流量免疫層析檢測（lateral flow assay），稱為 CareStart™ G6PD Test。對第一及第二類 G6PD 基因突變攜帶者的偵測靈敏度超過 95%。其效能可與螢光點測試相近。

3. 量化測定

待測血液樣本與葡萄糖六磷酸及 NADP 混合後，以分光光度計測定產物 NADPH 於 340 nm 的吸光值。然後可推

算葡萄糖六磷酸去氫酶活性。此測試所得數據十分精準。我國正常成年人的參考值為：6.4-12.9 U/gHb（37℃）；正常嬰兒出生七天內的參考值為：12.5-21.6 U/gHb（37℃）。但這個方法並非全無缺點。若受測者抽血時，血液已含有大量網狀紅血球或年輕的紅血球。因為這些細胞比成熟細胞含較高酵素活性，所以會造成偽陽性結果。此外，這個測試仍無法有效診斷異合子型女性，乃須以分子診斷方式鑑定。

4. 電化學生物感測器（Electrochemical biosensor）

Access Bio 公司研發一套可攜式測量器，稱為 CareStart™ G6PD Biosensor，測定血液內葡萄糖六磷酸去氫酶活性。此儀器可測量 NADPH 生成及 Fe^{2+}/Fe^{3+} 氧化還原反應所伴隨之電流變化。檢測流程簡單。僅須將病患全血滴於檢驗試片上，再插入測量器即可。

葡萄糖六磷酸去氫酶缺乏症的分子診斷

分子診斷分析可應用於篩檢、家族遺傳研究及產前檢查，尤其能準確鑑別 G6PD 異合子型女性帶原者（carrier）。為精確分析突變，一般先以聚合酶連鎖反應（polymerase chain reaction, PCR）及限制性內切酶切割片段長度多樣性分析（Restriction Fragment Length Polymorphism）篩選當地常見的突變。若未能鑑定特定突變再使用序列分析方法（sequencing）。在本節中，我們將介紹常用 PCR-RFLP 方法及其他新方法。

PCR-RFLP法[97, 98]

此方法基於待鑑定 G6PD 突變改變 DNA 上限制性內切酶切位。從切割片段長度，可研判該突變是否存在。僅將此法簡述如下：先將含抗凝血劑的全血樣本，經離心分離出白血球層細胞（buffy coat）。然後分離基因組（genomic）DNA，再進行 PCR。PCR 所擴大的片段經限制性內切酶處理，以電泳分析即可。並非所有突變會改變現制性內切酶切點。為分析此類突變，擴大 PCR-RFLP 法應用性。可刻意改變部分序列，設計出針對特定突變的 artificial mismatch primer。帶有此突變的 G6PD 基因經引子擴大後，其產物即可被預設之限制性內切酶切斷。例如：

我們想分析 95A → G 突變，但此點突變不會改變序列上限制性內切酶切位。所以可設計帶有一個配對錯誤（mismatch）的引子（圖 10-8）。正常 DNA 的 PCR 產物於此位置沒有限制性內切酶切位。反之，若第 95 鹼基為 G，則經 artificial mismatch primer 擴大的產物於此處帶有一個 Mlu I 切位，可被 Mlu I 切斷。表 10-6 列出可用於分析國人常見突變之引子。

變性高效能液相色層分析（Denaturing high performance liquid chromatography, dHPLC）[96]

此方法主要仰賴從正常基因及突變 G6PD 基因擴大的 PCR 產物變性

5' GATACACＡCATATTCATCATCATGGGTGCATC 3'

3' GCATAAGTAGTAGTACCCACGTAG 5'　Artificial Mismatch Primer

第 95 鹼基以 * 標示，正常應爲 A，突變爲 G，配對錯誤的鹼基 C 以劃底線標示。

圖10-8　應用 Artificial Mismatch Primer 分析 G6PD 突變的例子

溫度（denaturing temperature）差異，分析可能突變。若樣本含正常及有突變之基因，G6PD 的 PCR 產物經變性及重新黏合（re-annealing）過程，產生同源雙鏈（homoduplex）及異源雙鏈（heteroduplex）。此兩種 DNA 雙鏈（duplex）可經由離子配對劑 triethylammonium acetate（TEAA）作用，與 DNA Sep 管柱結合。再以線性乙睛（acetonitrile）梯度沖出。DNA 片段將依其大小及異源雙鏈存在與否，於不同時間釋出。若以異合子型人士樣本檢測，圖譜將出現兩個峰：一個對應正常野生型（wildtype）；另一個則為突變型（mutant）（圖 10-9）。不同突變 DNA 形成獨特的沖出峰，可用以分析樣本基因型。目前以此法可分辨 9 種我國常見 G6PD 突變。

擴增受阻突變體系聚合酶鏈鎖反應（Amplification-refractory mutation system）[100]

此法又稱為特異性對偶基因聚合酶鏈鎖反應（allele-specific PCR）。簡單而言，研究者設計一個可結合特定對偶基因或突變的 PCR 引子，用以區分僅含單一鹼基差異的序列。此法結合擴大及診斷，所以十分省時有效。

PCR變性梯度電泳（PCR-denaturing gradient gel electrophoresis, PCR-DGGE）[101]

DGGE 法可區分僅有一個鹼基差異的 DNA 片段。在 DGGE 電泳下，PCR 產物穿越含變性劑梯度的聚丙烯醯胺膠體（polyacrylamide gel），會遭遇越來越高的變性劑。DNA 中低 GC 含量區域的雙鏈首先解離，形成特殊型狀的 DNA 分子（尾端部成叉狀或中間成環狀），進而影響其移動性。Lam 等人曾用此方法分析同在第 12 外顯子的 1376 G → T 及 1388 G → A 突變。

探針解離曲線分析（Probe Melting curve analysis）[102]

此方法依據帶螢光功能基（fluorophore）的雜交探針，對不同序列的解離溫度不同，區分不同對偶基因或突變。有研究者進一步使用 FRET 原理設計兩個雜交探針。第一個探針以 3' 端之 fluorescein 作為發送螢光動態基（donor fluorophore），第二個探針則以 5' 端 Lightcycler Red 640 作為接收螢光動能基（acceptor fluorophore）。Fluorescein 先

表10-6　以PCR-RFLP法測定不同突變所使用之引子、限制性內切酶及反應產物片段長度

待測突變	引子	序列	限制性內切酶	片段長度* (bp)
95 A→G	前置	5'-CTCTAGAAAGGGGCTAACTTCTCA-3'	Mlu I	正常 198
	反置	5'-GATGCACCCATGATGATGAATACG-3'		突變 174+24
392 G→T	前置	5'-GGACTCAAAGAGAGGGGCTG-3'	BstE II	正常 188+15
	反置	5'-GAAGAGGCGGTTGGCCGGTGAC-3'		突變 203
487 G→A	前置	5'-GCGTCTGAATGATGCAGCTCTGAT-3'	Hind III	正常 104
	反置	5'-CTCCACGATGATGCGGTTCAAGC-3'		突變 82+22
493 A→G	前置	5'-GCGTCTGAATGATGCAGCTCTGAT-3'	Ava II	正常 120+11
	反置	5'-CTCTGCAGGTCCCTCCCGAAGGGC-3'		突變 87+33+11
592 C→T	前置	5'-GAGGAGGTTCTGGCCTCTACTC-3'	Pst I	正常 157+83
	反置	5'-TTGCCCAGGTAGTGGTCGCTGC-3'		突變 157+63+20
835 A→T	前置	5'-GCAGCTTGTCACTAGGAAGC-3'	Taq I	正常 186
	反置	5'-CACGGACGTCATCTGAGTTCG-3'		突變 165+21
1024 C→T	前置	5'-GTCAAGGTGTTGAAATGCATC-3'	Mbo II	正常 187
	反置	5'-CATCCCACCTCTCATTCTCC-3'		突變 150+37
1360 C→T	前置	5'-ACGTGAAGCTCCCTGACGC-3'	Hha I	正常 142+45+27
	反置	5'-GTGAAAATACGCCAGGCCTTA-3'		突變 187+27
1376 G→T	前置	5'-ACGTGAAGCTCCCTGACGC-3'	Afl I	正常 214
	反置	5'-GTGAAAATACGCCAGGCCTTA-3'		突變 194+20
1388 G→A	前置	5'-ACGTGAAGCTCCCTGACGC-3'	Nde I	正常 206+21
	反置	5'-GTGCAGCAGTGGGGTGAACATA-3'		突變 227

*人為更動之鹼基以劃底線標示，藉此改變限制性內切酶位點，從而區分正常與突變基因。

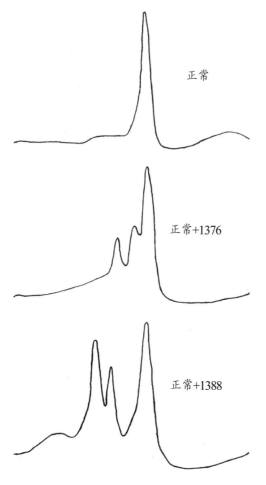

正常

正常+1376

正常+1388

圖10-9 以變性高效能液相色層分析我國常見的1376 G→T 及 1388 G→A 突變

以 LED 光源激發，再將能量轉移至 Light cycler Red 640。後者發出可被偵測的螢光。FRET 訊號強度與 PCR 產物量有關；亦可藉此監測 DNA 解離及分析其解離溫度。

基因晶片分析[103]

根據對應不同 G6PD 基因突變的序列，可合成 15 核苷酸長度的寡核苷酸（oligonucleotide），再以晶片點片儀點於甲矽烷化（silylated）玻片上，製成晶片。使用 Cy5 標定之引子擴大樣本中 G6PD 基因片段，再以 PCR 產物與晶片雜交（hybridization）。最後進行影像分析，即可確認突變種類。

質譜分析[104]

此分析仍以偵測 PCR 產物為主。含待測突變 G6PD 區域經 PCR 擴大，再進行引子延伸反應（primer extension）。引子延伸反應混合物含偵測引子（Detection primer），可黏合於待分辨的鹼基前。聚合酶即以反應混合物內雙去氧核苷酸（dideoxynucleotide）延長一個核苷酸長度（即與待分辨的鹼基互補之位點）。然後用 MALDI-TOF 質譜儀分析延伸產物的質量。產物的質量可用以推算序列，並鑑定突變性質。

單鹼基延伸反應-毛細管電泳分析[105]

此法與質譜分析有相似之處。PCR 產物以引子延伸反應及帶螢光功能基雙去氧核苷酸標定，再以毛細管電泳分析。由於不同雙去氧核苷酸如 ddA, ddC, ddG, 和 ddT 所帶螢光功能基不同，可以通過測定不同螢光辨別突變序列。Chiu 等人依據 SNaPshot Multiplex 測試法（Thermo Fisher Scientific, USA）研發出一個同時可偵測多種 G6PD 突變的方法[106]，以鑑別病患特定變種。先從濾紙上乾燥血液點樣本萃取核酸，以多對引子擴大含常見突變的 DNA 片段。去除引子後，再將 PCR 產物

以多個特殊延伸引子（extension primer）加上不同雙去氧核苷酸與 DNA 聚合酶，進行延伸反應及後續毛細管電泳分析。用於偵測不同突變的延伸引子在 5' 端帶有不同長度的 GACT 序列重複，以生成不同長度產物，藉此區分含常見突變之不同 DNA 區域（圖 10-10）。圖 10-11 表示以延伸引子分析 1376 G → T 突變的結果。

RFLP-毛細管電泳分析[107]

此法類似 PCR-RFLP 法，但限制性內切酶產物由微毛細管電泳系統（Experion）進行分析。此系統可比一般電泳更精確鑑別片段大小。

奈米金粒法[108]

Seow 等人合成長度為 18 與 100 核苷酸的單股 DNA 探針，分別於短探針 3'

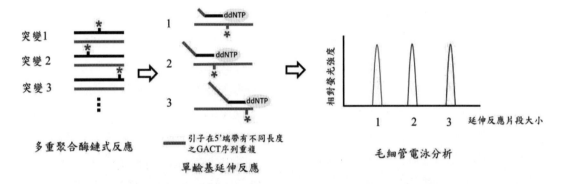

圖10-10　SNaPshot Multiplex測試法原理（左圖中黑線表示含突變區域DNA的正股；灰綠線表示負股；紅色星號表示突變；單鹼基延伸反應引子中黑色部分乃鹼基完美配對部分；粉紅色部分則為含不同長度之GACT序列重複部分）

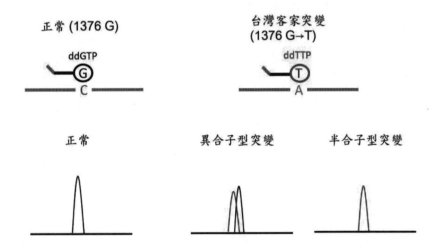

圖10-11　SNaPshot Multiplex測試法用於分析異合子型或半合子型突變的分析結果示意圖（以1376 G→T 突變為例）

端與長探針 5' 端上連接奈米金粒。從病患 DNA 以 PCR 擴大含突變的片段,再將 PCR 產物與長、短探針混合,進行雜交反應。先將反應管升溫至 75℃,再以每 30 秒降 0.5℃速率降溫。短探針可與含突變區域的單股 DNA 互補配對;長探針則與相鄰區域配對,形成二聚體奈米金粒結構。樣本再以瓊脂膠體電泳及影像分析。對應二聚體之電泳帶存在與否,反映病患是否有特定突變。

G6PD 分子診斷分析可鑑定異合子型女性;確認缺乏者的變種類別。遺傳諮詢服務人員藉此資訊,分析病患家族圖譜,給有風險的親屬提供醫療資訊。同時,可評估患者家族下一代新生兒黃疸風險,提高醫療服務質素。

人類學家依據各族群 G6PD 突變分布的資料,研究不同種族的起源、遷移與相互關係。例如 1388 G → A 在臺灣人及中國大陸漢族、彝族、白族、傣族、黎族、壯族、苗族及瑤族等族群中,出現頻率都相當高,意味此突變可能出現在各族裔形成前。

臺灣是一個開放的社會,曾在不同時期接納不同外來移民。近年來,國人與東南亞及中國大陸人士通婚頻繁。這亦代表東南亞族裔的 G6PD 變種出現頻率逐漸增加。如何鑑別和研究這些突變是一項新挑戰。這些研究為提供新移民及其下一代良好醫療服務奠定基礎。

葡萄糖六磷酸去氫酶缺乏症的治療

迄今為止,治療葡萄糖六磷酸去氫酶缺乏症的嘗試以減輕癥狀為主。前人擬利用抗氧化物諸如抗壞血酸(ascorbate;即維生素 C)、乙醯半胱氨酸(N-acetylcysteine)與生育酚(即維生素 E)等,去降低由藥物引發之溶血現象及變性血紅素生成[109]。但抗氧化物療法成效仍未有定論。近期,紐約大學醫療團隊以乙醯半胱氨酸及羥氯奎寧(hydroxychloroquine)治療葡萄糖六磷酸去氫酶缺乏之嚴重特殊傳染性肺炎(COVID-19)病患[110]。乙醯半胱氨酸有效抑制羥氯奎寧誘導之溶血現象及 C 反應蛋白(C-reactive protein)上升。有人亦嘗試以組織蛋白去乙醯酶抑制劑(histone deacetylase inhibitor; HDACi)增加紅血球前驅細胞的 G6PD 基因表達[111]。待後續研究釐清這些抑制劑的臨床效益。最近,Hwang 等人篩選出一種小分子藥物 AG1,可穩定 G6PD 廣東變種的酶結構而增加其活性;並降低由氧化物誘發之紅血球溶血現象[112]。此發現為葡萄糖六磷酸去氫酶缺乏症治療開啟嶄新方向。

病例

張太太剛出生二天的小男孩有顯著黃疸現象。他的膽紅素值高達 25 mg/L。隔天由於膽紅素持續升高。邱醫師開始使用光療法治療張小弟弟。四天後,膽紅素濃

度開始下降。同一時期，血紅素亦下降，最低至 10 g/dL；網狀紅血球值逐漸上升至 20%。邱醫師詢問張先生家族病史資料，得知張家長子曾有新生兒黃疸的情況。張先生的內弟亦有間歇性黃疸（intermittent jaundice）徵狀，並在年幼時因呼吸道感染引致血紅素尿症。邱醫師調閱張小弟的新生兒先天性代謝異常疾病篩檢報告書，確認他患有葡萄糖六磷酸去氫酶缺乏症，隨即向張家人說明有關此症的用藥注意事項。

學習評估

1. 我國常見之葡萄球六磷酸去氫酶基因的突變為何？
2. 何謂生化變種？生化變種與基因突變之關係為何？
3. 葡萄糖六磷酸去氫酶缺乏可引發那些徵狀？它如何影響紅血球的正常生理？
4. 目前有那些方法可鑑定G6PD突變？

參考文獻

1. Carson, P. E., Flanagan, C. L., Ickes, C. E., Alving, A. S. 1956. Enzymatic deficiency in primaquine-sensitive erythrocytes. *Science*, *124*: 484-85.

2. Crosby, W. H. 1956. Favism in Sardinia (newsletter). *Blood*, *11*: 91-92.

3. Lin, T. M., Lin, K. S., Song, S. T., Su, H. Y. 1961. A study of an outbreak of acute hemolytic anemia possibly caused by fava beans. *Acta Paediatr. Sin. 2*: 99-105.

4. Naylor, C. E., Rowland, P., Basak, A. K., Gover, S., Mason, P. J., Bautista, J. M., Vulliamy, T. J., Luzzatto, L., and Adams, M. J. 1996. Glucose 6-phosphate dehydrogenase mutations causing enzyme deficiency in a model of the tertiary structure of the human enzyme. *Blood, 87*: 2974-2982.

5. Au, S. W. N., Gover, S., Lam, V. M. S., and Adams, M. J. 2000. Human glucose-6-phosphate dehydrogenase: the crystal structure reveals a structural NADP$^+$ molecule and provides insights into enzyme deficiency. *Structure, 8*: 293-303.

6. Ho, H. Y., Cheng, M. L., Liang, C. M., Lu, F. J., Chou, Y. H., Stern, A., and Chiu, D. T. Y. 2000. Enhanced oxidative stress and accelerated senescence in glucose-6-phosphate dehydrogenase (G6PD)-deficient human fibroblasts. *Free Radic. Biol. Med. 29*: 156-169.

7. Cheng, M. L., Ho, H. Y., Wu, Y. H., and Chiu, D. T. Y. 2004. Glucose-6-phosphate dehydrogenase (G6PD)-deficient cells show an increased propensity for oxidant-induced senescence. *Free Radic. Biol. Med. 36*: 580-591.

8. Cheng, M. L., Ho., H. Y., Liang, C. M., Chou, Y. H., Stern, A., Lu, F. J., and Chiu, D. T. Y. 2000. Cellular glucose-6-phosphate dehydrogenase (G6PD) status modulates the effects of nitric oxide (NO) on human

foreskin fibroblasts. *FEBS Lett.* 475: 257-262.

9. Ho, H. Y., Cheng, M. L., and Chiu, D. T. Y. 2007. Glucose-6-phosphate dehydrogenase – From oxidative stress to cellular functions and degenerative diseases. *Redox Rep.* 12: 109-118.

10. Beutler, E. 1994. G6PD deficiency. *Blood*, 84: 3613-3636.

11. WHO Working Group. 1989 Glucose-6-phosphate dehydrogenase deficiency. Bull. *WHO Organization*, 67: 601-611.

12. Wan, G. H., Tsai, S. C., and Chiu, D. T. Y. 2002. Decreased blood activity of glucose-6-phosphate dehydrogenase associates with increased risk for diabetes mellitus. *Endocrine*, 19: 191-195.

13. Cheng, A. J., Chiu, D. T. Y., See, L. C., Liao, C. T., Chen, I. H., and Chang, J. T. 2001. Poor prognosis in nasopharyngeal cancer patients with low glucose-6-phosphate-dehydrogenase activity. *Jpn. J. Cancer Res.* 92: 576-581.

14. 謝彥暉，林果為，王倩，劉文廉 （1992）。上海地區葡萄糖六磷酸去氫酶缺乏症的臨床流行病學調查。中國大陸第四屆血液學學術會議：55a。

15. Ho, H. Y., Cheng, M. L., Weng, S. F., Chang, L., Yeh, T. T., Shih, S. R., and Chiu, D. T. Y. 2008. Glucose-6-phosphate dehydrogenase deficiency enhances enterovirus 71 infection. *J. Gen. Virol.* 89: 2080-2089.

16. Wu, Y. H., Tseng, C. P., Cheng, M. L., Ho, H. Y., Shih, S. R., and Chiu, D. T. Y. 2008. Glucose-6-phosphate dehydrogenase deficiency enhances human coronavirus 229E infection. *J. Infect. Dis.* 197: 812-816.

17. Chao, Y. C., Huang, C. S., Lee, C. N., Chang, S. Y., King, C. C., and Kao, C. L. 2008. Higher infection of dengue virus serotype 2 in human monocytes of patients with G6PD deficiency. *PLoS ONE*, 3: e1557.

18. Palmer, K., Dick, J., French, W., Floro, L., and Ford M. 2020. Methemoglobinemia in patient with G6PD deficiency and SARS-CoV-2 infection. *Emerg. Infect. Dis.* 26, 2279-2281.

19. Lopesa, D. V., Netoa, F. L., Marquesa, L. C., Limaa, R. B. O., and Brandãoc, A. A. G. S. 2021. Methemoglobinemia and hemolytic anemia after COVID-19 infection without identifiable eliciting drug: A case-report. *IDCases*, 23: e01013.

20. Chen, T. L., Yang, H. C., Hung, C. Y., Ou, M. H., Pan, Y. Y., Cheng, M. L., Stern, A., Lo, S. J., and Chiu, D. T. Y. 2017. Impaired embryonic development in glucose-6-phosphate dehydrogenase-deficient *Caenorhabditis elegans* due to abnormal redox homeostasis induced activation of calcium-independent phospholipase and alteration of glycerophospholipid metabolism. *Cell Death Dis.* 8: e2545.

21. Longo, L., Vanegas, O. C., Patel, M., Rosti,

V., Li, H., Waka, J., Merghoub, T., Pandolfi, P. P., Notaro, R., Manova, K., Luzzatto, L. 2002. Maternally transmitted severe glucose 6-phosphate dehydrogenase deficiency is an embryonic lethal. *EMBO J. 21*: 4229-4239.

22. Paglialunga, F., Fico, A., Iaccarino, I., Notaro, R., Luzzatto, L., Martini, G., and Filosa, S. 2004. G6PD is indispensable for erythropoiesis after the embryonic-adult hemoglobin switch. *Blood, 104*: 3148-3152.

23. Ježek, P., Holendová, Blanka., Jab rek, M., Tauber, J., Dlasková, A., and Plecitá-Hlavatá, L. 2021. The pancreatic β-cell: The perfect redox system. *Antioxidants (Basel), 10*: 197.

24. Dore, M. Pina., Parodi, G., Portoghese, M., and Pes, G. M. 2021. The controversial role of glucose-6-phosphate dehydrogenase deficiency on cardiovascular disease: A narrative review. Oxid. Med. Cell. Longev. 2021, 5529256.

25. Varghese, M. V., James, J., Rafikova, O., and Rafikov, R. 2021. Glucose-6-phosphate dehydrogenase deficiency contributes to metabolic abnormality and pulmonary hypertension. *Am. .J Physiol. Lung Cell. Mol. Physiol. 320*: L508-L521.

26. Loniewskaa, M. M., Guptab, A., Bhatiaa, S., MacKay-Clackettb, I., Jia, Z., and Wells, P. G. 2020. DNA damage and synaptic and behavioural disorders in glucose-6-phosphate dehydrogenase-deficient mice. *Redox Biol. 28*: 101332.

27. Vulliamy, T., Luzzatto, L., Hirono, A., and Beutler, E. 1997. Hematologically important mutations: glucose-6-phosphate dehydrogenase. *Blood Cells Mol. Dis. 23*: 302-313.

28. Luzzatto, L., Ally, M., and Notaro R. 2000. Glucose-6-phosphate dehydrogenase deficiency. *Blood, 136*: 1225-1240.

29. Xu W, Westwood B, Bartsocas CS, Malcorra-Azpiazu JJ, Indrak K, and Beutler E. 1995. Glucose-6 phosphate dehydrogenase mutations and haplotypes in various ethnic groups. *Blood, 85*: 257-263.

30. Efferth, T., Bachli, E. B., Schwarzl, S. M., Goede, J., West, C., Smith, J. C., and Beutler, E. 2004. Glucose-6-phosphate dehydrogenase (G6PD) deficiency-type Zurich: a splice site mutation as an uncommon mechanism producing enzyme deficiency. *Blood, 104*: 2608.

31. Au, S. W., Gover, S., Lam, V. M., and Adams, M. J. 2000. Human glucose-6-phosphate dehydrogenase: the crystal structure reveals a structural NADP(+) molecule and provides insights into enzyme deficiency. *Structure, 8*: 293-303.

32. Howes, R. E., Piel, F. B., Patil, A. P., Nyangiri, O. A., Gething, P. W., Dewi, M., Hogg, M. M., Battle, K. E., Padilla, C. D., Baird, J. K., and Hay, S. I. 2012. G6PD deficiency prevalence and estimates of affected populations in malaria endemic countries: a geostatistical model-based map.

PLoS Med, 9: e1001339.

33.Chiang, S. H., Wu, S. J., Wu, K. F., and Hsiao, K. J. 1999. Neonatal screening for glucose-6-phosphate dehydrogenase deficiency in Taiwan. *Southeast Asian J. Trop. Med. Public Health 30 Suppl, 2*: 72-74.

34.陳偉鵬、陳淑貞、韋哲啟（1987）。新生兒G6PD的活性定量篩檢及父母親籍貫的關係。中華醫誌，10: 433-450.

35.Tang, T. K., Huang, W. Y., Tang, C. J., Hsu, M., Cheng, T. A., and Chen, K. H. 1995. Molecular basis of glucose-6-phosphate dehydrogenase (G6PD) deficiency in three Taiwan aboriginal tribes. *Hum. Genet. 95*: 630-632.

36.Blackwell, R. Q., Blackwell, B. N., Yen, L., and Lee, H. F. 1969. Low incidence of erythrocyte G6PD deficiency in aborigines of Taiwan. *Vox Sang. 17*: 310-313.

37.楊桂芝、王一心、梁娜、楊泰生、左紹遠（1995）。大理地區葡萄-6-磷酸脫氫酶缺乏的群體調查，雲南醫藥，16:64-65。

38.Yan, T., Cai, R., Mo, O., Zhu, D., Ouyang, H., Huang, L., Zhao, M., Huang, F., Li, L., Liang, X., and Xu, X. 2006. Incidence and complete molecular characterization of glucose-6-phosphate dehydrogenase deficiency in the Guangxi Zhuang autonomous region of southern China: description of four novel mutations. *Haematologica, 91*: 1321-1328.

39.Jiang, W., Yu, G., Liu, P., Geng, Q., Chen, L., Lin, Q., Ren, X., Ye, W., He, Y., Guo, Y., Duan, S., Wen, J., Li, H., Qi, Y., Jiang, C., Zheng, Y., Liu, C., Si, E., Zhang, Q., Tian, Q., and Du, C. 2006. Structure and function of glucose-6-phosphate dehydrogenase-deficient variants in Chinese population. *Hum. Genet. 119*: 463-478.

40.馮彬彬、王紅燕、李頌宜（2005）。2320例新生兒臍血G6PD篩查結果分析。南華大學學報（醫學版），33: 214-215。

41.焦春堂、唐治貴、仇義華、余素華、劉容海、代紅瑩、曾溢滔、黃淑幀、杜傳書（1992）。四川地區血紅蛋白病與葡萄糖-6-磷酸脫氫酶缺乏症的流行病學研究。中國生育健康雜誌，3: 45-46。

42.謝彥暉、林果為、王倩、劉文廉（1994）。上海地區G6PD缺乏症的臨床流行病學調查。中華血液學雜誌，15:424-424。

43.黃壽星、韋喜娟、覃從軍、吳達莉（2005）。廣西恭城縣瑤族和漢族居民G6PD缺乏症發病率及基因頻率的調查。中國小兒血液，10:117-119。

44.王政、張淵、蔡苗（2006）。海南省保亭縣、五指山市黎族G6PD缺乏症調查。海南醫學，17: 121-121。

45.修瑾，齊曉嵐，單可人，謝淵，何燕，吳昌學，李毅，吳曉黎，任錫麟2005。貴州三都水族居民葡萄糖-6-磷酸脫氫酶缺乏症基因突變研究。中國實驗血液學雜誌13:147-150。

46.何燕，單可人，修瑾，吳昌學，吳曉黎，張小蕾，任錫麟2004。貴州西江苗族葡萄糖-6-磷酸脫氫酶基因突變分析。中國地方病學雜誌 23: 327-329.

47.Verle, P., Nhan, D. H., Tinh, T. T., Uyen, T. T., Thuong, N. D., Kongs, A., Stuyft, P., and Coosemans, M. 2000. Glucose-6-phosphate dehydrogenase deficiency in northern Vietnam. Trop. Med. Int. Health 5: 203-6.

48.Ratrisawadi, V., Horpaopan, S., Chotigeat, U., Sangtawesin, V., Kanjanapattanakul, W., Ningsanond, V., Sunthornthepvarakul, T., Khooarmompatana, S., and Charoensiriwatana, W. 1999. Neonatal screening program in Rajavithi Hospital, Thailand. Southeast Asian J. Trop. Med. Public Health 30 Suppl 2: 28-32.

49.Iwai, K., Hirono, A., Matsuoka, H., Kawamoto, F., Horie, T., Lin, K., Tantular, I. S., Dachlan, Y. P., Notopuro, H., Hidayah, N. I., Salim, A. M., Fujii, H., Miwa, S., and Ishii, A. 2001. Distribution of glucose-6-phosphate dehydrogenase mutations in Southeast Asia. Hum. Genet. 108: 445-449.

50.Jalloh, A., Tantular, I. S., Pusarawati, S., Kawilarang, A. P., Kerong, H., Lin, K., Ferreira, M. U., Matsuoka, H., Arai, M., Kita, K., Kawamoto, F. 2004. Rapid epidemiologic assessment of glucose-6-phosphate dehydrogenase deficiency in malaria-endemic areas in Southeast Asia using a novel diagnostic kit. Trop. Med. Int. Health 9: 615-623.

51.Matsuoka, H., Nguon, C., Kanbe, T., Jalloh, A., Sato, H., Yoshida, S., Hirai, M., Arai, M., Socheat, D., and Kawamoto, F. 2005. Glucose-6-phosphate dehydrogenase (G6PD) mutations in Cambodia: G6PD Viangchan (871 G>A) is the most common variant in the Cambodian population. J. Hum. Genet. 50: 468-72.

52.Padilla, C., Nishiyama, K., Shirakawa, T., and Matsuo, M. 2003. Newborn Screening Study Group. Screening for glucose-6-phosphate dehydrogenase deficiency using a modified formazan method: a pilot study on Filipino male newborns. Pediatr. Int. 45: 10-15.

53.Ainoon, O., Yu, Y. H., Amir Muhriz, A. L., Boo, N. Y., Cheong, S. K., and Hamidah, N. H. 2002. Glucose-6-phosphate dehydrogenase (G6PD) variants in Malaysian Malays. Human Mutat. 21:101-109 (DOI: 10.1002/humu.9103).

54.Joseph, R., Ho, L. Y., Gomez, J. M., Rajdurai, V. S., Sivasankaran, S., and Yip, Y. Y. 1999. Mass newborn screening for glucose-6-phosphate dehydrogenase deficiency in Singapore. Southeast Asian J. Trop. Med. Public Health 30 Suppl 2: 70-71.

55.Kawamoto, F., Matsuoka, H., Kanbe, T., Tantular, I. S., Pusarawati, S., Kerong, H. I., Damianus, W., Mere, D., and Dachlan, Y. P. 2006. Further investigations of glucose-6-phosphate dehydrogenase variants in Flores

Island, eastern Indonesia. J. Hum. Genet, 51: 952-957.

56. Wagner, G., Bhatia, K., and Board, P. 1996. Glucose-6-phosphate dehydrogenase deficiency mutations in Papua New Guinea. Hum. Biol, 68: 383-394.

57. Blackwell, R. Q., Ro, I. H., and Yen, L. 1968. Low incidence of erythrocyte G6PD deficiency in Korean. Vox Sang. 14: 299-300.

58. Nakatsuji, T., and Miwa, S. 1979. Incidence and characteristics of glucose-6-phosphate dehydrogenase variants in Japan. Hum. Genet. 51: 297-305.

59. Luzzatto, L., Ally, M., and Notaro, R. 2020. Glucose-6-phosphate dehydrogenase deficiency. Blood 136: 1225-1240.

60. Hue, N. T., Charlieu, J. P., Chau, T. T. H., Day, N., Farrar, J. J., Hien, T. T., and Dunstan, S. J. 2009. Glucose-6-phosphate dehydrogenase (G6PD) mutations and haemoglobinuria syndrome in the Vietnamese population. Malar. J. 8:152.

61. Hamada, M., Shirakawa, T., Poh-San, L., Nishiyama, K., Uga, S., and Matsuo, M. 2010. Two new variants of G6PD deficiencies in Singapore. Nepal Med. Coll. J. 12:137-141.

62. Nuchprayoon, I., Louicharoen, C., Charoenvej, W. 2008. Glucose-6- phosphate dehydrogenase mutations in Mon and Burmese of southern Myanmar. J. Hum. Genet. 53:48-54.

63. Yusoff, N. M., Shirakawa, T., Nishiyama, K., Ghazali, S., Ee, C. K., Orita, A., Abdullah, W. Z., Isa, M. N., Van Rostenberghe, H., and Matsuo, M. 2002. Molecular heterogeneity of glucose-6-phosphate dehydrogenase deficiency in Malays in Malaysia. Int. J. Hemotol. 76: 149-152.

64. Mohanty, D., Mukherjee, M. B., and Colah, R. B. 2004. Glucose-6-phosphate dehydrogenase deficiency in India. Indian J. Pediatr. 71: 525-529.

65. Kumakawa, T., Suzuki, S., Fujii, H., and Miwa, S. 1987. Frequency of glucose 6-phosphate dehydrogenase (G6PD) deficiency in Tokyo and a new variant: G6PD Musashino. Nihon Ketsueki Gakkai Zasshi 50: 25-28.

66. Chiu, Y. H., Chen, H. J., Chang, Y. C., Liu, Y. N., Kao, S. M., Liu, M. Y., Weng, Y. Y., Hsiao, K. J., and Liu, T. T. 2019. Applying a multiplexed primer extension method on dried blood spots increased the detection of carriers at risk of glucose-6-phosphate dehydrogenase deficiency in newborn screening program. Clin. Chim. Acta 495: 271-277.

67. Laosombat, V., Sattayasevana, B., Janejindamai, W., Viprakasit, V., Shirakawa, T., Nishiyama, K., and Matsuo, M. 2005. Molecular heterogeneity of glucose-6-phosphate dehydrogenase (G6PD) variants in the south of Thailand and identification of a novel variant (G6PD Songklanagarind).

Blood Cells Mol. Dis. 34: 191-196.

68. Hirono, A., Kawate, K., Honda, A., and Fujii, H. 2002. A single mutation 202G>A in the human glucose 6-phosphate dehydrogenase gene can cause acute hemolysis by itself. Blood 99:1498.

69. Hirono, A., Fujii, H., and Miwa S. 1993. Molecular abnormality of G6PD Konan and G6PD Ube, the most common glucose-6-phosphate dehydrogenase variants in Japan. Hum. Genet. 91: 507-508.

70. Matsuoka, H., Thuan, D. T. V., van Thien, H., Kanbe, T., Jalloh, A., Hirai, M., Arai, M., Dung, N. T., and Kawamoto, F. 2007. Seven different glucose-6-phosphate dehydrogenase variants including a new variant distributed in Lam Dong Province in southern Vietnam. Acta Med. Okayama 61: 213-219.

71. Chen, B. H., Lin, S. R., Chiang, C. H., Chao, M. C. 1998. Molecular characterization of Chinese G6PD deficiency by using polymerase chain reaction/single strand conformation polymorphism. The Kaohsiung journal of medical sciences. 14: 197-202.

72. Chiu, D. T. Y., Zuo, L., Chao, L., Chen, E., Louie, E., Lubin, B., Liu, T. Z., and Du, C. S. 1993. Molecular characterization of glucose-6-phosphate dehydrogenase (G6PD) deficiency in patients of chinese descent and identification of new base substitutions in the human G6PD gene.

Blood 81: 2150-2154.

73. Chen, X., Yue, L., Li, C., and Li, C. 2010. A Novel G473A mutation in the glucose-6-phosphate dehydrogenase gene. Pediatr. Blood Cancer. 55: 383-385.

74. Chen, H. L., Huang, M. J., Huang, C. S., and Tang, T. K. 1996. G6PD Nankang (517 T→C ;173 Phe→Leu) : a new Chinese G6PD variant associated with neonatal jaundice . Hum. Hered. 46: 201-204.

75. Chen, H. L., Huang, M. J., Huang, C. S., and Tang, T. K. 1997. Two novel glucose 6-phosphate dehydrogenase deficiency mutations and association of such mutations with F8C/G6PD haplotype in Chinese. J. Formos. Med. Assoc. 96: 948-954.

76. Hirono, A., Miwa, S., Fujii, H., Ishida, F., Yamada, K., and Kubota, K. 1994. Molecular study of eight Japanese cases of glucose-6-phosphate dehydrogenase deficiency by nonradioisotopic single-strand conformation polymorphism analysis. Blood 83: 3363-3368.

77. Suryantoro, P. (2003) Glucose-6-phosphate dehydrogenase (G6PD) deficiency in Yogyakarta and its surrounding areas. Southeast Asian J. Trop. Med. Public Health 34 Suppl 3: 138-139.

78. Han, L. 2008. Gene symbol: G6PD Disease: Glucose-6-phosphate dehydrogenase deficiency. Hum. Genet. 124: 293.

79. Wang, Y. F., Xia, W. Q., Ni, P. H., Hu, Y. Q., and Jiang, X. C. 2010. Analysis of glucose-

6-phosphate dehydrogenase gene mutations: A novel missense mutation. J. Shanghai Jiaotong Univ. 30: 698-702.

80. Takizawa, T., Fujii, H., Takegawa, S., Takahashi, K., Hirono, A., Morisaki, T., Kanno, H., Oka, R., Yoshioka, H., and Miwa, S. 1984. A unique electrophoretic slow-moving glucose 6-phosphate dehydrogenase variant (G6PD Asahikawa) with a markedly acidic pH optimum. Human Genetics. 68: 70-72.

81. Tanphaichitr, V. S., Hirono, A., Pung-Amritt, P., Treesucon, A., and Wanachiwanawin, W. 2011. Chronic nonspherocytic hemolytic anemia due to glucose-6-phosphate dehydrogenase deficiency: report of two families with novel mutations causing G6PD Bangkok and G6PD Bangkok Noi. Ann. Hematol. 90: 769-775.

82. Kawamoto, F., Matsuoka, H., Kanbe, T., Kanbe, T., Tantular, I. S., Pusarawati, S., Kerong, H. I., Damianus, W., Mere, D., and Dachlan, Y. P. 2006. Further investigations of glucose-6-phosphate dehydrogenase variants in Flores Island, eastern Indonesia. J. Hum. Genet. 51: 952-957.

83. Suga, Y., Nagita, A., Takesako, R., Tanaka, I., Kobayashi, K., Hirai, M., and Matsuoka, H. 2011. A New Glucose-6-phosphate dehydrogenase deficiency variant, G6PD Mizushima, showing increases in serum ferritin and cytosol leucine aminopeptidase levels. J. Pediatr. Hematol. Oncol. 33:15-17.

84. Okano, Y., Fujimoto, A., Miyagi, T., Hirono, A., Miwa, S., Niihira, S., Hirokawa, H., and Yamano, Y. 2001. Two novel glucose-6-phosphate dehydrogenase variants found in newborn mass-screening for galactosaemia. Eur. J. Pediatr. 160: 105-108.

85. Chen, X., Lv, R., Wen, F., Chen, Y., and Liu, F. 2016. A Novel A1088T mutation in the glucose-6-phosphate dehydrogenase gene detected by RT-PCR combined with DNA sequencing. Indian J. Hematol. Blood Transfus. 32: S315-S317.

86. Yasutaka, H., Shigeru, O., Hirono, A. 2002. Japanese siblings with chronic compensated hemolysis and acute hemolytic anemia due to a new glucose-6-phosphate dehydrogenase variant (G6PD Tenri). J. Jpn. Pediatr. Soc. 106: 759-762.

87. Lee, J., Park, J., Choi, H., Kim, J., Kwon, A., Jang, W., Chae, H., Kim, M., Kim, Y., Lee, J. W., Chung, N. G., and Cho, B. 2017. Genetic profiles of Korean patients with glucose-6-phosphate dehydrogenase deficiency. Ann. Lab. Med. 37: 108-116.

88. Jang, M. A., Kim, J. Y., Lee, K. O., Kim, S. H., Koo, H. H., and Kim, H. J. 2015. A novel de novo mutation in the G6PD Gene in a Korean boy with glucose-6-phosphate dehydrogenase deficiency: case report. Ann. Clin. Lab. Sci. 45: 446-448.

89. Fujii, H., Miwa, S., Tani, K., Takegawa, S., Fujinami, N., Takahashi, K., Nakayama, S., Konno, M., and Sato. T. 1981. Glucose

6-phosphate dehydrogenase variants: a unique variant (G6PD Kobe) showed an extremely increased affinity for galactose 6-phosphate and a new variant (G6PD Sapporo) resembling G6PD Pea Ridge. Hum.n Genet. 58: 405-407.

90. Chiu, D. T. Y., Zuo, L., Chen, E., Chao, L., Louie, E., Lubin, B., Liu, T. Z., and Du, C. S. 1991. Two commonly occurring nucleotide base substitutions in Chinese G6PD variants. Biochem. Biophys. Res. Commun. 180: 988-993.

91. Ren, X., He, Y., Du, C., Jiang, W., Chen, L., and Lin, Q. 2001. A novel missense mutation (G1381A) in the G6PD gene identified in a Chinese man. Chin. Med. J. (Engl) 114: 399-401.

92. Nantakomol, D., Paul, R., Palasuwan, A., Day, N. P. J., White, N. J., and Imwong. M. 2013. Evaluation of the phenotypic test and genetic analysis in the detection of glucose-6-phosphate dehydrogenase deficiency. Malaria J. 12, 289.

93. Hirono, A., Fujii, H., and Miwa, S. 1995. Identification of two novel deletion mutations in glucose-6-phosphate dehydrogenase gene causing hemolytic anemia. Blood. 85: 1118-1121.

94. Ogura, H., Morisaki, T., Tani, K., Kanno, H., Tsutsumi, H., Takahashi, K., Miyamori, T., Fujii, H., and Miwa, S. 1988. A new glucose-6-phosphate dehydrogenase variant (G6PD Tsukui) associated with congenital hemolytic anemia. Hum. Genet. 78: 369-371.

95. Hirono, A., Fujii, H., Shima, M., and Miwa, S. 1993. G6PD Nara: a new class 1 glucose-6-phosphate dehydrogenase variant with an eight amino acid deletion. Blood 82: 3250-3252.

96. Tseng, C. P., Huang, C. L., Chong, K. Y., Hung, I. J., and Chiu, D. T. Y. 2005. Rapid detection of glucose-6-phosphate dehydrogenase gene mutations by denaturing high-performance liquid chromatography. Clin. Biochem. 38: 973-980.

97. Chang, J. G., Chiou, S. S., Perng, L. I., Chen, T. C., Liu, T. C., Lee, L. S., Chen, P. H., and Tang, T. K. 1992. Molecular characterization of glucose-6-phosphate dehydrogenase (G6PD) deficiency by natural and amplification created restriction sites: five mutations account for most G6PD deficiency cases in Taiwan. Blood 80: 1079-1082

98. Huang, C. S., Hung, K. L., Huang, M. J., Li, Y. C., Liu, T. H., and Tang, T. K. 1996. Neonatal jaundice and molecular mutations in glucose-6-phosphate dehydrogenase deficient newborn infants. Am. J. Hematol. 51 :19-25.

99. White, D., Keramane, M., Capretta, A., and Brennan, J. D. 2020. A paper-based biosensor for visual detection ofglucose-6-phosphate dehydrogenase from whole

blood. Analyst 145: 1817.

100. Du, C., Ren, X., and Jiang, Y. 1999. Detection of three common G6PD gene point mutations in Guangdong province by using ARMS. Zhonghua Xue Ye Xue Za Zhi 20: 191–193.

101. Lam, V. M., Huang, W., Lam, S. T., Yeung, C. Y., and Johnson, P. H. 1996. Rapid detection of common Chinese glucose-6-phosphate dehydrogenase (G6PD) mutations by denaturing gradient gel electrophoresis (DGGE). Genet. Anal. 12: 201–206.

102. Zhang, D. T., Hu, L. H., and Yang, Y. Z. 2005. Detection of three common G6PD gene mutations in Chinese individuals by probe melting curves. Clin. Biochem. 38: 390–394.

103. Bang-Ce, Y., Hongqiong, L., and Zhensong, L. 2004. Rapid detection of common Chinese glucose-6-phosphate dehydrogenase (G6PD) mutations by microarray-based assay. Am. J. Hematol. 76: 405–412.

104. Zhao, F., Ou, X. L., Xu, C. C., Cai, G. Q., Wu, X. Y., Huang, Y. M., Zhu, W. F., and Jiang, Q. C. 2004. Rapid detection of six common Chinese G6PD mutations by MALDI-TOF MS. Blood Cells Mol. Dis. 32: 315–318.

105. Farez-Vidal, M. E., Gandia-Pla, S., Blanco, S., Go mez-Llorente, C., and Gómez-Capilla, J. A. 2008. Multi- mutational analysis of fifteen common mutations of the glucose 6-phosphate dehydrogenase gene in the Mediterrranean population. Clin. Chim. Acta 395: 94–98.

106. Chiu, Y. H., Chen, H. J., Chang, Y. C., Liu, Y. N., Kao, S. M., Liu, M. Y., Weng, Y. Y., Hsiao, K. J., and Liu, T. T. 2019. Applying a multiplexed primer extension method on dried blood spots increased the detection of carriers at risk of glucose-6-phosphate dehydrogenase deficiency in newborn screening program. Clin. Chim. Acta 495: 271-277.

107. Minucci, A., Delibato, E., Castagnola, M., Concolino, M. Ameglio, F., Zuppi, C., Giardina, B., and Capoluongo, E. 2008. Identification of RFLP G6PD mutations by using microcapillary electrophoretic chips (Experion™). J. Sep. Sci. 31: 2694-2700.

108. Seow, N., Lai, P. S., and Yung, L. Y. L 2014. Gold nanostructures for the multiplex detection of glucose-6-phosphate dehydrogenase gene mutations. Anal. Biochem. 451: 56–62.

109. Garcia, A. A., Koperniku, A., Ferreira, J. C. B., and Mochly-Rosen, D. 2021. Treatment strategies for glucose-6-phosphate dehydrogenase deficiency: past and future perspectives. Trends Pharmacol. Sci. 42: 829-844.

110. Ibrahima, H., Perlb, A., Smitha, D., Lewisa, T., Kona, Z., Goldenberga,

R., Yartaa, K., Staniloaea, C., and Williamsa, M. 2020. Therapeutic blockade of inflammation in severe COVID-19 infection with intravenous N-acetylcysteine. Clin. Immunol. 219: 108544.

111. Makarona, K., Caputo, V. S., Costa, J. R., Liu, B., O'Connor, D., Iskander, D., Roper, D., Robertson, L., Bhatnagar, N., Terpos, E., Georgiou, E., Papaioannou, M., Layton, D. M., Luzzatto, L., Roberts, I., and Karadimitris. A. 2014. Transcriptional and epigenetic basis for restoration of G6PD enzymatic activity in human G6PD-deficient cells. Blood 124:134-141.

112. Hwang, S., Mruk, K., Rahighi, S., Raub, A. G., Chen, C. H., Dorn, L. E., Horikoshi, N., Wakatsuki, S., Chen, J. K., and Mochly-Rosen, D. 2018. Correcting glucose-6-phosphate dehydrogenase deficiency with a small-molecule activator. Nat. Commun. 9: 4045.

第三單元　腫瘤標誌之分子檢驗

（Molecular Diagnosis of Tumor Markers）

李宏謨 教授　主編

導論

近年來癌症的發生率不斷提升，已是國內十大死亡原因中最為重要的疾病。癌症雖然可怕，但是只要早期診斷，很多癌症是可以治療的。腫瘤標誌其實是反映某特殊階段細胞的生理改變，因此腫瘤標誌泛指腫瘤細胞所特有的變化，它可以是分泌至血液或組織的蛋白、醣蛋白或其他物質，也可以是腫瘤細胞所特有的核酸或蛋白質。因此腫瘤標誌的定義可以是腫瘤所產生的特殊物質、細胞表面的標誌、基因片段或基因產物（如 mRNA），同時也可以是正常細胞因為細胞轉型為腫瘤而分泌的特殊物質。因此和腫瘤有關的分子檢驗種類很多，其中有一些項目是抽血就可以從血液標本偵測出來的，還有一大半項目是必須開刀或組織穿刺（needle biopsy）取得組織檢體才能進行的病理分子檢驗。可以從血液中偵測出來的腫瘤標誌以蛋白質標誌為主，雖然血漿中也有核酸可作為腫瘤標誌，但大多數仍以和血液病有關的檢驗，只有少部分的核酸分子檢驗可用來監控其他原位癌的發生或進展。由於血液是最方便取得的檢體，本單元第十一章將從目前已用為常規檢驗的血液中蛋白類腫瘤標誌開始介紹。

癌症原本是細胞週期異常所造成的疾病，細胞增生受一系列細胞週期基因的調控，因此癌症的發生和調控細胞週期基因的突變有很密切的關係。而從致癌病毒的研究發現，大部分致癌基因已可按照生長因子的訊息傳遞和細胞週期的調控分成七

大類。本單元第十二章將介紹致癌基因和抑癌基因，這些基因的檢測不但和癌症的發生、進行和侵襲有關，甚至被發展成所謂「標靶治療」藥物。而且因為「標靶治療」成功的關鍵在於以分子檢驗確定罹癌的原因是否適合採用「標靶治療」，所以這些分子檢驗也被當作健保是否給付的要件。因此在討論病理分子檢驗之前，將先介紹癌症形成的原因及致癌基因、抑癌基因和細胞生長、凋亡的關係。

本單元第十三章為利用組織標本的病理分子檢驗，這部分的檢驗將以核酸類腫瘤標誌為主。由於組織標本的病理分子檢驗項目和癌症發生的原因有關，所以能用來輔助診斷的分子檢驗項目自然非常多。而且隨著科技的進展，腫瘤的早期診斷，已不再是過去利用單一指標，而是根據腫瘤複雜的進展（progression），設計一系列的遺傳或分子檢驗簽名套組（signatures），以及針對癌細胞的突變、微衛星不穩定（microsatellite instability）及單一鹼基對的多型性（single nucleotide polymorphisms）等而發展出來的檢驗。最近更有許多研究以寡核酸基因晶片、全基因體掃描、基因表現之系列分析（serial analysis of gene exprsseion; SAGE），以及 DNA 高度甲基化（DNA hypermethylation）、microRNA 的分析等技術來輔助病理分子檢驗（附圖）。可惜這些檢驗大部分都還在發展階段，很少 molecular signature 已完整的完成臨床效度評估（validation），因此大部分還不適合當作大學部分子檢驗的教材。該章將介紹常見癌症的單一分子病理檢驗項目為

主。

蛋白質體學分析法（proteomics）是腫瘤分子標誌研發的利器。這項以二維電泳（two dimensional electrophoresis）及質譜分析（Mass spectrometry），和基質輔助雷射脫附－飛行時間質譜法（matrix adsorbed laser dissociate ionization-time of flight; MALDI-TOF）所構成的蛋白質體學分析科技，可用來比對癌細胞和正常細胞的蛋白表現差異，並因而發現許多蛋白質腫瘤標誌。由於腫瘤標誌可以解釋為癌細胞在不同時期和正常細胞功能的差異，而細胞的功能又依賴蛋白質的表現；透過蛋白質體學分析全盤了解各個時期的癌細胞特有的蛋白表現，不但有助於分子診斷，還將是個人化標靶治療的重要數據。除此之外，由於許多細胞表面的腫瘤抗原或特異性腫瘤分泌蛋白都是經過轉譯後修飾的醣蛋白，這些蛋白質的醣化特徵，很可能是新穎血清蛋白類腫瘤標誌發展的關鍵，蛋白質體學分析法還可以分析蛋白質轉譯後的修飾作用，因此本單元第十四章介紹蛋白質體分析法。

第十五章有關骨髓系血液腫瘤，在2008 年，世界衛生組織重新作了五種分類，但本章節重點在於介紹其中三種目前有助於臨床診斷、追蹤以及預後評估的分子檢驗，包括：骨髓增生贅瘤、骨髓系與淋巴系贅瘤合併嗜酸性球增多症與 *PDGFRA*、*PDGFRB*、*FGFR1* 異常、急性骨髓性白血病。第十六章淋巴系血液腫瘤也依世界衛生組織血液/淋巴腫瘤分類系統將淋巴系腫瘤分為淋巴前驅細胞惡性贅生與成熟淋巴細胞腫瘤或惡性淋巴瘤兩大區塊。由於其病理與臨床特徵差異極大，且各有不同的分子病變，因此本章針對這些不同的醫學分子檢驗課題進行介紹。

蛋白質體學分析法所發現的新穎血清腫瘤標誌越來越多，和核酸類腫瘤標誌一樣，腫瘤的蛋白質類標誌，也漸漸從過去利用單一指標，而演變成分析多項蛋白表現或蛋白醣化的改變。因應多項檢驗的趨勢，蛋白晶片或醣蛋白晶片漸漸被廣泛的用來分析血中的腫瘤蛋白標誌或醣蛋白標誌，因此本單元第十七章將詳細介紹蛋白質晶片的發展現況。

第一代 單一血清指標	第二代 腫瘤突變因子 的分子檢驗	第四代 腫瘤的蛋白 質體檢驗	第三代 腫瘤基因體 的分子檢驗	第五代 腫瘤的表基因 腫分子檢驗

腫瘤標誌的發展歷程

第十一章　血液中的腫瘤標誌
（Circulation Tumor Markers）

李宏謨　著

學習目標

1. 了解如何評估腫瘤標誌。

2. 了解腫瘤標誌的發展歷史。

3. 了解蛋白類腫瘤標誌的分類。

4. 了解血漿中核酸類腫瘤標誌的現況。

前言

　　癌症早期診斷的方法很多，但是最為簡便的不外是從血液中尋找可以早期發現癌症，可以監控癌症的進行（progression），或可以反映癌症預後（prognosis）的腫瘤循環指標。透過分子細胞生物學的研究，人們對癌症的發生原因及疾病進行的機制都已有相當程度的了解。隨著研究方法的突破，近年來也陸續提出很多新型的腫瘤循環指標。嚴格而言，理想的腫瘤標誌必須對某種癌症有特異性且必須具足夠的敏感性，能在篩檢階段就偵測出早期的癌症。可惜雖然少數血液中的腫瘤標誌對某特定癌症有專一性（specificity），大部分血液中的腫瘤標誌存在於一種以上的癌症，甚至有些存在於少數正常細胞。儘管如此，這些缺乏專一性的腫瘤標誌在臨床上仍可反映腫瘤的大小及活性，因此也是很有價值的腫瘤標誌。所以廣義的腫瘤標誌並不限於與某種癌症有特異性，只要能用來發現癌症或追蹤癌症的發展，包括疾病的進行情形、初步的治療效果、預後及近一步治療模式的參考，都是有價值的腫瘤標誌。最近幾年腫瘤標誌大量的成長，這些腫瘤標誌能否對某種癌症具有特異性且具備足夠的敏感性，可在篩檢階段就偵測出早期的癌症或忠實反映癌症的進行，亦即需要為理想的腫瘤標誌提出一套臨床效益的評估方法。

腫瘤標誌臨床效益的評估

　　通常一項腫瘤標誌的臨床效益評估，必須先求得參考值及預測值。參考值的取得一般需蒐集 120 名以上年齡、性別相仿的健康人，常態分布值的平均值 ±2SD（standard deviation）的值為參考值或正常值。至於一項腫瘤標誌對某一類癌症的預測值，則必須有一個金標準（golden standard）。常用的腫瘤標誌金標準為病理學的確定診斷結果，組織病理學報告常根據腫瘤細胞的型態（morphology）而分類，依腫瘤分化的程度可分為：(1)高度分化（well differentiated）；(2)低度分化（poor differentiated）；(3)分化不良（anaplastic）等。由於腫瘤和低度分化的胚胎細胞極為類似，很多腫瘤標誌甚至是胚胎蛋白衍生而來，所以腫瘤標誌和細胞形態的分級常有程度不等的相關性，也因此組織病理學診斷可以當作腫瘤標誌效益評估（validation）的可靠標準。臨床上雷達搜波圖操作特性曲線（recipient operator characteristics; ROC）常被用來判斷一個檢驗方法是否能預測疾病的發生，也是判斷一項檢驗是否為理想的腫瘤標誌的方法。以下就雷達搜波圖操作特性曲線的用法詳細介紹：

雷達搜波圖操作特性曲線（recipient operator characteristics; ROC curve）

　　雷達搜波圖操作特性是在第二次世界大戰期間發展出來的一項統計方法，後

來發展成檢驗方法評估的重要工具，也常被用來評估一項腫瘤標誌的臨床效益。表 11-1 為雷達搜波圖操作特性分析實例。當訊號強度小於 0.1 時，在 214 個敵軍來襲中可測到 28 個，所以 true positive 為 28，敏感度（sensitivity）= true positive/(true positive + false negative)，所以訊號小於 0.1 的敏感度為 28/214 = (0.13)。而在 220 個非敵軍的盟軍飛機中卻也可測到 9 個，所以 false positive 為 9，true negative 為 211，特異度（specificity）= true negative/(true negative + false positive)，所以當訊號小於 0.1 時，特異性為 211/220 = (0.96)。所以把判別的訊號定為 0.1 以下時，特異性很高（0.96），但敏感度相對較低（0.13）。

由於邊界值（cut-off value）定太低，敏感度相對較低，為了能提高偵測敵軍的能力，將搜波強度改為 0.59 以下，則在 214 個敵軍來襲中可測到 28+74 個訊號，所以 true positive 為 102，sensitivity 為 102/214 = (0.48)。而在 220 個盟軍飛機中可測到 9 + 27 個，所以 false positive 為 35，true negative 為 185，specificity 為 185/220 = (0.84)。所以把判別的訊號

邊界值定為 0.59 以下時，敏感度提高為 0.48。特異性卻降為 0.84。同理，將訊號強度的邊界值再提高為 1 以下時，在 214 個敵軍來襲中可測到 28 + 74 + 84 個，所以 true positive 為 186，sensitivity 為 186/214 = (0.87)。但在 220 個盟軍飛機中可測到 9 + 27 + 14 個，所以 false positive 為 50，true negative 為 170，specificity 為 170/220 = (0.77)。當訊號的邊界值提高到 1 以上時，則雖然所有敵軍都測得到（sensitivity = 1），卻也測得到所有盟軍（specificity = 0）。為了了解這個搜波條件是否優於另一個搜波條件，可將 true positive（sensitivity）為縱軸，false positive（1-specificity）為橫軸，所做出來的 curve 涵蓋的面積（area under curve）越大，表示敏感度和特異度較佳，也就是比較能區別敵我的較佳的搜波條件。

以 ROC curve 評估腫瘤標誌的效益

後來雷達搜波圖操作特性也被用來判別檢驗方法的優劣（表 11-2、圖 11-1）。如果我們把數據改為腫瘤標誌 CA 125 的分析法判讀，當 CA 125 的結果小

表 11-1 雷達搜波圖操作之特性分析

	敵軍	盟軍	sensitivity	specificity	1-specificity
< 0.1	28	9	0.13	0.96	0.04
0.1～0.59	74	27	0.48	0.84	0.16
0.6～1.0	84	14	0.87	0.77	0.23
>1	28	170	1	0	1
total	214	220			

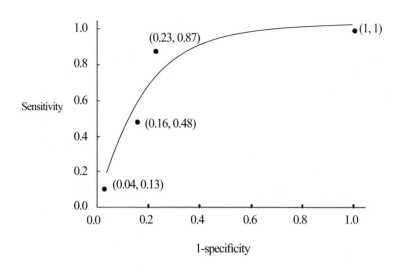

圖 11-1　雷達搜波曲線圖。以 true positive（sensitivity）為縱軸，false positive（1-specificity）為橫軸，所做出來的 curve 涵蓋的面積（area under curve）越大，表示敏感度和特異度較佳，也是較能區別敵我的搜波條件。

表 11-2　腫瘤標誌 CA 125 的分析判讀

	卵巢癌	正常	sensitivity	specificity
< 5	8	1	8/184 = 0.04	211/212 = 0.99
5～15	76	7	84/184 = 0.46	204/212 = 0.96
16～35	84	6	166/184 = 0.92	198/212 = 0.90
35～100	16	20	182/184 = 0.99	178/212 = 0.84
total	184	212		212

於 5 時，在 184 個卵巢癌中可測到 8 個，所以 true positive 為 8，sensitivity 為 8/184 = (0.04)。 而在 212 個正常人中可測到一個，所以 false positive 為 1，true negative 為 211， specificity 為 211/212 = (0.99)。若把判別的訊號定為小於 5 時，特異性很高（0.99），但敏感度太低（0.04）。

由於邊界值（cut-off value）定得太低，敏感度相對較低，為了能提高偵測卵巢癌的能力，將 CA 125 的邊界值改為 15 以下，則在 184 個卵巢癌中可測到 8+76 個，所以 true positive 為 84，sensitivity 為 84/184 = (0.46)。而在 212 個正常人中可測到 1+7 個，所以 false positive 為 8，true negative 為 204， specificity 為 204/212 = (0.96)。若把判別的訊號 CA 125 的邊界值改為 15 以下時，敏感度提高到 0.46，而特異性還是很高（0.96）。假如再將 CA

125 的邊界值提高為 35 以下時，敏感度提高為 (8 + 76 + 84)/184 = 0.92，而 specificity 變為 [212− (1 + 7 + 6)]/212 = 0.90。當 CA 125 的邊界值提高為 100 以下時，敏感度略有提升 (8 + 76 + 84 + 18)/184 = 0.99，但特異性卻降為 0.84。可見 CA 125 的邊界值定在 35 U/mL 時敏感度和特異度均佳。

再用 ROC 來判斷 CA 125 預測卵巢癌的能力（圖 11-2），通常 ROC 圖斜線以下涵蓋面積越大越好，亦即 ROC 曲線越接近直角越好，ROC 圖斜線以下涵蓋面積達 90% 以上，代表檢驗方法為：excellent (A)；80～90% 為 good (B)；70～80% 為 fair (C)；60～70% 為 poor (D)；50～60% 為 fail (F)。

上例中 CA 125 的 ROC curve 的圖形很接近直角，此圖斜線以下涵蓋面積接近 95%，所以是一個很好的指標（excellent）。

腫瘤標誌的發展歷史[1]

從西元十八世紀開始，人類就已試圖了解癌細胞和正常細胞有何不同。著名的諾貝爾獎得主、德國粒線體學者 Otto Warburg 就觀察到癌細胞對於醣類的代謝和正常細胞有很大的不同。他發現癌細胞可以攝取大量的葡萄糖，但是經過糖解作用之後，並不進行較高效率的粒線體的氧化磷酸化來產生最多的 ATP，而是以乳酸為最終產物，再將這些乳酸用來合成其他如胺基酸、核酸等營養成分，以供細胞合成其他的大分子及細胞複製之用。但是這個特性由於不夠敏感、又缺乏特異性，並不能當作一個理想的腫瘤標誌，但癌細胞大量攝取葡萄糖進行糖解作用的現象被用來發展成正子斷層造影，目前已廣泛用於核醫科癌症篩檢。本章將從腫瘤標誌發展的歷史開始介紹，接著將介紹腫瘤發生的

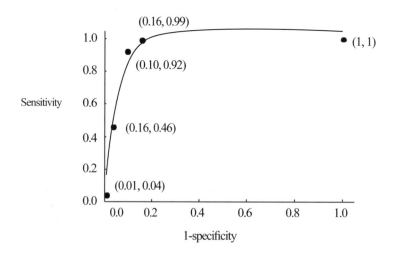

圖 11-2　CA 125 雷達搜波曲線圖。CA 125 的 ROC curve 的圖形很接近直角，此圖斜線以下涵蓋面積接近 95%，所以是一個很好的指標（excellent）。

原因，以及從腫瘤發生的原因發展出來的新型腫瘤標誌。

Bence Jones 蛋白：第一個腫瘤標誌

史上第一個腫瘤標誌應屬 1847 年發現的 Bence Jones 蛋白。Bence Jones 蛋白有一特性，就是當尿液加熱至 56℃，尿液中的蛋白質即出現沉澱，但當尿液繼續加熱至 100℃ 時沉澱消失；若將加熱至 100℃ 的尿液過濾，濾液冷卻至 56℃ 時，蛋白質沉澱又再度出現。由於 Bence Jones 蛋白和多發性骨髓瘤（multiple myeloma）有關，於是被當成多發性骨髓瘤的腫瘤標誌。Bence Jones 蛋白發現後一百年，諾貝爾獎頒給 Porter, Edelman, Poulik 三人，因為他們終於證實了 Bence Jones 蛋白是免疫球蛋白的輕鍵（light chain）修飾而來。多發性骨髓瘤是一種漿細胞（plasma cell）白血球過度增生的疾病，而過多的漿細胞會分泌大量的免疫球蛋白，過多的免疫球蛋白的輕鍵會沉積在腎小管，並被修飾為 Bence Jones 蛋白。通常這多發性骨髓瘤是單元（monoclonal）的疾病，也就是增生的細胞來自同一始祖細胞，所以這些細胞會分泌同一種免疫球蛋白，尤其只會分泌 λ 或 κ 其中一種 light chain。

生物科技發展帶動腫瘤標誌的研發

腫瘤標誌的研發除了第一個用於臨床的 Bence Jones 蛋白之外，每一個階段都和生物醫學的科技進展有關。在 1930 年代開始的五十餘年，許多蛋白質被純化出來，並證實蛋白質的多寡和許多癌症有關，也自然被當作腫瘤標誌。除此之外，由於癌細胞的特性和未分化完全（undifferentiated）的胚胎細胞極相似，許多胚胎蛋白因為在某些癌症有特異性的增加，也被當作腫瘤標誌。真正有系統的研發腫瘤標誌應始於 1975 年之後，由於單株抗體科技的發明，科學家試圖以癌細胞或癌細胞表面的抗原探索可能的腫瘤標誌，因而發現許多癌症特有的醣抗原，而帶動第二階段的研究發展熱潮。近代的另一波大突破主要在於對腫瘤細胞生物學的了解，許多致癌基因、癌症抑制基因陸續被發現；另一方面則因為蛋白質體科技及基因晶片的研究，大量的癌細胞的指紋被拿來和正常細胞比對，因而發現許多蛋白質、mRNA 或 DNA 等核酸分子和癌症的發生、進行、轉移有關，於是開始了近代腫瘤標誌的研發潮。

血液中的蛋白類腫瘤標誌

酵素類腫瘤標誌：蛋白純化技術帶動第一階段腫瘤標誌的研發

在 Bence Jones 蛋白應用於多發性骨髓瘤的診斷後，科學家開始致力於各種腫瘤標誌的探索，但是進展相當緩慢。一直到 1928 年蛋白純化技術發展成熟後，才開始發現新的腫瘤標誌。當時陸續發現的主要為蛋白質腫瘤標誌，如荷爾蒙（hormones）、各種酶（enzymes）、同功酶（isoenzymes）等；由於這些蛋白質的表現在某些腫瘤會增高，所以也被用做臨床

監控之用，可以作為這一代腫瘤標誌的代表。較重要的酵素類腫瘤標誌如下：

Alkaline Phosphatase（鹼性磷酸酶）

存在於膽道、肝臟、骨骼，以及胚胎中。在骨骼發育未完成之前會因骨母細胞的增加而增高，成年人骨骼發育完成後，鹼性磷酸酶的主要來源為膽道及肝臟。所以鹼性磷酸酶在原發性肝炎或膽道癌會升高；在骨癌或癌細胞轉移到骨骼也會大幅升高。區別鹼性磷酸酶升高是否來自肝臟，可同時分析 γ-glutamyl transferase 或 5'-nucleotidase 或鹼性磷酸酶的同功酶。胎盤鹼性磷酸酶（placental alkaline phosphatase; PALP）為胚胎中之滋養母細胞（trophoblast）所分泌的蛋白質 PALP 在卵巢癌、滋養母細胞癌、腸胃道癌會升高，由於 PALP 是胚胎中的細胞所分泌，也被歸類為胚胎腫瘤蛋白（oncofetal proteins）。

Neuro-Specific Enolase (NSE)

Enolase 是一種參與糖解作用路徑（glycolytic pathway）的重要酵素，又稱為 phosphopyruvate hydrolase。Neuro-specific enolase 是存在於神經組織或神經內分泌系統相關細胞的 enolase，所以在神經母細胞癌（neuroblastoma）或神經內分泌系統的癌症如嗜鉻細胞瘤（常發生在交感神經或腎上腺髓質）會升高，其特異性高達 80%。除此之外，NSE 在 small cell lung cancer（小細胞肺癌）中也會出現，且可用於小細胞肺癌化學治療成效的監控。

前列腺酸性磷酸酶（Prostate acid phosphatase; PAP）

酸性磷酸酶泛指所有在酸性（pH 5～6）下可以水解磷酸 ester 鍵結的酵素。酸性磷酸酶最主要存在於前列腺，但也可於白血球、血小板、肝臟、脾臟及腎臟中發現。前列腺酸性磷酸酶可被 tartrate 所抑制，所以可用來區別升高的酸性磷酸酶是否為前列腺所分泌的 PAP；也可用對 PAP 具特異性的受質 thymophthalein 分析其活性。PAP 是早期 tumor marker 中少數對前列腺癌特異性較高的蛋白質，所以常用以診斷前列腺癌，後來已被特異性更高的 PSA 所取代。

前列腺特異性抗原（Prostate specific antigen; PSA）

PSA 是本世紀發現最好的腫瘤標誌之一。前列腺癌是老年男性常見的腫瘤，若早期發現，以外科清除乾淨的可能性頗高，所以早期發現對預後非常重要。PSA 是一種醣蛋白，是屬於 kallikrein 家族的蛋白水解酶（serine protease），主要為前列腺的上皮細胞所分泌。PSA 在正常人血清中也可發現，在良性前列腺肥大（benign prostate hypertrophy; BPH）及前列腺癌則會有不等程度的增高，前列腺發炎時，急性尿滯留也會略微升高。因此 PSA 可說是對前列腺有特異性的指標，但不見得為前列腺癌的特異性腫瘤標誌。PSA 除了用來診斷早期前列腺癌，也可用為前列腺癌轉移的參考，未轉移的前列腺癌很少超過 50 μg/mL（一般 cut-off value 定為 4～10 μg/mL）。

荷爾蒙類腫瘤標誌

較重要的荷爾蒙類腫瘤標誌如下。

促腎上腺皮質素（Adrenal cortocotropic hormone; ACTH）

ACTH 由 39 個胺基酸所構成，分子量 4,500 Da，是由腦下垂體（pituitary）所分泌的荷爾蒙，腦下垂體若產生腫瘤時會分泌大量的 ACTH。由於單株抗體的進步，放射免疫分析法（radioimmunoassay; RIA）可以避免很多交叉反應，且能很精準的定量 ACTH 等荷爾蒙，並用來偵測腦下垂體的腫瘤。除了腦下垂體的腫瘤之外，某些癌症也會使 ACTH 增高，所以 ACTH 增高可能是腦下垂體的原因，也可能是腦下垂體以外的原因。通常 ACTH 高於 200 ng/L 大都為腦下垂體以外的原因，稱為外症候群（ectopic syndrome），其中一半的可能性為小細胞肺癌，而庫欣氏症候群（Cushing's syndrome）也是 ACTH 大量增高的常見疾病，其他包括肺癌、乳癌、胃癌、大腸癌等，ACTH 都有可能增高。

人類胚胎絨毛性荷爾蒙（Human choriogaonadotropin; hCG）

hCG 是由胚胎的滋養細胞（trophoblastic cells）所分泌。hCG 的分子量約 45,000 Da，由 α、β 兩個不同的次體（subunit）所構成。α 次體和 luteinizing hormone (LH), follicle-stimulating hormone (FSH) 及 thyroid-stimulating hormone (TSH) 相同。α 次體雖然和 LH, FSH, TSH 這些荷爾蒙的結構有點類似，但在 C-端的 28 個胺基酸有特異性。因為 hCG 易被誤認為 TSH，也可以刺激甲狀腺 T3, T4 的分泌，所以如果有 trophoblastic tumor 也可能引起甲狀腺機能亢進。hCG 幾乎在所有的滋養細胞癌（trophoblastic tumor）都會大量上升，其上升的程度和腫瘤的體積成正比，因此也常用以監控滋養細胞癌的治療成效。因為懷孕時 trophoblastic cells 會增生，所以 hCG 量也會上升。hCG 在 70% 的非精索性睪丸癌（nonseminomatous teticular tumor）會升高，所以也被用來監控男性的非精索性睪丸癌。在男性或未懷孕的正常女性 hCG 的量通常低於 5 IU/L，但在滋養細胞癌可高至 1,000,000 IU/L 以上。另外由於 hCG 的 α 次體和 LH, FSH, TSH 一模一樣，β 雖只有些微不同，但已足夠避免 cross reaction（交叉反應）。因此，β-hCG 比 α-hCG 適合作為腫瘤標誌。

抑鈣素（Calcitonin）

抑鈣素分子量約 3,400 Da，是由 32 個胺基酸所構成的胜肽。抑鈣素是由甲狀腺的 C 細胞分泌，其最重要的功能為維持血清鈣離子的恆定性，當血清鈣離子過高時會抑制骨骼鈣離子的析出，而被稱為抑鈣素。正常情況下，血中抑鈣素很低，只有在鈣磷異常時有些微變動，唯一會大量增高的情況是家族性的甲狀腺髓質癌（familial medullary carcinoma of the thyroid），因此可用來偵測家族性甲狀腺髓質癌。

胚胎抗原類腫瘤標誌：胚胎細胞和癌細胞的共通性

腫瘤標誌開始被大量用於臨床診斷應始於胚胎腫瘤蛋白（oncofetal proteins）的發現，由於胚胎細胞和癌細胞的蛋白表現特徵具相當的共通性——前者是未分化（undifferentiated）的細胞；後者則是去分化（de-differentiated）的細胞，所以很多胎兒發展過程中才會出現的胎兒蛋白也被發現大量表現在癌細胞。其中最具代表性的就是目前仍廣泛用於診斷肝癌的甲型胎兒蛋白（α-fetoprotein）。甲型胎兒蛋白是胎兒發展過程中才會出現的蛋白質，出生後肝細胞會停止分泌甲型胎兒蛋白。但由於肝癌細胞去分化（de-differentiation）又會恢復分泌甲型胎兒蛋白，所以可當作肝癌的 tumor marker，這類由胎兒發展衍生而來的蛋白質又稱為「腫瘤發展標誌」（Oncodevelopmental markers）。

甲型胎兒蛋白（α-fetoprotein; AFP）

甲型胎兒蛋白是一種醣蛋白，分子量約 70 kDa，有 4% 左右是醣基，甲型胎兒蛋白主要合成胚胎期之卵黃囊。甲型胎兒蛋白和成人的血清白蛋白（serum albumin）一樣，是胚胎期循環中主要的血清蛋白，其濃度可達白蛋白的 10%；其胺基酸順序也有部分非常類似白蛋白。甲型胎兒蛋白在胚胎後期會隨著白蛋白的增加而漸漸減少，出生後 18 個月血中甲型胎兒蛋白的濃度會降到和正常成人期時的水準，亦即小於 10 μg/L。由於懷孕期生殖細胞（germ cells）可以製造、分泌甲型胎兒蛋白，所以懷孕 12 週後會高達 500 μg/L。除了懷孕期的生殖細胞之外，胚胎之肝細胞或肝癌細胞也會分泌大量的甲型胎兒蛋白，因此，對肝臟的腫瘤有很大的特異性，AFP 若高於 1,000 μg/L 通常是肝癌徵兆。但 AFP 在良性肝腫瘤、B 型肝炎、肝硬化也都會有中等程度的增高（小於 200 μg/L）。B 肝帶原者要定期驗 AFP 指數，以監控肝癌（hepatoma）的發生。甲型胎兒蛋白指數和肝細胞癌（hepatocellular carcinoma）的預後也有很好的正相關性，也可用以監控肝癌治療的成效，是一項非常具特異性及參考價值的肝癌指標。

胚胎上皮癌抗原（Carcinoembryonic antigen; CEA）

CEA 和甲型胎兒蛋白一樣，是一種存在胚胎組織之醣蛋白，分子量約 150～300 kDa，有 45% 以上是醣基。CEA 發現的過程是以人類大腸癌組織免疫後的兔子的血清，以過量的正常大腸組織吸附，留下對大腸癌細胞有特異性的抗體；由於這些抗體可以偵測多種胚胎組織之蛋白，所以可被大腸癌特異性抗體辨識的胚胎蛋白，稱為胚胎上皮癌抗原。CEA 主要作為腸胃道腫瘤及乳癌的腫瘤標誌，在肺癌、乳癌、胃癌及胰臟癌都會增高，所以特異性不佳。另外由於 CEA 值在良性瘤中也會升高，所以無法作為惡性瘤篩檢用。CEA 雖然較少用來篩檢早期癌症，但可用為腫瘤的分期，CEA 過高也可當作癌症轉移的參考，並可忠實的監控治療的成效及癌症的復發（recurrent）。當乳癌侷限於乳房時，

CEA 值通常不高，CEA 增高代表乳癌已轉移至肺臟或骨骼。正常人 CEA 的上限為小於 3 μg/L，吸菸的患者略高但應小於 5 μg/L。

扁平上皮細胞癌抗原（Squamous cell carcinoma antigen; SCCA）

SUA 是一種存在胚胎組織之醣蛋白，分子量約 42～48 kDa。SCCA 過去又稱為腫瘤 4 號抗原（tumor associated antigen 4），可以將電點聚焦分析法分為中性及酸性兩個 fractions。中性部分存在於惡性或非惡性的扁平上皮細胞；酸性部分則只會因惡性扁平上皮細胞而分泌至血液循環中。SCCA 在很多種扁平上皮細胞癌中都會增高，包括子宮頸癌、頭頸部癌、消化道上皮細胞癌、卵巢癌、泌尿生殖道的上皮癌等，對特定癌症特異性不高，所以和 CEA 一樣較少用於癌症的篩檢。但 SCCA 的濃度和癌症的進行有很密切的關係，SCCA 增高通常代表扁平上皮細胞癌的預後不良。正常人 SCCA 的上限為小於 1.5 μg/L，少數良性的狀態，例如腎衰竭、肺炎、皮膚病、肝病變，都會使得 SCCA 略微升高。

醣蛋白類腫瘤標誌（Tumor associate carbohydrate antigens）

1975 年以後，因單元抗體（monoclonal antibodies）技術的發現很多癌細胞被用來免疫老鼠，並試圖發現更多的腫瘤標誌。這個階段也是歷史上真正有系統的研發腫瘤標誌的階段。科學家試圖以癌細胞或癌細胞表面的抗原免疫老鼠，再以老鼠的脾臟細胞（spleenocytes）與骨髓瘤細胞（myeloma cells）融合成融合瘤細胞（hybridoma cells），並用融合瘤細胞所分泌的單元抗體，篩選可能的腫瘤標誌；因而發現許多癌症特有的抗原。這一類的抗原包括 CA 125, CA 15-3, CA 19-9 等，大都數為醣蛋白；也顯示癌細胞和正常細胞的抗原性之所以不同可能和蛋白質的醣化有關。近年來由於醣類生物學的技術有了新突破，許多醣類晶片因而被研發出來，雖然醣類晶片已證實有助於癌症的偵測，但是否可以用於臨床，仍有待進一步的研究和大規模的臨床實驗。目前較常用的醣蛋白類腫瘤標誌可分為高分子的 mucin 和分子量較小的血型抗原。

高分子 Mucin 類腫瘤標誌

1. CA 15-3 是乳癌的腫瘤標誌，它是利用轉移到肝的乳癌細胞免疫老鼠產生單株抗體所辨識的醣蛋白抗原。正常人 CA 15-3 的上限為小於 25 kU/L，CA 15-3 在原發性乳癌會升高，但敏感度稍低，轉移的乳癌增高的程度較明顯。除乳癌外，肝癌、卵巢癌、肺癌、胰臟癌 CA 15-3 都會升高。因此 CA 15-3 不能用於診斷原發性乳癌，但可用於癌症轉移及治療成效的監控。CA 15-3 對轉移的乳癌敏感度和特異性都比 CEA 好，可取代 CEA 為乳癌轉移的腫瘤指標。

2. CA 549 也是乳癌的腫瘤標誌，它是利用乳癌細胞株 T417 免疫老鼠得到單株抗體後，再以西方墨點法發現的腫瘤標

誌。正常人 CA 549 很少超過 11 kU/L，懷孕及良性乳房病變也很少造成 CA 549 大量增高，但與 CA 15-3 一樣，CA 549 在卵巢癌、肺癌、前列腺癌也會增高，因此不能用來診斷原發性乳癌，CA 549 主要用於監控乳癌的復發，在初期治療後 CA 549 持續增高代表乳癌轉移或疾病的進行。

3. CA 27. 29 也是乳癌的腫瘤標誌，CA 27. 29 是利用乳癌患者腹水所分離出來的乳癌細胞免疫老鼠所產生的單株抗體，再以此單株抗體辨識腫瘤抗原。CA 27. 29 是美國食品藥物總署（FDA）認可，可以在臨床上用來偵測第二、三期乳癌及復發性乳癌的腫瘤標誌。正常人 CA 27. 29 為 37.7 kU/L 以下，用於偵測復發性乳癌時，CA 27. 29 的效率（performance）比 CA 15-3 略佳。

4. CA 125 是卵巢癌（ovarian cancer）的腫瘤標誌，分子量大於 200 kDa，和前述 mucin 類腫瘤標誌一樣分子量都很大，也含有大量醣基（24%），但其生理功能為何仍不清楚。其他 mucin 類腫瘤標誌，如 CA 15-3, CA 549, CA 27. 29 都是針對乳癌，CA 125 卻是卵巢上皮細胞所分泌，是卵巢癌的腫瘤標誌。CA 125 也是透過卵巢癌細胞株（serous papillary cystadenocarcinoma of the ovary）得到的單株抗體所發現的腫瘤標誌。正常人 CA 125 在 35 kU/L 以下，CA 125 指數增高可見於許多如肺癌、胰臟癌、大腸癌等非卵巢癌症，所以不能用來做鑑別診斷。CA 125 對第一期卵巢癌只具些微敏感性，但可用以發現大部分第二期及第三期卵巢癌，且 CA 125 指數和腫瘤的大小及期別有正相關性，所以可用以監控卵巢癌轉移及治療的成效。

血型醣類抗原

1. CA 19-9 為美國食品藥物總署（FDA）認可的胰臟癌腫瘤標誌，也可以當作大腸直腸癌的腫瘤標誌。CA 19-9 也是一種醣脂類（glycolipid）抗原，更精確的說法是 sialyated lacto-N-fucopentose II ganglioside，也就是 Lea 血型的衍生物。這一類的衍生物需要一種 1, 4 fucosyl-transferase 酵素，而這種酵素存在於人類胰臟、膽道、胃、大腸及唾液腺上皮細胞。正常人 CA 19-9 為 37 kU/L 以下。CA 19-9 指數增高可見於許多癌症，如胰臟癌、膽道癌、胃癌、大腸癌及唾液腺上皮細胞癌等。在胰臟癌通常會高於 120 kU/L。CA 19-9 對早期癌症的預測值不佳，最重要的用途為胰臟炎、大腸直腸癌的治療監控。

2. CA 50 血型醣類抗原也是胰臟癌、大腸直腸癌的腫瘤標誌，CA 50 是可以被抗-COLO205 人類大腸腺癌細胞單株抗體所辨識的醣抗原。此類的醣抗原包含兩個醣基：sialosylfucosyllactotetraose（sialylated Lea 血型抗原）和缺 fucose 的 sialosyllactotetraose。此外，和 CA 19-9 不同的是 CA 19-9 以醣脂類存在於血清中，而 CA 50 則以醣蛋白存在於血清中。和 CA 19-9 類似，CA 50 可被人類胰臟、膽道、肝等多種上皮細胞

所分泌，其臨床運用也和 CA 19-9 非常相似。正常人 CA 50 指數為 20 kU/L 以下，但有些方法的正常值稍低（14 kU/L 以下）。

3. CA 72-4 血型醣類抗原是卵巢癌、腸胃道癌的腫瘤標誌。和大部分血型類抗原一樣，CA 72-4 也是因為製備抗腫瘤細胞單株抗體而發現的醣抗原 TAG-72（tumor associated antigen-72）。可以辨識 TAG-72 的單株抗體是用人類乳癌肝轉移細胞的細胞膜免疫老鼠而得到的，所以 CA 72-4 也可用以偵測乳癌，正常人 CA 72-4 指數為 6 kU/L 以下。用於大腸癌的實驗診斷時和 CEA 相關性並不好，甚至有互補性。腫瘤移除後 CA 72-4 會很快降低，所以可用於大腸直腸癌的治療及復發的監控。

4. CA 242 是胰臟癌、大腸直腸癌的腫瘤標誌，它和 CA 50 一樣是可以被 COLO205 人類大腸腺癌細胞所製備的單株抗體所辨識的醣抗原，但辨識的 epitope 不同。因此 CA 242 的臨床用途和 CA 50, CA 19-9 都很接近，用於胰臟癌、膽道癌、胃癌、大腸癌等偵測之相關性也很好，通常用以確定診斷，正常人 CA 72-4 指數為 20 kU/L 以下。

癌幹細胞相關之腫瘤標誌

　　癌症病患在腫瘤切除後仍具有相當高的腫瘤復發性。此腫瘤復發性支持了腫瘤內細胞異質性（heterogeneity）的存在。癌幹細胞的理論指出腫瘤內只有少數之癌細胞具備有正常幹細胞分化及分裂之特徵，

及「自我更新」（self-renewal）的能力，進而促進腫瘤新生。傳統醫療方式是以殺死癌細胞為主，但癌幹細胞或許才是最主要的治療標的。癌幹細胞已知存在於血癌、腦瘤、乳癌、前列腺癌及黑色素皮膚癌等腫瘤組織中，且具有不同的細胞表面標記（marker），如 Nanog, Oct-4, Nestin 與癌細胞轉移標記基因 S100A4。

血液中的核酸類腫瘤標誌

　　血液中的腫瘤標誌以循環於血液中的蛋白質指標為主，但是近年發現在血漿及血清中也有微量屬於細胞外的 DNA 及 RNA 之核酸類腫瘤標誌。由於 RNA 容易被降解，血漿中的核酸腫瘤標誌以 DNA 為主。因為血液檢驗不需要開刀或穿刺取得組織，是一非侵犯性的檢驗方法，所以即使細胞外只有微量具特異性的腫瘤核酸標誌，也是受到矚目的重點。

　　早在 1940 年代 Mandel 等人就曾提及人類的血漿中存在著微量的循環核酸（circulation nucleic acid），很可惜他們的發現並未受到太多重視。也因此在 1940～1970 間的三十年，沒有任何與循環核酸有關的文獻發表。1977 年 Leon 等人發現在胰臟癌的病人血中存在著比正常人多的 circulation nucleic acid，而當病人接受化學治療之後，血漿中循環核酸的量也會大幅下降；但是由於核酸的性質不明，所以這方面的研究並未受到重視。一直到 PCR 技術發明後，人們開始探索血漿中循環核酸的來源，並發現胰臟癌病人血漿中的核酸

有和癌細胞一樣突變位點的 K-ras 基因，
接著又發現在 myelodysplastic syndrome 的
病人血漿中可偵測到突變的 N-ras 基因。
至此，一般人開始接受核酸之所以存在於
細胞外的血漿中，主要的原因很可能是癌
細胞崩解後殘留下來的。類似的發現在
過去十年有很多實例，其中在小細胞肺
癌、頭頸部癌病人的血漿中都可偵測到
常見於癌症的微衛星不穩定（microsatellite
instability）所造成的變化。儘管如此，由
於血漿中核酸的檢驗變數仍大，大規模的
臨床效益評估顯然是未來發展的關鍵。

學習評估

1. 能否了解腫瘤標誌和細胞形態分級的相
   關性？
2. 能否了解腫瘤標誌的發展歷史、思考研
   發新的檢驗方法，以增加癌症診斷的專
   一性？
3. 能否了解如何選擇有效的腫瘤標誌作為
   癌症的指標，增加癌症的診斷率？

參考文獻

1. 范維珂：《現代腫瘤學基礎》，人民衛
   生出版社，2005。
2. 涂植光：《臨床檢驗生物化學》，高等
   教育，2006。
3. Leon SA, Shapiro B, Sklaroff DM, et al..
   Free DNA in the serum of cancer patients
   and the effect of therapy, *Cancer Res*, 1997;
   37:646-50.

第十二章　致癌基因與抑癌基因[1]（Oncogenes and Tumor Suppressive Genes）

李宏謨　著

學習目標

1. 了解癌症發生的原因。
2. 了解致癌基因的啓動機制。
3. 了解致癌基因與癌症形成的分子機轉。
4. 了解抑癌基因與癌症的關係。
5. 了解如何以分子檢驗方式篩檢癌症。

前言

癌症的原因很多，原子彈爆炸、化學染劑、病毒感染、基因突變都可能造成癌症。近年來細胞分子生物的研究發現，無論是物理性、化學性、生物性等致癌的危險因子都和致癌基因的活化及抑癌基因失去功能有關。細胞的增生原本受到嚴格的調控，除非有生長的訊息（如生長因子的刺激），細胞週期通常會受到很多抑癌基因的管制而無法進行。本章將從致癌基因的發現探索致癌基因的前身——原致癌基因（proto-oncogene）經突變或是過度表達，而轉變成致癌基因（oncogene）的過程，也將以實例說明抑癌基因的失效為何會造成細胞的過度生長，而變成惡性腫瘤。下一章（第十三章）再以實際的癌症為範例，說明常用的致癌基因和抑癌基因的分子檢驗項目。

致癌基因的發現

1911 年，Peyton Rous 首先發現癌症可以傳染，他將後來稱為 Rous Sarcoma 的一種家禽的肉瘤磨碎、過濾之後，以濾液感染健康的家禽，發現病毒可以傳染癌症，而開始一系列的致癌病毒（oncoviruses）研究。後來科學家又發現這些致癌病毒大部分為反轉錄病毒。反轉錄病毒基因構造很簡單，只有 *pol, gag, env* 三個基因組。而這些構造簡單的反轉錄病毒之所以演變成致癌病毒，主要的原因是反轉錄病毒在侵入細胞後，會將病毒的基因組插入宿主

染色體，利用細胞的機器複製自己的基因後，組裝成新的病毒顆粒，再轉染其他細胞。由於反轉錄病毒在組裝新的病毒顆粒時會偷走一小段宿主的基因，而這些基因又可以指揮細胞的生長，故又稱為致癌基因（oncogenes）。進一步的研究發現致癌基因產物的功能主要為調控細胞週期運行的蛋白，有趣地是，這些基因即已存在於正常的細胞中，只是它在正常的細胞中原本是受調控的，但被反轉錄病毒偷走後，卻變成不受調控的生長訊號，因此原本在細胞中的基因又稱為原型致癌基因（proto-oncogenes）或細胞原型致癌基因（cellular proto-oncogenes）；而不受管制的病毒基因則稱為 oncogenes 或病毒的致癌基因（viral oncogenes）。

以 c-Src 為例：原本正常細胞中的 c-Src（proto-oncogenes）有一完整的 C 端（圖 12-1）。當 C 端的第 527 個 tyrosine 被磷酸化後，磷酸化的 tyrosine 會和較靠近 N 端的所謂 Src-homology domain 2 or 3（SH3 或 SH2）結合而蓋住激酶的催化部位，使得激酶失去活性。當細胞的生長訊號透過訊息傳遞造成生長因子受體的酪胺酸磷酸化，則 SH3 或 SH2 domains 會與細胞內磷酸化酪胺酸結合，而釋放 C 端的第 527 個 tyrosine，並使得激酶活化，進而傳遞生長訊號。但當反轉錄病毒偷走了後面 Tyr527 的區域，造成無 Tyr527 磷酸化、無法抑制 Src 功能，使得生長訊號無法被抑制，造成生長訊號的不受管制而源源不斷的傳遞下去，致使細胞不斷的生長，即由原來可被控制的 c-Src 變成無法被控制的

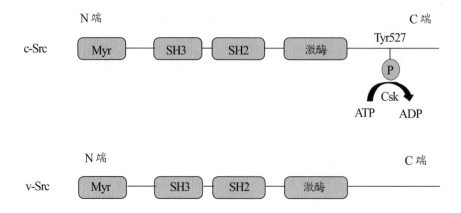

圖 12-1　細胞原型致癌基因 c-Src 與致癌基因 v-Src 的差異。細胞中的 c-Src 有一完整的 C 端。當反轉錄病毒偷走了後面 Tyr527 的區域，造成無 Tyr527 磷酸化，無法抑制 Src 功能，使得生長的訊號無法被抑制，而導致生長訊號的不受管制而源源不斷的傳遞下去，致使細胞不斷的生長，即由原來可被控制的 c-Src 形成無法被控制的 v-Src。

v-Src 致癌基因（oncogenes），見圖 12-1。

　　類似 v-Src 因反轉錄病毒感染而形成的 viral oncogenes 已有數十個，較常見的病毒致癌基因舉例如表 12-1：

原型致癌基因的活化

　　原型致癌基因（proto-oncogenes）除了會因為反轉錄病毒的感染而活化之外，也會因染色體的不穩定而造成活化。下列是染色體不穩定使得原型致癌基因活化的情況：

基因放大（Gene amplification）

　　例如原型致癌基因 c-Myc，會因基因放大而過度表現。由於 c-Myc 是一種和細胞生長有密切關聯的轉錄因子，其過度表現自然和細胞的增生有關。c-Myc 基因放大是肺癌的主因之一。

基因的突變

　　基因的點突變（point mutation）、插入（insertion）或刪除（deletion），都會造成蛋白序列的改變，也會使原本受調控的原型致癌基因變成不受控制。例如家族性大腸癌 p53 基因的點突變、刪除或插入，都會使得 p53 抑癌基因失去功能，而造成生長訊息不受管制。

染色體轉位造成混種基因

　　慢性骨髓性白血病（chronic mylogenous leukemia）是最好的例子。慢性骨髓性白血病常因 9:22 染色體轉位而引起，第 9 號染色體上的 c-abl（Abelson Leukemia）基因原本是受到嚴密管制的激酶。可是當第 9 號染色體因轉位而與第 9 號染色體上的 bcr（break cluster region）基因結合而成 bcr-abl 的混種基因，其基因產物為 Bcr-Abl 融合蛋白是一種不受管制的活性化 Abl 激酶（constitutive active Abl kinase）。Bcr-

表 12-1　常見的病毒致癌基因

Oncogenes	Viruses
src	Rous sarcoma virus
fps	Fujinami sarcoma virus
abl	Abelson murine leukemia virus
erbB	Avian erythroblastosis virus
eyk	Avian retrovirus RPL30
ros	Avian sarcoma virus
mos	Moloney murine sarcoma virus
akt	Murine lymphoma virus AKT8
raf	Murine sarcoma virus 3611
H-ras	Harvey murine sarcoma virus
K-ras	Kirsten murine sarcoma virus
myc	Avian myelocytoma virus MC29
fos	FBJ murine sarcoma virus
jun	Avian sarcoma virus 17
sis	Simian sarcoma virus

Abl 融合蛋白的激酶活性，可以磷酸化很多細胞內的訊息傳遞蛋白，例如 JAK2 kinase 或 STAT 轉錄因子等，因而傳遞過多的生長訊號，造成細胞的過度生長。

染色體轉位造成基因的活化

Burkitt's lymphoma 常因 8:14 染色體轉位而致病。8:14 染色體轉位時，第 8 號染色體的 c-Myc 轉錄因子會接到第 14 號染色體免疫球蛋白基因的後面，當感染時，細胞為了要製造免疫球蛋白，就會同時誘導 Myc 的基因表現而促使細胞生長。

致癌基因的分類

其實腫瘤是一種細胞生長失控的疾病，而正常細胞的生長、分化都有一定的秩序，這些秩序的維持就由細胞外的生長訊號對細胞週期調控蛋白（cyclins）基因的表現來調控。最近發現致癌基因可以根據生長因子的訊息傳遞分為七個大類，而這七類存在於正常細胞的基因為原型致癌基因（proto-oncogenes）。這些基因只有在細胞收到生長訊號的時候才表現，因而使得細胞的生長能在適當的時間、地點，並

生長出適當的數目。

正常細胞的生長以一個受到嚴密監控的「細胞週期」進行，細胞週期可分為 interphase（中間期）及 mitotic phase（細胞分裂期），二者最大的差別在外觀，其中細胞分裂期，由於核膜崩解、染色體濃縮，單一染色體可以清楚的辨別；而中間期細胞核中的染色體由核膜與細胞質隔開，染色體散布在核中所以看不到單一染色體（圖 12-2）。

中間期又可分為 G1, S, G2 等三期，在 G1 期（1st gap）：細胞慢慢長大，為分裂作準備；S 期為 DNA 複製期，細胞正將基因複製為兩份，以備分裂成兩個子代細胞之需；G2 期（2nd gap）細胞進行 DNA 的修補（repair）和修飾（modification）。

另外，當細胞在靜止狀態下，既不生長也不進行 DNA 複製或 DNA 的修補或修飾，稱為 G0 期（即靜止期，quiescence phase）（圖 12-2）。

細胞分裂期也可分為分裂前期、分裂中期、分裂後期、分裂末期等四期。各期外觀的特徵如下：

分裂前期（Prophase）

特徵最明顯可見：

1. Nuclear membrane：核膜崩解。
2. Microtubule：微小管束聚集形成紡錘絲。
3. Chromosome：染色體濃縮和分離。

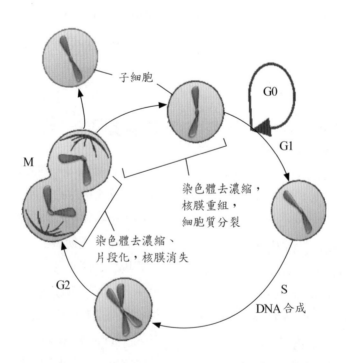

圖 12-2　細胞週期可分為 G1, S, G2, M 期，其中 G1, S, G2 細胞核外觀無改變，稱為 interphase（間期）；M（分裂期）則可見染色體、核膜與紡錘絲的變化。

表 12-2 細胞週期及其相關調控蛋白

細胞週期的時期	相關調控蛋白
G1 中期	Cyclin D-CDK4; Cyclin D-CDK6
G1 晚期	Cyclin E-CDK2
S 期	Cyclin A-CDK2
G2 到 M 期	Cyclin A-CDK1; Cyclin B-CDK1

分裂中期（Metaphase）

Kenetachores：為蛋白質，把紡錘絲接在 sister chromatids 中間，並往兩側拉，使染色體排列在赤道板上

分裂後期（Anaphase）

Kinetechores 斷裂，sister chromatids 從中間分開。

分裂末期（Telophase）

其特徵和 Prophase 相反，包括：

1. 核膜重新形成。
2. 紡錘絲降解。
3. 染色體去濃縮（de-condensation）。

細胞週期的每一個階段都受到細胞週期調控蛋白（cyclins）嚴密的控制（表 12-2）。cyclin 必須先與 cyclin dependent kinase（CDK）結合，並間接使得 CDK 活化，再磷酸化下游的受質而調控細胞週期的進行。例如當細胞要開始分裂時，在 G2 期後期，細胞會藉由 cyclin B 的基因表現而增加 cyclin B 的量，cyclin B 增加到一定程度便會活化 CDK1，cyclin B/CDK1 接著藉由磷酸化 lamins 等受質而在極短的時間造成核膜崩解、染色體濃縮、紡錘絲形

成等細胞分裂的型態。

其中和細胞生長關係最密切的應是控制細胞由 G1 進入 S 期的所謂「檢查點」（圖 12-3）。由於這個關卡是細胞決定是否進行細胞週期的關鍵點，所以又叫做限制點；當細胞通過此一檢查點就會忠實的完成一個細胞週期，直到將一個母細胞分裂為兩個子細胞為止。因此細胞的生長與否與此一檢查點關係非常密切，假如控制此一限制點的 Rb 蛋白發生突變，或生長因子的訊息傳遞有問題，細胞就會不受控制的生長，很可能就會形成癌症。

致癌基因與生長訊息的相關性

細胞週期的檢查點通常受到細胞外的生長因子及細胞表面的生長因子受體所傳導的一系列訊息路徑：生長因子→生長因子受體→受體雙體化（receptor dimerization）→受體酪胺酸磷酸化→Ras→Raf-1→Mek-1→ERK，而與增加 cyclin D 的表現有關（圖 12-4）。當細胞接受了生長的指令之後，cyclin D 的表現漸漸增加，cyclin D 接著與 CDK4 或 CDK6 結合，而造成 Rb（視網膜母細胞瘤蛋白）的磷酸化。由於 Rb 蛋白沒有磷酸化時與

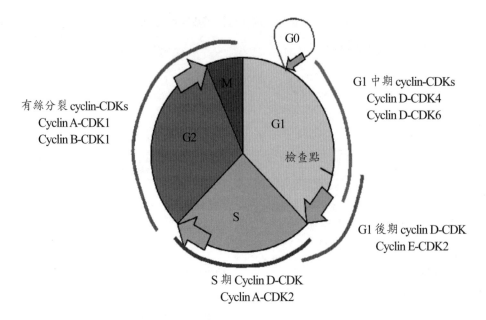

圖 12-3　不同的 cyclin R cyclin-dependent kinases 控制不同階段的細胞週期之進行，其中和細胞生長關係最密切的應是控制細胞由 G1 進入 S 期的「檢查點」。

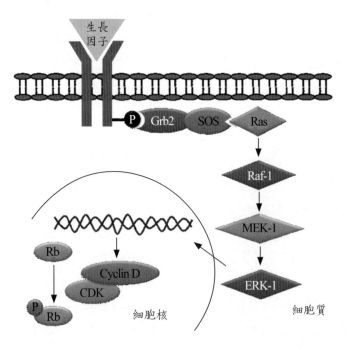

圖 12-4　生長因子之訊息傳遞路徑可調控 cyclin D 的表現。cyclin D 的表現漸漸增加，cyclin D 接著與 CDK4 或 CDK6 結合，而造成 Rb（視網膜母細胞瘤蛋白）的磷酸化。由於 Rb 蛋白沒有磷酸化時與 E2F（一種和 DNA 合成所需基因表現有關的轉錄因子）緊密結合而抑制 E2F 的功能，當 Rb 蛋白被 cyclin D/CDK-4 磷酸化後，與 Rb 結合的 E2F 被釋出，而開始增加 DNA 合成所需基因表現，不久後細胞即進入 S 期。

E2F（一種和 DNA 合成所需基因表現有關的轉錄因子）緊密結合而抑制 E2F 的功能，當 Rb 蛋白被 cyclin D/CDK-4 磷酸化後，與 Rb 結合的 E2F 被釋出，而開始增加 DNA 合成所需基因表現，不久後細胞即進入 S 期（圖 12-5）。

致癌基因依生長因子訊息傳遞可分成七大類

由於生長因子及其訊息傳遞是調控細胞生長最主要的機制，歷年來發現的數十個致癌基因可依照生長因子及其受體的訊息傳遞、細胞週期調控、細胞凋亡而分成七大類：

生長因子（Growth factor）

生長因子可以啟動細胞生長的訊息傳遞，可是有些病毒例如 spleen focus-forming virus，會藉著與紅血球生成素（erythropoietin; EPO）極為類似的表面蛋白 Gp55 與紅血球生成素的受體結合，而促使宿主細胞生長。由於病毒可藉宿主細胞的生長而活化及複製，又會傳遞更多細胞增生的訊號而形成一個惡性循環，最終變成癌症。

生長因子的受體（Growth factor receptors）

生長因子的受體發生突變時，不需 Growth factor 也可活化。例如 Her2 receptor 突變後，使得原來需要結合物（ligand）才能活化的受體，在沒有結合物（ligand）的存在下即可雙體化（dimerize）而傳遞生長訊息。另外 EGFR（epidermal growth factor receptor）在正常的狀況下，需要 EGF 才能促使上皮細胞生長，但是當反

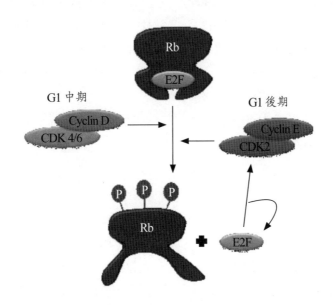

圖 12-5　細胞週期素 cyclin D 藉著磷酸化視網膜母細胞瘤蛋白（Rb），而調控細胞週期的檢查點。

轉錄病毒感染人體細胞時，在組裝新病毒的過程中帶走一部分的受體基因，假設帶走的表皮生長因子受體（EGFR）的基因缺乏細胞外 domain，則此一 EGFR 變種不需 ligand 即可活化，同樣會造成細胞的過度生長。另外 Trk 為 NGF（神經生長因子）receptor，但若因染色體移位（chromosome translocation）而造成 double helix 的 tropomyosin 與 Trk 接在一起，讓其 dimerise 活化，則會造成細胞的過度生長。以上的例子都是因為細胞中正常、受調控的 proto-oncogenes 因突變或染色體移位而變成不受控制的致癌基因。

生長因子之細胞內訊息傳遞者（Intracellular transducers）

因細胞內訊息傳遞者突變造成的致癌基因例子非常多，例如從 Harvey murine sarcoma virus 發現的 Ha-ras 或從 Kirsten murine sarcoma virus 發現的 K-ras，都會造成 Ras 的活化而傳遞錯誤的生長訊號。又如在前面提過的 c-Src（Proto-oncogenes）的 C 端斷裂，造成無 Tyr527 磷酸化、無法抑制 Src 功能，也會使得生長的訊號無法被抑制，而造成生長訊號的不受管制。除此之外，染色體移位也會造成細胞內訊息傳遞者異常，例如第 9 號染色體上的 ABL（Abelson Leukemia）基因，若因染色體移位而與第 22 號染色體上的 BCR（Breakcluster region）基因結合，形成 BCR-ABL 融合蛋白，而變成一種無法抑制的本質活化性 Abl 激酶（constitutive active Abl kinase），會因生長訊息無法關閉，而導

致細胞不受控制的生長，也是造成慢性骨髓性白血病（chronic mylogenous leukemia）的原因。這種 9:22 染色體移位所形成的費城染色體（Philadelphia chromosome），除了可以細胞遺傳技術觀察外，也可以利用 ABL, BCR 兩端基因為 primer，因為這兩個基因原本分屬不同的染色體，只有在染色體移位時形成 Abl-Bcr 混種基因，才能以 PCR 放大，所以是非常簡單而有效的分子檢驗。除此之外，慢性骨髓性白血病患者可服用 Gleevec 為標靶治療藥物，Gleevec 為小分子 tyrosine kinase inhibitor，可抑制 Jak2, STAT5, Abl 等激酶的活性，所以可治療慢性骨髓性白血病（CML）及腸胃基質癌（gastrointestinal interstitial tumor; GIST）。GIST 是因為腸胃道細胞表面的 c-kit 原型致癌基因（proto-oncogene）發生突變，而產生不正常且不斷持續的酪胺酸激酶（tyrosine kinase）活性而刺激細胞不斷生長，終於造成 GIST。由於標靶治療費用頗高，以 Gleevec 治療 CML 及 GIST 前，應先以分子檢驗確定病因。

轉錄因子（Transcription factors）

許多生長因子會藉著轉錄因子的表現而調控細胞的生長，但是當基因突變或染色體轉位時，轉錄因子就變成了致癌因子。例如 Burkitt's 淋巴瘤為 8:14 染色體轉位，此時在第 8 號染色體的 c-Myc 的基因會接到第 14 號染色體免疫球蛋白基因的後面。當感染時，細胞為了要製造免疫球蛋白，就會同時誘導 Myc 的基因表現而促使細胞生長。

細胞週期調控蛋白（Cell cycle control proteins）

此類蛋白質主要在管制細胞的生長，所以如表 12-2 所列的 cyclins 及 CDKs 的蛋白表現過多，均可能促進細胞的生長，因此 cyclins 及 CDKs 的基因也被視為致癌基因。除此之此，抑制細胞週期進行的蛋白之基因，可視為抑癌基因。最著名的細胞週期抑制者當屬前面所提到的視網膜細胞瘤（retinoblastoma）蛋白（簡稱 Rb 蛋白）和 CDK 的抑制物，包括 p21^{CIP-1}（CDK inhibitor protein-1）及 p27^{KIP-1}（kinase inhibitor protein-1）。p21^{CIP-1} 是細胞週期素依賴激酶 cylin dependent kinase（Cdk）的抑制物，可以抑制 CDK 的活性而停止細胞週期的運行。Cdk 的抑制物若因甲基化而被壓制，或因突變而失去功能，都可能因為無法停止細胞週期而造成細胞的過度生長，最後導致癌症的發生。因此是不折不扣的致癌基因，也是癌症基因檢測重要的項目。

DNA 修復蛋白（DNA repair proteins）

除了細胞週期調控蛋白，細胞中還有很多監控細胞週期運行期間避免基因突變發生、在突變發生後迅速修補的基因及

誘導細胞凋亡相關的基因，這些基因的產物彷彿汽車的煞車，在細胞複製的過程中嚴密管制突變不至於傳到子代。這一類的蛋白以 p53 為主，當細胞中的 DNA 受損時，p53 可以藉著增加下游基因 p21^{CIP-1} 的表現而抑制細胞週期的進行，並修復 DNA；當 DNA 無法修復時，p53 亦能引導細胞走上凋亡之路。當 p53 突變或與某些病毒蛋白結合，都可能造成細胞複製期間基因突變大幅發生、細胞凋亡減少，而累積大量突變細胞的增生。

細胞凋亡蛋白（Apoptotic proteins）

細胞凋亡（apoptosis）又稱細胞程式性死亡（programmed cell death），是一種受到嚴密調控的細胞死亡。細胞凋亡和細胞壞死有很大的差異，細胞凋亡就像秋天的落葉一樣，會透過細胞皺縮、DNA 切斷成 300 bp 之小段，再以凋亡小體被巨噬細胞清除，不致引起發炎反應的計畫性死亡。它不像細胞壞死會脹破細胞、釋出發炎物質，並引起嚴重的發炎反應（表 12-3）。

每個細胞內均有一套嚴格且精確調控細胞增殖過程的監測系統，以確保細胞分裂的正常進行，並維持基因組的穩定性。而細胞凋亡是細胞監測系統中最重要的機

表 12-3　細胞凋亡與細胞壞死之差異

	外型	細胞核	DNA	細胞質	發炎反應
細胞凋亡（Apoptosis）	縮小	皺縮	片段化（DNA 每300 bp 切為一小段）	凋亡小體	無
細胞壞死（Necrosis）	腫脹	腫脹破裂	呈 smear 狀	釋出發炎物質（炎症反應）	有

制之一，例如當細胞基因組受到 UV 照射而損傷時，細胞會先啟動 p53 相關的修復機制，一旦損傷完全修復，細胞則重新進入正常生長狀態；倘若修復失敗，細胞將啟動凋亡機制清除損傷的細胞，以避免基因組將損傷帶到子代細胞。調控細胞凋亡的基因若出現突變，會使得原本基因嚴重突變、應凋亡的細胞存活，並衍生子代細胞，這些細胞因帶有不穩定的基因組，而有生長的優勢，所以不但會存活，還會造成過度的增生。

細胞凋亡由三種和 Bcl-2 構造類似的蛋白家族所控制，其中有 Bcl-2 subfamily 為抗凋亡蛋白，Bax subfamily 是促凋亡蛋白，而 Bik subfamily 為所謂的 BH-3 only 凋亡蛋白。和細胞凋亡異常相關的癌症很多，例如 B 細胞淋巴癌（B cell lymphoma）就可能是與抗凋亡基因 Bcl-2 有關。

抑癌基因

其實包括細胞週期調控蛋白、DNA 修復蛋白、細胞凋亡蛋白等三類的抑制物，因為可以阻止細胞的生長，更精確的分類法將這些蛋白歸類為抑癌基因（tumor suppressor genes）之產物。事實上，細胞中有很多抑癌基因掌控著不同的關卡，在生命的過程中，因基因突變而逐漸失去管控，細胞週期的調控、修復也會逐漸失去功能，而無法停止細胞的生長或累積基因突變，最終變成癌細胞。以下則以遺傳性家族大腸息肉症（familial adenomatous polyposis）及視網膜母細胞瘤為例，說明

抑癌基因的破壞如何逐步發展為生長異常的癌細胞。

抑癌基因的破壞──以家族性腺瘤型大腸息肉症為例

遺傳性家族大腸息肉原本是家族中第 5 號染色體的一個抑癌基因：腺瘤型大腸息肉症基因（adenomatous polyposis coli; APC）發生突變，所以可發現這個家族有良性息肉（polyps），這些原本良性的息肉有可能因為一系列的抑癌基因突變而演變成大腸癌（圖 12-6）。例如在大腸鏡檢查時，若發現良性息肉轉變為中度腺瘤（class II adenoma）（仍為良性），常常會發現第 12 號染色體的致癌基因 K-ras 已發生突變，此時假如另一個抑癌基因──第 18 號染色體的 DCC（deleted in colon cancer）基因發生突變，則中度腺瘤會轉變成高惡度腺瘤，而當最後一道防線──第 17 號染色體的 p53 也發生突變之後，良性的腺瘤就會開始有侵襲性，並侵入血管轉移到遠端，亦即轉型為惡性腫瘤。這些分子變化，理論上都可以視為不同時期大腸直腸癌形成過程中的腫瘤指標（圖 12-6）。

在眾多抑癌基因中 p53 可以說是被了解得最清楚的一個，p53 蛋白的作用主要在扮演細胞警察的角色，負責在 DNA 進行複製前的把關，例如當細胞 DNA 受到 UV 照射損傷時，細胞就會表現大量 p53 來抑制 DNA 的複製，並停止細胞週期的進行，讓細胞有足夠的時間修補受損的 DNA。假如 DNA 受損的情形過於嚴重，

無法在特定的時間修復，p53 還會誘發細胞凋亡，阻止具有突變基因的細胞延續下去。當 p53 發生突變時，細胞在進行 DNA 複製時，就很容易把突變的遺傳訊息複製到子代的基因中。

抑癌基因的破壞——以視網膜母細胞瘤爲例

另外一個抑癌基因——視網膜母細胞瘤（retinobastoma, Rb）的基因，也是一個和癌症的發展有密切關係的基因，Rb 蛋白的功能主要在控制細胞週期由 G1 靜止期進入 DNA 合成期的「檢查點」。由於細胞通過此一關卡就會忠實的完成一個細胞週期，直到將一個母細胞分裂爲兩個子細胞爲止（圖 12-3）。因此細胞的生長與否與此一檢查點關係非常密切，而 Rb 就是控制此一檢查點主要的蛋白。當細胞外傳來生長因子的訊息，會藉著 cyclin D 的表現而活化 cyclin dependent kinase 4 (CDK4)，並造成 Rb 蛋白的磷酸化，而使得原先被 Rb 蛋白圈住的轉錄因子 E2F 釋

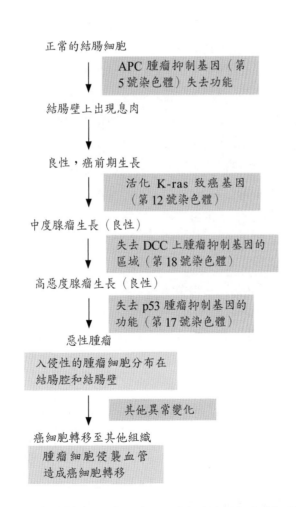

圖 12-6　遺傳性家族大腸息肉的進行與抑癌基因損壞的相關性

放出來（圖 12-5），並啟動 DNA 合成酶 δ（DNA polymerase δ）的表現。所以 Rb 基因在抑制細胞生長扮演著關鍵角色，且不論 p53 基因是否有突變，只要 Rb 基因正常，視網膜母細胞就不會變成癌細胞。

視網膜母細胞瘤是一種遺傳性的疾病，以流行病學分類，可分為家族性視網膜母細胞瘤（familial retinoblastoma）和散發性視網膜母細胞瘤（sporadic retino-bastoma）兩種。顧名思義，家族性的視網膜母細胞瘤有家族性，主要原因是家族中部分的人遺傳了一套異常的 Rb 基因。雖然這些人的兩個 Rb 基因有一個異常，但 Rb 基因只要有一個是正常的，其抑癌的功能就能發揮。所以假設一個人從父母遺傳了一個壞的 Rb 基因，還不至於立即罹癌。但在生命的過程中，假設某一個細胞中好的 Rb 基因又失去了功能，則這個細胞就會失去抑癌的功能，轉變成癌細胞的機率也就大增，這也是視網膜母細胞瘤有家族性傾向的主因。另一方面，散發性視網膜母細胞瘤（sporadic retinoblastoma）的病人出生時兩套 Rb 基因都是正常的，但在生命的過程中當兩個 Rb 基因同時產生突變或缺失，也會導致視網膜母細胞瘤。因為一般人同一對對偶基因一起發生突變機率極低，所以發病率相對低，而這種因失去功能而造成細胞轉型為癌細胞的情形，稱為失去功能的突變（loss-of-function mutation）。

失異合性

就家族型視網膜母細胞瘤的人來說，生下來時就有一套 Rb 抑癌基因是壞掉的，所以他的染色體組成為「一個正常」＋「一個突變對偶基因」（mutant allele）的異型接合子（heterozygotes）。異型接合子（heterozygous for mutant allele）可能會經由染色體的不穩定等因素，而變成兩個對偶基因都是突變型的同型接合子（homozygous for mutant allele），這種再失去唯一的正常基因的異合性現象，就稱為異合性的喪失（loss of heterozygosity; LOH）。以家族性視網膜母細胞瘤為例，由於失去僅剩的正常 Rb 對偶基因，細胞就再也沒有正常的檢查點調控蛋白，所以就很容易發生 familial（家族型）的視網膜母細胞瘤。

異合性的喪失可能因為染色體不穩定及微衛星的不穩定所造成。

染色體不穩定（Chromosome inastability）

異合性的喪失可能因為染色體不穩定所造成的，常見的染色體不穩定有三：

1. 有絲分裂時染色體不分離（non-dysjunction）或異常的 3:1 分離：（如圖 12-7(A) 所示）當有絲分裂時，染色體不分離（non-dysjunction）或異常的 3:1 分離，會造成子代細胞的染色體數目異常，得到一個染色體的細胞無法存活，而得到三個染色體的細胞會隨機喪失一個染色體，假設隨機喪失的染色體為正常的染色體，則此一細胞會變成兩套染色體都是異常的「同型結合子」（homozygotes）。

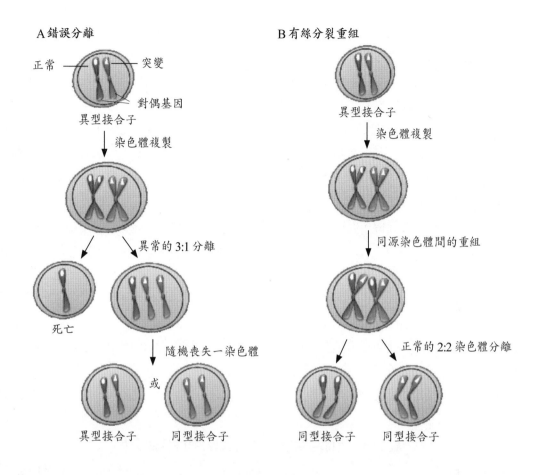

圖 12-7　染色體不穩定可造成異合性的喪失（LOH）

2. 有絲分裂時染色體間的重組（recombination）：（如圖 12-7(B) 所示），當有絲分裂時，同源染色體間發生重組，原本正常的異型接合子可能因基因交換，而變成分到兩個都是突變基因，或兩個都是正常基因的「同型結合子」，結果就如圖 12-7(A) 一樣，在基因重組後兩套染色體都是異常的細胞，再也沒有正常的抑癌基因把關，而形成過度增生的癌細胞。

3. 直接在正常的對偶基因（normal allele）上發生突變：即使細胞不進行有絲分裂，也可能因化學（如致癌物質）、物理（如輻射線）、生物（如反轉錄病毒感染）等種種因素，而造成異型接合子的正常對偶基因（normal allele）發生突變，其結果就是原為異型接合子的細胞變成同型接合子，這種情形也是造成異合性喪失的原因。

Loss of Heterozygosity 的篩檢

　　癌症是一種基因疾病，例如腺性大腸息肉基因（adenomatous polyposis coli; *APC*）發生基因突變造成大腸癌。當基因組的某

些部位發生病變，例如受到遺傳、致癌物質或病毒的影響，導致致癌基因的活化及抑癌基因的去活化，偵測這兩種基因變化最直接的方法，便是看看基因有無增幅或缺失。比較型基因組雜交法（comparative genomic hybridization）[2]可以得知癌症染色體基因的增減情形，當縮小研究範圍到基因區段時，便能夠以失異合性（loss of heterozygosity; LOH）篩檢，而偵測基因突變點或基因定位。

LOH 常利用許多重複序列的微衛星標記（microsatellite marker）為篩檢標的。常用的方法是以放射性同位素為引子，經 PCR、電泳、曝光，比較正常細胞和癌細胞的多形標記，如果癌細胞有一條標記不見了，或是含量是正常細胞的一半以下，

便稱為有 LOH（部分癌症的 LOH 如表 12-4）。

在 1990 年初，大部分的實驗都採用同位素，但是它在操作上容易汙染，並有廢料處理問題，因此現在大都使用螢光標記方法[3]，藉由電腦化可以安全又快速處理龐大資料，所以可以做全基因組的失異合性定位。利用含有三種螢光之一，分布於 23 對染色體上的 382 個微衛星標記，進行複合式 PCR（multiplex PCR）。一支反應試管可放入多個標記的引子，電泳時同一電泳槽可放入同長度、不同顏色，或不同長度、同顏色的標記，經雷射激光與電腦記錄、判讀，可比傳統同位素法快上幾十倍。

在癌症分子檢驗時，異合性的喪失常

表 12-4　與特定染色體區域的失異合性有關的癌症

癌症名稱	染色體缺失	失異合性的比率
頭頸部癌	第 3 對染色體 3p13～26 第 9 對染色體 第 3 對染色體的短臂	70% 72% 48%
間皮瘤	第 3 對染色體 3p13～25.5	42%
子宮體	第 3 對染色體	71%
鼻咽癌	第 11 對染色體 11q	53.8%
腎臟	第 9 對染色體 9p21～22	33%
卵巢癌	第 9 對染色體	37%
胃癌	第 9 對染色體 第 11 對染色體 11q22～23, 11p15, 11q22～23	22% 21%, 41%, 30%
乳癌	第 11 對染色體 11q13	67%

用鄰近基因的微衛星標記，間接測到和微衛星標記，相近的基因之異合性的喪失情形。以下就微衛星不穩定及相關分子檢測做進一步介紹。

微衛星不穩定（Microsatellite instability）

微衛星（Microsatellite）

是以 2～6 個鹼基對的串聯重複單位所構成的簡單重複序列（simple sequence repeats; SSRs）或稱串聯重複序列（short tandem repeats; STRs）。由於重複的次數在個體間具有高度的多形性、高再現性和易以聚合酶連鎖反應（PCR）偵測等優點，故微衛星序列應用非常廣泛。微衛星序列通常先以 PCR 增幅，所增幅的產物再以電泳分析，微衛星序列可以多種方法（如螢光標記）加以檢測。

微衛星不穩定性

DNA 複製時的滑動（replication slippage）會造成微衛星序列的定位錯誤（misalignment）和位移（displacement），而形成 DNA 複製時的微細配對錯誤。假如細胞的 mismatch repair genes（MSH）因突變而失去功能，就會使得細胞無法修補這些 DNA，細胞內會因此而堆積一些長短不一的 DNA 序列，即所謂的高度微衛星不穩定性（microsatellite instability-high; MSI-H）的現象。高度微衛星不穩定性已被證實和很多癌症的進行（progression）及轉移（metastasis）有關，可作為腫瘤的核酸標誌。

微衛星不穩定性的篩檢

微衛星不穩定性常見於大部分 Lynch 氏症（Lynch syndrome）病人。Lynch 氏症又稱為遺傳性非息肉性大腸直腸癌（Hereditary non-polyposis colorectal cancers; HNPCC），這種大腸癌不像家族性息肉（FAP）會出現大腸息肉，但是會因遺傳性（genetic）或表徵遺傳性（epigenetic）的因素而造成 mismatch repair（MMR）基因的去活化。細胞的 mismatch repair 基因缺損會導致高頻率的微衛星不穩定性（MSI-H），而形成致癌基因或抑癌基因的突變，最終導致癌症。高頻率的微衛星不穩定性（MSI-H）會發生在成千上萬的串聯重複序列（short tandem repeats; STRs）上，此一特徵常被用來做為微衛星不穩定性的篩檢。美國國家癌症研究所（National Cancer Institute）推薦五個可供遺傳性非息肉性大腸直腸癌檢驗的微衛星標記，即：BAT26, BAT25, D2S123, D5S346 及 D17S250，當 30～40% 的微衛星標記出現不穩定時，即為微衛星不穩定性（MSI-H），其詳細的分析方法請參閱第十四章。

學習評估

1. 能否了解癌症發生的原因？
2. 能否了解致癌基因的啟動機制？
3. 能否了解抑癌基因與癌症形成的分子機轉？

4. 能否了解癌症分子檢驗篩檢之優缺點？

參考文獻

1. Liang J, Lin C, Hu F, Wang F, Zhu L, Yao X, Wang Y, Zhao Y. APC Polymorphisms and the Risk of Colorectal Neoplasia: A HuGE Review and Meta-Analysis. Am J Epidemiol. 2013 Apr 10.

2. Arends MJ. Pathways of colorectal carcinogenesis. Appl Immunohistochem Mol Morphol. 2013 Mar; 21 (2): 97-102.

3. Di Fiore R, D'Anneo A, Tesoriere G, Vento R. RB1 in cancer: Different mechanisms of RB1 inactivation and alterations of pRb pathway in tumorigenesis. J Cell Physiol. 2013 Aug; 228(8): 1676-87.

第十三章　組織的腫瘤標誌（Tissue Based Tumor Markers）

羅梅真、李宏謨　著

學習目標

1. 了解不同癌症的組織腫瘤標誌的特異性。

2. 了解組織腫瘤的相關基因及形成原因。

3. 了解組織腫瘤標誌的分子檢驗方式。

前言

　　由於癌症發生的原因很多，所以能用來輔助診斷的分子檢驗項目自然非常多。本章將介紹六種常見癌症的病理分子檢驗，這部分的檢驗將以組織（tissue-based）的核酸類腫瘤標誌為主。隨著科技的進展，腫瘤的早期診斷，已不再只是利用單一指標，而是根據腫瘤複雜的進展，設計一系列的遺傳或分子檢驗簽名套組（signatures），以及包括癌細胞的突變、微衛星不穩定（microsatellite instability）及單一鹼基對的多形性（single nucleotide polymorphisms）等檢驗。最近更開始以寡核苷酸基因晶片、全基因體掃描、基因表現之系列分析（serial analysis of gene exprsseion; SAGE）及 DNA 高度甲基化（DNA hypermethylation）、microRNA 等分析。可惜這些檢驗大部分都還在研發階段，僅少數 molecular signature 已完整的完成臨床效度評估（validation），因此大部分還不適合當作大學部分子檢驗的教材。本章將以介紹常見癌症的單一分子病理檢驗項目為主。

組織的腫瘤標誌各論

口腔癌

　　口腔癌在全世界最常見癌症中排名第六位；在 2004 年臺灣男性人口癌症死亡率中占第四位，僅次於肝癌、肺癌及大腸直腸癌。國人口腔癌第三、四期患者五年存活率為 15～30%，第一、二期患者經適

當治療期預後相當不錯，五年存活率可高達 70% 以上。女性每年約有 250 個新病例，發生率約是 2.5/100,000。由此可知，每年國內近 1,500 位的口腔癌新患者，其中有許多因晚期才發現而無法及時治療，所損失的人力及耗費的社會資源是相當可觀的。倘若能夠以篩檢預防來發現口腔癌新患者而予以早期治療，不但能節省大量開支，更可以挽救許多患者的生命。

　　口腔癌發生的年齡中位數是 51 歲，在西方國家，抽菸、喝酒是口腔癌的主要致癌因子，高雄醫學院葛應欽教授等人[1]於 1995 年的口腔病理學及口腔內科學雜誌中指出，抽菸、喝酒、吃檳榔三個致癌因子加起來，比起沒有暴露的人罹患口腔癌的機會高了 123 倍。

口腔癌發展史

　　口腔癌發生前有癌前的病變，如白斑（leukoplakia）或紅斑（erythroplakia）；口腔白斑是臨床的診斷，可看到口腔裡有白色的斑塊，在病理檢查下包括了輕微到中度異生（moderate dysplasia），約占 10～15%，少部分（約 5%）則是重度異生（severe dysplasia）或是原位癌（carcinoma *in situ*），口腔白斑約有 4～18% 的機率轉變為侵襲癌（invasive cancer）。另外一種癌前的病變是紅斑。紅斑在病理檢查下大部分是屬於重度病變或是原位癌，轉變為侵襲癌的機率則高達 14～50%。1950 年 Slaughter 等人提出癌域理論（Theory of field cancerization）[2]，指出在口腔侵襲癌四周常常伴隨著癌前的病變，例如白斑或紅

斑，因此推論口腔侵襲癌可能是由癌前病變轉化來的。另外口腔癌的病人在口腔癌切除後，在其他的組織仍有較高的機率得到第二個癌症，表示某個因子影響第二個癌症的形成，這些變化據推測可能是抑癌基因的去活化，或致癌基因的活化所造成的，也因此可能使第二個癌症發生的比率增加。這個理論後來得到基因學研究的支持，從口腔癌的觀察發現，儘管大面積切除口腔癌腫瘤，仍然有些病人會局部復發，而切除的口腔組織包括腫瘤之外，足夠安全距離（safety margin）的正常組織即使病理觀察不到癌細胞的存在，但是如果基因發生了變化，例如口腔癌腫瘤邊緣的黏膜如果有 p53 的突變，仍有較高的癌症復發率。從癌域理論的觀察可知，口腔癌的產生會從正常的口腔黏膜接受致癌因子暴露後，先出現沒有病理變化的病變，之後轉變為癌前病變，如白斑或紅斑，然後進行到口腔侵襲癌。

從病理組織學上口腔病變的觀察上，癌前病變有輕度的表皮增生（hyperplasia）或稱為輕度異生（mild dysplasia），到中度異生（moderate dysplasia）、重度異生（severe dysplasia）則被視為口腔癌的原位癌（carcinoma *in situ*），最後演進到口腔侵襲癌，不同程度的癌前病變有不同的機會演變為口腔侵襲癌。口腔癌的演進是由正常黏膜，經過輕度的表皮增生，到中度異生，而至重度異生，最後演進到口腔侵襲癌。有關這項口腔癌的進展特性可參考圖 13-1，這是 2007 年由 Tsantoulis 等人[3]於 Oral Oncology 雜誌中提出的口腔癌多階段致癌機轉（multi-steps theory of carcinogenesis）。

口腔癌的致癌相關基因

造成口腔癌的抑癌基因（tumor suppressors gene）和致癌基因（oncogenes）有很多，常見的抑癌基因分子檢驗有 p53, Rb, p16；致癌基因較常見的有 Erb 家族的表皮生長因子受體（EGFR）及血管上皮生長因子（VEGF），說明如下：

1. p53 基因

人類的癌症 50% 以上有 p53 的突變，其中口腔癌患者約 40% 有 p53 突變，p53 位在第 17 對染色體上（17p13），由 383 個胺基酸組成，正常的 p53 蛋白極易水解，半衰期約 20 分鐘；突變的 p53 蛋白會持續 1.4～7 小時不等。由於在腫瘤組織 p53 常會增加，所以剛開始會誤以為 p53 是致癌基因，後來發現累積的是突變的 p53，才知道原來 p53 是抑癌基因。p53 會影響細胞週期和誘發細胞凋亡，可以透過活化 CDK 抑制物（cyclin dependent kinase inhibitor）$p21^{CIP-1}$，而使細胞週期停滯。

2. Rb 基因

Rb 基因是最早發現的腫瘤抑制基因，最初發現於兒童的視網膜母細胞瘤（retinoblastoma），因此稱為 Rb 基因。Rb 基因比較大，位於第 13 對染色體（13q14）上，含有 27 個外顯子（exon），轉錄 4.7 kb 的 mRNA，表現位於細胞核內，有磷酸化和非磷酸化二種型式。在正常情況下，Rb 會被去磷

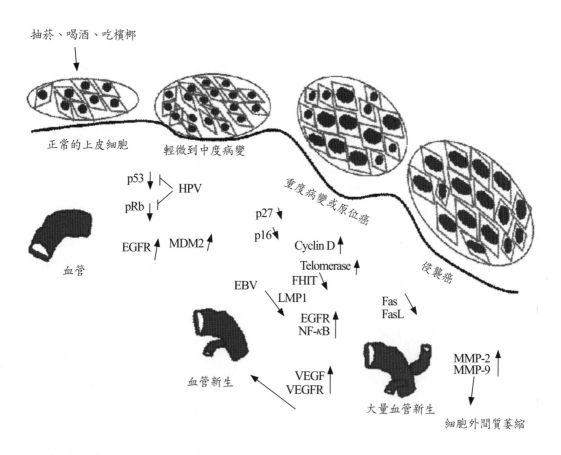

視網膜母細胞瘤（Retinoblastoma）

人類乳突瘤病毒（Human papillomavirus; HPV）

血管上皮增生因子（Vascular endothelial growth factor; VEGF）

血管上皮增生因子接受器（Vascular endothelial growth factor recepter; VEGFR）

表皮細胞生長因子接受器（Epidermal growth factor receptor; EGFR）

維生素 A 酸核蛋白受器（Retinoic acid receptor）

端粒酶（Telomerase）

圖 13-1　口腔癌多階段致癌機轉「多擊假説」（multiple hit）可以説明口腔癌發生的作用機轉；在口腔癌形成過程中，每一次突變對於細胞的影響都有著關係，因爲癌症是由一系列的基因突變造成的。

酸化而和轉錄因子 E2F 結合在一起。當 Rb 基因突變，或因生長因子的訊息導致 Rb 被磷酸化時，會把轉錄因子釋放出來（圖 12-5）。E2F 對 DNA 合成很重要，可促使細胞增殖。生長因子會藉著誘導 Cyclin D 的蛋白表現而活化 CDK4，進而磷酸化 Rb 蛋白，並釋出 E2F，影響細胞週期的進行。在口腔癌或癌前病變中常見 cyclin D 的過度表現，如此會產生預後較差，及較高機率的頸部淋巴轉移情況。

3. p16 基因

p16 位於第 9 對染色體（9p21），是一種 16 kDa 的 CDK-4 抑制物，能夠抑制 CDK-4 對 Rb 的磷酸化，所以可以抑制細胞週期的進行。從失異合性（LOH）的研究知道，p16 在口腔癌發生的早期就產生變化，口腔癌前病變的觀察發現約有 60% 沒有表現 p16，所有口腔腫瘤約有 80% 沒有表現 p16。研究指出，有 p16 表現在口腔癌治療中有較好的預後。

致癌基因（Oncogenes）

口腔癌常見的致癌基因之分子檢驗包括 EGFR, ErbB 及 VEGF 等項目。

1. 表皮生長因子受體

HER2（human epidermal growth factor receptor 2）又稱 Neu 或 ErbB-2，是 epidermal growth factor receptor 的家族之一。由於 *ERB B2* 的基因放大（amplification），或因點突變而由正常的 Her2 受體變成雙體化（dimerized）的 Neu 致

癌蛋白（oncoprotein），都可能造成細胞的過度生長，所以是目前標靶治療的重點。約有 50% 的口腔癌有 EGFR 過度表現的情形，17% 的口腔癌前病變有 EGFR 過度表現，EGFR 在嚼食檳榔的病患可以當作獨立的預後因子。ErbB 家族中以 ErbB2（HER2/neu）最被注意，因為在口腔頭頸癌症有較高的 ErbB2 表現，目前也發展 ErbB2 單株抗體（trasuzumab）來治療口腔癌。細胞內錯誤的細胞訊息傳遞所導致的細胞增生，是癌化和腫瘤新生的主要原因。表皮生長因子接受器（epithelium growth factor receptor; ErbB1-4）及其受質（ligands），與癌化有很重要的關聯性。在口腔癌相關的觀察研究中發現，表皮生長因子接受器成員中有過量表達者，包括 EGFR, ErbB2, ErbB3 和 ErbB4。ErbB 接受器的 heterodimers 中，以 EGFR 和 ErbB2 在口腔鱗狀上皮細胞癌發病原理上有重要關聯性，EGFR 和 ErbB2 具有內含性的酪胺酸激酶（tyrosine kinase）活性，而癌化信號的傳遞是由細胞質區（cytoplasmic domain）負責往內送入細胞。先前研究發現，EGFR 或 ErbB2 的細胞質區與 Tid1 蛋白質有直接作用，Tid1 蛋白質是腫瘤抑制器。已知 Tid1 的過量表達可降低乳腺癌細胞的增生，也有報導指出，在 SF767 神經膠質瘤細胞出現 hTid-1 的突變，而 Tid1 的作用在口腔癌是未知的。由於 Tid1 與 EGFR 或 ErbB2 接受器有直接作用，而 EGFR 或 ErbB2

接受器在口腔癌腫瘤有過量表達。為此，科學家將可進一步研究 Tid1，希望未來能以 Tid1 作為口腔癌之治療標的。

2. **血管增生（Angiogenesis）及血管上皮生長因子（VEGF）**

血管增生在癌症的產生占了重要的角色，VEGF（vascular endothelial growth factor）被認為是主要因子，口腔癌患者若有 VEGF 的表現，則有較高的頸部淋巴轉移機率。

口腔癌剝落細胞的分子檢驗

口腔的前癌（pre-malignancy）診斷以臨床檢查及患者的組織病理切片為主，但由於癌前的變化通常沒有明顯的症狀，口腔癌的早期診斷已漸漸轉為以口腔剝落細胞為檢體的分子檢驗。

1. **口腔剝落細胞的 p53 檢驗**

由於 p53 抑癌蛋白大都不存在於口腔黏膜中，但是在罹患扁平上皮細胞癌的口腔黏膜中可測得到，所以在口腔剝落細胞的檢驗時，常加上 p53 的免疫細胞染色。但是由於 p53 的突變只占扁平上皮細胞口腔癌的一半左右，而且發現時常常已是較末期，所以幫助有限。但根據口腔剝落細胞的 PCR 和 RFLP（restriction fragment lengthpolymorphism）檢驗，六成以上的口腔癌在 p53 基因有失異合性（LOH）的情形，口腔白斑症（leukoplakia）是口腔癌重要的危險徵兆，但是至今並無可靠的分子標誌可用來評估或監控口腔白斑症的進行性變

化。口腔癌的微衛星分析可以用來檢驗白斑症（leukoplakia）的進行，也可當做口腔癌藥物治療成效的監控。

2. **口腔癌的微衛星分析**

p16 是一種 16 kDa 的 CDK-4 抑制物，能抑制 CDK-4 對 Rb 的磷酸化，所以可以抑制細胞週期的進行，因此 p16 和 p53 都屬於抑癌基因。p16 和 p53 的微衛星分析常來偵測口腔黏膜癌前病變的進行性變化，染色體 3p, 9p 的微衛星分析也常被用來追蹤化學治療的療效。

結論

口腔癌的產生，與一連串的基因變異累積結果有關，從癌域理論（Theory of field cancerization）的觀察，建立了口腔癌多階段致癌機轉，加強口腔癌自然史的了解，利用不同基因的表現，可能可以用來預測病人的預後（prognosis）情形，以選擇及發展不同的治療模式，亦對口腔癌的治療提供研究基礎。雖然大部分口腔癌的分子檢驗是由組織（tissue-based）分子病理檢驗發展出來的，但口腔剝落細胞也已被廣泛用來監控口腔癌的進行。

乳癌

乳癌僅次於子宮頸癌，為臺灣婦女癌症的第二名，更嚴重的是臺灣女性罹患乳癌的發生率和死亡率還在逐年攀升。乳癌的好發年齡在 40～50 歲之間，平均年齡為 47 歲，且 2/3 是在停經前發生的。而美國罹患乳癌的平均年齡是 60～65 歲，2/3 的乳癌是發生在停經後的婦女；臺灣

女性較歐美國家的好發年齡約提早十歲，有日漸年輕化的趨勢，確切的原因仍有待進一步研究。近年來由於醫學的進步，經由早期診斷、早期治療，乳癌的十年存活率平均達 60%，第一期乳癌的存活率高達 80%，零期乳癌甚至接近 100%，因此如何在沒有徵狀下，利用分子檢驗，早期發現，盡快治療是防治乳癌最好的辦法。

乳癌的分期及治療

乳癌的分類、分期和治療及預後關係密切。乳癌可依其發生的組織，分為較常見的乳腺管原位癌（ductal carcinoma *in situ*; DCIS）、小葉狀原位癌（lobular carcinoma *in situ*; LCIS），以及較少見的發炎性乳癌（inflammatory breast cancer）、髓質癌（medullary carcinoma）、黏液性腺癌（mucinous carcinoma）〔又名膠質性腺癌（colloid carcinoma）〕、乳房佩吉氏病（Paget's disease）、葉狀腫瘤（Phyllodes tumor）及管性腺癌（tubular carcinoma）等。乳癌常依腫瘤的大小，及癌細胞蔓延至局部淋巴結和遠處轉移（distant metastasis）的程度而分為數期。較常用的 TNM（T, tumor; N, regionl lymph nodes; M, distant metastasis）分期系統即為國際抗癌協會（International Union against Cancer）及癌症分期和最後結果報告聯合委員會（Joint Committee on Cancer Staging and End Results Reporting）所採用的分期系統。TNM 分期系統將乳癌分成四期：第一期指癌症侷限於原發部位；第二期指癌症已有明顯的局部浸潤；第三期指癌症已有廣泛的局部浸潤及淋巴結轉移；第四期指癌症已有遠處轉移。因為 TNM 分期系統可提供癌症治療方法的選擇為外科摘除，或加上較侵入性的化學藥物療法或放射線治療的參考依據，所以也常用於其他癌症的分級。除了外科摘除、化學藥物毒殺療法或放射線治療，乳癌的治療方式也可以是較溫和的荷爾蒙療法與生物製劑療法。而乳癌的分子檢驗可以提供是否適用這些療法的依據。

乳癌的分子檢驗

乳癌的發生率與飲食生活及習慣有密切關係，與基因也有密切的關係。患有乳癌母親所生的女兒，罹患乳癌的機率為一般人的 15 倍。根據研究臺灣婦女約有 5～10% 的乳癌係來自遺傳，而這些家族性乳癌患者罹患乳癌的平均年齡，比一般婦女約早十年。

1. **雌激素受體（ER）及 HER2/neu**
   根據臨床報告，乳癌病患中約有 70% 可採用溫和的荷爾蒙療法的雌激素受體（estrogen receptor; ER）或黃體素受體（progesterone receptor; PgR）陽性乳癌。荷爾蒙療法目前主要有三種：(1)選擇性雌激素受體調節劑（selective estrogen receptor modulators; SERMs），著名的 tamoxifen 即屬於此類；(2)選擇性雌激素受體降調劑（selective estrogen receptor downregulators; SERDs），此療法促使雌激素受體不穩定或降解而抑制乳癌細胞的增生；(3)芳香酶抑製劑（aromatase inhibitors）為新穎的荷爾蒙療法藥物，芳香酶（aromatase）為雄性激素

（androgens）轉化成雌激素（estrogens）所必須。抑制 aromatase 可減少 estrogen 的生合成。ER 陽性的乳癌病人，可以用雌激素受體的 mix agonist tamoxifen 來治療，因此在決定病人的治療方式前，檢驗是否為 ER 陽性將關係到決定可否採用 tamoxifen 治療。反之，HER2 過度表現或 HER2 基因擴增（amplification）的乳癌，則可使用抗 HER2 的單株抗體 tratuzumab，或採用 HER2 tyrosine kinase 的抑制物來治療。無論 tamoxifen 或 tratuzumab 都可能出現藥物抗性的情形，其中 tamoxifen 的藥物抗性和 p53 的突變有關，tratuzumab 的藥物抗性可能是 PI 3-kinase 訊息傳遞活化的突變或 PTEN 去活化的失去效能所致。因此在釐定治療計畫前了解這些基因的狀態，也是對治療策略、預後很有幫助的分子檢驗。所以在乳癌的分子檢驗中，雌激素受體（esterogen receptor; ER）及 HER2/neu 是不可省略的腫瘤標誌。

2. BRCA1 和 BRCA2

乳癌的組織病理分級對乳癌的預後和治療計畫的訂定很有幫助，有些特殊的分子檢驗可以用來輔助形態學的診斷。BRCA1 和 BRCA2 都是抑癌基因，主要的功能為修補 DNA，因為 DNA 修補異常可能累積某些和乳癌發生有密切關係的基因突變，所以 BRCA1 和 BRCA2 基因和乳癌有特殊的關聯性，BRCA1 就是一種和組織病理第三級乳癌有關的標記，BRCA1 陽性的乳癌通常 ER 及 HER2 均可能為陽性。因此 BRCA1 和

BRCA2 常被用來評估乳癌病人家族是否為高危險群的分子檢驗。

3. p53 基因

如前面所介紹過的，p53 基因是一種重要的抑癌基因，也是檢視 DNA 突變、並加以修補的基因。當 p53 基因突變時，癌細胞會很容易累積很多突變，並加速癌症的發展，癌症惡化之風險自然提高，所以 p53 基因突變是很多癌症基因檢測的要項，例如 p53 基因突變與乳癌的發生及進程都有相當密切的關係。除了乳癌之外，膀胱癌、子宮頸癌、鼻咽喉癌與甲狀腺癌等癌症的預後，也都和 p53 的基因突變有關。

子宮頸癌

子宮頸癌一直是臺灣婦女癌症的首位。流行病學的研究，顯示性行為媒介的某些因子與子宮頸癌前病變及子宮頸癌的發生或進展有關，臺灣男性嫖妓及沒有使用保險套也是導致高發生率的主要原因。其他致病的危險因子是早年性行為、多重性伴侶、抽菸、口服避孕藥使用者、子宮頸糜爛及人類乳突病毒感染。

子宮頸癌發展史

子宮頸癌常發生在子宮頸口鱗狀上皮與柱狀上皮交界處之轉形區（transformation zone），其中 95% 為鱗狀上皮癌。早期子宮頸癌並不一定有明顯症狀，但常可見不正常出血，尤其性交後出血。子宮頸抹片檢查可以有效偵測出不正常癌細胞存在及癌前變化，並加以適當的治

療。1943 年柏氏醫師發明柏氏細胞染色法（Papanicolous stain），從陰道子宮頸部獲取細胞，立即塗在玻璃片上固定（以 95% 酒精固定），再利用柏氏染色法染色，而後於顯微鏡下診斷。細胞抹片的最大問題是偽陰性率相當高，約 20% 左右。偽陰性的原因常由於：(1)篩檢失誤，如篩檢者沒有辨認抹片的異常細胞；(2)異常細胞沒有脫落。研究已經證明子宮頸皮內腫瘤（cervical intraepithelial neoplasia）與高危險群人類乳突瘤病毒（human papilloma virus; HPV）有關；但是受到 HPV 感染並不等於得到癌症，女性受 HPV 感染後，病毒會潛伏在體內，經由重複感染及其他一些輔助因素，如抽菸、避孕藥、飲食、基因突變、家族病史等，經過一段時間後，才能完全癌化細胞，誘發子宮頸細胞病變，導致子宮頸癌。

臺灣屬於高發病地區。HPV 平均感染率是介於 20～46%，HPV 感染的高峰在 20～24 歲，然後慢慢減少。大多數感染為暫時性的，通常為 12～24 個月，但少數免疫力不佳者可能持續感染。細胞抹片正常的婦女，如有 HPV 感染時，幾年內發生原位上皮癌（carcinoma in situ; CIS）的機率大為增高。

人類乳突瘤病毒介紹

人類乳突瘤病毒，又稱為 HPV（human papilloma virus），是一種非常微小的 DNA 病毒，它專門感染人類表皮及黏膜組織，並潛伏在人體內。已知的 HPV 超過 100 種，其中與生殖器官有關的 HPV 約有 35 種，臨床上把致癌能力較低的病毒，稱為低危險群病毒，如 HPV-6, 11, 42, 43, 44 型，而致癌能力較高的病毒，稱為高危險群病毒，如 HPV-16, 18, 26, 31, 33, 35, 39, 45, 51, 52, 56, 58, 59, 66, 68, 73 型。侵犯性子宮頸癌與一些癌症前期的子宮頸病變，均被發現和 HPV 有重大的關聯。HPV 基因型中與癌症有關，尤以 HPV-16, 18, 45, 56（高危險群）為最，特別是 HPV-16 和 HPV-18 這兩型同時也是最易感染和感染期最長的；其次是 HPV-31, 33, 35, 51, 52。現今臺灣地區以 HPV-52 盛行率最高，其次為 HPV-16，再其次為 HPV-58。但論及侵犯性子宮頸癌症病患，HPV 感染型別的盛行率則有異，盛行率最高者為 HPV-16，其次為 HPV-58。若以年齡分布來探討，顯示在受檢的年輕女性中，HPV-16 表現出稍高的感染情形；而 HPV-52 及 HPV-58 則同時分布於年輕及老年兩大族群中。而臺灣地區婦女感染 HPV 的盛行率為 9%。在 20～30、30～40、40～50、50～60 及 70 歲以上各年齡層中盛行率分別為 6.6%, 7.5%, 7.3%, 9.2%, 10.3% 及 14.8%，顯示老年人有較高的感染趨勢。因為不同基因型 HPV 引發不同組織其臨床症狀有差異，而不同基因型 HPV 引發的子宮頸癌其治療效果不同，所以治療前確認是否適合病人是必要的程序。

因此目前研發的疫苗（DNA 及抗體疫苗）也需以分型疫苗因應，所以不管預防性與治療性疫苗其治療前，需先診斷出病人子宮頸遭某基因型 HPV 的感染後，才可對症下藥。

HPV 基因型檢測

　　目前的科學方法可用於準確分析 HPV 之基因型，但是免疫化學法對於各基因型 HPV 間有嚴重的交互反應，而無法準確地區分各基因型 HPV。因此還是以分子生物技術為優勢，表 13-1 所整理的是實驗室常用的檢測技術：

　　最後，可以利用定量 PCR 技術檢測 HPV 之 E6/E7 基因是否已插入人的染色體中。依據國外的研究顯示，若在 CIN I 時

表 13-1　實驗室常用的檢測技術

技　術	靈敏度	DNA 量	優　點	缺　點
Southern blot	1.0 copy	10 μg	• 可以發現新基因型 HPV • 可鑑定病毒 DNA 是否插入人體染色體	• 耗人力 • 不適合作為篩選用途
Dot blot	1.0 copy	500 ng	• 實驗快速 • 適合作為篩選特定幾型的HPV	常出現假陽性
Reverse blot	1.0 copy	500 ng	• 檢體經一次反應可同時偵測多種基因型 HPV • 實驗經專一性探針辨識，無偽陽性 • 適合作為篩選用途 • paraffin 檢體也適用	• 有 DNA 汙染之虞 • 若有基因突變，則會出現偽陰性
Tissue *in situ*	20～50 copies	Few cells	• 細胞需先固定 • 限定細胞區域 • 需設計核酸探針並配合形態學分析	• 耗人力 • 不適合作為篩選用途
Filter *in situ* hybridization	$1～5×10^{4\text{-}5}$ HPV DNA mol.	Few cells	• 不需 DNA 抽取 • 實驗快速	• 背景值高 • 不適合作為篩選用途
Sandwich hybridization	$1～5×10^5$ HPV DNA mol.	$10^5～10^6$ cells	實驗快速	• 一次只能分析一型 • 不適合作為篩選用途

（續）

技　術	靈敏度	DNA量	優　點	缺　點
PCR	$1{\sim}2{\times}10^3/1\ \mu g$ DNA	300 ng	靈敏度高，可半自動化	• 常出現偽陽性 • 有 DNA 汙染之虞 • 不適合作爲篩選用途
PCR-DNA Sequencing	$1{\sim}2{\times}10^3/1\ \mu g$ DNA	300 ng	• 靈敏度高，可半自動化 • 可以發現新基因型 HPV	• 一次只能定出一型，無法解決多重感染 • 不適合作爲篩選用途
PCR *in situ*	1 copy	Few cells	靈敏度高	• 常出現偽陽性 • 需有控制組實驗 • 不適合作爲篩選用途
Solution hybridization	5,000 virus	1 pg/mL	• 不需 DNA 放大過程，少有汙染的問題 • 方法簡單 • 適合作爲篩選用途 • 無法定出各基因型	• 利用 RNA 探針，基因分型較無效率 • 嚴重的交互反應[6] • 只適於新鮮或冰凍的檢體，不適 paraffin 檢體

* Southern blot 並不適合作爲篩選用途。

發現 HPV16 的 E6/E7 基因已插入人的染色體中，若只追蹤不處理，病人會很快地在兩年內轉變成 CIN III。

現行發展的診斷 HPV 之醫療器材

　　HPV 基因分型疫苗才是未來治療子宮頸癌的最終利器，使用分型疫苗前需檢測病人是否感染某型 HPV，才能做正確的治療。目前現行發展的診斷 HPV 之醫療器材，可區分爲 HPV 基因定型與 HPV 感染兩方面：

1. HPV 基因定型試劑

依據 WHO 最新定義高危險群（16, 18, 31, 33, 35, 39, 45, 51, 52, 56, 58, 59, 68, 73, 82:15 types）、可能高危險群（26, 53, 66:3 types）及低危險群（6, 11, 40, 42, 43, 44, 54, 61, 70, 72, 81, CP6108:12 types）來區分 HPV 基因定型試劑的範圍：

⑴EasyChip® HPV Genotyping Array[a] (Taiwan-39 type)

　• 高危險群（16, 18, 26, 31, 33, 35, 37, 39, 45, 51, 52, 56, 58, 59, 67, 68, 69, 82, MM4:19 types）。

- 可能高危險群（53, 66:2 types）。
- 低危險群（6, 11, 42, 43, 44, 54, 61, 70, 72, CP8061:10 types）。
- 未知危險群（32, 55, 62, 74, MM7, MM8, CP8304, L1AE5:8 types）。

(2)Linear Array HPV DNA positive genotyping[b] (Roche USA-37 type)

- 高危險群（16, 18, 26, 31, 33, 35, 39, 45, 51, 52, 56, 58, 59, 67, 68, 69, 73, 82:18 types）。
- 可能高危險群（53, 66:2 types）。
- 低危險群（6, 11, 40, 42, 54, 61, 70, 72, 81, CP6180:10 types）。
- 未知危險群（IS39, 55, 57, 62, 64, 71, 83, 84:8 types）。

(3)INNO-LiPA HPV Genotyping[c] (Spain-25 types)

- 高危險群（16, 18, 31, 33, 35, 39, 45, 51, 52, 56, 58, 59, 68:13 types）。
- 可能高危險群（53, 66:2 types）。
- 低危險群（6, 11, 34, 40, 42, 43, 44, 54, 70, 74:10 types）。

(4)HPVDNAChip[® d]（Korea-22 types）

- 高危險群（16, 18, 31, 33, 35, 39, 45, 51, 52, 56, 58, 59, , 68, 69:14 types）。
- 可能高危險群（66:1 type）。
- 低危險群（6, 11, 34, 40, 42, 43, 44:7 types）。

(5)PreTect[®] HPV-Proofer[f] (Norway-7 types)

- 高危險群（16, 18, 31, 33, 45, 52, 58:7 types）。
- a, b, c, d 其技術原理是 Reverse

blot。f 是以 NASBA 技術偵測 HPV E6/E7 mRNA。

2. **檢測 HPV 感染試劑（無法分型）**

(1)Digene Hybrid Capture II (USA)

- 高危險群（16, 18, 31, 33, 35, 39, 45, 51, 52, 56, 58, 59, 68:13 types）。
- 低危險群（6, 11, 42, 43, 44：5 types）。

本法無法區分 HPV 基因型，因為交互反應嚴重，此為一大隱憂。

其技術原理是 Solution hybridization。

結論

　　預防、診斷及追蹤子宮頸癌的發展，HPV DNA 的偵測占很重要的角色，由於精進的抹片鏡檢技術已降低傳統抹片的偽陰性，但是這些精進技術的成本遠比偵測 HPV DNA 及傳統抹片昂貴，所以傳統抹片加上 HPV DNA 的診斷對於子宮頸癌的防護已是公認的策略。

（附註：感謝林景堉助理教授提供 HPV 檢測技術相關資料）

肝癌

　　肝癌是 2005 年，臺灣癌症死亡率中的第二位。肝癌的發生與黃麴黴毒素 B1（Aflatoxin B1）、B 型肝炎病毒（hapatitis B virus; HBV）、C 型肝炎病毒（hapatitis C virus; HCV）感染有密切的關係。亞、非洲流行病學研究指出，受 Aflatoxin 汙染嚴重地區的人們，通常有較高的肝癌發生率，而 Aflatoxin 可能是 B 型肝炎病毒帶原者發展成肝癌的另一導因。肝癌的染色體產生

變異可經由兩條致癌途徑：基因體穩定及基因體不穩定途徑來產生。

肝癌發生的分子機制[4]

1. 生長因子訊息傳遞路徑發生異常

表皮生長因子受體（EGFR），它是一種酪胺酸激酶受體，與腫瘤增生、血管生成、腫瘤轉移和抗凋亡有密切的關聯。EGFR 在肝癌及非小細胞肺癌中過度表現，可作為抗腫瘤治療的標靶。EGFR 在肝癌中與腫瘤的侵襲性關係密切。它是預後不良及復發的指標之一。在肝細胞癌中（hepatocellular carcinoma; HCC）中，胰島素樣生長因子 II（insulin-like growth factor II, IGF II）表現量非常高，而且有文獻報導 IGF II 在 HBV 及 HCV 促進肝癌的生長，扮演一個重要的角色。

2. Raf/MAPK/ERK 訊息傳遞路徑異常

Raf/MAPK/ERK 傳導路徑廣存於真核細胞中，其主要功能是通過 Ras, Raf, MEK 及 ERK 磷酸化，將信號由細胞外傳入細胞核，作為 Raf 激酶的下游。活化的 MEK 可使 ERK 磷酸化，ERK 通過作用於多種受質來調節細胞功能（圖 12-4）。如果該路徑被過度活化，就會加速細胞增生和延長細胞生存期，進而導致腫瘤的形成和發展。實驗研究發現，在人類許多癌症中 B-Raf 突變的比率很高，一般都是在 exon 11 和 exon 15，突變的位置在 glycin-rich loop 和活化區。此外，MEK1 抑制肝癌細胞凋亡並促進腫瘤的生長和存活。HCV 核心蛋白也可使肝細胞內 Raf-1 的活性增高活化 MEK，從而增加細胞惡性轉化的危險。

3. VEGF 及血管新生異常

肝癌是一種血管豐富的惡性腫瘤，大多數肝癌均有血管異常增生的現象。在肝癌細胞及其周邊的間質中，常發現多種促血管生成的因素過度表現，例如血管內皮生長因子（vascular endothelial growth factor; VEGF）、鹼性纖維母細胞生長因子（basic fibroblast growth factor; bFGF）、血小板相關生長因子（platelet-derived growth factor; PDGF）、血管生成蛋白和間質金屬蛋白酶（MMPs）等。VEGF 及其受體是誘發血管生長的強力因素，其結合後能強而有力的誘發內皮細胞增生和管狀形成，是血管生成過程中重要的一環。MEK 新生的異常增生可促進肝癌的發展和轉移。

肝癌分子檢驗

1. 致癌基因活化和抑癌基因的去活化

肝癌研究最多的是 p53 基因的突變，即在 249 密碼的第三鹼基上 G 變成 A，導致精胺酸變成絲胺酸。

2. HCC 患者中 LOH 常見於染色體 10 q, 17 q, 22 q

研究顯示，微衛星不穩定（MSI）、DNA 甲基化異常參與了 HCC 的發生與發展。由於比較基因體染色（CGH）所得的染色體變異片段的長度無法縮小，以及由微衛星標竿所進行的 LOH 分析

得到的刪除片段過大，導致無法縮小變異區域，使得潛在癌症基因的選殖無法順利進行。因此，由癌症組織所得的基因體資料做系統性的整合，將有助於發現癌症治療基因標的。目前中央研究院建置全球第一個「肝癌基因體變異資料庫」（http://oncodb.hcc.ibms.sinica.edu.tw），根據人類肝癌染色體變異及肝癌模式鼠之遺傳研究成果，列出 12 個共同的染色體變異區域，並結合人類肝癌基因表現變異之結果，找出 38 個可能的肝癌基因，其中 Hcclq2, Hcc4q2, Hcc9p 染色體變異區域在肝癌基因晶片上沒有發現其對應性之基因表現（見表 13-2）。

由於癌細胞在成長的過程中長到 0.1～0.2 公分的時候就會有血管新生，以便提供足夠的營養，讓癌細胞繼續繁殖下去，但就在這個時候，癌細胞會藉由新生的血管循環，轉移到全身。因此，所謂有效的早期診斷，就應該在細胞小於 0.2 公分的時候就能偵測出來，但靠腫瘤指標及影像檢查，仍然力有未逮。目前由於生物晶片的運用，如基因晶片（DNA 晶片及 mRNA 晶片）及蛋白晶片，以利臨床癌症的診斷，因此根據肝癌基因體資料庫的研究與整合，並依據資料庫基因變化的差異，選出一組數百基因的癌基因組合製作基因晶片，以期了解致癌途徑的分子機轉，並發展出治療癌症的藥物和治療。

肺癌

根據世界衛生組織統計的癌症發生率

表 13-2　人類肝癌基因染色體變異區域與肝癌基因的關係

人類肝癌基因	推測的肝癌基因
Hcc1p	CACHD1
Hcc1q1	COPA, ATF6, RGS5, GLUL, UBE2T, KISS1
Hcc4q1	IGJ, SLC4A4, ALB, AFM, CXCL2, PLAC8, PTPN13, ABCG2
Hcc6p	UBD, HSPA1B
Hcc8p1	CTSB
Hcc8p2	NAT2
Hcc8q	LAPTM4B, PABPC1, ANGPT1, EIF3S6, EBAG9, ENPP2, ATAD2
Hcc11q	FEN1, FADS2, BAD, CDCA5
Hcc20q	DNMT3B, E2F1, SRC, MYBL2, UBE2C, MMP9, CD40, AURKA

* 70% 的肝癌病人其肝癌基因在染色體變異區域的表現往往為正常人的 2 倍。

中，歐美各國以肺癌占第一位，而亞洲地區肺癌占第二位，僅次於胃癌。對於肺癌發生的真正原因，雖說已有初期的推斷，但目前並非完全了解。雖然早期肺癌手術治療後，患者的五年存活率可達 60～70%，但大部分患者（約 75%）就診時已經處於中晚期，失去了手術治療的機會。造成這種狀況的原因是肺癌在診斷和治療方面，均存在一些亟待解決的難題。

肺癌發生原因

肺癌的發生與抽菸、油煙、遺傳、石綿（Asbestos）因素等有關。

1. 抽菸：很多健康衛生組織與傳播媒體，一再強調抽菸與肺癌的關係。據統計，30% 的癌症死亡與 85% 的肺癌死亡與抽菸有關。

2. 石綿（Asbestos）：吸入石綿常對呼吸道產生刺激，導致咳嗽、呼吸不順暢。長期可能造成肺癌及胃腸癌症。

3. 油煙：女性雖然抽菸人口低於男性，但是肺癌卻高居女性罹癌的第一位，這與炒菜所引起的油煙有正相關性。

4. 遺傳因素：某些癌症在人口的比率上，較常發生於特定的家族，目前已知的是特定家族的癌症發生主要來自遺傳基因、家族環境或生活形態的因素。

肺癌腫瘤相關基因[5]

1. Ras 基因家族

K-ras-1, K-ras-2, H-ras-1, H-ras-2, N-ras 分別位於人類的第 6, 12, 11, X 和 1 號染色體上。Ras 家族編譯 p21，其分子量為 21 kDa，是一種小型的 G 蛋白，屬細胞內信息傳遞物質，能引起生長反應。Ras 基因常因點突變、基因擴增或插入、轉位等因素而被啟動。K-ras 基因突變在肺腺癌中發生率為 20～30%，在非小細胞肺癌中為 15～20%，但在小細胞肺癌中 K-ras 基因突變罕見。另外，K-ras 基因突變常出現在實體腺癌而非支氣管腺癌，並且在杯狀細胞腺癌亞型中突變率較高。K-ras 突變與吸菸明顯有關，且多數為 G-T 置換的突變。

2. myc 基因家族

myc 基因家族，包括 c-myc, L-myc, N-myc。myc 原癌基因產物是核蛋白 p62，它與細胞增殖有關的。myc 是常在小細胞肺癌與非小細胞肺癌被啟動的基因之一，其活化是由於基因擴增或轉錄調控異常而導致蛋白的過度表達。因此有研究觀察到 c-myc 與 K-ras 在肺癌中表達同時增強，顯示兩者在肺癌病理發生中的協同作用。

3. erbB 基因家族

erbB 基因家族，包括 erbB1, erbB2, erbB3 和 erbB4，此家族屬跨膜受體酪氨酸激酶，當與配體結合時 erbB 受體形成同二聚體化或異二聚體化，並以此方式啟動細胞內激酶的活性，進而促使細胞內訊息傳遞擴大，其中包括 MAP 激酶途徑。人類的 erbB2（HER2/neu）定位於第 17 號染色體上。erbB（HER2/neu）在大約 30% 的非小細胞肺癌中呈現過度表現，另 erbB2 的過度表現與人支氣管上皮細胞腫瘤發生機制有關。

erbB1 啟動在非小細胞癌肺中，可能與腫瘤的分期和分化有關。

4. p53 基因

p53 在肺癌的發生和發展中有著密切的關係，它的染色體 17p13 位點經常發生失異合性，p53 基因突變在小細胞肺癌中發生率為 75% 以上，在非小細胞肺癌中發生率約 50%。有研究顯示在 p53 異常表現中，小細胞肺癌占 40～70%，在非小細胞肺癌中占 40～60%，其中鱗狀癌高於腺癌。另外，與 p53 同源的蛋白，包括在染色體 3q28 上的 p51 與在 lq36 上的 p73，兩者均能抑制細胞生長和誘導細胞凋亡，但兩者在肺癌中未發現有突變。

5. Rb 基因

Rb 基因即視網膜母細胞癌基因，位於 13q14。Rb 是靠阻礙細胞週期 G1-S，進而抑制細胞生長，在染色體區域 13q14 的雙等位基因的 LOH 在肺癌中常見。另有兩個 Rb 相關基因在肺癌中也呈現增加，包括 p107 和 PRB2/pl30，其功能可使侵襲組織行為有關的蛋白表現減少。

6. p16 基因

p16 蛋白可以與細胞週期中 cyclin D1 競爭性結合 CDK4，誘導細胞週期停滯。在肺癌中可觀察到染色體 9p 等位基因的失異合性（LOH）。p16 位於 9p21，並且在肺癌中經常發生等位基因失異合性和突變。因為 p16 通過抑制 CDK4 和 CDK6 激酶活性來調控 Rb 功能，所以 pl6 失去功能可能是中斷 p16-cyclin D1-CDK4-Rb 細胞週期控制途徑而導致腫瘤發生的原因之一。p16 在非小細胞肺癌細胞表現低，而在小細胞肺癌細胞中表現較高。另外，與 p16 具有高度同源性的 p15 和 p18，分別位於染色體 9p21 和 lp32。兩者的基因異常，見於包括肺癌在內的許多種人類腫瘤中。

細胞凋亡與肺癌

腫瘤癌細胞常常逃避由於細胞和 DNA 損傷而引起的細胞程式性死亡。Bcl-2 是一種原位癌基因，是 B 細胞淋巴瘤／白血病 -2 基因的簡稱。Bcl-2 蛋白主要位於粒線體外膜、核膜，以及內質網等結構中，是一種非常穩定的蛋白。Bcl-2 可以與 Bax 蛋白結合，Bax 的表現可以促進細胞程式性死亡，與 Bcl-2 的功能恰好相反。抗凋亡原位癌基因 Bcl-2 的表現在鱗狀細胞癌中大約 25～35%，而在腺癌中低於 10%。受體 Fas（CD95）和 Fas 配體（FasL）在細胞凋亡過程中有關鍵性的作用。FasL 能夠在活性的 T 細胞中誘導凋亡。表達 FasL 的肺癌細胞可以明顯的誘導 T 細胞凋亡。然而，在腺癌，Fas 表現呈現減少，可能說明對抗 Fas 引起的細胞凋亡。如此，可以看出肺癌能夠產生 FasL，但由於缺乏相應的受體（Fas）而不能起作用。綜上所述，近年對肺癌相關致癌基因和抑癌基因研究的迅速發展，使人們對其發病機轉有了更為深入的認識。研究較為深入的是 ras, myc, erbB, p53, Rb, p16 等，並且逐步又有一系列新的相關基因的發現，如 FHIT, p73, p51, p19 等。據估計，肺癌在臨床發

生之前可能需 10～20 個遺傳突變，這對早期診斷和預防肺癌有重要意義，尤其對開展和提高肺癌的基因治療將產生重大影響。

肺癌的分子檢驗[6]

早在 1980 年代就發現幾乎所有小細胞肺癌及大部分非小細胞肺癌（SSCLC）有 3 號染色體短臂缺失。同時顯示染色體 3p14～23、13q14 上可能存在抑癌基因。p53 在肺癌的發生和發展中有著關鍵的作用，它的染色體 17p13 位點經常發生失異合性，p53 基因突變在小細胞肺癌中發生率為 75% 以上。

支氣管灌洗液或痰液細胞中發現 p53 突變、微衛星序列改變，p16 甲基化的高度特異性和較高陽性率，可以篩檢出早期肺癌患者，但是該方法的敏感性不高。而支氣管肺泡灌洗液和支氣管刷落細胞端粒酶的敏感性雖高，陽性率達 80～95%，但特異性低，有一定的偏陽性。

已有臨床資料顯示 K-ras 基因突變的肺腺癌患者預後不良。有 K-ras 基因突變的 35 例患者術後五年生存率為 40.4%，因此 K-ras 基因活化可作為判斷肺腺癌患者預後的指標。HER2/neu 基因，結果顯示陽性者五年生存率為 6%，陰性者為 43%（P < 0.01）。肺癌中 p53 異常比率為 46%。p53 異常和無異常者五年生存率的差異是 12%（P = 0.002）。肺腺癌中 p53 異常與無異常患者五年生存率的差異是 30%（P < 0.001），而鱗狀上皮癌中 p53 異常表示預後不好。表皮生長因子受體（EFGR）呈陽性者五年生存率為 66.7%，EFGR 陰性者五年生存率為 83.3%，表示 EFGR 可以成為肺癌預後的不良指標。

大腸癌

根據民國九十二年之統計，我國男性國民罹患大腸癌（包括結腸癌和直腸癌）之發生率與死亡率均為第三位，僅次於肝癌及肺癌，女性國民罹患大腸癌之發生率為第二位，而死亡率為第三位，就男性和女性而言，結腸癌和直腸癌均為為重要的癌症之一。相對於 sporadic colorectal cancer 是後天發生的基因突變形成的，在遺傳性大腸癌疾病中，父母會將本身所擁有的缺陷基因傳給子女。目前已經知道有家族性腺瘤型息肉群症，和遺傳性非息肉性大腸直腸癌群症（hereditary nonpolyposis colorectal cancer; HNCC）兩種遺傳性大腸癌群症。家族性腺性息肉群症的患者大多為 APC 基因突變的顯性遺傳所導致，其大腸息肉的數目會大於 100 個以上，大多數會在中年時期（小於 50 歲）演變為癌症。遺傳性非息肉性大腸直腸癌群症的患者大多為錯配修復基因（mismatch repair genes; MMR）突變的顯性遺傳所導致。常見的 mismatch repair genes 突變，包括 hMSH2 和 hMLH1，其他可能有 hMSH6, PMS1 和 PMS2 等。遺傳性非息肉性大腸直腸癌群症的特徵，包括：1.家族中有三名或以上患有大腸癌，至少一位和其他大腸癌患者為一等親；2.患者跨兩代；3.至少一名患者為 50 歲以下。

大腸直腸癌的分子檢驗

大腸直腸癌在臺灣地區已經擠進前三名，每年估計有近九千名新病患。但是大腸直腸癌若能及早發現、及早治療，卻是一種可能治癒的癌症。雖然大腸直腸癌可能發生在各個年齡層，90% 以上的病患年齡在 40 歲以上，而且從 40 歲以上每增加十歲危險率增高一倍。除了年齡的因素外，在臺灣地區大腸直腸癌的危險群，包括：曾患大腸腺性息肉、家族性息肉症候群、慢性潰瘍性結腸炎達五年及家族病史等。一般認為大腸直腸癌是由息肉轉變而來，所以大腸鏡檢息肉切除在預防上相當重要。很不幸的是一些息肉或初期的癌症並不會產生任何症狀，雖然肛門指診和門診直腸鏡檢都是發現息肉或初期的癌症的可能方法，但仍不是一般例行檢驗。探索大腸直腸癌的循環指標，並以這些指標做成能多元檢驗的蛋白晶片，以作為非侵襲性診斷標記，提供一個方便的早期診斷大腸直腸癌的指標，還可能發展追蹤大腸直腸癌疾病之進行（progression）及轉移（metastasis）的循環指標。

1. K-*ras*

   K-*ras* 是上述的致癌基因之一，它是一種小分子的 G 蛋白，主要控制細胞之增生。當 K-*ras* 發生突變時，正常細胞的生長就會失控而變成癌細胞，因此許多癌症都會有 K-*ras* 基因的突變，且檢測腫瘤細胞的 DNA 之 K-*ras* 基因有無突變，可用以評估許多癌症（肺癌、胰臟癌和大腸癌）的罹癌風險。由於超過 50% 的大腸腺性上皮癌（adenocarcinoma of the colon）帶有 K-*ras* 基因的突變，且 K-*ras* 基因突變的頻率在早期大腸直腸癌發生即已相當高，所以可以當作早期大腸直腸癌診斷的指標。因為偵測 K-*ras* 基因突變的檢驗已成熟，從大腸鏡採集的組織檢體或糞便內剝落細胞的 DNA 檢驗 K-*ras* 的突變已很普遍。一般 K-*ras* 的 PCR 檢驗為針對體細胞突變（somatic mutation）之高突變區域／突變熱點。

2. β-Catenin 和腺瘤型大腸息肉基因（Adenomatous polypops coli; APC）

   細胞中的 β-Catenin 可以和 T cell factor（Tcf）轉錄因子形成一個 complex，並控制細胞的增生，而細胞質中的 β-Catenin 之增加，更和早期大腸直腸癌的發生有密切的關係。在正常情況下 β-Catenin 會與另一個大腸癌的抑癌基因：腺性大腸息肉基因結合，所以當 APC 蛋白正常時，細胞質中的 β-Catenin 濃度偏低，不至於與 Tcf 轉錄因子結合，也不會促進細胞的生長；然而當 APC 發生突變時，β-Catenin 的濃度會上升，並與 Tcf 蛋白結合，而造成下游細胞生長基因的過度表現，因此 β-Catenin 和 APC 的突變可視為遺傳性非息肉性大腸直腸癌（HNPCC）的分子診斷標的，除此之外，β-Catenin 會與 Cadherin 的細胞質區塊（cytoplasmic domain）結合。當 APC 基因中段區塊也發生突變，就會造成細胞間的黏著能力或接觸抑制性（contact inhibition）的特性發生改變而造成細胞轉型（cell transformation）。具有遺傳性非息肉性大腸直腸癌（HNPCC）或大腸直腸癌家族病史之高危險群個人，應進行定期的內視鏡檢查及適當的 β-Catenin 和 APC 的基因檢測。

3. *Bcl-2* Gene

Bcl-2 基因的產物 Bcl-2 是一種 26 kDa 的抗凋亡蛋白，許多研究顯示 Bcl-2 的基因表現可以當作大腸直腸癌的預後指標，但也有許多國家提出相反的報告。國內的大腸直腸癌是否適於以 Bcl-2 為預後指標，仍需較大規模的調查。

4. L-DNA

L-DNA（longer template DNA or high-integrity DNA）被認為是大腸直腸癌糞便內剝落細胞的 DNA 檢驗最重要的指標之一。糞便內的 DNA 一般為 180～200 個鹼基對，但是在大腸直腸癌時糞便內就會存在著從 dysplastic cells 而來的 L-DNA。L-DNA 的檢驗主要為設計適當的 primers 以放大 200 bp 以上的片段，再以這些長 DNA 為模板，放大糞便內剝落細胞的長 DNA（L-DNA）。

學習評估

1. 能否了解不同癌症的腫瘤標誌特異性？
2. 能否了解組織腫瘤形成的原因及預防腫瘤的發生？
3. 能否了解組織腫瘤標誌的分子檢驗方式及腫瘤的預後評估？

參考文獻

1. Ko YC, Huang YL, Lee CH, Chen MJ, Lin LM, Tsai CC. Betel quid chewing, cigarette smoking and alcohol consumption related to oral cancer in Taiwan. *J Oral Pathol Med*, 1995; 24(10): 450-3.

2. TUMOR clinic conference. *Cancer Bull*, 1953; 5 (5): 106-7.

3. Tsantoulis PK, Kastrinakis NG, Tourvas AD, Laskaris G, Gorgoulis VG. Advances in the biology of oral cancer. *Oral Oncol*, 2007; 43 (6): 523-34.

4. 劉寶瑞錢王：原發性肝癌分子靶向治療研究進展，《世界華人消化雜誌》，2009; 17 (10): 5。

5. 梁冰、張段：肺癌分子遺傳學的新進展《國外醫學遺傳學分冊》，2001; 24 (4): 3。

6. 陸舜蔡：肺癌分子生物學的臨床應用進展，《中華結核呼吸雜誌》，2005; 25 (5): 2。

第十四章　蛋白質體學及腫瘤標誌蛋白的研發（Proteomic and Tumor Marker Development）

陳盈汝、鄭恩加　著

學習目標

1. 了解蛋白質體學的定義及應用研究的重要性。

2. 了解蛋白質體學所包含的相關研究技術。

3. 了解二維蛋白電泳技術分離細胞蛋白的原理。

4. 了解定量二維蛋白電泳技術應用之優點。

5. 了解磁珠親和分離技術之原理及應用。

6. 了解質譜儀分析之基本原理。

7. 了解 SELDI-TOF 蛋白技術之運用。

8. 了解蛋白質體學技術在研究腫瘤標誌蛋白之運用。

蛋白質體學導言

　　基因體（genome）是某生物中所有基因的總稱，而蛋白質體（proteome）則是用來表達某生物中其基因體所表現出來的所有蛋白質集合的總稱。「蛋白質體」這個名詞於 1994 年被提出，十餘年來，隨著技術的發展，蛋白質體學運用於生物醫學各廣泛領域的研究上。細胞透過蛋白質來執行各式各樣的生物功能，如細胞週期的調控、訊息傳導、代謝反應、基因複製等，許多重要的訊息皆由細胞內之蛋白質來完成，而在不同生理功能下，細胞所表現出的蛋白質也不盡相同，蛋白質之間透過彼此的交互作用，來進一步完成生物體的生理反應。因此，細胞內的蛋白質表現量異常時，將會影響細胞分子網絡間的平衡，而造成病變的產生。細胞內的蛋白質有數千種，過去十年前的研究，多是探討單一蛋白對細胞影響，無法對蛋白質群體做整體性綜合的研究，現今透過蛋白質體學的研究技術，可以有效解決此問題。透過各樣蛋白質體學技術，可以比較兩組細胞或檢體間蛋白質體表現之差異，如正常組織與癌組織、病變前後組織、藥物給予前後之細胞組織，致病前後或治療前後之血漿變化等，有效找出真正變異的蛋白質群，提供致病機轉的蛋白網絡綜合資訊，並可進一步深入研究，以差異蛋白質體為基礎，進而研發臨床診斷或預後的製劑，或運用於治療藥物的開發。

　　蛋白質體學的相關技術發展相當快速，這也奠定它在生物醫學領域的地位。這些技術包含找出差異表現蛋白之二維電泳分析、定量二維電泳、磁珠親和分離、SELDI-TOF 等方法，若進一步以質譜分析法與生醫資料庫比對技術，則可進一步鑑定出差異的蛋白質群。簡言之，透過這些技術，可以同時並快速地大量找尋出在不同生理或病理狀態下所參與的蛋白質體，以下將對這些蛋白質體技術做介紹。

二維電泳分析（2D-PAGE）

　　此方法乃運用各蛋白質間，等電點與分子量不同的特性，來進行二維膠體電泳，電泳後的膠體會將蛋白質體區分開來，膠體經過染色後，再比較實驗組與對照組各蛋白質群表現量的差異，將有差異的蛋白質由膠體內取出進行鑑定，來研究造成檢體間差異病變之蛋白。其實驗技術如下：

檢體製備

　　萃取細胞內的蛋白質。實驗設計上需有實驗組與對照組兩組檢體來進行相互比較，例如腫瘤組織（實驗組）相對的正常組織（對照組）。透過蛋白質萃取來比較兩者差異表現的蛋白質群，除了萃取比較細胞總蛋白體外，也可萃取比較部分胞器蛋白體，如細胞膜蛋白、細胞質蛋白、核蛋白、粒線體蛋白等。如此，可降低蛋白質體複雜度，提高胞器蛋白群濃度，做更有效率的電泳分析。

一維等電點聚焦電泳（Isoelectric focusing）

一維等電點聚焦電泳是利用蛋白質等電點不同的原理來進行分離。若將蛋白質置於具有 pH 梯度環境中的電泳槽中，胺基酸可以三種形式存在：正電荷（cation）、兩性離子（zwitterion）或雙極性離子（dipolar ion）及負電荷（anion）等三種。若蛋白質在某一 pH 值下，其淨電荷為 0 且在電場中不移動時，稱此 pH 值為它的 pI 值（等電點）；若蛋白質在酸性溶液中（pH < pI），則該蛋白帶正電荷；反之，若蛋白質在鹼性溶液中（pH > pI），則該蛋白帶負電荷。在等電點的溶液環境中（pH = pI），因為淨電荷為零，淨電斥力不存在的緣故，大部分蛋白質於等電點的 pH 值下，其溶解度最小。相反的，當溶液的 pH 值低於或高於 pI，所有蛋白質分子所帶淨電荷必為同號，彼此之間有相斥力，不會凝結。所以，將 pH 調到與等電點大小一致的溶液情況下，則大部分的蛋白質將會沉澱，這種原理可以應用於一維等電點聚焦電泳，將蛋白質置於不同 pH 梯度的膠體中進行電泳時，蛋白質會朝著與自身所帶電性相反的電極方向移動，直到抵達與等電點（pI）相同的 pH 值處才停止，如果它移到別的 pH 處，會因為帶電而再度移動回到和它 pI 相符的 pH 處，這就是何以此法被稱為「focusing」的原因。依此原理，一維等電點聚焦電泳會將蛋白體，依不同 pI 值的蛋白群進行分離。

二維聚丙烯醯胺凝膠電泳（SDS-polyacrylamide gel electrophoresis）

二維聚丙烯醯胺凝膠電泳乃運用蛋白質在膠體孔洞間移動時，依各蛋白質分子量大小的差異進行電泳分離，分子量較小的蛋白質在膠體中移動速度快，因此會移行至直立膠體的下方。反之，分子量較大的蛋白質因為移動速度慢，會移行至直立膠體的上方。因此，在進行二維蛋白電泳的實驗時，會先將一維等電點膠體分離完的膠體，放置於聚丙烯醯胺凝膠上方，再繼續進行二維電泳（圖 14-1），如此進行完成後，會將檢體之蛋白質群分離成單一的蛋白質。

膠體染色

蛋白質體進行完二維電泳後，將運用染色方式把蛋白質從膠體中呈現出來，透過顏色深淺不同來判斷蛋白質的多寡，顏色深代表蛋白質含量多，而顏色淺則是蛋白質較少。因此，依膠體中蛋白顏色深淺之差異，即可找出表現量不同的蛋白質，可進一步做鑑定分析（圖 14-1）。一般膠體染色的方法，有 coomassie blue 染色法與銀染（silver stain）法兩種最為常見。兩者的差異為蛋白對染劑的敏感度之不同，銀染方式的敏感度較佳，若蛋白質的總量較少，將適合以銀染方式做呈色，然而銀染方式的技術層次也較高。反之，若蛋白質的總量較多，則可以技術較簡易的 coomassie blue 做呈色，爾後，這些表現量有差異的蛋白質，將可進一步從電泳膠中萃取出來，進行鑑定分析。

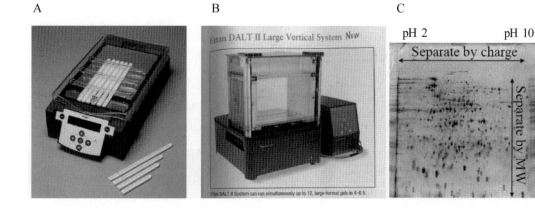

圖 14-1　直立二維電泳裝置。A 為一維電泳裝置與一維電泳膠體，利用蛋白質等電點不同的特性進行電白質分離。B 為二維聚丙烯醯胺凝膠電泳，將一維電泳膠體置於聚丙烯醯胺凝膠上方進行電泳，此二維電泳將利用蛋白質分子量不同的特性進行蛋白質的分離。C 為二維電泳經銀染後所呈現的結果。如圖所示，圖中每一點即代表一個蛋白質，膠體左右方向將蛋白質以 pI 值 2～10 的蛋白質進行分離，膠體上下方向則依分子量大小進行分離，膠體上方為分子量較大的蛋白質，下方為分子量較的蛋白質。

特定酵素水解蛋白

　　蛋白質是由 20 種胺基酸分子所組成，每個蛋白質都具有特定的胺基酸數目與排列順序，利用這個特性，以特定蛋白質水解酵素（如 Trypsin），將可針對蛋白質分子中之特定的胺基酸（如 Arginine 及 Lysine）進行水解。因此，每一個蛋白質將被切割成一群獨特、大小不同、質量不一的許多小胜肽片段，這些小片段的胜肽群將如同一個蛋白質之指紋，可代表此特定蛋白。因此，在電泳膠體中呈現的差異蛋白取出後，將可進一步做特定酵素水解蛋白，得到特定之胜肽指紋，再透過質譜分析與資料庫比對，將可達到鑑定蛋白質的目的。

定量二維電泳分析（2D-DIGE）

　　二維電泳的方式，是透過比較兩片膠體內蛋白質顏色深淺之差異來找出表現量差異的蛋白質，但此技術存在著一個嚴重的缺點，因兩個檢體分別在兩個膠體中進行電泳分析，在繁瑣冗長的實驗過程中，有可能因實驗操作誤差，將原本無表現差異的蛋白，最後卻在兩片膠體上產生呈色的差異，而誤以為是有意義的候選蛋白。為了避免此種狀況，螢光染劑標示二維凝膠電泳（fluorescent two dimensional difference in-gel electrophoresis; 2D-DIGE）即被發展出來，此法乃運用兩種（或以上）的不同螢光染劑，分別先標定在不同檢體上，因此可將這些檢體，同時在一片膠體中進行電泳分析。如此，將可避免在不同膠體中操

作所造成的誤差。

螢光染劑的靈敏度很高，可以偵測到 1 ng 的微量蛋白。2D-DIGE 中所常用的螢光染劑為 Cy3 與 Cy5 兩種，均是 N-hydroxysuccinimide 的衍生物，分子量相當，且此染劑皆可以鍵結在離胺酸（lysine）上的 ε-amine group 進行標定。由於不同檢體樣本中皆有 Cy dye 螢光標定染劑，且此染劑不帶電荷，所以在電泳進行中，雖帶有不同染劑的相同蛋白質，皆會坐落在相同位置，因此兩個檢體樣本中的相同蛋白將不會產生膠體電泳的誤差，且能因不同螢光標定來區分蛋白的檢體來源。Cy3, Cy5 等染劑可以用不同波長的光束來激發，激發後所得的二維影像可送至 DeCyder 軟體中，用來分析染劑螢光強度，依此來找尋表現量不同的蛋白質。

實驗設計中，除了在不同檢體中分別標定 Cy3 和 Cy5 螢光染劑之外，也常同時將兩個檢體分別以濃度 1:1 之蛋白混合，成為第三個實驗內標準品（internal standard）樣本，之後再以 Cy2 染劑標定。將以 Cy3, Cy5 與 Cy2 標定好的樣品混合物同時放入膠體中進行電泳分離（圖 14-2）。此兩檢體混合之實驗內標準品樣本的目的，乃在不同次電泳實驗中，可將兩個重複之實驗樣本 Cy2 之螢光強度均值化（normalization），進而用來比較兩次重複實驗間的誤差。例如圖 14-3 的實驗中，對四個樣品 Sample 1, Sample 2, Sample 3 與 Sample 4 進行分析，而各取 1/4 的樣本混合成標準品。標準品以 Cy2 標定後，Gel A 中進行 Sample 1-Cy3, Sample 2-Cy5

及標準品 -Cy2 的電泳分析，Gel B 中進行 Sample 3-Cy3, Sample 4-Cy5 及標準品 -Cy2 的電泳分析，呈現結果如圖 14-2 所示。若未以標準品 -Cy2 來進行膠體均值化比對，Gel A 中的 Sample 1 與 Sample 2 似乎表現量一致，且比 Gel B 中的 Sample 3 及 Sample 4 稍低，而 Sample 3 表現量略高，Sample 4 表現量最高；但當比較標準品時發現它在兩片膠體間的表現並不相同，表示 Gel A 與 Gel B 之間有明顯實驗操作上的誤差，這些樣本需要均值化校正來得到正確的相對強度。因此，Sample 1-Cy3 與 Sample 2-Cy5 與 Gel A 中之標準品 -Cy2 進行螢光強度均值化（normalization）分析，而 Sample 3-Cy3 與 Sample 4-Cy5 與 Gel B 中之標準品 -Cy2 進行螢光強度均值化（normalization）分析，經過量化比對後發現，實際上 Sample 1, 2, 4 的表現量是相同的，而唯 Sample 3 表現量是比較低的。因此，2D-DIGE 可透過不同螢光染劑的染色與運用標準品的方式，正確找到不同檢體間表現量不同的差異蛋白，而排除電泳操作上可能發生的誤差（圖 14-3）。

磁珠親和分離法（Beadbased Affinity Fractionation）

除了以電泳方式來分離複雜的蛋白質混合物外，磁珠親和分離法也可用來分離出蛋白質，以此降低檢體蛋白的複雜度。磁珠的內部是一個磁核，因而在外部磁場的作用下，磁珠可以定向移動，而磁珠外部則附著不同特性物質，具有不同的化學

A

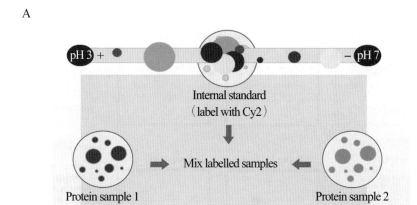

B

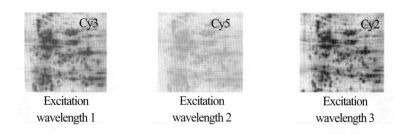

圖 14-2　2D-DIGE 示意圖。檢體樣品以不同螢光染劑標定，例如：腫瘤組織以 Cy3，正常組織以 Cy5 標定，並將腫瘤組織與正常組織以濃度 1:1 比例混合成實驗內標準品（internal standard）樣本，再以 Cy2 標定。將這些標定後之樣本混合，以一維等電點聚焦進行電泳，依蛋白間等電點之不同進行分離 A，爾後再以二維聚丙烯醯胺凝膠進行電泳，依蛋白質分子量之大小進行分離 B。在同一膠片上，可以用三種不同波長的光束激發膠體蛋白的 Cy dye，則可得到不同樣本間蛋白質的表現量，可用軟體將個別檢體之特定蛋白質定量。

性親和力，透過這些特定物質親和力，達到與檢體特定蛋白群的結合而分離出所要的蛋白（圖 14-4）。德國布魯克公司（Bruker Daltonics）推出一系列不同特性的磁珠可供選擇，有厭水性系列如 C3, C8, C18，金屬系列如含銅或鐵離子，離子交換系列如陰離子或陽離子系列。蛋白質分子群可與不同特性的磁珠結合，透過特定磁珠吸附方式與清洗過程，可以去除一些不純的檢體雜質，並達到分離與濃縮蛋白的雙重目的，爾後這些磁珠分離後的樣本，可進一步以質譜技術做鑑定分析。

相較於二維蛋白電泳技術，磁珠親和分離法的最大優點是實驗技術較簡便，操作容易。因此，可運用在多數檢體的對照分析，例如可以比較血漿中正常檢體組與病患檢體、蛋白群分子表現的差異。如圖 14-5 所示，將兩組個體（如正常與癌

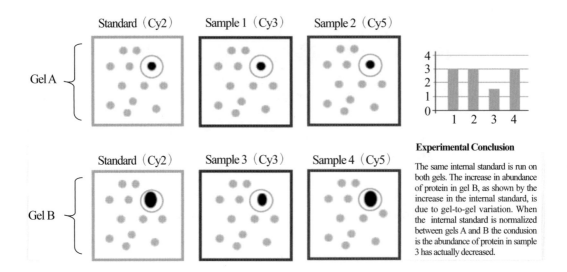

圖 14-3　2D-DIGE 實驗內標準品（internal control）之作用示意圖。四個樣品 Sample 1, Sample 2, Sample 3 與 Sample 4 進行分析，而各取 1/4 的樣本混合成標準品（Internal standard）。Gel A 中進行 Sample 1-Cy3, Sample 2-Cy5 及標準品-Cy2 的電泳分析，Gel B 中進行 Sample 3-Cy3, Sample 4-Cy5 及標準品-Cy2 的電泳分析。在 Gel A 與 Gel B 中之 Sample，分別以其膠體內之標準品進行螢光強度均值化（normalization）比對分析後，發現實際上 Sample 1, 2, 4 的表現量是相同的，而唯 Sample 3 表現量是比較低的。

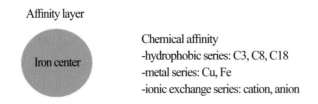

圖 14-4　磁珠親和之構造示意圖

症病患）的血液抽出取後，將血漿檢體以磁珠親和處理，在小試管中經過結合、清洗、沖出等步驟，其檢體樣本即可直接上質譜儀進行分析，質譜出來的結果，經過軟體與生物資訊分析，即可比對出該兩組檢體中血漿蛋白表現的差異，以此找出候選腫瘤標誌蛋白。配合這套蛋白體技術，德國布魯克公司並推出兩個分析軟體：FlexAnalysis 及 ClinProt。FlexAnalysis 軟體可用來對照分析兩種樣品間實際各胜肽分子的強度，ClinProt 軟體則可將各樣品整合對照，依各胜肽分子的核質比排列，依分子的強度以深淺線條呈現（圖 14-6）。配合這些軟體分析工具，尋找血漿中的特異疾病相關蛋白，如腫瘤標誌便有方法可循，如圖 14-7 為例，數個候選腫瘤蛋白可以 ClinProt 軟體來呈現，爾後更可進一步以質譜技術鑑定。

MALDI-TOF 質譜分析

　　MALDI-TOF 是 Matrix-Assisted Laser Desorption/Ionization-Time of Flight 的簡寫，代表基質輔助雷射脫附－飛行時間質譜法，即為結合基質輔助雷射脫附離子化技術，與分子游離飛行時間應用分析的質譜技術。如圖 14-8 所示，MALDI-TOF 採用短的脈衝雷射（1～10 ns）與高電壓力，使樣品分子離子化並加速，之後進入真空飛行管，再以飛行時間進行質譜儀分析。實驗中，將處於固相或黏稠狀的液相胜肽樣品與基質液先行均勻混合，其混合物經由雷射脈衝的撞擊，激發基質分子，並將能量與電荷轉移至樣品分子。樣品分

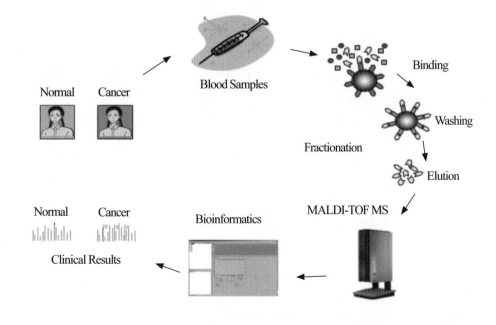

圖 14-5　以磁珠親和分離之蛋白質體技術尋找腫瘤標誌示意圖

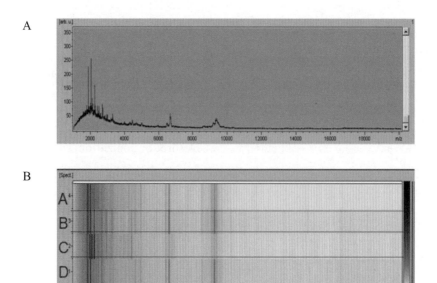

圖 14-6　資訊軟體可分析兩組多數之質譜分析樣品。如以德國布魯克公司推出 A FlexAnalysis 軟體來對照分析兩樣品，及以 B ClinProt 軟體來對照分析 A, B, C, D 四樣品。A 橫軸代表質荷比，縱軸代表分子含量的強度；B 橫軸代表質荷比，縱軸代表各樣本，而分子含量強度以各深色線條來表示。

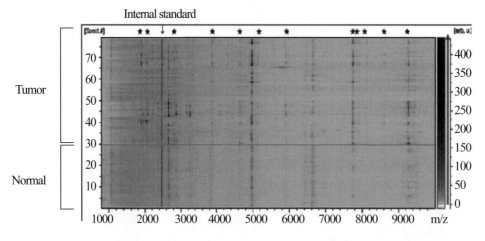

圖 14-7　以磁珠親和分離之蛋白質體技術，來尋找腫瘤檢體（Tumor）與正常檢體（Normal）兩組中血漿蛋白之差異。圖為實例，以 ClinProt 軟體對照分析的結果，圖上方星號代表在兩組檢體中有統計學上表現差異之蛋白質。

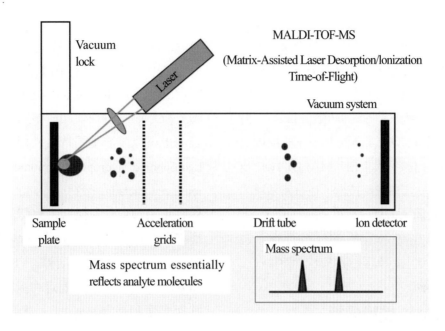

圖 14-8　MALDI-TOF 質譜分析示意圖。蛋白質或胜肽樣品與結合基質混合後，以脈衝雷射使樣品離子化後進入飛行管，透過飛行時間長短可以得到質荷比（m/z），對照胜肽分子指紋，即可鑑定出特異蛋白。

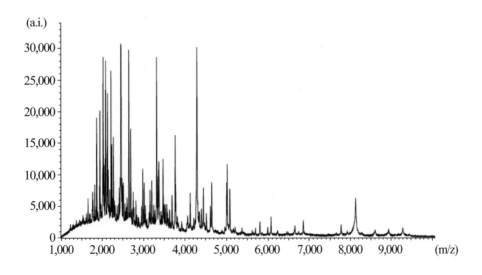

圖 14-9　MALDI-TOF 質譜分析之實例。每一個尖峰代表一個游離分子，橫軸代表質荷比，縱軸代表分子含量的強度。

子接受能量與電荷之後，使得接近表面的分子相斥分離，釋出帶電的氣態離子，然後藉由電場加速，進入真空飛行管中進行自由飛行（free flight），透過其飛行時間的長短可得到其精確的質荷比（m/z），再經生物資訊方法，對照分析分子指紋後，即可鑑定出該特異蛋白。MALDI-TOF 是常用的胜肽蛋白鑑定技術，在質譜領域的技術相對簡單，且解析度（resolution）不低（如圖 14-9），已能將所得到的分子游離資訊鑑定出特異蛋白質，十分實用。

SELDI-TOF 質譜分析

SELDI-TOF 是 Surface-Enhanced Laser Desorption Ionization-Time of Flight 的簡寫，最早是由 Ciphergen 公司推出的質譜產品。SELDI-TOF 質譜技術，乃運用了 MALDI-TOF 與蛋白晶片（protein chip）的概念，將檢體先行在蛋白晶片上進行前處理（pre-fractionation），再進行質譜分析。如同磁珠親和一樣，蛋白晶片表面上可以鍵結不同特性的化合物，如 hydrophobic, hydrophilic, anionic, cationic, ion metal chelating 等特性的物質，因此可與特定種類蛋白質結合。檢體加入後，經過結合與洗滌的過程，去除非專一性蛋白質，稱為表面層析分離（on surface chromatography），被固定的蛋白質將在孔板表面和基質（matrix）形成共結晶（cocrystallized），再接著由 MADLI-TOF 技術進行質譜分析，由軟體分析質譜訊後直接輸出結果（圖 14-10）。

SELDI-TOF 的蛋白晶片與磁珠親和

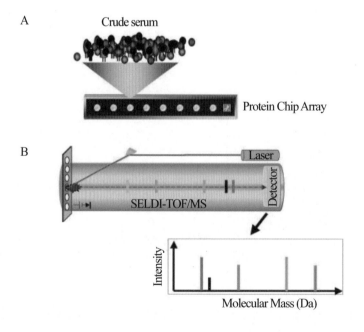

圖 14-10　SELDI-TOF 質譜分析與結果分析示意圖。檢體樣品與晶片上不同特性化合物結合，經過洗滌去除非專一性結合分子後以質譜儀分析。以前列腺癌為例，可以發現在正常組織與癌病變有許多分子有差異的表現（Proteome Sci 2006; 4: 5）。

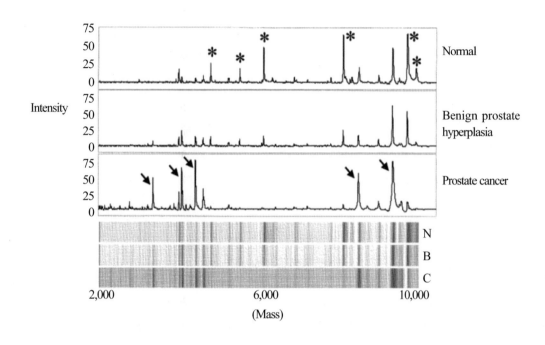

圖 14-11　SELDI-TOF 質譜分析之實例

分離技術類似，其優點為不需經過繁瑣的處理程序，即可分離樣品蛋白群。因此，可以有效處理多量檢體樣本，且因所需的檢體量並不多，因此可直接將病患檢體如血液、尿液等直接使用於晶片上，經由質譜分析後，配合軟體所繪製出的質譜圖，可以顯示出正常人與病患間的差異，進而找出疾病相關之蛋白標誌（圖 14-11）。相較之下，SELDI-TOF 的技術比磁珠親和分離的蛋白體技術更為方便，因為從檢體輸入到結果輸出，全部都在一個系統中完成，不必如磁珠分離技術般，需先沖出樣品，再進行質譜分析，然而 SELDI-TOF所需的蛋白晶片價格相對比磁珠親和昂貴許多，兩者各有其優劣。

腫瘤蛋白標誌的研發現況

　　腫瘤蛋白質標誌的研發，可以運用在臨床上不同的方向，如篩選用腫瘤蛋白標誌（screening markers），此類分子可用以區分正常與腫瘤初期的病變；預測腫瘤病程的預後蛋白標誌（prognostic markers），可以用來檢測癌症治療後，病程發展的情況；預測對於治療反應的腫瘤蛋白標誌（prediction markers），此一類分子將可以用來評估病患對於何種治療方式會有較佳反應，或是不適合某一特定治療方式。每一類的腫瘤蛋白標誌，皆可以在不同情況下，提供協助臨床上的運用，如篩選用標誌可以用來初步篩檢是否罹患腫瘤，預後用標誌可檢測治療後是否癌症再發，

Prediction markers 提供臨床醫師做治療方針之判斷，對每一位病患選擇最適切的治療方式。

目前在臨床常用的腫瘤蛋白標誌，包含肝癌上常使用的 AFP、前列腺癌之 Free PSA+PSA、大腸／直腸癌上所使用 CEA、卵巢癌上使用的 CA 125、乳癌所使用的 CA 153，並有些臨床上參考用的腫瘤蛋白標誌，如胰臟癌之 CA 199、子宮頸之 SCC、胃癌之 CA 724、小細胞肺癌之 NSE 及非小細胞肺癌之 CYFRA 21-1 等。但這些腫瘤標誌皆有使用上的共同限制，即在臨床診斷使用上的敏感度或特異性不夠高，因此對於是否罹患癌症篩檢的參考價值不夠大。因此，尋找對各腫瘤所適合之腫瘤蛋白標誌仍為重要的研究課題。而蛋白質體學的技術對尋找腫瘤標誌開了一扇窗，可以快速找到大量且具潛力的癌腫瘤蛋白標誌，如以二維電泳或是定量二維電泳技術比較正常與腫瘤組織間液的差異蛋白，或以磁珠親和蛋白體或 SELDI-TOF 技術比較正常與癌症血漿之差異蛋白，再進一步則確認這些腫瘤蛋白標誌的臨床效益。第一篇最具代表性的研究文獻為 2002 年美國 NCI 所發表的論文，乃以 SELDI-TOF 技術所找出的腫瘤標誌，可精確的將卵巢癌病患做適當的癌期分類，其特異性與敏感度皆高達 95% 以上，陽性預測值（PPV）為 94%；相對的，若只用 CA 125 標誌，其陽性預測值只有 35%。總之，運用蛋白質體學的技術，可以大量且快速的找尋不同癌症的潛力腫瘤蛋白標誌，可以發展出一系列標誌分子提供臨床使用，相對於過去只運用單一腫瘤標誌，將更具疾病應用性和代表性。

學習評估

1. 敘述蛋白質體學可以運用於哪些研究？
2. 一維與二維蛋白電泳在分離蛋白質之原理為何？
3. 定量二維電泳運用何種方式進行分離蛋白之定量？
4. 如何鑑定分離出的蛋白質為哪一個蛋白質？
5. 磁珠親和分離之蛋白質體學技術與 SELDI-TOF 技術的優缺點為何？
6. 如何運用蛋白質體學方式來尋找腫瘤標誌分子？

參考文獻

1. O'Farrell PH. High resolution two-dimensional electrophoresis of proteins. *J Biol Chem,* 1975; 250:4007-21.

2. Weber K, Osborn M. The reliability of molecular weight determinations by dodecyl-sulfate-polyacrylamide gel electrophoresis. *J Biol Chem,* 1969; 244: 4406-12.

3. Henzel WJ, Billeci TM, Stults JT, et al. Identifying proteins from two-dimensional gels by molecular mass searching of peptide fragments in protein sequence databases. *Proc Natl Acad Sci* U S A, 1993; 90:5011-5.

4. Knowles MR, Cervino S, Skynner H, et al. Multiplex proteomic analysis by two-

dimensional differential ingel electro-phoresis. *Proteomics,* 2003; 3:1162-71.

5. Pappin DJ, Hojrup P, Bleasby AJ. Rapid identification of proteins by peptide-mass fingerprinting. *Curr Biol,* 1993; 3:327-32.

6. Steen H, Mann M. The ABC's (and XYZ's) of peptide sequencing. *Nat Rev Mol Cell Biol,* 2004; 5:699-711.

7. http://www.bdal.com/products/care-consumables-more/clinprot-magnetic-beads.html.

8. Chang JT, Chen LC, Wei SY, et al. Increase diagnostic efficacy by combined use of fingerprint markers in mass spectrometry-plasma peptidomes from nasopharyngeal cancer patients for example. *Clin Biochem,* 2006; 39:1144-51.

9. Cheng AJ, Chen LC, Chien KY, et al. Oral cancer plasma tumor marker identified with bead-based affinity-fractionated proteomic technology. *Clin Chem,* 2005; 51:2236-44.

10. Karas M, Hillenkamp F. Laser desorption ionization of proteins with molecular masses exceeding 10,000 daltons. *Anal Chem,* 1988; 60:2299-301.

11. Petricoin EF, Liotta LA. SELDI-TOF-based serum proteomic pattern diagnostics for early detection of cancer. *Curr Opin Biotechnol,* 2004; 15: 24-30.

12. Abramovitz M, Leyland-Jones B. A systems approach to clinical oncology: focus on breast cancer. *Proteome* Sci, 2006; 4:5.

13. Petricoin EF, Ardekani AM, Hitt BA, et al. Use of proteomic patterns in serum to identify ovarian cancer. *Lancet,* 2002; 359: 572-7.

第十五章　骨髓系血液腫瘤之分子檢驗（Molecular Diagnosis of Myeloid Malignancies）

林亮晉　著

前言

　　骨髓系血液腫瘤的基因變異攸關病患的預後以及治療方向；世界衛生組織（World Health Organization, WHO）在 2008 年建立了骨髓系血液腫瘤分類[1]，2016 年更新了一些內容[2]，在 2022 年重新制定出新版本[3]。此新制版本是以證據為基礎的分類。這些證據包括：細胞譜系、臨床表徵與生物標誌。其中細胞譜系主要依賴流式細胞儀和／或免疫組織化學而得到的免疫表型分析（immunophenotyping）。臨床表徵係指未治療前的一般特徵，包括：急性或慢性、血球減少或增多等。生物標誌則包括基因融合（gene fusions）、基因重排（gene rearrangements）以及基因突變（gene mutations）等。另一方面，European LeukemiaNet（ELN）在 2017 年也更新了 AML 的分類版本[4]；同時也在 2022 年依據血球形態、臨床表徵以及基因變異的資料建立了 International Consensus Classification of Myeloid Neoplasms and Acute Leukemias 簡稱 IC 分類法[5]。

　　無論哪一種分類法，臨床醫師以及研究人員都同意各種基因之變異的鑑定有助於診斷以及預後的評估，甚至於引導治療的方向以及用藥的選擇。因此，醫學分子檢驗除了針對初診斷的病患進行基因變異分析而有助於評估治療方案和疾病風險的效用之外，也可以評估病患用藥後的療效以及定量評估可測量的殘存疾病（measurable residual disease, MRD）的發生，以便及早發現病患的疾病復發。而臨床上，關於治療的準則大抵上是遵照 FDA 的建議與核准；因此，相關基因變異的檢測更是醫學分子檢驗範疇內不可或缺的項目。

　　本章節主要參考 2022 年 WHO 第五版骨髓腫瘤分類系統[3]以及 ELN 的 IC 分類系統[5]，選取較具有醫學檢驗之價值的類別做介紹，包括骨髓增生腫瘤（Myeloproliferative neoplasms, MPN）、急性骨髓性白血病（Acute myeloid leukemia, AML）。另外，我們會介紹目前 FDA 已經核准之用藥以及介紹常見之基因變異的定性分析與其核糖核酸的定量分析。

骨髓系血液腫瘤的分類

骨髓增生腫瘤（Myeloproliferative neoplasms, MPN）

1. 慢性骨髓性白血病（Chronic myelogenous leukemia, CML），*BCR-ABL1* 陽性
2. 真性紅血球增多症（Polycythemia vera, PV）
3. 原發性血小板增多症（Essential thrombocytosis, ET）
4. 原發性骨髓纖維化症（Primary myelofibrosis, PMF）
5. 慢性中性球白血病（Chronic neutrophilic leukemia, CNL）
6. 慢性嗜酸性球白血病（Chronic eosinophilic leukemia, CEL）
7. 幼年型骨髓單核球白血病（Juvenile myelomonocytic leukemia, JMMoL）

8. 骨髓增生腫瘤，沒有特別說明（myeloproliferative neoplasm, not otherwise specified）

急性骨髓性白血病（Acute myeloid leukemia, AML）

1. 根據血癌細胞基因變異的分類（AML with defining genetic abnormalities）

   急性前髓細胞性白血病合併 t(15;17)(q24.1;q21.2); *PML::RARA*

   急性骨髓性白血病合併 t(8;21)(q22;q22.1); *RUNX1::RUNX1T1*

   急性骨髓性白血病合併 inv(16)(p13.1q22) 或 t(16;16)(p13.1;q22); *CBFB::MYH11*

   急性骨髓性白血病合併 inv(3)(q21.3q26.2) 或 t(3;3)(q21.3;q26.2); *GATA2::MECOM*

   急性骨髓性白血病合併 t(6;9)(p22.3;q34.1); *DEK::NUP214*

   急性骨髓性白血病合併 t(1;22)(p13;q13); *RBM15:: MKL1*

   急性骨髓性白血病合併 t(9;22)(p13;q13); *MLLT3::KMT2A*

   急性骨髓性白血病合併 t(9;11)(p21.3;q23.3); *BCR::ABL1*

   急性骨髓性白血病合併 *KMT2A* 基因重排

   急性骨髓性白血病合併 *MECOM* 基因重排

   急性骨髓性白血病合併 *NUP98* 基因重排

   急性骨髓性白血病合併 *NPM1* 基因突變

   急性骨髓性白血病合併 *CEBPA* 基因突變

2. 根據血癌細胞分化程度的分類（AML defined by differentiation）

   急性骨髓性白血病合併極少分化（AML with minimal differentiation）

   急性骨髓性白血病未合併成熟（AML without maturation）

   急性骨髓性白血病合併成熟（AML with maturation）

   急性骨髓性單核球性白血病（Acute myelomonocytic leukemia）

   急性單核球性白血病（Acute monoblastic and monocytic leukemia）

   急性紅血球系白血病（Acute erythroid leukemia）

   急性巨核芽細胞性白血病（Acute megakaryoblastic leukemia）

骨髓系血液腫瘤之染色體／基因變異

骨髓增生腫瘤的基因變異與臨床意義

1. 慢性骨髓性白血病（Chronic myelogenous leukemia, CML），*BCR-ABL1* 陽性。2008 年的 WHO 分類，首度將 CML 編為 MPN 分類之一。主要特徵是第 9 條與第 22 條染色體之間的轉位（translocation），轉位時首當其衝的兩個基因是分別位在第 9 條與第 22 條染色體的 *ABL1* 與 *BCR* 基因。

此二染色體轉位後，會形成 *BCR-ABL1* 融合基因。轉譯出的 BCR-ABL1 融合蛋白有 p210（見於大多數 CML 與部分 ALL）、p190（見於極少數 CML 與大部分 ALL）、p230（見於極少數 CNL）三種；此些融合蛋白具有不受調控之 ABL1 kinase 的活性，繼而持續活化下游的訊息傳遞，使細胞呈現癌化狀態（異常增生以及末期分化受阻），而形成慢性骨髓性白血病。依照病患在臨床上的表徵可區分為慢性期（chronic phase, CP）、加速期（accelerated phase, AP）、急性期（blast phase, BP）。慢性期的周邊血液或骨髓是以髓細胞（myelocyte）及分葉的中性球（neutrophil）為主、加速期的周邊血液或骨髓則可以看到 10-19% 的成髓細胞（myeloblasts）、而急性期則有超過 20% 的成髓細胞在周邊血液或骨髓當中。目前的治療方式是以第一代的口服標靶藥物 imatinib 治療為主，imatinib 可以競爭到 BCR-ABL 融合蛋白的 ATP 結合位置，而達到阻斷下游訊息傳遞的目的。使用 imatinib 時，需要定期追蹤 *BCR-ABL1* 陽性的細胞。當 imatinib 治療無效或出現抗藥性時，例如發生 T315I 基因變異，則可改以第二代的口服標靶藥物 dasatinib 及 nilotinib 治療。

2. JAK2 V617F 變異：正常血球細胞中的 Janus kinase 2（JAK2）訊息傳遞是源自於細胞外的細胞激素與細胞表面上的細胞激素受體結合後，引發下游的 JAK2 磷酸化，進而招募 STAT，使之

磷酸化後，啟動下游的 PI3K/Akt/mTOR 訊息傳遞以及 Ras/Raf/MEK/ERK 訊息傳遞；這是細胞增生存活的方程式，且其中每一個環節都是受到調控而處在平衡當中。*JAK2* 基因位在第 9 條染色體上，當血球細胞中的 *JAK2* 基因發生 exon 14, G1849T 單點突變而轉譯出 JAK2 V617F 的變異後，此細胞即不需要細胞外之細胞激素的結合，即可讓 JAK2 持續地處在活化態當中，而導致細胞不受調控的增生，造成 MPN 的發生。此細胞若是紅血球系列的細胞，就會形成真性紅血球增多症（polycythemia vera, PV）；若是血小板系列的細胞，就會形成原發性血小板增多症（essential thrombocythemia, ET）；若是顆粒球系列的細胞，就會形成原發性骨髓纖維化（primary myelofibrosis, PMF）。約有 97% 的 PV 患者、57% 的 ET 以及 50%PMF 患者，有此基因變異。

3. *JAK2* exon 12 變異：有些不具有 JAK2 V617F 的 PV 病患，會有此基因變異，例如 1615_16delAAinsCT 而轉譯出 JAK2 K539L。

4. MPL W151L/K 變異：*MPL* 基因位在第 1 條染色體上，轉譯出的蛋白是血小板生成素接受器（thrombopoietin receptor, CD110），其配體（ligand）是血小板生成素（thrombopoietin, TPO）；有此變異的細胞不需要血小板生成素的結合，就可以活化下游的訊息傳遞，使細胞增生存活。約有 15% 不具有 JAK2 V617F 變異的 ET 或 PMF 病患，會有

此基因變異。

5. *CARL* 基因變異：*CARL* 基因位在第 19 條染色體上，轉譯出的蛋白 calreticulin 是一種凝集素；其與鈣離子結合後，參與內質網在蛋白質的摺疊、寡聚體組裝以及品質管制上具調控角色。約有 20-25% 不具有 JAK2 V617F 變異的 ET 或 PMF 病患，會有此基因變異。常見的突變有兩種：第一型與第二型；第一型是 52bp 缺失（deletion）、第二型是 5bp 插入（insertion）。兩種突變都會造成讀架移碼（reading frame shift）而喪失 calreticulin 的正常功能。

急性骨髓性白血病之染色體變化及基因突變的臨床意義

急性骨髓性白血病（Acute erythroid leukemia, AML）是成年人中最常見的骨髓性白血病，主要特徵是不成熟血癌細胞聚集在骨髓與週邊血液當中。病患通常是以貧血、出血與感染發燒的型態發病；主要是因為血癌細胞浸潤了骨髓，使得正常的紅血球、白血球與血小板的數目不夠所致。這些血癌細胞也可能會浸潤到其他器官組織，如：脾臟、肝臟、淋巴結、骨頭與神經系統。

AML 是一種異質性相當高的疾病；雖然具有上述相似的疾病表徵，但是各病患血癌細胞之染色體與基因變異的差異，會導致血癌細胞的癌化機制不同。因此，雖然同樣給予 AML 的相同的化療，但是病患之間用藥後的效果卻可能迥異，以至於存在著後續選擇治療方式的議題；或者

高劑量藥物的給予或者進行血液幹細胞移植等。近年來，FDA 也像雨後春筍般的核准多種標靶藥物給予具有特殊基因變異的病患使用。因此，臨床醫師須要獲得 AML 病患之血癌細胞的染色體及基因變異的報告，以便進行適當的後續治療。

截至目前為止，已經有超過 30 個基因突變被認定牽涉到 AML 的發生。依照突變造成癌化的屬性可分為驅動突變（driver mutation）與附隨突變（passenger mutation）。另外，根據影響到的功能則可以分為八類[6]，與轉錄因子相關的（transcription factor genes）、與腫瘤抑制相關的（tumor suppressor genes）、與訊息傳遞相關的（genes associated with signaling pathways）、與 DNA 甲基化相關的（genes associated with DNA methylation）、與染色體修飾相關的（chromosome modifier genes）、與黏附複合體相關的（cohesion complex genes）、與剪接因子相關的（splicing genes）以及核磷蛋白（nucleophosmin, NPM1）。這些基因變異所影響之功能以及在癌化當中的角色，請參閱表 15-1。

1. t(15;17)：是第 15 條與第 17 條染色體之間的轉位，轉位時首當其衝的兩個基因是分別位在第 15 條與第 17 條染色體的 *PML* 與 *RARA* 基因。此染色體轉位後，會形成 *PML::RARA* 融合基因。轉譯出的 PML-RARα 融合蛋白會抑制細胞的正常分化，而形成 AML（以 M3 為主）。然而，具有此轉位染色體的病患，給予服用維他命 A 酸（all trans

表15-1　急性骨髓性白血病基因突變之功能分類一覽表

類別	變異基因/染色體名稱
與轉錄因子相關	*RUNX1::RUNX1T1, CEFB::MYH11, GATA2, RUNX1, CEBPA*
與腫瘤抑制相關	*TP53, WT1, PHF6*
與訊息傳遞相關	*FLT3, c-KIT, PTPN11, RAS*
與DNA甲基化相關	*DNMT3A, TET2, IDH1, IDH2*
與染色體修飾相關	*MLL-fusion, ASXL1, EZH2, KMT2A*
與黏附複合體相關	*STAG1, STAG2, RAD21, SMC1A, SMC3*
與剪接因子相關	*SRSF2, SF3B1, U1AF1, ZRSR2*
核磷蛋白	*NPM1*

retinoid acid, ATRA）合併較輕劑量的化療，效果很好；若不幸復發，還有三氧化二砷（As_2O_3）可以使再度緩解。

2. t(8;21)：是第 8 條與第 21 條染色體之間的轉位，轉位時受影響的兩個基因是分別位在第 8 條與第 21 條染色體的 *RUNX1T1*（*ETO*）與 *RUNX1*（*AML1*）基因；此染色體轉位後，會形成 *RUNX1::RUNX1T1* 融合基因。RUNX1 蛋白是正常血球生成所必須的轉錄分子；然而，*RUNX1::RUNX1T1* 融合基因轉譯出的 RUNX1-RUNX1T1 融合蛋白會抑制正常之 *RUNX1* 的基因轉錄，進而形成 AML（以 M2 為主）。目前以傳統的引導治療再補以鞏固治療，預後很好。

3. inv(16)：是第 16 條染色體內長臂與短臂之間的轉位，轉位時受影響的兩個基因是分別位在短臂與長臂的 *MYH11* 與 *CBFβ* 基因。此染色體內的轉位，會形成 *CBFB::MYH11* 融合基因。轉譯出的 CBFβ-MYH11 融合蛋白會抑制細胞的正常分化，進而形成 AML（以 M4eo 為主）。目前以傳統的引導治療再補以鞏固治療，預後很好。

4. t(9;11)：是第 9 條與第 11 條染色體之間的轉位，轉位時受影響的兩個基因是分別位在第 9 條與第 11 條染色體的 *MLLT3* 與 *KMTA2*（*MLL*）基因。KMT2A（lysine methyltransferase 2A）蛋白是一種組蛋白甲基轉移酶，負責調控基因轉錄工作。此染色體轉位後，會形成 *MLLT3::KMT2A* 融合基因；此融合基因轉譯出的 KMT2A 蛋白是一個截斷蛋白（truncated protein）無法進行正常的調控作用，因而形成 AML（以 M5 為主）。目前以傳統的引導治療再補以鞏固治療，預後中等。

5. t(6;9)：是第 6 條與第 9 條染色體之間的轉位，轉位時首當其衝的兩個基因是分

別位在第 6 條與第 9 條染色體的 *DEK* 與 *NUP214* 基因。此染色體轉位後，會形成 *DEK::NUP214* 融合基因。NUP214 本身是一種細胞核通道相關蛋白；因此，轉譯出的 DEK-NUP214 融合蛋白會影響轉錄因子的正常進出細胞核，而形成 AML（以 M2 與 M4 為主）。目前以傳統的引導治療再補以鞏固治療，預後很差。

6. inv(3)：是第 3 條染色體長臂內部的轉位，轉位時受影響的兩個基因是 *GATA2* 與 *MECOM*（*EVI1*）基因。此染色體內的轉位，會形成 *GATA2::MECOM* 融合基因。轉譯出的 GATA2-MECOM 融合蛋白會促進細胞增生並抑制細胞的正常分化，進而形成 AML。目前以傳統的引導治療再補以鞏固治療，預後很差。

7. t(1;22)：是第 1 條與第 22 條染色體之間的轉位，轉位時受影響的兩個基因是分別位在第 1 條與第 22 條染色體的 RNA-binding motif protein-15（*RBM15*）與 megakaryocyte leukemia-1（*MKL1*）基因；此染色體轉位後，會形成 *RBM15::MKL1* 融合基因。轉譯出的 RBM15-MKL1 融合蛋白會改變染色質結構而造成異常轉錄活性，並經由 Notch 及 cytokine 之不當的訊息傳遞調控而影響細胞的分化，進而形成 AML（以 M7 為主）。目前以傳統的引導治療再補以鞏固治療，預後很差。

8. *NPM1* 基因突變：*NPM1* 基因轉譯出的 nucleophosmin（NPM1）蛋白在細胞中是扮演著來回穿梭細胞核內外之交通工具的角色，藉以協助其他核蛋白進入細胞核內工作。*NPM1* 基因位在第 5 條染色體上；染色體核型（karyotyping）正常的 AML 病患中約 45-64% 有 *NPM1* 基因突變。*NPM1* 基因變異主要是在最後一個外顯子上面有 4 個核苷酸的插入；此 4 個核苷酸的插入會造成讀架移碼，因而轉譯出 NPM1 的截斷蛋白。該截斷蛋白喪失了引導蛋白進入核仁的胺基酸序列（第 288 與 290 個色胺酸），且獲得了引導蛋白離開細胞核的胺基酸序列；因此，此截斷蛋白會停滯在細胞質中囤積，而無法像正常 NPM1 蛋白在細胞核中。以傳統的引導治療再補以鞏固治療，預後很好[7]。在病患的追蹤研究中顯示，*NPM1* 基因突變在血癌發生以及治療追蹤中扮演著重要的角色。此基因變異出現在發病時，緩解時會消失；但是，再度復發時會重新出現。因此，*NPM1* 基因檢測可以也用來追蹤病患的病情，以及作為偵測可測量的殘存疾病（measurable residual disease, MRD）的生物指標[8]。

9. *CEBPA* 基因突變：*CEBPA* 基因轉譯出的 CCAAT/enhancer binding protein alpha（C/EBPα）蛋白在細胞中是擔任轉錄因子的角色；主要調控骨髓性細胞之增生與分化的工作。*CEBPA* 基因位在第 19 條染色體上，只有 1 個 exon，轉譯出的蛋白大小為 42kDa；染色體核型正常的 AML 病患中約 5-14% 有 *CEBPA* 基因突變。*CEBPA* 基因突變主要發生在 N 端的 TAD 與 C 端的 bZIP 位置。

N 端的突變會使轉譯模組利用第二個 AUG 起始密碼子製造出序列相同但較短的 30kDa 蛋白；此蛋白會干擾正常 42kDa 的作用。C 端的突變主要是 3 的倍數之核苷酸的插入或缺失，導致轉譯出之蛋白的 DNA 結合位置被破壞，因而影響 C/EBPα 的正常功能[9, 10]。以傳統的引導治療再補以鞏固治療，擁有雙基因突變（biallelic *CEBPA*）的患者預後很好[11]；只有單基因突變（monoallelic *CEBPA*）的患者則無法自行預估預後，需用合併其他生物指標一起評估。在病患的追蹤研究中顯示，*CEBPA* 基因突變在血癌發生中扮演著重要的角色。此基因突變出現在發病時，緩解時會消失；但是，再度復發時會重新出現。因此，*CEBPA* 基因檢測也可以用來追蹤病患的病情以及作為偵測 MRD 的生物指標。

10.*FLT3* 基因突變：*FLT3* 基因轉譯出的 fms-related tyrosine kinase 3（FLT3）蛋白是一種參與骨髓性細胞之增生與分化工作的 tyrosine kinase receptor。*FLT3* 基因位在第 13 條染色體上，*FLT3* 基因突變主要有兩種形式，一是內部串聯重複（internal tandem duplications, *FLT3*-ITD），另一是發生在 tyrosine kinase domain 的 *FLT3*-TKD（第 835 或 836 個胺基酸變異），前者約佔 75-80% 左右，後者則約佔 20-35% 左右。以傳統的引導治療再補以鞏固治療，前者的預後較差，後者則還未定論；若前述預後較好的染色體變異或基因突變與 *FLT3*-ITD 同時存在時，則預後中等[12]。目前針對此 *FLT3*-ITD 突變，FDA 已經有核准使用的標靶藥物；包括 midostaurin 以及 gilteritinib。

11.*IDH1* 與 *IDH2* 基因突變：*IDH1* 與 *IDH2* 基因轉譯出的 isocitrate dehydrogenase 1（IDH1）與 isocitrate dehydrogenase 2（IDH2）是催化 isocitrate 氧化脫羧成 α-ketoglutarate（α-KG）以及二氧化碳的酵素。當 *IDH1* 與 *IDH2* 發生基因突變時，則會獲得進一步將 α-KG 還原成 2-hydroxyglutarate（2-HG）的活性。而 2-HG 是一種腫瘤代謝物（oncometabolite），細胞內 2-HG 囤積會造成細胞癌化。*IDH1* 與 *IDH2* 基因突變主要是包括 IDH1-R132H、IDH2-R140Q、IDH2-R172S、IDH2-R172K。目前針對此二基因突變，FDA 已經有核准使用的標靶藥物；包括針對 *IDH1* 基因突變的 Ivosidenib 與 Olutasidenib 以及針對 *IDH2* 基因突變的 Enasidenib。

　　關於這些基因突變或染色體變異在病患化療後的效益以及預後評估，請參閱表二。另外，截至目前為止，FDA 已經核准針對部分基因突變的口服標靶藥物，請參閱表三

常見的染色體變化及基因突變的分子診斷

染色體轉位的檢測

　　如：t(9;22)、t(15;17)、t(8;21)、inv(16)、t(9;11)、t(6;9)、inv(3)、t(1;22)、

表15-2　FDA核准用藥在AML病患上以及其用藥準則

藥物名	商品名	用藥標的之突變基因或蛋白
Midostaurin	Rydapt	*FLT3*
Gilteritinib	Xospata	*FLT3*
Gemtuzumab Ozogamicin	Mylotarg	CD33 蛋白
Enasidenib	Idhifa	*IDH2*
Ivosidenib	Tibsovo	*IDH1*
Olutasidenib	Rezlifhia	*IDH1*
Venetoclax	Venclexta	BCL-2 蛋白

表15-3　急性骨髓性白血病基因突變之預後評估一覽表

預後評估	基因變異
佳	*RUNX1::RUNX1T1, CEFB::MYH11, NPM1*基因突變但無*FLT3-ITD, NPM1*突變但*FLT3-ITD*負荷低, biallelic *FLT3-ITD*
中等	*NPM1*突變且*FLT3*-ITD高負荷, *NPM1*正常但*FLT3*-ITD負荷低, *NPM1* 正常且無*FLT3*-ITD, *MLL3::KMT2A*, 其他未歸類的karyotyping異常
差	*DEK::NUP214, KMT2A* rearrangement, *BCR::ABL1*,複雜karyotyping, inv(3), -5, -7, -17, *NPM1*正常且*FLT3*-ITD負荷高, *RUNX1*突變, *ASXL1*突變, *TP53*突變

t(5;12) 等。

1. 染色體核型分析（Karyotyping）

　　培養出活的細胞，經秋水仙素的作用而停滯在分裂中期（metaphase），進一步染色後，用光學顯微鏡觀察分析判讀。一般只分析 20 顆細胞，所以靈敏度低於 5%。適用於血癌細胞占 90% 以上的檢體。不過，現在市面上已經有頻譜螢光雜染核型分析（spectral karyotyping, SKY）可以提供標記不同顏色的螢光在 24 條不同染色體的探針上，方便判讀。需要經驗與特殊儀器，成本較高；不過可以分析較多的細胞，所以靈敏度較高。

2. 原位螢光雜交分析（Fluorescence in situ hybridization, FISH）

　　優於染色體核型分析：因為除了 metaphase 外，也可以分析處在細胞間期（interphase）的細胞。靈敏度約 1%，步驟較繁瑣，需要適合的 DNA 探針與實驗技術。

3. 南方墨點分析（Southern blotting）

以 DNA 為檢測對象，用適當的限制酶及探針作偵測。

4. 反轉錄 - 聚合酶連鎖反應（Reverse-transcription polymerase chain reaction, RT-PCR）

2003 年以來，人類基因解碼後，常見的染色體轉位部位的序列已經都被解出了；因此，實驗室可以設計檢測各染色體轉位部位所需的引子，以 mRNA 為檢測對象，進行反轉錄 - 聚合酶連鎖反應。

基因點突變的檢測

如：*CEBPA* 基因突變、JAK2 V617F、*JAK2* exon12 基因突變、*FLT3*-TKD、MPL W151L/K、IDH1-R132H、IDH2-R140Q、IDH2-R172S、IDH2-R172K。

1. *CEBPA* 變異較廣，適用直接定序法（direct sequencing）作偵測；可以設計兩對引子，分別放大 N 端的 TAD 以及 C 端的 bZIP 片段，再加以雙向定序。

2. 其餘的基因點突變，則可以設計特異性的引子進行增幅阻礙突變系統分析（amplification refractory mutation system, ARMS）、設計與限制酶切位序列相關之特異性的引子進行增幅限制酶切位點分析（amplified created restriction sites，ACRS）、設計引子與 TaqMan 探針進行即時定量聚合酶連鎖反應的分析判讀、或者設計引子配合焦磷酸測序儀進行分析判讀。

基因核苷酸插入及缺失的檢測

如：*NPM1* 基因突變、*FLT3*-ITD、*CARL* 基因突變。

1. *NPM1* 基因突變主要是 4bp 的插入（insertion），可以在突變位置前後設計一對引子進行聚合酶連鎖反應，再用毛細管電泳進行分析判讀；也可以將其中一條引子標記螢光後，進行聚合酶連鎖反應，接著加入 formaldehyde 與帶不同螢光的大小片段標準品一起進行核酸片段分析儀（DNA fragment analyzer）的分析判讀。另外，設計引子配合焦磷酸測序儀進行分析判讀，可以同時定量與定性該 4bp 序列 [13]。

2. *FLT3*-ITD 突變是 3-400[+] bp 的插入，與 *NPM1* 基因突變雷同；可以設計一對引子進行聚合酶連鎖反應，用毛細管電泳進行分析判讀或將其中一條引子標記上螢光進行聚合酶連鎖反應及核酸片段分析儀的分析判讀。

3. *CARL* 基因突變：常見的突變有兩種：第一型是 52bp 缺失、第二型是 5bp 插入。可以設計一對引子進行聚合酶連鎖反應，用毛細管電泳進行分析判讀或將其中一條引子標記上螢光進行聚合酶連鎖反應及核酸片段分析儀的分析判讀。

次世代定序（next generation sequencing, NGS）骨髓系血液腫瘤相關的標的基因

由於骨髓系血液腫瘤異質性相當高，牽涉到的且具有意義的基因太多了；因此，運用次世代定序是一個相當有前景

且具高通量的檢驗方法。此檢驗方法係先建立骨髓系次世代定序基因組（myeloid NGS panel）。將病患 DNA 建庫之後，運用次世代定序儀定序；所得到的原始數據以 FASTQ 檔案呈現。此檔案的資料與人類基因資料庫比對之後，若有序列不吻合的地方，即以 Varscan 及 Pindel 軟體分別進行單核酸變異（single-nucleotide variants, SNV）以及小片段插入與缺失（small insertions/deletions, indel）之命名。最後，再將此些變異與 National Cancer for Biotechnology Information（NCBI）的臨床資料庫（ClinVar database）進行比對分析。如果是資料庫中明定與疾病相關者，則分類至「致病的」（pathogenic）基因變異；如果是資料庫中還未有清楚標示其意義者，則分類至「未知意義的變異」（variants of uncertain significance, VUS）。目前坊間已經有 IVD 產品，而各臨床實驗室也可以依衛福部「特定醫療技術檢查檢驗醫療儀器施行或使用管理辦法」（特管法）建立實驗室開發檢測（Laboratory Developed Tests, LDTs）施行之。

NGS 分析可以提供高通量資訊，藉以指引臨床診斷與處置；主要是因為 NGS 分析可以檢驗出多種基因突變類型、該變異等位基因頻率（variant allele frequency, VAF）以及提供標靶治療（targeted therapy）的適應性。除此之外，NGS 分析也可以在病患復發時有效監測到 VAF 的變化、抗藥突變基因的發生，這些資訊可以提供臨床醫師更多醫療處置的方向與選擇。因此，針對後天性且異質性高之基因變異疾病，NGS 分析將會是最佳的選擇。然而，針對長片段內部串聯重複（internal tandem duplication）或插入之突變分析則有其限制，例如 FLT3-ITD；此類突變仍以傳統方法，即聚合酶連鎖反應配合核酸片段分析儀的分析判讀為佳。

藥效評估以及可測量的殘存疾病的檢測

目前針對血癌的治療效果，可以分成血液相完全緩解（complete hematological response, CHR）、染色體核型大部分緩解（major cytogenetic response, MCR）、染色體核型完全緩解（complete cytogenetic response, CCyR）、分子大部分緩解（major molecular response, MMR）、分子完全緩解（complete molecular response, CMR）。一般而言，血癌病患經過治療後，血癌基因量降低 10 倍（1-log）即可達到 CHR 的階段；降低 100 倍（2-log）即可達到 CCyR 的階段；降低 1000 倍（3-log）即可達到 MMR 的階段；降低 10000 倍（4-log）即可達到 MMR 的階段。

血癌病患經過適當治療後，骨髓中仍殘存著可測量之血癌細胞的階段；或者是經治療而獲得完全緩解後，殘存之血癌細胞又重新出現的階段，都稱為 MRD。

此階段的病患可能沒有臨床症狀；但是，如果沒有繼續進行適當的治療，血癌很快地便會復發（relapse）。MRD 可以提供臨床醫師持續用藥或是修正用藥的參考。目前 MRD 可以運用流式細胞

儀（multiparameter flow cytometry, MFC-MRD）偵測某一亞群細胞的占比（＞0.01% 代表陽性），也可以運用靈敏度高的基因檢測檢驗出，包括 q-PCR-MRD 檢測與 NGS-MRD 檢測。MRD 可區分為 MRD 陽性與 MRD 陰性。當病患出現 MRD 陽性，即表示病患將有復發的風險 [14]。

1. Q-PCR-MRD 檢測法：一般而言，在內部控制基因至少 10000 個拷貝（copy number）的情況下，三個重複檢體當中至少有兩個的循環閾值（cycling threshold, Ct）小於 40 者，定義為 MRD 測試陽性的；而 MRD 測試陰性則定義為至少兩個重複檢體的循環閾值（cycling threshold, Ct）大於／等於 40。

2. NGS-MRD 檢測法：一般而言，NGS-MRD 測試陽性的定義是以基因組 DNA 測量，VAF 大於等於 0.1% 者；而 NGS-MRD 測試陰性則定義為 VAF 小於 0.1%。然而 VAF 小於 0.1% 者，也有復發的風險；因此，各實驗室在發放報告的時候，都需要提供偵測限制以及判讀說明。

總結

　　相對於其他固態腫瘤，骨髓系血液腫瘤之血液檢體及骨髓檢體的取得較為容易；因此，血癌細胞的染色體變化及基因突變的研究以及臨床檢測的發展與建立也較為快速與進步。也因此，全世界第一個口服標靶治療藥物 imatinib 就是針對慢性骨髓性白血病所研發出的。本章節主要是參考 2022 年 WHO 第五版骨髓腫瘤分類系統 [3] 以及 ELN 的 IC 分類系統 [5]，選取較具有醫學檢驗之價值的類別做介紹。雖然許多檢驗室仍採用個別基因突變的檢測法；然而，近年來骨髓系血液腫瘤運用 NGS 的檢測法已經實際在臨床檢驗室當中操作進行。因此醫學分子檢驗在骨髓系血液腫瘤的診斷、追蹤以及用藥選擇上扮演著非常重要的角色。

學習評估

1. 是否熟悉各種骨髓系血液腫瘤的染色體變化與基因突變。
2. 是否了解分子檢測對骨髓系血液腫瘤的重要性。
3. 是否了解分子檢測與骨髓系血液腫瘤用藥的相關性。
4. 是否了解各種染色體與基因突變之分子檢驗方法的選擇。

參考文獻

1. WHO classification. In "WHO classification of haematopoietic and lymphoid tissues"; edited by Swerdlow SH, Campo E, Harris NL, Jaffe ES, Pileri SA, Stein H, Thiele J, Vardiman JW. 4th ed. 2008.

2. Arber DA, Orazi A, Hasserjian R, Thiele J, Borowitz MJ, Le Beau MM, et al. The 2016 revision to the World Health Organization classification of myeloid neoplasms and acute leukemia. *Blood*, 2016; *127*: 2391-

2405.

3. Khoury JD, Solary E, Abla O, Akkari Y, Alaggio R, Apperley JF, et al. The 5th edition of the World Health Organization classification of haematolymphoid tumours: myeloid and histiocytic/dendritic neoplasms. *Leukemia*, 2022; *36*: 1703-1719.

4. Dohner H, Estey E, Grimwade D, Amadori S, Appelbaum FR, Buchner T, et al. Diagnosis and management of AML in adults: 2017 ELN recommendations from an international expert panel. *Blood*, 2017; *129*: 424-447.

5. Arber DA, Orazi A, Hasserjian RP, Borowitz MJ, Calvo KR, Kvasnicka HM, et al. International Consensus Classification of Myeloid Neoplasms and Acute Leukemias: integrating morphologic, clinical, and genomic data. *Blood*, 2022; *140*: 1200-1228.

6. Hou HA, Tien HF. Genomic landscape in acute myeloid leukemia and its implications in risk classification and targeted therapies. *Journal of Biomedical Science*, 2020; *27*: 81.

7. Chou WC, Tang JL, Lin LI, Yao M, Tsay W, Chen CY, Wu SJ, Huang CF, Chiou RF, Tseng MH, Lin DT, Lin KH, Chen YC, Tien HF. Nucleophosmin mutations in de novo acute myeloid leukemia: the age-dependent incidences and the stability during disease evolution. *Cancer Res*, 2006; *66*: 3310-3316.

8. Chou WC, Tang JL, Wu SJ, Tsay W, Yao M, Huang SY, Huang KC, Chen CY, Huang CF, Tien HF. Clinical implications of minimal residual disease monitoring by quantitative polymerase chain reaction in acute myeloid leukemia patients bearing nucleophosmin (NPM1) mutations. *Leukemia*, 2007; *21*: 998-1004.

9. Lin LI, Chen CY, Lin DT, Tsay W, Tang JL, Yeh YC, Shen HL, Su FH, Yao M, Huang SY, Tien HF. Characterization of CEBPA mutations in acute myeloid leukemia: most patients with CEBPA mutations have biallelic mutations and show a distinct immunophenotype of the leukemic cells. *Clin Cancer Res*, 2005; *11*: 1372-1379.

10. Shih LY, Liang DC, Huang CF, Wu JH, Lin TL, Wang PN, Dunn P, Kuo MC, Tang TC. AML patients with CEBPalpha mutations mostly retain identical mutant patterns but frequently change in allelic distribution at relapse: a comparative analysis on paired diagnosis and relapse samples. *Leukemia*, 2006; *20*: 604-609.

11. Hou HA, Lin LI, Chen CY, Tien HF. Reply to 'Heterogeneity within AML with CEBPA mutations; only CEBPA double mutations, but not single CEBPA mutations are associated with favorable prognosis. *Br J Cancer*, 2009; *101*: 738-740.

12. Chou WC, Hou HA, Liu CY, Chen CY, Lin LI, Huang YN, Chao YC, HSU CA, Huang CF, Tien HF. Sensitive measurement of

quantity dynamics of FLT3 internal tandem duplication at early time points provides prognostic information. *Ann Oncol*, 2011; *22*: 696-704.

13. Lin LI, Lin TC, Chou WC, Tang JL, Lin DT, Tien HF. A novel fluorescence-based multiplex PCR assay for rapid simultaneous detection of CEBPA mutations and NPM mutations in patients with acute myeloid leukemias. *Leukemia*, 2006; *20*: 1899-1903.

14. Heuser M, Freeman SD, Ossenkoppele GJ, Buccisano F, Hourigan CS, Ngai LL, et all. 2021 update on MRD in acute myeloid leukemia; a consensus document from the European LeukemiaNet MRD working party. *Blood*, 2021, *138*: 2753-2767.

第十六章　淋巴系腫瘤之醫學分子檢驗

胡忠怡　著

本章大綱

前言：淋巴系腫瘤是一大群高度異質性的疾病

Precursor lymphoid neoplasms（淋巴前驅細胞惡性贅生）

Precursor B-lymphoid neoplasms常見的分子病變與相關的醫學分子檢驗

T-淋巴芽細胞腫瘤（T-lymphoblastic leukemia/lymphoma，T-LBL）其常見的基因變異

淋巴前驅細胞惡性贅生相關的醫學分子檢驗

微量殘存疾病（minimal residual disease，MRD）在ALL的重要性及檢測方法

Mature lymphoid neoplasms（成熟淋巴細胞腫瘤、惡性淋巴瘤）

Mature lymphoid neoplasms常見的分子病變與相關的醫學分子檢驗

反應性淋巴增生與淋巴腫瘤的鑑別—單株化評估

IGHV基因超突變狀況與印刻型Somatic hypermutation (SHM) status and stereotype of IGHV

總結
學習評估
參考文獻
延伸閱讀資料

學習目標

1. 熟悉各種淋巴系腫瘤的分類原則及特定的染色體變異。

2. 了解分子檢測對淋巴系腫瘤的分類及治療計劃擬訂/調整的重要性。

   a. 特定的染色體變異在初始診斷中的意義。

   b. 急性淋巴性白血病的微量殘存疾病（MRD）檢測。

3. 了解各種染色體變異之分子檢驗方法的選擇。

4. 利用淋巴性細胞分化過程中IG與TCR基因重組的特性設計單株化（clonality）評估以鑑別診斷反應性淋巴增生疾病與惡性淋巴瘤，偵測淋巴系腫瘤的MRD，或者檢測IGHV基因超突變及印刻型。

前言：淋巴系腫瘤是一大群高度異質性的疾病

淋巴系腫瘤包括 B 細胞（B cell），T/NK 細胞的腫瘤，是源自於 B 或 T/NK 細胞多重基因體變異癌化後增生的惡性腫瘤，腫瘤細胞呈現在淋巴細胞的不同分化時期，組成了一群在臨床、病理特徵、分子變化均高度異質性的疾病[1]。因 NK 細胞與 T 細胞在分化上密切相關，並具有部分相同的免疫標記（immunophenotyping）及細胞功能；T/NK 細胞腫瘤在 2008 年世界衛生組織（World Health Organization，WHO）血液／淋巴腫瘤分類系統中被歸於同一大類。B 與 T/NK 淋巴腫瘤分類大致可以與正常 B，T 淋巴系細胞分化各時期相對應，多數的 B 或 T/NK 淋巴系腫瘤可以找到對應的正常分化時期，可利用細胞免疫標記的不同予以區分。

正常的 B 細胞分化初期最早為 precursor B cell（亦稱 progenitor B cell 或 B lymphoblast），此時期細胞細胞發生免疫球蛋白重鏈基因（*IGH*）的 *V-D-J* 重組繼而生成具有細胞質內表現 μ 重鏈的 pre-B 細胞。IG Kappa 或 lambda 輕鏈基因（*IGK, IGL*）的 *V-J* 重組產生免疫球蛋白輕鏈（light chain）與 μ 重鏈組合為 IgM 表現於細胞表面（sIgM），成為 immature B 細胞。進一步 lGH 產生 δ 重鏈，細胞分化成 sIgM⁺ IgD⁺ 之 naive B（mature B）細胞。naive B 細胞隨血液循環，可進駐於週邊淋巴組織（如脾臟、淋巴結）的初級濾泡（primary follicle）及濾泡外套區

（follicle mantle zone）。每一單一的 B 細胞因具有獨特的 lGH 及輕鏈基因重組，所轉譯出的蛋白其表面所形成的免疫球蛋白（sIg）即成為對於特定抗原決定位（antigenic epitope）具有高度專一性的 B 細胞接受器（B cell receptor, BCR）。naive B 細胞在週邊淋巴組織中遭遇到其 BCR 對應的抗原時即發生活化、大量增生，並形成生發中心（germinal center, GC），在 GC 中 B 細胞繼續成熟，成為具有分泌免疫球蛋白（immunoglobulin, Ig）的漿細胞（plasma cell）或具有免疫記憶的記憶性 B 細胞（memory B cell）。在 GC 中 B 細胞經歷了 centroblast，centrocyte 等時期，其間發生 somatic hypermutation（SHM），免疫球蛋白基因可進一步發生變異，並篩選出對於抗原具有更高親和性的 Ig（affinity maturation），此一突變過程中若產生出 non-functional Ig 或對抗原親和力下降的 Ig，則細胞會進行 apoptosis（凋亡）予以淘汰。GC 中亦進行免疫球蛋白的 class switch，細胞可以轉變為產生 IgG 或 IgA 的漿細胞。T 細胞的前驅細胞源自骨髓，在胸腺（thymus）中成熟並分化為具有免疫功能之細胞 thymocyte。Thymocyte 分化成具有 CD3⁺ CD4⁺ 或 CD3⁺ CD8⁺ 的 mature αβT 細胞或 rδT 細胞。rδT 細胞與 NK 細胞參與 innate immunity（先天性免疫反應）。

淋巴系腫瘤廣泛發生於上述各種淋巴細胞的不同分化時期與解剖位置，其診斷與分類複雜，植基於 (1) 腫瘤細胞形態，組織學特徵 (2) 免疫抗原標記（immunophenotype）。各種 B 細胞腫瘤

常具有其特有的 immunophenotype profile
（表現頻譜），對於診斷與分類有很大的
助益。但 T 細胞腫瘤較缺乏有分類意義的
immunophenotype profile。

WHO 血液／淋巴腫瘤分類系統將淋
巴系腫瘤分為 precursor lymphoid neoplasms
（淋巴前驅細胞惡性贅生）與 mature
lymphoid neoplasms（成熟淋巴細胞腫瘤、
惡性淋巴瘤）兩大區塊。其病理與臨床特
徵差異極大，且各有不同的分子病變，因
此有不同的醫學分子檢驗課題。

Precursor lymphoid neoplasms（淋巴前驅細胞惡性贅生）

Precursor lymphoid neoplasms（淋巴前
驅細胞惡性贅生）lymphoblastic leukemia/
lymphoma 多發生於兒童（75% 的病例為
6 歲以下的幼兒）。若以急性淋巴芽球性
白血病（acute lymphoblastic leukemia, ALL）
表現者，多數（85%）為 precursor B cell
type（preB-ALL）。T 淋巴芽細胞腫瘤僅
佔 15%，多以 T-lymphoblastic lymphoma
（淋巴瘤）併有胸腔縱膈腫瘤為主要臨床
表現型[2]。

ALL（synonym: lymphoblastic leukemia/lymphoma）

急性 B 淋巴芽細胞白血病（acute B
lymphoblastic leukemia, B-ALL），白血
病細胞位於 pro-B 分化期，可由細胞的
immunophenotype 特徵，芽細胞形態及細
胞化學染色 myelo-peroxidase（-）確定診

斷。幾乎所有病例的白血病細胞 *IGH* 基因
皆已發生重組，此外，將近 70% 的病例可
發現 TCR 基因（*TCRG*，*TCRD*）的重
組[1]。
B-ALL 在幼年兒童預後較佳（有超過 80%
病童可治癒，維持長期緩解狀態），但
有 20% 仍因白血病復發及治療失敗而死
亡。成人決定 pre B-ALL 較差預後的因子
包括病人年齡（< 1 歲幼兒，> 10 歲），
診斷時 WBC count（> $10*10^9$/L），對於初
始化療反應遲緩及治療後仍有微量殘存疾
病（minimal residual disease）。青少年／
成人／老年病患）預後差（治癒率低於
50%），在將近 3/4 的兒童 B-ALL 中有若
干種常見的染色體／基因異常（recurrent
chromosomal/genetic abnormalities），包括
染色體倍體（ploidy）的變化／染色體重組
（rearrangement），最常見的是染色體轉
位（chromosomal translocation），oncogene/
tumor suppressor/lympho-development 相關
的 transcription factor/epigenetic regulator 的
突變等，目前已知這些不同的基因體變異
具有重要的臨床意義，是獨立的預後指
標，在擬訂 B-ALL 複合式化學治療的藥
物種類／劑量與時程，除上述預後因子，
亦需將下列血癌細胞的基因變異納入考
慮。近年所累積的分子檢測研究；帶有
不同基因體變異（分子病變）的 B-ALL
具有不同的 transcriptome profile 及細胞內
的 biological signaling pathways，可作為
研發治療策略的標的；WHO 血液／淋
巴腫瘤分類系統也據此將 B lymphoblastic
leukemia/lymphoma 根據其基因體變異進行
分類。

Precursor B-lymphoid neoplasms常見的分子病變與相關的醫學分子檢驗

B-ALL 與其常見的基因變異（recurrent genetic abnormalities）

1. B-lymphoblastic leukemia / lymphoma with hyperdiploidy

   Lymphoblast 帶有 50 條以上染色體（通常少於 66 條），且不帶有染色體轉位或其他基因變異。此種基因變化約佔兒童 B-ALL 25%，嬰兒 ALL 病例中未發現，成年人 ALL 病例中少見。Hyperdiploid 為 B-ALL 良好預後因子，90% 以上罹患 B-ALL with hyperdiploidy 的兒童可以治癒。

2. B-lymphoblastic leukemia / lymphoma with hypodiploidy (hypodiploid ALL)

   淋巴芽球染色體少於 44 條。約有 3-5% B-ALL 為 hypodiploid ALL，在兒童及成人病例皆可見。此類 B-ALL 預後不佳。

3. B-lymphoblastic leukemia / lymphoma with t(9;22)(q34;q11.2)/*BCR::ABL1*

   t(9;22) 染色體轉位形成費城染色體（Philadelphia chromosome），產生 BCR-ABL1 致癌融合蛋白（onco-fusion protein）。此種變異在成人 ALL 佔 25%，在兒童 ALL 僅佔 2-4%。t(9;22) ALL 是所有 ALL 中預後最差的一種，現今以 Tyrosine kinase inhibitor（TKI，酪胺酸激酶抑制劑）如：Imatinib、Dasatinib 等搭配最高強度的複合化學治療，多數病患仍不免疾病再發，病情難以控制。但 TKI 的使用可以加速疾病緩解並延長緩解時間，有利於爭取安排造血幹細胞移植或細胞治療的機會。

4. B-lymphoblastic leukemia / lymphoma with t(v;11q23)/ *KMT2A* rearranged

   11 號染色體 11q23 位置上的 *KMT2A*（lysine methyl transferase 2A, 舊名 *MLL*）基因與多種他條染色體上基因發生轉位的變化。尤其是 t(4;11) ALL，*KMT2A* 與染色體 4q21 上 AF4 發生融合，t(4;11) ALL 最常發生於 1 歲以下的嬰兒，預後極差。

5. B-lymphoblastic leukemia / lymphoma with t(12;21)(p13;q22) / *ETV6::RUNX1*

   t(12;21) 在兒童 B-ALL 中約佔 25%，在嬰兒 B-ALL 中沒有發現，成人 B-ALL 少見。t(12;21) 造成 *ETV6-RUNX1* 融合蛋白，可干擾正常 RUNX1 蛋白的轉錄因子功能。t(12;21) 可於新生兒血卡片篩檢中發現，並於多年後發病，因此現今認為單純 t(12;21) 基因變異仍不足以發展為白血病。t(12;21) 是 B-ALL 的良好預後因子，帶有 t(12;21) 的 B-ALL 病童，90% 可以治癒。

6. B-lymphoblastic leukemia/ lymphoma with t(5;14)(q31;q32) / *IL3::IGH*

   染色體 5 q 31 位上的 IL 3 基因轉位至 14q32 IGH@ 附近，發生率低（< 1%），曾報告於兒童及成人病例，常伴有 eosinophilia 為其特徵。此一染色體轉位造成細胞中 IL3 持續表現增加，但造成 eosinophilia 的機制目前仍不明瞭，t(5;14) 並未造成顯著預後差異，或

因病例太少未達統計意義。

7. B-lymphoblastic leukemia / lymphoma with t(1;19)(q23;q13.3) / *TCF3::PBX1* (*E2A-PBX1*)

t(1;19) 佔兒童 B-ALL 中約 6%，成人病例亦可見。E2A-PBX1 融核蛋白具有轉錄因子功能，可干擾正常 E2A 及 PBX1 的轉錄因子功能。早年的 E2A-PBX1 B-ALL 預後不佳，但在現今以密集化學治療後可得到不錯的治療成果，因此診斷時鑑定出此種染色體轉位變化可適時引導調整治療計畫，達成治癒的目標。

8. B-lymphoblastic leukemia / lymphoma with iAMP21（intrachromosomal amplification of chromosome 21）

約有 2% B-ALL 病例 leulemic blast 中 chromosome 21 上有一長片段發生 amplification，增加 3 個以上的 copies，此一片段含有 *RUNX1* 基因，因此以 RUNX1 探針進行 FISH（fluorescence in situ hybridization）時可看見單個細胞內五個以上訊號點。以傳統的 cytogenetic 分析，iAMP21 發生 amplification 的變化幅度無法造成顯微鏡檢下的 banding pattern 改變（詳見後段染色體檢查與螢光原位雜交技術）。iAMP21 甚少發生於成人 B-ALL，兒童 B-ALL with iAMP 通常發病年齡較大（10-15 歲），WBC count 較低，此類病人預後較差，使用較密集複合式化療或可改善治療成效。

9. B-lymphoblastic leukemia / lymphoma with *BCR::ABL1*-like features:

此一亞群是在 2008 WHO 血液／淋巴腫瘤分類系統使用後新界定出的 B-ALL 分類，通稱為 BCR-ABL1-like ALL 或 Ph-like ALL（Philadelphia chromosome-like ALL）這類病例並沒有 t(9;22)(q34;q11.2) 染色體轉位及 BCR-ABL1 fusion oncoprotein，但使用 low-density gene expression microarray 分析結果卻呈現與 t(9;22)(q34;q11.2)/*BCR::ABL*1 分類群相類似的 gene expression profile，也同時併有 lymphoid transcription factor *IKZF1* 基因的 deletion 或 inactivating mutation，並且臨床預後不佳，經常在 induction therapy 後無法達成緩解。BCR-ABL1-like ALL 在兒童（1-15 歲）B-ALL 佔比 10-15%；青少年（16-20 歲）及年輕成人（21-39 歲）B-ALL 佔約 30%。經深入整合性的基因體及轉譯體分析，90% 以上的 BCR-ABL1-like ALL 發現可活化 kinase pathways 的基因體變異，絕大多數是 cytokine receptor 或 tyrosine kinase 基因片段發生重組後形成 in-frame fusion，並且 fusion protein kinase 持續活化狀態，調節失控。根據其活化的訊息途徑大致可分為三大群：

a) 活化 JAK-STAT 訊息傳導路徑的基因體變異：含 *CRLF2* rearranged with *JAK* mutation, *JAK2* rearranged (*PAX5-JAK2*, *STRN3-JAK2* fusion), *EPOR* rearranged (intragenic deletion and activation), genetic mutation of *IL7R, FLT3, SH2B3* (*LNK*), *JAK1, JAK3, IL2R* 等。此群 BCR-ABL1-like ALL 可以 FDA-approved JAK inhibitor（Ruxolitinib）加入治療方案。

b) 活化 ABL1-class tyrosine kinase 或 PDGFRB 的染色體重組：涉及 *ABL1, ABL2, CSFR1,* 或 *PDGFRB* 的染色體轉位，造成活化的 fusion kinase。此群 BCR-ABL1-like ALL 可用現行臨床的 TKI Dastinib 加入治療，在動物實驗及初步 BCR-ABL1-like ALL 臨床人體試驗已有相當顯著且持久的成效。

10.其他：

隨著 high-density SNP array，NGS（whole-genome sequencing, whole exon sequencing, whole transcriptome sequencing）等核酸分子檢測投入及臨床資料的整合，在 2023 年即將發表的第五版 WHO 血液／淋巴腫瘤分類系統有更多帶有特定基因體變異特徵及臨床表現的 B-ALL 分型被提出，本章不再贅述。

T - 淋 巴 芽 細 胞 腫 瘤（T-lymphoblastic leukemia/ lymphoma, T-LBL）其常見的基因變異

T- 淋巴芽細胞淋巴瘤（T-lymphoblastic lymphoma，T-LBL）佔所有 lymphoblastic lymphoma 之 85-90%，最常發生於青少年期。如 T- 淋巴芽細胞在骨髓及週邊血液中大量出現則稱為 T-ALL。T-LBL 通常侵犯胸腺（Thymus），亦可擴及淋巴結及皮膚、肝、脾、中樞神經系統、睪丸等淋巴結外組織。T-ALL 或 T-LBL 腫瘤細胞帶有 immature T 細胞的免疫標記如 CD2，CD7，CD5，cytCD3 等。T-ALL/ LBL 的腫瘤細胞幾乎全部有 T-cell receptor 基因（TCR）的重組，每個病患的腫瘤細胞有其獨具的重組形式，在 20% 的病例中，腫瘤細胞中亦可測得 *IGH* 基因的重組。以 cytogenetic 技術分析，50-70% 的 T-ALL/LBL 有測得異常的 karyotype（染色體核型），多數的異常牽涉到 TCRA (chr. 14q11.2)，TCRB (chr.7q35) 或 TCRG (chr.7p14-15) 與其他基因座之間的染色體轉位，常見的轉位 partner 基因為轉錄因子，如：*HOX11*（*TLX11*）（11q24）（7% 兒童 T-ALL，30% 成人 T-ALL），*MYC*（8q24.1），*TAL1*（1p32），*RBTN1*（*LMO1*）（11p15）及 *LYL1*（19p13）等。T-ALL 被歸類為較高危險群的 ALL，病人須接受較高強度的密集化學治療。

1 號染色體 1p32 位上 *TAL1* 基因位點在 20-30% 的 T-ALL 發現有發生變化；較多的情況是染色體 1p32 發生染色體內小片段序列刪除（intra-chromosome microdeletion），造成轉錄因子 *TAL1* 與其上游 *STIL*（*SCL* interrupting locus）基因發生融合，*TAL1* 異常的表現，阻礙細胞的正常分化。少數 3% T-ALL 測得 t(1;14)(p32;q11) 轉位。近年，一群具有特殊 immunophenotype 及臨床特徵的 early T- precursor ALL（ETP-ALL）被界定，immunophenotyping 顯示 leukemic cell 帶有 early T cell precursor marker 及一個以上的 myeloid/stem cell markers，基因體分析則發現許多種常見於在骨髓系（myeloid）腫瘤基因突變（如：*FLT3, NRAS/KRAS,*

DNMT3A, IDH1/IDH2）（*FLT3* activating mutation and high expression in >80% of ETP-ALL），約 1/3 的 ETP-ALL 有 *BCL11B*（T-lineage transcription factor）的基因重組與調控失常。

　　儘管過去十餘年來針對 T-ALL/LBL 的基因體變異有眾多的相關研究報告，在 T-ALL 中的基因變異圖譜在做為臨床預後評估上的運用仍無法取得共識，因此也未形成利用基因體變異為依據的疾病分型系統。

淋巴前驅細胞惡性贅生相關的醫學分子檢驗（表16-1，表16-2）

1. 染色體檢查（cytogenetic analysis）與螢光原位雜交技術（Fluorescence in situ hybridization, FISH）：

在 ALL 中常見的基因體變異 hyperdiploidy, hypodiploidy, t(9;22), t(v;11q23), t(12;21), t(1;19) 及前述的眾多種染色體重組，通常可藉由傳統的染色體檢查（cytogenetic analysis）或螢光原位雜交技術（Fluorescence in situ hybridization, FISH）檢出。Cytogenetic analysis 需培養白血病細胞，並以秋水仙素將細胞停滯於 metaphase 後將細胞漲破並固定於玻片上，將染色體做 Giemsa 染色後顯微鏡下觀察 20 個細胞內各個染色體的大小／形狀／染色線條帶分布（banding pattern）檢驗

表16-1　B-ALL常見基因變異與分子檢驗技術

基因變異	預後	融合型 mRNA	分子檢驗技術	附註
hyperdiploid	佳	無	cytogenetic, FISH	
hypodiploid	不良	無	cytogenetic, FISH	
t(9;22)(q34;q11.2)/BCR::ABL1	差	有	FISH, RT-PCR	TKI（Imatinib, Dasatinib）
t(v;11q23)/*KMT2A* rearranged			cytogenetic, FISH	
t(4;11)/AF4:: KMT2A	差	有	cytogenetic, FISH, RT-PCR	嬰兒
t(12;21)(p13;q22)/ETV6::RUNX1	佳	有	cytogenetic, FISH, RT-PCR	
t(5;14)(q31;q32)/*IL3::IGH*	---	無	cytogenetic, FISH	
t(1;19)(q23;q13.3)/*TCF3::PBX1*	好	無	cytogenetic, FISH, RT-PCR	高劑量複合化療
iAMP21	不良	無	RUNX1-FISH	

表16-2　T-ALL**常見基因變異與分子檢驗技術**

T-ALL常見基因變異	預後	融合型mRNA	分子檢驗技術	附註
1p32 microdeletion (*STIL::TAL1*)	不良	無	PCR	5-10% T-ALL, 90kb deletion

之，若遇細胞無分裂則無法檢查，傳統 cytogenetic analysis 一般需 7-10 個工作天完成。其解析度平均約在 5Mb（5000 kilobases）左右，若染色體發生變異的片段短於此長度，如：t(12;21)涉及靠近染色體端粒（telomere）的片段重組，在染色體檢驗中常發生偽陰性結果，染色體 1p32 附近的小片段 microdeletion 以染色體檢驗的解析度亦無法檢出，稱為 cryptic cytogenetic change（隱性變異）。FISH 則針對特定的染色體位點設計螢光探針（gene-specific probes，locus-specific probes），例如：探測 t(9;22)，可設計標記綠色螢光的 BCR 與標記紅色的 ABL1 探針，與固定於玻片上的細胞核樣本進行雜交，並於螢光顯微鏡下觀察，正常細胞無 t(9;22) 轉位，可見兩個綠色，兩個紅色信號點（BCR，ABL1 各有 2 個等位基因），在發生 t(9;22) 的細胞可看見 1 個綠色，1 個紅色（正常的 BCR，ABL1 基因），一個黃色（BCR- ABL1 融合基因，綠色與紅色信號重疊）信號。相較於 cytogenetic analysis: 1>FISH 技術的沒有傳統 cytogenetic analysis（G-banding）解析度的限制，短片段的基因重組或基因 amplification/deletion 基因增幅（amplification）或刪除（deletion）也可測得。2>FSH 可在 metaphase 或 interphase 下的細胞中進行，不受細胞無法分裂的限制，3> 可以檢測 100-200 個 interphase 的細胞，因此檢出靈敏度可達到 0.5-1%。此外，4> 針對有多種 translocation partners 的基因則可使用該基因的 break-apart probes（gene 兩端鄰接區域序列各設計分別標記紅 / 綠螢光探針）進行 FISH，若發現結果有紅綠分離訊號點，即可檢出該基因發生染體轉位。

2. 反轉錄聚合酶連鎖反應（RT-PCR）檢測染色體轉位造成的融合 mRNA（fusion transcript

前述的常見染色體轉位如：t(12;21), t(9;22), t(4;11), t(1;19) 可產生融合基因，並轉錄成 mRNA（in-frame fusion transcript）、轉譯出具有致癌力的 oncoprotein 或喪失正常轉譯分子能力的融合蛋白。此類 fusion transcript（mRNA）可做為分子檢驗的標的，可利用 RT-PCR 檢測之 [3]。染色體轉位的發生，涉及兩條染色體的斷裂與重組，每個病例在兩條相關染色體的斷裂位置皆不同，且發生於範圍相當大的區域中，但轉位後的 fusion gene 轉譯後皆

得相同的 fusion transcript，因此檢測時利用 RT-PCR，將引子設計於兩個被轉置的基因外顯子（exon）上，即可以適用於絕大部分的病例。如 t(9;22) *BCR-ABL1* 的發生，絕大部份病例染色體斷裂發生於於 BCR 基因的 exon 1 下游與 ABL1 基因 exon 3 上游的 intron 中，欲偵測融合基因的 mRNA 產物，首先自白血病細胞樣本備製 RNA，利用反轉錄反應（reverse transcription）製作出 cDNA 樣本，再以分別設計於 *BCR* exon1 與 *ABL1* exon3 上的引子進行 PCR 即可偵測出具有 p190 BCR-ABL1 融合的 cDNA，靈敏度可達 10^{-3} 至 10^{-4}，實驗操作所需的時間僅需一天，大幅縮短了檢驗所需的時間。利用 RT-PCR 設計分別針對 t(9;22), t(12;21), t(4;11), t(1;19) 具重要預後指標性的染色體變異進行檢測是目前各大醫學中心常用的 B-ALL 初始診斷檢測項目，可在短時間（1-2 天）內篩檢出 B-ALL 是否帶有上述常見的基因變異，迅速將基因變異資料納入疾病預後分類中，決定複合性化學治療的劑量與時程。t(9;22) ALL 則可指引合併 TKI 治療。

微量殘存疾病（minimal residual disease，MRD）在ALL的重要性及檢測方法

急性淋巴白血病治療，分為引導治療（induction to remission），鞏固治療（consolidation）及維持治療（maintenance）三階段。利用 prednisolone 及多種化學治療藥物，多數病患在 induction therapy 後血液中已不見白血病細胞，在骨髓中的淋巴芽球數也降至所有有核細胞的 1% 以下，但是白血病並未根除，仍有少量殘存，稱為 minimal residual disease（MRD）。MRD 通常在 1/100 或 1/1000 以下，也可達 $10^{-4}\sim10^{-5}$，利用顯微鏡鏡血球形態，或 cytogenetic/FISH 等檢測法也無法測得。研究顯示 ALL 治療初期的 MRD 可以評估治療的效果，並預測疾病復發 [4-6]，因此治療初期的 MRD 偵測結果可用於病人的危險分群及治療計劃擬定標準。在維持治療階段，MRD 的監控也可探知白血病的控制情況，若有 MRD 上升則須採取預防性的投藥避免白血病復發。MRD 的偵測方法必須能必須要能在 1000-100000 個正常細胞中偵測到 1 個白血病細胞（$10^{-3}\sim10^{-5}$），可以採用的方法有三種：

1. 利用流式細胞儀（flow cytometer, FCM）進行 immunophenotyping 分析 [6]：針對該病例在診斷時白血病細胞帶有的異常或特殊的免疫抗原組合為標記，進行偵測。FCM 可以分析數以萬計的骨髓細胞，偵測出其中的微量殘存白血病細胞。

2. 以 PCR 方法偵測該病人白血病細胞所帶有的特定 *IG*（B cell receptor）或 TCR（T cell receptor）基因重組片段 [4]（特別是重組後的 junctional region）。在診斷之初即針對白血病細胞 DNA 進行 *TCRD, TCRG, IGK*-Kde 基因的 variable region（Vδ-Dδ-Jδ, Vγ-Jγ, Vk-Kde）進行 PCR 增幅（multiple PCR），若有得到

PCR 產物則可先以 heteroduplex analysis 確定為 monoclonal（homoduplex）片段後進行 DNA 定序，得知其基因重組 junctional region 序列，據以設計序列特異性寡核苷探針（sequence-specific oligonucleotide probe）。檢測 MRD 時，將樣本 DNA 中的 *IG*（B cell receptor）或 *TCR*（T cell receptor）基因以相同的引子增幅，並以上述探針進行 dot blot hybridization 雜交測試，雜交所得的訊號與已知序列稀釋濃度（1 ALL 細胞稀釋入 10, 100, 1000, 10000, 100000 正常細胞）的混合細胞樣本檢測結果比對，可進行進行半定量檢驗。*IG* 或 *TCR* 基因重組雖與疾病的發生無直接關係，但卻可作為該 ALL 病人白血病細胞的特殊標記。因為幾乎所有 ALL 細胞皆會發生獨具特異性的 IG 或 TCR 基因重組，本法在所有 ALL 病人皆適用，唯需針對各別病人尋找其 junctional region 序列，設計 sequence-specific oligonucleotide probe，較為耗費人力與時間，在臨床上較不實際。

3. 以定量 PCR 技術分析染色體轉位造成的斷接點區域序列（break-point fusion regions of chromosome translocation）[5]：若 ALL 為具有前述常見可以造成 fusion transcript 的染色體轉位，則可利用定量 PCR 技術（quantitative RT-PCR, qRT-PCR）檢測染色體轉位所造成的 fusion transcript。對於前述常見的染色體變化造成的 fusion transcripts，現已有標準化的 TaqMan probes 針對斷接點區域序列執行定量 PCR（quantitative PCR）檢測，測得的結果（Ct 值）比對由純化的質體畫出的檢量線，即可以計算出 MRD level。

Mature lymphoid neoplasms（成熟淋巴細胞腫瘤、惡性淋巴瘤）

Mature lymphoid neoplasms 在人類的淋巴系統腫瘤中數目與種類遠超過 precursor lymphoid neoplasms，佔 lymphoid neoplasms 的 90%。Mature B cell neoplasms 包括：chronic lymphocytic leukemia /small cell lymphoma（CLL/SLL），各種 B cell lymphomas, plasma cell neoplasms 等，在歐美國家 B cell lymphomas 為數及種類最多，最常見的是 Diffuse large B cell lymphoma（DLBCL）與 Follicular lymphoma（FL）（超過 60%），mature T/NK neoplasms 僅佔約 12%[1]。國人的 mature lymphoid neoplasms 種類分布與西方國家有很大的不同[7]：(1) T-cell neoplasms 高達 39%（有高比例的 NK/ T lymphomas, mycosis fungoides, peripheral T-lymphoma），(2) 在 B lymphoma 中，DLBCL 比例與歐美國家相似，但 FL 少見（僅～5%），相較於西方國家，東南亞各國 CLL/SLL 的發生率較低。

Mature lymphoid neoplasms常見的分子病變與相關的醫學分子檢驗（表16-3）

A.chromosomal rearrangement （translocation）and gain/loss

表16-3　Mature lymphoid neoplasms重要的分子變異及分子檢驗技術

分子變異	融合型 mRNA	分子檢驗技術	附註
t(11;14)(q32;q21)/*CCND1::IGH*	無	cytogenetic, FISH, IHC	95% MCL, ~20% MM
t(14;18)(q21;q21)/IGH::BCL2	無	cytogenetic, FISH, IHC	90% FL, 20% DLBCL
t(8;14)/MYC::IGH	無	cytogenetic, FISH, IHC	80% BL
t(11;18)(q21;q21)/BIRC3::MALT1	有	FISH	gastric MALT lymphoma
t(2;5)(p23;q35)/NPM1::ALK	有	FISH, RT-PCR, IHC	ANLCL-ALK (+)
MYD88-L265P mutation	---	AS-PCR	90% WM/LPL
BRAF V600E mutation	---	PCR-DNA 定序	all HCL

　　Mature lymphoid neoplasms 中有幾種疾病可發現特殊的染色體變化，這些變化決定了腫瘤細胞重要的生理特徵，有時也助於特定種類 lymphoma 的鑑別診斷或次分群[1]。這些染色體變化常涉及 IGH (chr.14), IGK (chr. 2), IGL (chr. 22) 與另一致癌基因間發生轉位，將這些致癌基因置於 IG 基因的促進子（enhancer）控制之下，造成其大量表現，這類的染色體轉位通常不產生 fusion transcript，而是造成這些致癌基因蛋白在 B 細胞 overexpression，因此細胞數量增加，可以在癌化組織切片用免疫組織化學染色（immunohistochemical stain, IHC）證明，如果不能確定，則可以採用 FISH 做確認。部份染色體轉位也可能造成 fusion transcript。

1. t(11;14)(q32;q21)/*CCND1::IGH*：大於95% 的 mantle cell lymphoma 及 15-18% 的 plasma cell myeloma 帶有此種染色體轉位變化。t(11;14)/*CCND1::IGH* 將細胞週期調控蛋白 *CCND1*（cyclin D1）轉位至 IGH 促進子（enhancer）控制之下，B cell 中 cyclin D1 大量表現（CCND1 IHC(+)），造成細胞生長增加。帶有 t(11;14)/*CCND1::IGH* 的 plasma cell myeloma 在治療復發後，合併使用 Venetoclax（BCL2 inhibitor）治療有不錯的反應。

2. t(14;18)(q21;q21)/*IGH::BCL2*：可在 90% 以上的 follicular lymphoma 及 20% 的 diffuse large B cell lymphoma 中發現，此一染色體轉位將位於 18 號染色體上的抗凋亡分子 *BCL-2* 轉位至 IGH 下游，在 lymphoid follicles 中造成 centrocyte

無法進行凋亡，因而細胞數目大增，BCL2 IHC(+)。

3. t(8;14)，t(2;8)，t(8;22)：分別在 80%，15%，5% 的 Burkitt lymphoma 中可測得，8 號染色體上的 MYC 致癌基因因上述轉位而移至 *IGH, IGK, IGL* 下游，在 mature B 細胞大量表現 c-myc，造成淋巴細胞的快速增生。

4. t(4;14)(p16;q32)/*NSD2::IGH*, t(14;16)(q32;q32)/*IGH::MAF*, t(6;14)(p21;q32) *CCND3::IGH*, hyperdiploidy (+3, +5,+7, +9, +11, +15, +19) 為 plasma cell myeloma 中主要的基因亞群，其中 t(4;14) 與 t(14;16) 是 high risk group，在治療中加入 proteosome inhibitor 及 daratumumab (anti-CD38) 明顯的延長 progression-free survival。

5. t(11;18)(q21;q21)/*BIRC3::MALT1* 發現於 30-50% 的 pulmonary and gastric MALT lymphoma。此一染色體轉位造成 *BIRC3* (API2, apoptosis inhibitor 2) 與 *MALT1* 基因融合並產生 API2-MALT1 融合蛋白。API2 可抑制多種 caspase（半胱胺酸天冬酶）阻礙細胞凋亡，而 MALT1 則可活化 NF-kB 訊息路徑，造成細胞活化增生。已知 gastric MALT lymphoma 與 Helicobacter pylori 感染相關，抗生素治療清除 H. pylori 可以造成 tumor regression；但是帶有 t(11;18)/*BIRC3::MALT1* 的 gastric MALT lymphoma 對抗生素治療沒有反應。

6. t(2;5)(p23;q35)/*NPM1::ALK*：相較於 mature B cell lymphoma，多數的 T-cell lymphoma 並未發現特定的染色體變化，唯 anaplastic large T-cell lymphoma (ANLCL) 中有 60% 成人病例及 85% 兒童病例有 t(2;5)/*NPM1::ALK1*，此一染色體轉位造成 ALK 酪酸激酶與 NPM1 形成融合蛋白，可活化下游 PLCγ, PI3K, RAS 等訊息分子，造成細胞增生。ALK 的過度表現可以用 IHC 檢測出，染色體轉位也可以採用 FISH 或 RT-PCR 檢測 fusion transcript。ALK-positive anaplastic large T-cell lymphoma 可以施用 ALK 抑制劑（crizotinib, alectinib）介入治療。

7. Chromosomal gain/deletion：染色體部分或全段的增多或丟失在 mature lymphoid neoplasms 十分常見，譬如在 CLL 中常見到 13q del (13q14 含抑癌 *miRNA-15a, miRNA-16-1*)，11q del (11q23 含 *ATM*), 17q del (17p13 含抑癌基因 *TP53*), trisomy 12。Plasma cell myeloma（multiple myeloma, MM）病程中也常會發生 17q del, *TP53* mutation。有 17q del/ TP53 mutation 的 CLL, MM 對標準化學 - 免疫療法反應不佳，必須採取其他的治療方式。對於染色的數目及結構異常，最適合的檢測方式是 FISH。

B. Gene mutation

Mature lymphoid neoplasms 除了染色體數目 / 構造的異常，還帶有複雜多重的基因突變，這些突變只有少數是與特定種類的 lymphoma 緊密相關，可以用於診斷分類的輔佐。

1. *MYD88*-L265P mutation：在 95-97% 的 IgM-secreting lymphoplasmacytic lymphoma（Waldenström macroglobulinemia, WM/LPL）皆有 *MYD88*-L265P 突變，此一突變可誘發 BTK 下游的 NF-kB 訊息路徑。MYD88-L265P 突變通常以 allele-specific PCR (AS-PCR) 檢測。

2. *BRAF* V600E mutation：所有的 classic hairy cell leukemia (HCL) 皆帶有 BRAF V600E 活化突變。此一基因突變通常使用 PCR-DNA 定序檢測。

臨床實務上，mature lymphoid neoplasms (CLL/SLL, B-/T-cell lymphomas, multiple myeloma) 的診斷與分類主要仍以組織學形態學及臨床表癥，腫瘤細胞的免疫抗原特徵為主。前述染色體變化往往並非只出現於單一種疾病分類中，因此在實務上只用於 lymphoma 的常規分類的輔助診斷工具。

反應性淋巴增生與淋巴腫瘤的鑑別—單株化評估

在 mature lymphoid neoplasms（lymphoma，惡性淋巴瘤）中淋巴組織增生，且增生的淋巴細胞具有 IG 或 TCR 基因的單株化重組。在某些因感染或發炎等刺激下亦常見到反應性淋巴組織增生的情形，此時多種增生的淋巴細胞係針對不同的活化抗原，因此 IG 或 TCR 基因是多株化的重組。在某些特殊狀況下（5-10% 的淋巴增生案例），反應性淋巴增生與惡性淋巴瘤無法單由組織學或細胞抗原等檢查清楚區分，此時可以利用檢查 IGH (V_H-J_H，D_H-J_H)，IGK(V_k-J_k)，IGL(V_λ-J_λ) 或 TCRB，TCRG，TCRD 的組合模式是否呈現單株化重組，抑或檢查疑似腫瘤細胞是否有帶有前述 t(11;14)/*CCND1::IGH* 或 t(14;18)/ *BCL2::IGH* 重組，若發現有 IGH，IGK，IGL 或 TCR 基因單株化重組的情形或者檢測到上述兩種重組，則可確定此淋巴組織增生為惡性淋巴瘤[8]。以 PCR 技術檢測 *CCND1-IGH* 或 *BCL2-IGH* 重組，因在不同病例中 DNA 斷裂位置分布廣闊，引子不易設計，檢測率分別僅有 41% 及 60%，此處略去不表。

基因體中負責轉譯免疫球蛋白重鏈（IgH）或輕鏈（Ig_k，Ig_λ）基因（*IGH, IGK, IGL*）在 B 細胞分化過程中會發生基因重組，這三個基因具有多重相似的片段（IGH: V, D, J 片段）（IGK, IGL: V, J 片段），不同片段選擇組合造成具有不同抗原特異性免疫球蛋白，TCR 基因的重組與特異性決定在 T 細胞分化過程中亦是如此。使用分子檢驗技術可以協助做 IG 或 TCR 基因重組是否為單株化重組的評估。目前標準化的方法有二：

1. 利用 southern blot 分析：

將淋巴組織萃得之 DNA 樣本 10-20μg 以特定的限制酵素切成 2-15kb 的片段，經瓊脂電泳後轉漬至膜上，並以適當的探針（通常以位於 *IGH* 基因 J 片段附近的序列為探針）做雜交實驗。Southern blot 的偵測敏度在 5-10%，若樣本中的淋巴細胞有多數採取同一重組形式，則在雜交後可看見清楚的條帶。若樣本

來自反應性淋巴增生（polyclonal），則任一單一的重組形式皆未達 5-10%，在雜交實驗中不會看見明顯的條帶。Southern blot 分析雖長久以來是檢測淋巴細胞單株化重組的標準方法，但此法需要大量高純度且完整的 genomic DNA，且檢測靈敏度僅 5-10%，現在已經很少使用。

2. 利用 PCR 進行單株化的評估：

Southern blot 分析需大量完整的 DNA 樣本，且實驗耗時甚久，以 PCR 基礎的 IG/TCR 單株化評估，PCR 檢測只需要少量的 DNA，且在 DNA 發生部分降解時仍可進行操作，達到偵測目的，其靈敏度可達 1-5%。

由於 *IGH, IGK, IGL, TCRB, TCRG, TCRG* 基因的 V 基因片段，D 基因片段，J 基因片段各有其序列相似區域，可據以設計 PCR 引子，對腫瘤 DNA 進行 PCR。而不同基因片段間具有長距的 intron 序列（> 1 Kbp），使未進行基因片組合的序列不會被 PCR 反應增幅出來。欲知 PCR 成功增幅出來的產物是否為單株化序列，可以利用在 6% PAGE 上進行 heteroduplex 分析，若發生清晰條帶則為單株化重組，反之則否。或者，使用高解析度毛細管電泳進行 gene scanning 分析，可以確知 PCR 產物為有單一長度（monoclonal）或多種長度（polyclonal）。在次世代定序（NGS）平台逐漸進入臨床研究或臨床檢驗的時代，因為可以針對及大量單一核酸分子同時進行定序分析，也具有相對

定量的功能。目前已有上市的 IG, TCR 基因 clonality 測試套組，可針對 *IGH, IGK, IGL, TCRB, TCRG, TCRG* 基因進行 PCR，並使用 NGS 平台定序，並對每種重組後的基因片段定分別序及定量，除了可以做為單株化重組（clonality）檢測的有效工具，更可以進一步應用在所有 lymphoid neoplasms 的 MRD 偵測上。

IGHV基因超突變狀況與印刻型
Somatic hypermutation (SHM) status and stereotype of IGHV

B 細胞分化過程中，重鏈基因 *IGH* 進行 V-D-J 基因片段重組，繼而發生輕鏈基因 IGK 或 IGL 的 V-J 基因片段重組，通常特定的 IGH-V 片段會與特定的 IGH-DJ 及特定的 IGL(K/L)-VJ 形成 partner，組合形成的 BCR (Ig) 極為類似的 stereotype heavy chain complementarity determining region (CDR3)，此即 BCR 及免疫球蛋白的抗原決定位。已經過重組的 IGH 基因所帶有的不同 VDJ 組合稱之為 IGHV (V: variable)。

完成了 IGH, IGK/L 基因重組後的成熟 B 細胞進入周邊淋巴組織接觸到其特異性抗原後即開始活化增生形成 germinal center (GC), 在其中進一步發生由 activation-induced cytidine deaminase (AICD) 所介導的 somatic hypermutation (SHM)，SHM 發生於已組合的 IGH 基因 CDR3 region，可改變 BCR(Ig) 對抗原的親和性，經過篩選淘汰後只有獲得高親和性的突變 BCR(Ig) 的 B 細胞可存活下來，此即 BCR 的 affinity maturation。

BCR(Ig) 與其所誘發的訊息路徑在 CLL/SLL 的發生過程扮演十分重要角色。CLL/SSL 的白血病細胞是成熟的 B 細胞，與健康成人的 B 細胞相比，CLL/SLL 的 B 細胞往往會有特別出現特定 IGHV stereotype（biased usage of IGHV and IGLV），高達三成的 CLL/SLL 可以依據其 CDR3 stereotypes 分成若干次群組（subsets），同一 CDR3 stereotype 的 CLL/SLL 往往有相似的臨床表現／基因體變異／表觀基因學的變化／病程發展與結果。其中最大的 subset #2 stereotype (IGHV3-21/IGLV3-21) 皆帶有 spliceosome genetic alterations, aggressive clinical course, poor clinical outcome。此外，針對 CLL/SSL 細胞的 IGHV 核酸序列進行分析，除了確定單株化的特性，也可以和未經重組的 IGH (germline) 的 V, D, J 片段序列做並排比對（alignment），找出 IGHV 發生 somatic hypermutation 的痕跡。以序列相符（homology）程度 < 98% 與 98% 以上劃分為 IGHV-mutated CLL (mCLL) 及 IGHV-mutated CLL (uCLL)。CLL 病例 50-60% 為 mCLL，40-50% 為 uCLL。IGHV-mutated CLL 比 IGHV-unmutated CLL 有較緩慢的臨床病程，疾病發展至需要治療時使用標準的化學／免疫治療即可，IGHV-unmutated CLL 則病程進展快速，一線治療必須採用使用到 BTK inhibitor, BCL2 inhibitor, anti-CD20，臨床預後不佳。因此，IGHV 的 somatic hypermutation status 與特定的 IGHV stereotype 檢出成為 CLL 的重要基因檢測課題。

由 European Research Initiative on CLL (ERIC) 所提出的 IGHV gene mutational status analysis 指引，提出使用 CLL 血液或骨髓檢體抽提 DNA 或由 RNA 備製 cDNA 做為檢測樣本，利用設計好位於 IGHV leader sequence/FR1 配合 consensus J sequence 引子進行 PCR，將 IGHV 核酸片段增幅，先以 capillary electrophresis 確認有單株化的產物，再分別進行正反兩向的核酸定序。所得的基因序列可與網路上的 immunoglobulin data base (IMGT, international immunogenetics information) 中的 germline IGH V, D, J 序列並排比對（使用 IMGT/V-QUEST tool），計算出相符程度（homology），並讀取出是否為 IGHV3-21/IGLV3-21 stereotype。

總結

淋巴系腫瘤是一大群臨床表徵、組織學與細胞免疫抗原表現皆高度異質的疾病，多數可對應到 B，T/NK 細胞正常分化的不同時期，予以分類。對應各分化時期的淋巴腫瘤也具有對應的 IG 或 TCR 基因的序列重組。

在 precursor lymphoid neoplasms 中急性 B- 淋巴芽細胞白血病最多，在兒童腫瘤中排名第一，有近六成的檢體可檢出特定的染色體轉位變化，這些變化與疾病的預後密切相關，是臨床上決定化學治療劑量與治療計劃的重要指標。除了使用 FISH 測定 aneuploidy 及染色體／基因

的轉位重組，利用 RT-PCR 分子診斷技術可快速並靈敏的篩檢出這些常見染色體轉位所形成的特殊融合性 mRNA 產物，協助疾病的診斷。這些特定的融合性 mRNA 產物亦可做為追蹤治療成效的指標──MRD 測定，利用定量 PCR 可以在治療早期即預先為治療的妥適性進行評估，並決定是否需做調整。在 mature lymphoid neoplasm (lymphoma) 中雖然也有多種染色體轉位的變化，但多數因涵蓋性與特異性不夠高，只有少數幾種可用於協助特定種類 lymphoma 的確定診斷，晚近如爆炸性增加的染色體／基因變異種類及興應的基因表現頻譜將可以協助對 mature lymphoid neoplasms 做更清楚的界定，做為疾病診斷／預後評估／治療指引。而臨床上，少數複雜的淋巴組織增生情形與惡性淋巴瘤不易區分，利用惡性淋巴瘤為單株淋巴細胞惡性增生的特性，評估 IG (BCR) 或 TCR 基因單株化重組的可做為鑑別診斷的協助。IGHV 基因序列的分析與定量除了可以運用於 MRD 檢測，亦可執行 IGHV somatic hypermutaion 狀態的評估及高危性 stereotype 的判讀。

學習評估

1. 是否熟悉各種淋巴系腫瘤的分類原則及特定的染色體變異。
2. 是否了解分子檢測對淋巴系腫瘤的分類及治療計劃擬訂與調整的重要性。
   a. 特定的染色體變異在初始診斷中的意義。

   b. 急性淋巴性白血病的微量殘存疾病（MRD）檢測。
3. 是否了解各種染色體變異之分子檢驗方法的優缺點及使用限制，知道如何做選擇。
4. 是否了解如何利用淋巴性細胞分化過程中 IG 與 TCR 基因重組的特性設計單株化評估以區分反應性淋巴增生與惡性淋巴瘤，偵測淋巴系腫瘤的 MRD，或者檢測 IGHV 基因超突變及印刻型。

參考文獻

1. Jaffe E, Harris N, Stein H, Campo E, Pileri S, Swerdlow S. Introduction and overview of the classsification of the lymphoid neoplasms . In: Swerdlow S, Campo E, Harris N, et al., eds. WHO classification of tumors of hematopoietic and lymphoid tissues. 4th ed. Lyon: International Agency for Research on Cancer (IARC); 2008: 158-66.

2. Pui CH, Relling MV, Downing JR. Acute lymphoblastic leukemia. *N Engl J Med*, 2004; *350*: 1535-48.

3. van Dongen JJ, Macintyre EA, Gabert JA, et al. Standardized RT-PCR analysis of fusion gene transcripts from chromosome aberrations in acute leukemia for detection of minimal residual disease. Report of the BIOMED-1 Concerted Action: investigation of minimal residual disease in acute leukemia. *Leukemia*, 1999; *13*: 1901-28.

4. Pongers-Willemse MJ, Seriu T, Stolz F, et. al. Primers and protocols for standardized detection of minimal residual disease in acute lymphoblastic leukemia using immunoglobulin and T cell receptor gene rearrangements and TAL1 deletions as PCR targets: report of the BIOMED-1 CONCERTED ACTION: investigation of minimal residual disease in acute leukemia. *Leukemia*, 1999 *13*(1): 110-118.

5. Gabert J, Beillard E, van der Velden VH, et al. Standardization and quality control studies of 'real-time' quantitative reverse transcriptase polymerase chain reaction of fusion gene transcripts for residual disease detection in leukemia - a Europe Against Cancer program. *Leukemia*, 2003; *17*:2318-57.

6. Coustan-Smith E, Behm FG, Sanchez J, et al. Immunological detection of minimal residual disease in children with acute lymphoblastic leukaemia. *Lancet*, 1998; *351*: 550-4.

7. Chang KC, Huang GC, Jones D, Tsao CJ, Lee JY, Su IJ. Distribution and prognosis of WHO lymphoma subtypes in Taiwan reveals a low incidence of germinal-center derived tumors. Leuk *Lymphoma*, 2004; *45*: 1375-84.

8. van Dongen JJ, Langerak AW, Bruggemann M, et al. Design and standardization of PCR primers and protocols for detection of clonal immunoglobulin and T-cell receptor gene recombinations in suspect lymphoproliferations: report of the BIOMED-2 Concerted Action BMH4-CT98-3936. *Leukemia*, 2003; *17*: 2257-317.

9. *Essential Haematology*. edited by Hoffbrand AV and Moss PAH. 6th ed. 2011.

延伸閱讀資料

1. Mullighan CG. Genomic characterization of childhood acute lymphoblastic leukemia. Semin Hematol. 2013 50(4):314-24.

2. Roberts KG, Li Y, Payne-Turner D, et. al. Targetable kinase- activating lesions in Ph-like acute lymphoblastic leukemia. N Engl J Med. 2014 371:1005-15.

3. Arber DA, Orazi A, Hasserjian R, et. al. The 2016 revision to the World Health Organization classification of myeloid neoplasms and acute leukemia. Blood. 2016 127(20):2391-405.

4. Swerdlow SH, Campo E, Pileri SA, et. al. The 2016 revision of the World Health Organization classification of lymphoid neoplasms. Blood. 2016 127(20):2375-90.

5. Alaggio R, Amador C, Anagnostopoulos I, et. Al. The 5th edition of the World Health Organization Classification of Haematolymphoid Tumours: Lymphoid Neoplasms. Leukemia. 2022 36(7):1720-1748.

6. de Leval L, Alizadeh AA, Bergsagel PL, et. al. Genomic profiling for clinical decision

making in lymphoid neoplasms. Blood. 2022 140(21):2193-2227.

7. Arber DA, Orazi A, Hasserjian RP, et. al. International Consensus Classification of Myeloid Neoplasms and Acute Leukemias: integrating morphologic, clinical, and genomic data. Blood. 2022 140(11):1200-1228.

8. Campo E, Jaffe ES, Cook JR, et. Al. The International Consensus Classification of Mature Lymphoid Neoplasms: a report from the Clinical Advisory Committee. Blood. 2022 140(11):1229-1253.

9. Ghia P, Stamatopoulos K, Belessi C, Moreno C, Stilgenbauer S, Stevenson F, Davi F, Rosenquist R; European Research Initiative on CLL. ERIC recommendations on IGHV gene mutational status analysis in chronic lymphocytic leukemia. Leukemia. 2007 21(1):1-3.

10. Gupta SK, Viswanatha DS, Patel KP. Evaluation of Somatic Hypermutation Status in Chronic Lymphocytic Leukemia (CLL) in the Era of Next Generation Sequencing. Front Cell Dev Biol. 2020 8:357.

11. Agathangelidis A, Chatzidimitriou A, Chatzikonstantinou T, el. Al.; ERIC, the European Research Initiative on CLL. Immunoglobulin gene sequence analysis in chronic lymphocytic leukemia: the 2022 update of the recommendations by ERIC, the European Research Initiative on CLL.

Leukemia. 2022 36(8):1961-1968.

第四單元　感染性疾病之分子檢驗

吳俊忠教授　主編

導論

　　醫學分子檢驗在感染性疾病之應用，主要在 1990 年由 Relman 等人發表在新英格蘭雜誌後開啟了一扇門，作者利用 16S rRNA gene 引子，以 PCR 方法，經由定序分析，發現了造成 Bacillary angiomatosis 的病原菌，並命名為 *Rochalimaea quintana*。從此，任何未知的病原菌皆可利用 16S rRNA 或 18S rRNA gene 引子，以 PCR 加上定序後，可以找到一些傳統不能在實驗室分離或鑑定的細菌或真菌。因此有些微生物不易培養、所需培養時間過長、傳統法不易鑑定的微生物或細菌抗藥性等問題，皆能利用分子檢驗而迅速得知病原菌及其抗藥性。此外，病毒性的培養並不易在所有臨床實驗室操作，分子檢驗能提供快速的定性及定量方法來取代傳統的血清學及細胞培養，這些檢驗技術的提供對於臨床之診斷及治療皆扮演相當重要的角色。院內感染是目前全世界都相當重視的議題，若依傳統方法來做院內感染控制是既費時又費人力，也不能獲得好的結果。而分子檢驗能快速分型並及時提供作為醫院或全球監控細菌感染的指標，對於院內感染控制及國內防疫有其重要性。本章依以上所述，在臨床之重要性分別由張長泉老師撰寫細菌及真菌之分子鑑定，鄧麗珍老師撰寫細菌抗藥基因檢測，羅時燕老師撰寫病毒感染之分子鑑定，以及江倪全及吳俊忠老師撰寫細菌分子檢驗分型法。

第十七章　細菌及眞菌之分子診斷
（Molecular Diagnosis of Bacteria and Fungi）

張長泉　著

學習目標

1. 認識臨床細菌各種分子診斷方法及檢測之基因標的。
2. 認識真菌（包括酵母菌及絲狀真菌）血清學鑑定方法、分子診斷法及檢測之基因標的。
3. 認識自動化檢測儀器。
4. 認識基質輔助雷射脫附游離飛行時間質譜技術

細菌分子診斷

前言

臨床實驗室一般以菌株表現型（phenotype, 如生化反應、菌落形態及顯微觀察等）作為細菌鑑定的依據，一般需要培養隔夜或更長時間，傳統的培養和鑑定仍是目前常用的方法。

但有些遺傳相近的菌種難以表現型區分，例如 *Acinetobacter baumannii*（Ab）group（不動桿菌群）中有五種細菌[1]，屬於非發酵陰性桿菌（nonfermenting Gram-negative bacilli），該群中不同菌種的抗藥性不同，治療結果（outcome）也可能不一樣，這群內不同種細菌容易鑑定錯誤[1]。臨床上常見的非發酵陰性桿菌，除了 *Pseudomonas aeruginosa*（綠膿桿菌）以外，以生化反應鑑定的正確率低於 60%[2]。此外有些挑剔性（fastidious）的微生物、不容易培養、需很長培養時間、或無法培養（nonculturable），造成鑑定上的困難或延遲。這些傳統方法鑑定的缺點，可以用分子方法彌補或替代，使細菌的診斷更快、更正確、靈敏、或符合經濟效益。

在此先定義一些名詞，真陽性（true positive）：某人被某菌感染且被診斷為該菌陽性；假陽性（false positive）：某人沒受到某菌感染但被診斷為該菌陽性；真陰性（true negative）：某人沒受受到某菌感染且被診斷為該菌陰性；假陰性（false negative）：某人受某菌感染但被診斷為該菌陰性。診斷靈敏度（diagnostic sensitivity）：真陽性的數目除以真陽性加假陰性的數目；診斷特異性（diagnostic specificity）：真陰性的數目除以真陰性加假陽性的數目。

微生物鑑定的靈敏度〔identification sensitivity，又稱正確鑑定率（accurate identification rate）〕及特異性（specificity），和上述診斷方法的定義類似。如有 100 株 *Staphyolococcus aureus*（金黃葡萄球菌），用某種方法鑑定結果 98 株為 *S. aureus*（2 株為假陰性），則該方法之鑑定靈敏度為 98%。有 100 株非 *S. aureus* 的細菌，用某種方法鑑定結果 99 株不是 *S. aureus*（1 株為假陽性），則該方法之持異性為 99%。

PCR 及其延伸技術

PCR 及其延伸技術的應用很普遍，例如 real time PCR（quantitative PCR, qPCR）, multiplex PCR（多套式 PCR）[3], PCR-restriction fragment length polymorphism（PCR-RFLP）[4,5] 等。

PCR

以具有屬或種的專一性的引子（genus- or species-specific primers）進行 PCR，檢體中只有該菌屬或菌種的 DNA 片段才會被擴增（amplification）。引子的設計是關鍵，若引子的特異性（specificity）不夠，則其他菌種的 DNA 亦可能會被 PCR 擴增，而造成假陽性反應。如檢測食品

或環境中的 *Listeria monocytogenes*（李斯特菌），可用 PCR 擴增該菌的 *HlyA, Iap, PrfA*, 或 *SsrA* 等基[6]。PCR的檢測極限（limit of detection, LOD）會因擴增不同基因而不同，例如檢測 *E. coli* 三個不同基因（*uid*A, *rod*A, and *cyd*）的 LOD 分別為 0.45, 12.3 及 109 pg genomic DNA[7]。

PCR 需要陽性及陰性對照組（positive and negative controls），陽性對照組避免使用太高濃度的 DNA，用可檢測到的低濃度 DNA 即可，以減少交叉污染（cross-contamination）的機會。

Duplex PCR（雙套式 PCR）

一般 PCR 擴增的 DNA 只有一個片段，duplex PCR 或 multiplex PCR（多套式 PCR）則擴增二個或多個 DNA 片段。舉一 duplex PCR：應用在感染性心內膜炎（endocarditis）診斷，心內膜炎病人有生命危險，在培養陰性的病人中，約一半是由挑剔性（fastidious）及無法培養（nonculturable）的細菌所引起，細菌主要是 *Bartonella quintana, B. henselae*（二者為巴東體細菌）和 *Coxiella burnetii*（貝氏考克斯菌，為一種立克次體）[8]。以外科手術取下的心臟瓣膜檢體，使用二對引子分別擴增 *Bartonella* spp. 的 *glt*A（citrate synthase gene）及 *Coxiella burnetii* 的 IS*111* gene（insertion sequence），在 17 個培養陰性的檢體中分別有 2、4、及 2 個檢體以 duplex PCR 檢出 *B. quintana, B. henselae*, 和 *C. burnetii*[8]。PCR 使找不出病原菌的心內膜炎檢體由 27% 降至 9% 甚至 1.4%[9]。可見 PCR 對某些難以培養且具危險性的感染有快速及正確診斷的幫助。

Multiplex PCR（多套式 PCR）

常引起下呼吸道感染（lower respiratory tract infection）的細菌為 *Streptococcus pneumoniae*（肺炎鏈球菌），*Mycoplasma pneumoniae*（肺炎黴漿菌）、*Chlamydia pneumoniae*（肺炎披衣菌），及 *Haemophilus influenzae*（流感嗜血桿菌），由於不少病人在採檢培養前已用抗生素治療，導致病原菌不易培養出來。Stralin 等人[10]以 multiplex PCR 檢測支氣管肺泡沖洗液（bronchoalveolar lavage, BAL）中的病原菌（檢測基因，及 PCR 產物長度 bp）：*S. pneumoniae* (*lyt*A, 229 bp), *M. pneumoniae* (*P1*, 483 bp), *C. pneumoniae* (*omp*A, 368 bp), 及 *H. influenzae* (16S rDNA, 538 bp)。在 156 個檢體中，以傳統方法培養出 *S. pneumoniae, H. influenzae, M. pneumoniae* 及 *C. pneumoniae* 之比率分別為 14, 21, 3.2, 及 0%。使用 multiplex PCR，上述四種菌的檢出率分別為 28, 47, 3.2 及 0.6%。在 103 個已使用抗生素的病人中，培養法只檢測出 2.9% 的檢體有 *S. pneumoniae*，而 multiplex PCR 則檢測到 31% 的病人有 *S. pneumoniae*[10]，顯示 PCR 對已使用抗生素的病人仍有檢出病原菌的能力。值得注意的是，在 36 個對照病人中，檢出 *S. pneumoniae* 和 *H. influenzae* 的比率分別為 11% 及 39%[10]，這表示診斷結果需和病人狀況一起評估，不能單靠檢驗結果下定論。

Real time PCR

Real time PCR 具有快速、自動化、即時監測、定性和定量的功能，已普遍的應用在臨床、食品、及獸醫微生物等領域[11]。Real time PCR 由於是在一密閉小管（或小室）中進行，每跑完一循環（cycle）儀器即進行螢光檢測，所以 PCR 產物不必進一步分析（如電泳），和傳統 PCR 比較，可以減少 PCR 產物對實驗室潛在的污染。

Mycobacterium tuberculosis complex（結核分枝桿菌群）是生長相當緩慢的細菌，傳統培養及鑑定一般需要花數週時間，Watanabe Pinhata 和 Cergole-Novella[12] 以 real time PCR，直接檢測病人痰液中的 *M. tuberculosis*，分析 715 個檢體（657 個病人），其診斷靈敏度（sensitivity）及特異性（specificity）分別為 90.3% 及 98.6%，而他們使用培養方法的靈敏度及特異性分別為 90.3% 及 99.7%。

PCR-restriction fragment length polymorphism（PCR-RFLP, PCR- 剪切片斷多形性分析）

以 PCR 擴增微生物某段基因後以限制酶（restriction enzyme）進行切割，因不同細菌的 DNA 序列不同，造成剪切片段的數目及長度不一，在電泳膠上成為一特異的圖譜（pattern），和已知菌種圖譜比對以鑑定細菌。Wu 等人[13] 以 PCR-RFLP 由痰液中直接檢測 *Mycobacterium tuberculosis* complex（MTBC，結核分枝桿菌群）及 nontuberculous mycobacteria（NTM，非結核分枝桿菌），該方法對抗酸性染色（acid-fast stain）陽性之痰檢體效果較佳，可大幅縮短 MTBC 及 NTM 的檢測時間，但對 1+ 或抗酸性染色陰性檢體，其診斷靈敏度在 50% 以下。PCR-RFLP 由於操作太複雜，在使用上並不實際。

防止 PCR 實驗室受污染

一個實驗室長期進行 PCR，需進行電泳（gel electrophoresis）分析，電泳遷涉到多次的吸取（pipetting）PCR 反應液，可能造成微量吸管（mciropipette）、試藥瓶、枱面、實驗衣、及手套等受到 PCR 產物污染，造成後續 PCR 的假陽性（false positive），在例行性做 PCR 的實驗室要特別注意 PCR 產物污染。有幾種方法可以避免污染：1. PCR 反應溶液中除了 dTTP 外也加入 dUTP，則 PCR 產物除了含胸苷（thymidine）外，也含有去氧尿苷（deoxyuridine），在下次 PCR 反應液中添加 uracil N-glycosylase（UNG），UNG 會把污染的 PCR 產物中去氧核醣（deoxyribose）和尿嘧啶（uracil）間的糖苷鍵（N-glycosidic bond）切斷。Tang[8] 在檢測心內膜炎檢體中的細菌（*Bartonella* spp. and *Coxiella burnetii*）時，即使用 UNG 防止假陽性發生。2. PCR 實驗分在三區進行，包括樣品準備區（DNA 萃取在此區進行）、試劑調配區、及 PCR 反應 / PCR 產物分析區，這三區最好在不同房間內，每一區用不同顏色標示耗材、試劑、和生物安全櫃（biological safety cabinet），器具和耗材（包括手套、實驗

衣、微量吸管頭和試劑等）不能越區使用，且實驗人員流向是單向的，即由較乾淨的 pre-PCR 區（未進行 PCR）往 post-PCR 區進行。3. 紫外光（UV）可以使 DNA（雙股）中的二個胸苷（thymidine）形成二聯體（dimer），則 T_{aq} 酵素無法發進行 DNA 複製，所以 PCR 反應液在未加入檢體 DNA 之前，可先照射紫外光，破壞污染的 DNA，而 PCR 反應液中的引子（primer，單股 DNA）不會受 UV 破壞，實驗枱面在沒有使用時也可以用 UV 照射。

探針雜合反應法（Probe hybridization）

探針雜合反應是利用二條互補（complementary）的單股 DNA，產生雜合反應（hybridization）的原理鑑定細菌。把菌種專一性寡核苷酸探針（species-specific oligonucleotide probe）點漬在基材（如試紙、尼龍膜、塑膠、或玻璃）上，成為條狀（strip）或陣列（array），探針的長度一般不少於 20 個核苷酸[14]。將微生物之某段基因以 5' 端標識毛地黃素（digoxigenin）（或標識生物素，biotin）的引子以 PCR 擴增後，把含有毛地黃素的 PCR 產物（digoxigenin-labeled PCR product）加熱變性成單股，並與基材上的探針進行雜合反應，接著和聯結鹼性磷酸酶之抗毛地黃素抗體（alkaline phosphatase-conjugated antidigoxigenin antibody）反應，再加入鹼性磷酸酶基質（substrate），則有雜合反應的探針，會產生呈色（或螢光）反應（因有鹼性磷酸酶）。

固相陣列（array）

Viridans streptococci（草綠色鏈球菌）一般不太容易鑑定至種的層次，Chen 等人[15]發展的尼龍膜陣列（nylon membrane array）可以鑑定 11 種臨床 viridans streptococci，探針長度介於 20～31 個核苷酸。以 PCR 把核糖核酸基因內轉錄區（rDNA internal transcribed spacer, ITS）擴增後，與探針雜合反應，最低檢測極限（limit of detection）為 10 pg DNA，檢測時間約一個工作天，鑑定靈敏度 100%，特異性 95.6%。用同樣的方法，Lin 等人[16]的陣列可以鑑定 28 種厭氧菌（anaerobic bacteria），鑑定靈敏度 100%，特異性 95.6%。

Legionella（退伍軍人菌屬）中的菌種因生化特性少而比較難鑑定，Su 等人[17]以 *mip* 基因為標的陣列，可鑑定 *Legionella* 中 18 種細菌，靈敏度特和異性均達 100%。Han 等人[18]的陣列可以鑑定 30 種 *Staphylococcus*（葡萄球菌屬）細菌及 *mecA* 基因，包括 *S. aureus*（金黃葡萄球菌）及 29 種凝固酶陰性葡萄球菌（coagulase-negative staphylococci），*mecA* 基因和 methicillin（甲氧苯青黴素）抗藥性有關。

Mycobacterium（分枝桿菌屬）是重要的病原菌，其中多種生長很慢或不易以生化反應鑑定，近年來 nontuberculous mycobacteria（非結核分枝桿菌，NTM）的感染有增加的現象。Gitti[19]等人以條狀雜合反應套組（strip test）（GenoType

Mycobacterium CM and GenoType Mycobacterium AS, Hain Lifesience GmbH, Germany）檢測 76 株 NTM，75 株正確鑑定，只一株鑑定錯誤。Fukushima 等人 [20] 所發展之微陣列（microarray），可以鑑定 14 種 *Mycobacterium* spp.，檢測標的為 *gyrB*（the gene encoding the beta subunit of gyrase）。

液相陣列（Liquid array）

一般陣列使用固態基材（如玻璃、塑膠、尼龍膜、或試紙條）。另外，有一種為液態陣列（liquid array）（或稱懸浮陣列，suspension array）的技術，其原理類似流式細胞技術（flow cytometry），以微顆粒（microsphere，材質為聚苯乙烯 poystylene）作為探針（核苷酸寡、抗體、抗原）的固定相，微粒可以在溶液中自由懸浮，增加了微粒上探針和液相中分子（PCR 產物、抗原，或抗體）的反應速率。商業化平台為 Luminex Technology（Austin, Texas, USA），微粒內可含有三種螢光物質，混合不同比例的三種螢光物質可以產生 100-500 種不同光學特性的粒子，不同粒子可被儀器的光學系統辨識。微粒上的探針（probe）若和會發螢光的 PCR 產物結合，當它通過一狹小的流道時，光學系統會偵測到這二種螢光，一種是微粒的螢光，另一種是 PCR 產物螢光，表示帶有探針的微粒和 PCR 產物有雜合反應，若微粒上的探針互補於某一特定微生物（或抗藥性）基因，從而偵測某一微生物（或抗藥性基因）的存在。

Luminex 亦可用來檢測抗原或抗體，如果微粒上吸附抗體，則可以偵測抗原，類似酵素免疫法（enzyme immunoassay）。Bøving 等人 [21] 以 Luminex 100 儀器及 multiplex PCR，檢測病人腦脊髓液（cerebrospinal fluid）中六種常引起腦膜炎的細菌（*Neisseria meningitidis, Streptococcus pneumoniae, Escherichia coli, Staphylococcus aureus, Listeria monocytogenes,* and *Streptococcus agalactiae*）及三種病毒（herpes simplex virus types 1 and 2, and varicella-zoster virus），檢測時間約一個工作天。引起腦膜炎最重要的二種細菌 100 的檢驗結果和傳統方法（gold standard）比較，*S. pneumoniae* 的診斷靈敏度及特異性分別為 95 和 99.1%，而 *N. meningitidis* 的靈敏度及特異性分別為 100 和 99.7%，該方法可提供腦膜炎可疑患者及早治療的重要參考 [21]。

螢光原位雜合法（Fluorescence in situ hybridization, FISH）

螢光原位雜合法是以標識有螢光的單股核酸探針（probe），和檢體中微生物的 DNA（或 RNA）進行雜合反應，再以螢光顯微鏡觀察。患有纖維囊泡症（cystic fibrosis）病人若感染 *Burkholderia cepacia* complex（洋蔥伯克氏菌群）細菌，有預後不佳及再傳染給其他病患的危險，這些病人必須儘快隔離。Brown 和 Govan [22] 以 FISH 直接檢測病人痰液檢體中的 *Burkholderia cepacia* complex，檢測極限為

8×10^5 CFU/ml。

FISH 可直接在顯微鏡下鑑定、計數、觀察微生物形狀及大小、和病原菌在細胞內的位置等功能，FFISH 也應用在檢測不易培養或無法培養的微生物。關於 FISH 的方法、可能遭遇的問題、和陷井，在 Moter 和 Göbel[23] 的一篇綜論（review）中有詳細討論。FISH 的應用已有近 50 年以上時間[24]。近年來因影像處理的自動化和降低背景螢光的進步，FISH 目前仍是臨床實驗室的有力工具。FISH 可以用二種或以上的螢光探針（multiple fluorescence probes），同時偵測多個標的，常用的螢光標幟有 fluorescein（FITC，綠光）、rhodamine（TRITC，紅光）、及 aminomethylcoumarin acetate（AMCA，藍光）等。

DNA 定序法（DNA sequencing）

定序標的有 16S rRNA 基因（16S rDNA）[25]，16S rDNA 和 23S rDNA 間的內轉錄區（16S-23S rDNA internal transcribed spacer, ITS）[26-28]、*mip*[29]、*recA*[30] 基因等。通常把具有種（或屬）特異性的基因片段，以 PCR 擴增後進行定序，將序列和公共基因資料庫（public database，如 GenBank）進行比對，可鑑定至菌種（specie）或菌屬（genus）。

16S rDNA 定序

此方法最常用來鑑定細菌，16S rDNA 以多套（multiple copies）出現在所有細菌中，在演化上具有種或屬的保留性（conservation）。16S rDNA 長度約 1500 個核苷酸，具有足夠資訊可區分不同菌種（或屬）。目前已知的細菌幾乎都可在基因庫上查到 16S rDNA 序列。此方法常用在生化特性不典型（unusual phenotypic profiles）、少見的、生長緩慢的、無法培養的（uncultivable）、以生化反應鑑定結果為低可能性（low probability）或不可接受（unacceptable）的細菌之鑑定。近年來由於基因定序在技術及速度上快速進步，且價格逐漸降低，有利於定序方法的應用。

Woo 等人[31] 在一篇綜評（review）中指出，16S rDNA 定序在培養陰性檢體中，有機會可找出病原菌，甚至可能發現新菌種。在 21 世紀頭 7 年（2001-2007）中，透過 16S rDNA 定序，由人類檢體發現了 215 種（species）新細菌，其中 15 種歸在新的屬（genus）。新種發現最多的是 *Mycobacterium*（分枝桿菌屬，12 種）及 *Nocardia*（土壤菌絲屬，6 種），而發現最多的部位是腸胃道（26 種）及蛀牙／牙科相關細菌（19 種）[31]。

以 16S rDNA 定序鑑定屬（gneus）的正確性很高，對大多數的菌株也能鑑定至種（species）。16S rDNA 定序，建議至少定序 500～525 個核苷酸，最好是 1,300～1,500 個核苷酸[25]，且定序結果要有 99% 以上的序列是可判讀的。種的鑑定至少需 99% 或以上的序列相似度（similarity）較可靠，最好是 99.5% 以上。序列比對結果若最高相似度和第二高相似度的差異小於

0.5%，或許需補做其他其有區分性生化試驗，才能正確鑑定[25]。

但有些遺傳上很相近的菌種不易用 16S rDNA 序列區分，因這些菌序列幾乎相同或差異很小[25]。例如 *Streptococcus*（鏈球菌屬）中的 *Streptococcus pneumoniae*（肺炎鏈球菌）和 *S. oralis* 及 *S. mitis*（後二種為 viridans streptococci，草綠色鏈球菌），無法以 16S rDNA 序列區分[27]。*Mycobacterium tuberculosis* complex（結核分枝桿菌群）中 *M. tuberculosis, M. bovis* 及 *M. africanum* 等菌種，其 16S rDNA 序列相似度高達 99～100%[32]，這時需要定序其他具有種特異性（species-specific）的基因。16S rDNA 定序之引子及 PCR 反應條件可參考 Relman[33]。

16S-23S rDNA 內轉錄區（16S-23S rDNA internal trascribed spacer, ITS）定序

在細菌的 16S rDNA 和 23S rDNA 中有一間隔區，稱為 internal transcribed spacer（ITS），如圖 17-1 所示。在 ITS 中，有 1～2 個 tRNA（isoleucine 及 alanine）基因，但有些細菌在此區域只有一個 tRNA 基因或沒有。細菌的基因上存在多個 rDNA 的操縱子（operon），每一操縱子內含有一個 ITS。在同一菌種不同操縱子中的 ITS 序列可能完全一樣，也可能有不一樣的長度和序列[28]。許多細菌由於 ITS 序列在同種間（intraspecies）相似度很高，但不同菌種間（interspecies）相對較低，因此 ITS 可做為鑑定細菌的標的[34]。ITS 可使用通用引子（universal primer）以 PCR 擴增，正向引子（forward primer）及反向引子（reverse primer）分別互補於 16S rDNA 的 3' 端保留區（conserved region）和 23S

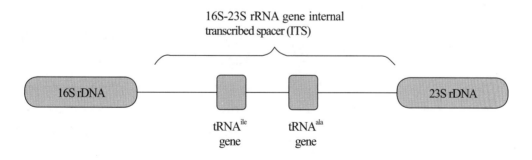

圖 17-1　16S-23S rDNA internal transcribed spacer（ITS），在細菌的 16S rDNA 和 23S rRDA 中有一間隔區，稱為 internal transcribed spacer（ITS），在 ITS 中可能有 1～2 種 tRNA 基因，通常是胺基丙胺酸（alanine）和異亮胺酸（isoleucine）基因，但有菌種在此區域只有一個 tRNA 基因或沒有。以 PCR 擴增 ITS，可以使用通用性引子（universal primers），正向引子互補於 16S rDNA 的 3' 端保留區（conserved region），而反向引子互補於 23S rDNA 的 5' 端保留區。圖左邊為 DNA 5' 端，右邊為 3' 端。

rDNA 的 5' 端保留區，通用性引子可以把絕大多數細菌的 ITS 擴增。

Acinetobacter calcoaceticus-Acinetobacter baumannii complex（鮑氏不動桿菌群）內主要有 *A. calcoaceticus, A. baumannii, A. pittii* 及 *A. nosocomialis* 等 4 種[35]，只 *A. baumannii* 較具抗藥性及引起嚴重院內感染[36, 37]，但其中有些菌種不易用生化特性區分，會發生鑑定錯誤，Chang 等人[26] 利用 ITS 定序，可以正確鑑定鮑氏不動桿菌群內 4 菌種。

Chen 等人[27] 以 ITS 序列鑑定 11 種 viridans streptococci（草綠色鏈球菌），這些菌一般不易用生化反應區分，viridans streptococci 不同種間 ITS 序列相似度介於 0.31～0.93 間，而同種間的相似度介於 0.98～1.0 間，草綠色鏈球菌 ITS 長度介於 246～391 個核苷酸，比 16S rDNA（約 1500 個核苷酸）短很多，容易進行 PCR 及定序。利用 ITS 序列鑑定 106 株（11 種）viridans streptococci，全部菌株都正確鑑定[27]。而 16S rDNA 序列則無法區分 *S. oralis, S. mitis,* 及 *S. pneumoniae*（肺炎鏈球菌）。以 ITS 序列建構的演化樹（phylogenetic tree）和 16S rDNA 序列建構的很相似，表示 ITS 序列和 16S rDNA 具平行演化關係[27]。

Tung 等人[28] 以 ITS 序列鑑定 24 種 *Streptococcus* spp.、18 種 *Enterococcus* spp.（腸球菌），及 3 種 *Granulicatella* spp.（顆粒鏈菌屬細菌）。

Sabat 等人[38] 也發現以 NGS（next generation sequencing）定序 ITS，對於診斷臨床檢體（尿、血、及整形外科檢體）中的病原菌，有很高的解析度（resolution）。

ITS 定序鑑定細菌雖有優點，但也有一些問題要注意，有些菌種有多條不一樣長度及序列的 ITS[28]，若 PCR 產物有多條不一樣序列的 DNA，則無法以一般方法定序。

其他基因定序

rpoB（the gene encoding the beta subunit of bacterial RNA polymerase）序列可以鑑定革蘭氏陽性球菌，包括 *Streptococcus, Enterococcus, Gemella, Abiotrophia,* 及 *Granulicatella*[39]。以 *sodA*（超岐過氧化酶基因，the gene encoding the superoxide dismutase）序列鑑定鏈球菌（streptococci）[40] 及腸球菌（enterococci）[41]。另外，*mip*（the gene encoding the macrophage infectivity potentiator）序列可以鑑定 *Legionella*（軍團菌屬）中不同菌種，包括 *L. pneumophila*（嗜肺性退伍軍人桿菌）[29, 42]。

全基因體定序（whole-genome sequencing, WGS）

全基因體定序（WGS）以往被認為是很昂貴和花費太多時間，為不容易進行的實驗，但這些障礙已隨定序技術的進展逐漸排除[43]。現在一些國家，如美國、英國、德國、荷蘭、和丹麥等，利用 WGS 做為例行性監視（monitoring）及偵測（detection）多重抗藥性病原菌（multidrug-resistant bacteria），及偵測早期群突發（outbreak）的重要工具[43]。

Enkirch 等人 [44] 以 WGS 分析 2016-2018 在瑞典分離到的 *Mycobacterium tuberculosis*（結核桿菌）菌株，並依基因序列預測這些菌株對第一線（isoniazid, rifampin, pyrazinamide, and ethambutol）及第二線抗生素（amikacin, capreomycin, kanamycin, ciprofloxacin, and ofloxacin）的抗藥性，發現對第一線抗生素抗藥性的預測 99% 正確（和傳統藥敏性試驗比較），而預測第二線抗生素抗藥性 100% 正確。故 Enkirch 等人 [44] 支持（至少在他們家）以 WGS 取代 *M. tuberculosis* 傳統藥敏性試驗。

ＷＧＳ比目前其他菌株分型（strain typing）方法有更高的解析度（resolution），因為可定序到單一核苷酸。應用分子流行病學（molecular epidemiology）工具，Salipante 等人 [45] 比較 WGS 和 pulsed-field gel electrophoresis（PFGE）用在菌株分型（typing），共測試了 51 菌株，包括 vancomycin-resistant *Enterococcus faecium*（*n*=19）、methicillin-resistant *Staphylococcus aureus*（*n*=17）、及 *Acinetobacter baumannii*（*n*=15）。發現 WGS 的解析度顯著的高於 PFGE，WGS 分析結果有 28.9% 的菌株不具關聯性（nonclonal strain），而 PFGE 無法區分這些不具關聯性的菌株。由於 PFGE 有假陽性（false positive）和假陰性（false negative）的結果，學者認為菌株分型該有一新的黃金標準（gold standard）。Quainoo 等人 [46] 也認為 WGS 對醫療照顧所引起的群突發（nosocomial outbreak）調查有很大幫助。

在可預見的未來，WGS 的應用（鑑定、抗藥性偵測、及菌株分型）會更普遍。

自動化檢測儀器

Gene Xpert MTB/RIF (Cepheid Inc., Sunnyvale, California, USA)

人類結核病（tuberculosis, TB）已有數千的歷史，世界衛生組織（WHO）資料顯示 2017 全世界仍有 1000 萬個新病例 [47]，是人類第一大傳染病。結核病的傳統診斷和治療均需很長時間，2018 年 WHO 在紐約的會議（主題：United to End TB: An Urgent Global Response to a Global Epidemic）中揭示，將在 2030 年前根絕世界上的結核病，這遠大目標需要全世界的合作和努力，而結核病和抗藥性的快速診斷扮演重要角色。

Xpert MTB/RIF（簡稱 Xpert）是一種以 real time PCR 直接檢測檢體中 *Mycobacterium tuberculosis* complex（結核桿菌群）及該菌對 rifampin（利福平）抗藥性的自動化機器 [48]，檢體經過簡單的處理後放入卡匣，再把卡匣置入儀器中進行自動化的檢測。由於只需很少的手動操作，此設備可用於定點照護檢驗（point-of-care testing，或稱床邊檢驗）[48, 49]。其原理是利用 heminested PCR（半巢式 PCR）擴增 *rpoB*（the gene encoding the beta subunit of RNA polymerase B）中的 rifampin 抗藥性決定區（rifampin resistance-determining region, RRDR），以五對 molecular beacons（莖環探針）檢測檢體中是否有 *M. tuberculosis* complex 存在及對 rifampin 的抗藥性（約 95% 的抗藥菌株可以檢測到）。在痰液方面，Xpert 之檢測極限（limit of detection, LOD）為 112.6 CFU/ml（每毫升菌落形成單位）[49]，分析時間約 2 小時[48]。統合 27 篇研究報告後，Xpert 之診斷靈敏度（sensitivity）為 89%，特異性（specificity）為 98%[50]。由於 Xpert 的操作簡單，在 2010 被 World Health Organization（WHO）背書（endorsement）使用，2010-2016 間全世界已有 130 個國家使用，並使多重抗藥性結核病（multidrug resistance tuberculosis, MDR-TB）的檢出率增加 3 至 8 倍[51]。

但 Xpert 由於對抹片陰性（smear-negative）的痰液及肺外（extrapulmonary）檢體靈敏度較低，且偶有 rifampin 抗藥偽陽性（false positive）結果，近年 Cepheid 公司改良 Xpert 成為 Xpert MTB/RIF Ultra assay（簡稱 Ultra）[48]。和 Xpert 相比（痰液檢體及檢測菌株 *M. tuberculosis* H37Rv），Ultra 的檢測極限（LOD）由 112.6 CFU/ml 降為 15.6 CFU/ml 痰液，且沒有 rifampin 抗藥性偽陽性發生。Ultra 和 Xpert 比較，前者診斷靈敏度（sensitivity）為 87.5%（95% 信賴區間，82.1, 91.7），後者為 81.0%（95% 信賴區間，74.9, 86.2），前者檢測時間為 65-87 分鐘，後者為 2 小時。對抹片陰性痰液檢體，Ultra 診斷靈敏度為 78.9%（95% 信賴區間，70.1, 86.1），Xpert 為 66.1%（95% 信賴區間，56.4, 74.9）。兩者的特異性（specificity）均為 98.7%（95% 信賴區間，93.0, 100）[48]。

除了 Xpert MTB/RIF 之外，Cepheid 公司也開發出 Xpert CT/NG, 90 分鐘內可以直接檢測檢體中的性傳染菌：*Chlamydia trachomatis*（砂眼披衣菌，CT）及 *Neisseria gonorrhoeae*（淋病雙球菌，NG）。Gaydos 等人[52] 分析了 1722 個女性檢體及 1387 個男性檢體，在 *Chlamydia trachomatis* 方面，女性檢體（子宮頸、陰道、及尿液檢體）之診斷靈敏度為 97.4%-98.7% 之間，男性（尿液）之靈敏度為 97.5%，而男女檢體之特異性均 ≧ 99.4%；在 *Neisseria gonorrhoeae* 方面，女性檢體（子宮頸檢體）的診斷靈敏度為 95.6%-100.0%，男性檢體（尿液）的靈敏度為 98.0%，而男女檢體特異性均 ≧ 99.8%。Gaydos 等人[52] 認為 Xpert CT/NG 由於分析時間短操作簡單，適合應用在定點照護檢驗。

FilmArray (Biomerieux, France)

敗血症（sepsis）是嚴重的感染症，若能早期診斷和治療可以降低疾病的嚴重性和死亡率。BioFire FilmArray Blood Culture Identification (BCID) panel，可以快速鑑定陽性血液培養（positive blood culture）中主要病原菌，其檢測標的（target）有 26 個：包括 15 種（5 種革蘭氏陽性，10 種革蘭氏陰性）細菌、2 屬（*Staphylococcus*, *Streptococcus*）及 1 科（Enterobacteriaceae）細菌、5 種酵母菌、和三種抗藥性基因（*mecA*, *vanA/B*, 及 *bla*$_{KPC}$）。它的原理是 nested multiplex PCR（巢式多套式 PCR），第一階段是 multiplex PCR，在一卡匣（pouch）的小室（chamer）中進行，第

二階段 PCR 則在許多個別小室中進行，這些小室中另外固定著偵測不同微生物和抗藥性基因的 DNA 探針（probe），PCR 反應後其產物和探針雜合反應（probe hybridization），可以檢測陽性血液培養中之主要病菌及上述三種抗藥基因 。檢體只需數分鐘人工操作後，和緩衝液一起注入卡匣，卡匣放入機器後會自動進行核酸抽取、PCR、雜合反應、和讀出結果，整個過程只需要 1 小時。

Salimnia 等人 [53] 在美國的八個醫院中心進行 FilmArray BCID 的評估，測試了 2207 個陽性血液培養（包括 1568 個臨床檢體及 639 個人工接種在血液培養瓶檢體），臨床檢體中 1382 個（88.1%）檢體偵測到單一種微生物，81 個（5.2%）檢體測到多種微生物。測不出菌種的檢體，是因微生物種類不在 FilmArray BCID 所能檢測的範圍。檢測抗藥性基因 *vanA/B* 及 *bla*$_{KPC}$ 的靈敏度及特異性皆為 100%，而偵測 *mecA* 的靈敏度及特異性分別為 98.4 和 98.3%。

目前已有第二代 BioFire FilmArray Blood Culture Identification 2 (BCID2) panel[54]，檢測標的有 43 個，包括 15 種革蘭氏陰性及 11 種革蘭氏陽性細菌、7 種酵母菌、和 10 種抗藥性基因，包括：carbapenemases (IMP, KPC, OXA-48-like, NDM, and VIM), colistin resistance (*mcr-1*), ESBL (CTX-M), methicillin-resistance [*mecA/C*, *mecA/C* and MREJ (MRSA)], and vancomycin resistance (*vanA/B*).

許多偏遠或地區醫院，缺乏醫學檢驗人員進行微生物鑑定和抗生素感受性試驗，但卻能進行血液培養。Bzdyl[55] 等人訓練澳洲區域醫院的實驗室人員（local hospital laboratory staff），在發現陽性血瓶後配合 FilmArray BCID 的使用，以鑑定微生物及其抗藥性。他們發現這種方式能縮短血液培養後的檢測時間，使醫生及早使用適當的抗生素，提供更好的醫療檢驗服務，對偏遠隔絕社區（isolated community）的病人有相當幫助。

此外，FilmArray Meningitis/ Encephalitis (ME) panel (https://www. biofiredx.com/products/the-filmarray-panels/ filmarrayme/)，可以檢測引起腦膜炎（meningitis）和腦炎（encephalitis）的主要病原菌（六種細菌、七種病毒、及一種酵母菌）；FilmArray Respiratory 2.1 plus panel 可檢測引起上呼吸感染的 4 種細菌及 19 種病毒（https://www.biomerieux-diagnostics. com/biofirer-respiratory-21-plus-panel），手動時間只需 2 分鐘，總共分析時間 45 分鐘；FilmArray GI panel (https://www. biomerieux-diagnostics.com/biofire-filmarray- gi-panel) 則可檢測引起胃腸道感染的 22 種微生物（包括細菌、病毒、及寄生蟲）。

基質輔助雷射脫附游離飛行時間質譜技術（matrix-assisted laser desorption ionization-time of flight mass spectrometery, MALDI-TOF MS）

質譜分析（mass spectrometery）可以精準的測定分子之質量／電價比（*m/*

z），以 MALDI-TOF MS 鑑定微生物近年來受到廣泛的注意，並已實用化（尤其是細菌和酵母菌鑑定）。當雷射光打擊到微生物細胞時，細胞內大分子物質（通常是含量較多的大分子，如核糖體蛋白質），被撞成許多不同大小分子碎片（具有不同 m/z），它們在質譜儀內飛行不同的時間到達檢測管，而形成該種微生物的特殊圖譜，把未知微生物圖譜和資料庫比對可鑑定微生物，故資料庫的完整性非常重要。美國藥物食品藥物管理局（FDA）已在 2013 年核准 VITEK MS（bioMérieux, France）用於臨床 193 種微生物鑑定[56]，用於鑑定酵母菌（Candida, Cryptococcus, and Malassezia groups）和細菌（Staphylococcaceae, Streptococcaceae, Enterobacteriaceae, Pseudomonadaceae, and Bacteroidaceae）。Clinical and Laboratory Standards Institute 在 2017 年訂立了以 MALDI-TOF MS 鑑定培養過的微生物之準則（CLSI guideline M58-Ed1）[57]。MALDI-TOF MS 目前已成為臨床實驗室（尤其較大型實驗室）常規（routine）鑑定大部分微生物的主要工具，包括細菌及真菌[58]。商業 MALDI-TOF MS 機器主要有二種，一種是 VITEK MS（bioMérieux, France），另一種是 Bruker Biotyper（Bruker Daltonik, Germany）。

Saffert 等人[59]用 Bruker Biotyper，可以鑑定 93% 的革蘭氏陰性桿菌（gram-negative bacilli）菌株至屬（genus），而 82% 菌株可以鑑定至種（species）。van Veen 等人[60]評估 MALDI-TOF MS 鑑定連續分離的 920 株細菌和酵母菌，正確鑑定率（92.2%）比傳統方法（83.1%）高，對屬（genus）的錯誤鑑定率（0.1%）比傳統生化法（1.6%）低，其鑑定不同類別微生物的正確率分別為：Enterobacteriaceae（腸內科細菌）97.7%、nonfermentative Gram-negative bacteria（非發酵陰性桿菌）92%、staphylococci（葡萄球菌）94.3%、streptococci（鏈球菌）84.8%、其他細菌（主要為 Haemophilus, Actinobacillus, Cardiobacterium, Eikenella, and Kingella）及酵母菌 85.2%。鑑定錯誤的菌株通常是資料庫中缺乏該菌種的圖譜資料。Baillie 等人[61]評估 MALDI-TOF MS 鑑定由囊性纖維化（cystic fibrosis）病人呼吸道中分離的細菌，結果和傳統方法的一致性高達 99.6%（479/481）。近年來由於 MALDI-TOF MS 資料庫的不斷改善和擴充，鑑定大部分細菌和酵母菌的效果已很可靠。

Idelevich 等人[62]使用微滴法（microdroplet）檢測 Klebsiella pneumoniae 和 Pseudomonas aeruginosa 對 meroperem（一種 beta-lactam 之廣效性抗生素）的抗藥性，把菌株懸浮液（suspension）和 meroperem 溶液等體積混合，細菌的終濃度為 5×5^5 CFU/mL，而 meroperem 的終濃度為 2 mg/L（區分點濃度，breakpoint concentration），每株菌均有一生長對照組（growth control，不添加抗生素），把這些小滴（2-10 microliters）滴到 MALDI-TOF MS target 測試孔（MBT Biotargets-96, Bruker Daltonik, Bremen, Germany）上，在保濕盒內置於 36°C 培養不同時間，再

以 MALDI-TOF MS（MALDI Biotyper 3.1, Bruker Daltonik）鑑定菌株。一個有效測試（valid test）是生長對照組在微滴中培養後，由 MALDI-TOF MS 可以正確鑑定種名（scor ≧ 1.7）。若一菌株在含抗生素微滴中培養後，仍被正確鑑定出種名，表示此菌株在 meropenem 存在下可以正常生長，即對 meropenem 不具感受性（nonsusceptible），若無法鑑定正確種名，表示此菌在 meropenem 下無法正常生長，故此菌株為感受性（susceptible）。*K. pneumoniae* 經 4 小時培養後，有效測試、靈敏度、和特異性皆為 100%，和傳統微量稀釋法（microdilution，在 35±1℃ 培養 18±2h）的結果完全一致。而 *P. aeruginosa* 經 5 小時培養，有效測試為 83.3%，靈度和特異性也皆為 100%[62]。

Nix 等人 [63] 也用微滴法檢測培養皿上和陽性血液培養中的 methicillin-resistant *Staphylococcus aureus* (MRSA)，檢體在含 cefoxitin 微滴中培養 4 小時後以 MALDI-TOF MS 測試，96.4% 檢體為有效測試，檢測 MRSA 的靈敏度（sensitivity）及特異性（specificity）均達 100%。

Singhal 等人 [64] 在綜評（review）中指出 MALDI-TOF MS 已是一不可避免的新興科技（emerging technology），它已廣泛的應用在微生物鑑定、菌株分型（typing）、流病調查（epidemiological study）、生物戰劑偵測（detection of biological warfare agents）、水和食物中病原菌檢驗、抗藥性檢測、和診斷血液及尿液中病原菌等領域。另一篇綜評中，

Tsuchida 等人 [65] 指出 MALDI-TOF MS 具有快速、正確、經濟、高通量（high throughput）、及環保等優點，可改善病人癒後（prognosis）和縮短住院時間等好處，目前在較大規模臨床實驗室是不可或缺的工具。

真菌分子診斷

前言

因人口老化、抗生素普遍使用、器官和骨髓移植、及免疫不全病人增加等因素，使真菌感染的機率增加 [66]。真菌為真核生物，依其型態可分為酵母菌（yeasts）及絲狀真菌（filamentous fungi, 或稱黴菌，molds）。酵母菌一般以單細胞存在，而黴菌則是多細胞構造，常有菌絲體（mycelium）形成，菌絲會形成分隔（septum）將菌絲分成許多節，但較原始的真菌菌絲缺乏分隔。有些真菌在室溫以菌絲體存在，但在較高的溫度（如 37℃）則以酵母菌的型態存在，稱為雙型性真菌（dimorphic fungi）[67]。真菌的生活史通常含有有性世代（telemorph）及無性世代（anamorph）。

絲狀真菌的分類主要以型態和繁殖構造（reproductive structure）為依據，許多菌同時具有性世代和無性世代的名稱。酵母菌的鑑定主要以生化反應為主，尤其是碳水化合物的同化作用（assimilation），市面上常用的酵母菌鑑定套組有 Vitek 2

YBC card (BioMerieux Vitek, Marcy-l'Etoile, France; https://www.biomerieux-diagnostics. com/vitekr-2-2-yst-id-card), API Candida（18-24 小時）（BioMerieux），API 20C AUX（48-72 小時）（BioMerieux）等。將一定濃度的菌液接種入鑑定卡內，培養後以各種化合物的代謝結果鑑定菌種。

多醣類抗原檢測法

一些真菌有特殊的細胞表面抗原，可用酵素免疫分析法（enzyme immunosorbent assay, EIA）或乳膠凝集法（latex agglutination）檢測。檢測 *Aspergillus* 及 *Candida* 所引起之深部真菌症（deep mycosis），可測定血漿（plasma）中細胞壁葡萄糖聚合糖 [(1-3)-beta-D-glucan]，如 Fungitec G test（Seikagaku Corp., Tokyo, Japan）套組[68]。

侵入性趨菌病（invasive aspergillosis, IA）易發生在異體血幹細胞移植（allogeneic hematopoietic stem cell transplantation, HSCT）病人和固體器官移植受贈者（solid-organ transplant recipients）[69-72]。IA 的診斷，可用 EIA 檢測血清中由趨菌細胞表面所釋出的由半乳糖（galactose）及甘露糖（mannose）所形成的多醣體（galactomannan, GM）。

Marr 等人[72]評估 GM EIA 診斷 IA 的效能，檢測 986 個血清檢體（67 位病人），陽性檢體之閾值（cutoff for positivity）若降至 0.5，可以增加 GM EIA 早期診斷 IA 的靈敏度，又不致於降低其專一性。且 GM 含量的高低和組織中趨菌的含量有關聯性，故也可以追蹤抗真菌藥物的治療效果[72]。Pfeiffer 等人[73]評估了 27 篇研究報告（1996-2005），發現 GM EIA 對 IA 病人的診斷靈敏度為 0.71（95% confidence interval [CI], 0.68-0.74），而特異性為 0.89（95% CI, 0.88-0.90），用在診斷 IA 時，對免疫功能低下（immunocompromised）的病人有中度的正確性（moderate accuracy），而在血液腫瘤（hematological malignancy）及血幹細胞移植（hematopoietic cell transplantation）病人，比用在固體器官移植受贈者的效果較佳[73]。

隱球菌病（cryptococcosis）是酵母菌 *Cryptococcus*（隱球菌屬，尤其是 *Cryptococcus neoformans*，新型隱球菌）引起的感染，在愛滋病（AIDS）人是常見感染。診斷時可以檢測血清中的 cryptoccoal polysaccharide antigen（glucuronoxylomannan, GXM）。Saha 等人[74]比較了數種快速〔包括 PCR, EIA, 及 latex agglutination test（LAT, 乳膠凝聚法）〕及傳統方法（鏡檢和培養）檢測 *Cryptococcus*，分析了 359 個檢體（52 個病人），包括腦脊髓液（cerebrospinal fluid, CSF）、血清、及尿液，取樣時間包括抗真菌藥物治療前及治療後，結果發現無論在治療前或後取樣，PCR（檢測一段 18S rDNA）最靈敏，EIA 及 LAT 次之。CSF 在開始治療後 90 天仍呈陽性反應，其次是血清（治療後 65 天）及尿液（治療後 45 天），作者認為三種檢體均可以

使用。

DNA 定序法

以 PCR 擴增某基因片段後進行定序，將序列與基因資料庫進行比對，即可鑑定種（或屬）名。DNA 定序法的優點在於不需要有真菌繁殖構造，序列可在免費基因庫（如 GenBank）上進行比對，可同時定序一個以上基因 [75, 76]，包括粒線體（mitochondrial）DNA、核糖核酸基因（rDNA），以及 rDNA 的內轉錄區（rDNA internal transcribed spacer, ITS）等。

核糖體核酸基因內轉錄區（rDNA internal transcribed spacer, ITS）定序

真菌的 DNA 中含有重複性且高保留性的 rRNA 基因（rDNA），一個操縱子（operon）包含 18S，5.8S 及 28S rDNA，如圖 17-2 所示。ITS1 位於 18S 與 5.8S rDNA 之間，ITS2 位於 5.8S 與 28S rDNA 之間。臨床真菌之 ITS 序列在不同種之間有顯著差異，ITS 長度往往也存在差異，許多研究 [77-85] 都利用 ITS 作為鑑定真菌的工具。

皮癬菌（dermatophytes）引起皮膚多樣的感染，此類黴菌包括 3 屬：（*Trichophyton*，髮癬菌屬），*Microsporum*

（小胞癬菌屬），及 *Epidermophyton*（絮狀表皮癬菌屬）。皮癬菌寄生在人及動物的皮膚、指甲、毛髮、及鬍鬚等處，一般不侵入身體深部的組織。有些皮癬菌生長緩慢，在培養過程中容易造成腐生菌污染。Li 等人 [85] 以 ITS1 或 ITS2 序列鑑定 188 株（17 種）皮癬菌（dermatophytes），二個 ITS 序列的正確鑑定率皆高於 97%，有幾種皮癬菌 ITS 序列實在太相近，如 *Trichophyton rubrum*, *T. soudanense* 及 *T. violaceum*，很有趣的是這些菌種在 ITS 區域往往有微小的序列差異，如單一核苷酸的改變、插入（insertion）、或移除（deletion），把 ITS 序列多重並排（sequence alignment）時可以發現這些差異，並做為鑑定這些菌種的指紋（fingerprint）[85]。

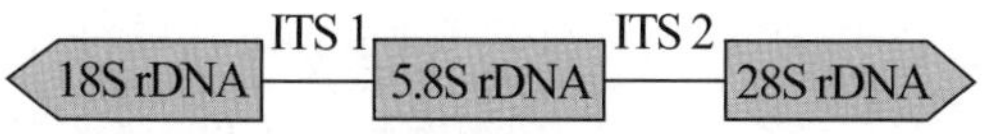

Leaw 等人 [81] 以 ITS 序列鑑定臨床酵母菌，將 ITS 序列在 GenBank 上以 BLAST（basic local alignment search tool）進行比對，測試了 373 株（86 種）酵母菌後，ITS1 序列的正確鑑定率為 96.8%（361/373），而 ITS2 序列為 99.7%（372/373），故 ITS2 序列在酵母菌的鑑定上有較高的鑑定率。在實際應用上，可將整段 ITS 序列（即 ITS1-5.8S rDNA-ITS2，約 400～700 個核苷酸）以 PCR 擴增及定序後再比對即可。但 ITS 序列相似度達到多少（如 98% 或 99%）以上即可認為同一菌種，目前沒有公認的標準。以 PCR 擴增真菌 ITS 的通用引子（universal primers）及反應條件，可參考 Leaw 等人 [81, 82]。

圖 17-2　真菌之核糖體核酸基因（rDNA）內轉錄區（internal transcribed spacer, ITS）之位置

UNITE database（https://unite.ut.ee/）是一真菌 ITS 序列資料庫，包含了約 100 萬個（459000 種）真菌 ITS 序列，專供真菌鑑定之用[86]。

D1/D2 區定序

在真菌的 28S rDNA 中有一高變異區（hypervariable region）長約 600 個核苷酸，稱為 D1/D2 區，其序列具有種的特異性，也常用來菌種鑑定[77]，公用資料庫中已有很多的 D1/D2 區序列可比對。但有些菌種的 D1/D2 序列太相近，有時難以區分很相近的菌種，同時定序 ITS 及 D1/D2 區域，在一些情況可增加鑑定的可靠性。

Hinrikson 等人[87]分析了 *Aspergillus*（麴菌屬）中 13 種主要菌種，D1/D2 區的序列相似度介於 91.9%-99.6%，ITS1 序列相似度介於 57.4%-98.1%，而 ITS2 序列相似度介於 75.6%-98.3%。在 13 種 *Aspergillus* 不同菌種中，有 10 種其 D1/D2 區的序列差異 ≤ 1 個核苷酸，相反的只有 5 種其 ITS1 或 ITS2 序列差異 ≤ 1 個核苷酸。Hinrikson 等人[87]認為要鑑定很接近的 *Aspergillus* 菌種時，ITS 區域是比較好的標的。

在黴菌（mold）方面，Ciardo 等人[88]以 233 株臨床黴菌進行 ITS 定序，結果有 78.6% 菌株可以成功鑑定（57.1% 鑑定至種，21.5% 鑑定至屬）。若觀察這些菌株的表型特徵（phenotypic characterization），只 13.3% 菌株可鑑定至種，有 47.6% 菌株可鑑定至屬或種，所以 ITS 序列鑑定黴菌的效果仍然勝於傳統方法。

PCR 及其延伸技術

PCR

Tirodker 等人[89]以 PCR 診斷危重病新生嬰兒（critically ill neonates）或小孩的真菌血症（fungemia），以真菌專一性（fungus-specific）引子擴增一段 18S rDNA，PCR 產物以電泳（gel electrophoresis）分析，總共分析了 70 個血液樣本（0.2-0.5 ml）並和培養方法比較，在 9 個培養出 *Candida* 的檢體中，9 個均為 PCR 陽性，但在 4 個培養出 *Malassezia*（馬拉色菌屬，一般引起皮膚感染）的檢體（可能是污染）中，只有一個是 PCR 陽性。整體而言，在 57 個培養陰性檢體中，有 13 個是 PCR 陽性，而其中 7 個有其他證據顯示有侵入性真菌病（invasive fungal diseases）。反過來說，在 44 個培養和 PCR 均陰性的病人中，沒有證據顯示任一個有真菌感染。研究者者認為 PCR 可以做為血液培養的有用輔佐（a useful adjunct），以早期偵測危重病新生兒或小孩的真菌菌血症。Tirodker 等人[89]的研究使用真菌通用引子（fungal universal primer）進行 PCR，檢體中若有真菌 DNA 就會被 PCR 擴增，並沒有使用屬或種專一性（genus- or species-specific primers）引子。

Multiplex PCR

引起真菌血症（fungemia）幾種主要酵母菌的 ITS1 長度不同，Chang 等人[78]以三個引子（primer）進行 multiplex

PCR，其中二個是真菌通用引子（universal primer），另一個是 *Candida albicans* 特異性引子（specific primer），以 PCR 擴增 ITS1 區域，由 PCR 產物的長短及多少片段（*Candida albicans* 二種 PCR 產物，其他酵母菌只一種），此方法可正確鑑定陽性血液培養（positive blood culture）中 7 種主要酵母菌，PCR 產物長度（base pair, bp）分別為：*Candida glabrata*（482 或 483 bp），*C. guilliermondii* (248 bp)，*C. parapsilosis* (229 bp)，*C. albicans*（110 及 218 bp, 或 110 及 219 bp），*C. tropicalis* (218 bp)，*Cryptococcus neoformans* (201 bp)，及 *C. krusei*（182 bp）。混合感染（mixed infection，有二種酵母菌存在檢體中）大都也能同時鑑定，如 *C. albicans* 和 *C. glabrata*，或 *C. albicans* 和 *C. parapsilosis* 同時存在血瓶中[78]。在分析二百多個陽性血液瓶中的 255 株酵母菌後，247 株（96.9%）正確鑑定，7 株沒有鑑定結果（not identified，不屬於上述 7 種酵母菌），1 株錯誤鑑定（misidentified）。此方法可在一個工作天內鑑定陽性血瓶中 7 種主要酵母菌，傳統方法一般需 2～4 天時間（1～2 天繼代培養，1～2 天鑑定）。

另外 Li 等人[83]以一通用引子及多個具種特異性引子（species-specific primer）擴增 ITS 區域，檢測陽性血液培養中常見的 8 種酵母菌（*Candida albicans, C. glabrata, C. guilliermondii, C. krusei, C. lusitaniae, C. parapsilosis, C. tropicalis,* and *Cryptococcus neoformans*），用電泳分析（polyacrylamide gel electrophoresis）不同菌種的 PCR 產物（116～630 bp, 鹼基對），正確鑑定率達 98.7%。

Real-Time PCR

Hsu 等人[90]以 real-time PCR 配合熔解曲線分析（melting-curve analysis），快速檢驗臨床上常見的 7 種酵母菌（*Candida albicans, C. glabrata, C. krusei, C. parapsilosis, C. tropicalis, C. guilliermondii,* and *Cryptococcus neoformans*），檢測標的為 ITS，該方法之檢測極限（limit of detection）約為 1 pg DNA。

單股 DNA 構形多樣性（Single-strand conformational polymorphism, SSCP）

DNA 片段經 PCR 擴增及變性（denaturation）成單股後以電泳分析，單股的 DNA 片段因序列不同而存在不同的構形（conformation），只要一個核苷酸的差異即可導致 DNA 片段在電泳膠體上有不同移動速度。Rath 和 Ansorg[91]以 SSCP 鑑定臨床上常見的 *Aspergillus*（麴菌屬），分析整段的 ITS（約 600 個核苷酸，包括 ITS1-5.8S rDNA-ITS2），可區分 *Aspergillus* 屬內 *A. flavus, A. fumigatus, A. nidulans, A. niger,* 及 *A. terreus* 等主要菌種，電泳在含有甲醛的膠體（polyacrylamide）上進行。PCR-RFLP 由於操作較煩複，在使用上並不實際。

探針雜合反應法（Probe hybridization）

此反應是利用二條互補（complementary）單股 DNA 產生雜合反應（hybridization）的原理，把具有種（或屬）特異性的單股寡核苷酸探針（oligonucleotide probe）結合在一固相（solid phase）上，可以和檢體 DNA（通常是 PCR 產物）產生雜合反應。Hsiao 等人 [80] 所發展的尼龍膜陣列（nylone membrane aarray）可鑑定臨床黴菌，探針設計自 ITS 區域，該陣列可以鑑定上 64 種（32 屬）黴菌，檢測極限約為 10 pg DNA，測試 397 株黴菌後，其鑑定靈敏度為 98.3%，特異性為 98.1%。

有些臨床皮癬菌（dermatophytes）不易以形態鑑定，或不容易在培養基上產生繁殖構造，導致鑑定上的困難。Li 等人 [84] 以寡核苷酸陣列鑑定 17 種皮癬菌，鑑定靈敏度為 99.5%，特異性 97.8%。

Li 等人 [92] 比較寡核苷酸陣列和 VITEK MALDI-TOF MS（基質輔助雷射脫附游離飛行時間質譜，IVD database），鑑定由血液檢體中分離的 512 株酵母菌，陣列上的探針（oligonucleotide probe）設計自酵母菌的 ITS1 和 ITS2 區域，常見菌種的鑑定率較高，陣列和 VITEK MS 的正確鑑定率分別為 99.6% 和 96.9%，在不同菌種正確鑑定率分別為：*Candida albicans* 100%, 98.4%; *C. glabrata* 100%, 100%; *C. parapsilosis* 100%, 93.3%; *C. tropicalis* 100%, 97.3%; 其他非 *Candida* (non-*Candida*) 酵母菌 91.7%, 87.5%。

基質輔助雷射脫附游離飛行時間質譜技術（matrix-assisted laser desorption ionization-time of flight mass spectrometery, MALDI-TOF MS）

Becker 等人 [93]，以 760 株黴菌建立了自家的資料庫（in-house database），並以此資料庫用 Bruker MALDI-TOF MS 鑑定 390 株臨床分離株，若不考慮鑑定分數（LogScore values），則 95.4% 菌株可正確鑑定至種（species），若考慮到 Brukers' cutoff value（≧ 1.7 才算鑑定至種名），則 85.6% 菌株可以正確鑑定，MALDI-TOF MS 黴菌鑑定能力明顯優於傳統方法（顯微和形態觀察）。

黴菌（molds）在使用 MALDI-TOF MS 鑑定前，需要把細胞壁打破，並用有機溶劑萃取細胞內容物等冗長步驟，包括以移植針刮取菌絲（菌絲有時會深入培養基內不易刮取）、打破細胞壁、用有機溶劑萃取細胞內容物等多重步驟。最近 Robert 等人 [94] 比較培養在 ID Fungi Plates（IDFP）（Conidia, Quincieux, France）、傳統培養基 Sabouraud Agar-Chloramphenicol（SAB）、和 ChromID Candida Agar（CAN2）上的 64 株黴菌，以 MALDI-TOF MS 鑑定時，比較了二種方法：1. 菌絲直接轉移法（rapid direct transfer, DT），和 2. 需較長步驟的乙醇 -

乙腈（ethanol-acetonitrile, EA）萃取法。DT 法是把菌絲直接塗（smearing）在測試孔上，在上面滴一微升（microliter）70% 甲酸（formic acid）後，以 MALDI-TOF MS 鑑定；EA 法則把菌絲刮到純水中製成懸浮液，接著以乙醇、甲酸、及乙腈處理。Robert 等人[94] 發現：1. 黴菌的生長速度和形態在三種培養基上差不多；2. 有 92.4% 的菌株生長在 IDFP 上，比生長在 SAB 和 CAN2 上更容易刮取菌絲及萃取細胞內容物；3. 在 IDFP 上的黴菌用 DT 或 EA 法萃取，再用 MALDI-TOF MS 鑑定至可接受（分數 ≧ 1.7）的比率沒有顯著差異（P=0.256）；4. 菌株生長在 IDFP 並用 DT 萃取法，以質譜儀鑑定至可接受分數（≧ 1.7）之比率（93.9%），明顯高於（P ≦ 0.001）生長在 SAB（69.7%）或在 CAN2（71.2%）上再用 EA 萃取的比率。5. 生長在 IDFP 上的真菌不影響其外觀形態及藥物感受性試驗（antifungal susceptibility testing）。6. 黴菌生長在 IDFP 上並配合 DT 法，有利於 MALDI-TOF MS 在臨床實驗室日常黴菌鑑定工作。

　　IDFP 培養基上有一透明薄膜，此膜能讓黴菌正常生長，但菌絲無法穿透此薄膜深入瓊脂（agar），在刮取菌絲時不會刮到瓊脂成份而干擾了質譜儀的鑑定。Heireman 等人[95] 比較培養在 IDFP 和 Sabouraud-gentamicin-chloramphenicol agar 上面的黴菌，也發現生長在 IDFP 上的菌株生長較快、細胞內容物較容易萃取、且以 MALDI-TOF MS 鑑定成功的比率較高。Luethy 和 Zelazny[96] 報告了單一步驟

的黴菌細胞萃取法，把菌絲挑在含有小顆粒的氧化鋯 - 矽（zirconia-silica）、乙腈、和甲酸溶液的小管內，再以均質機（homogenizer）擊破菌絲，取其上清液供質譜儀鑑定。這種方法可把傳統方法 35 分鐘樣品製備時間（以酒精去活化、氧化鋯 - 矽顆粒打粹、及乙腈萃取等步驟）縮減為五分鐘。在測試了 106 株黴菌後，發現單一步驟的細胞萃取法比傳統的的萃取法（包含去活化、打粹細胞、及溶劑萃取等步驟），在使用 MALDI-TOF MS 鑑定時效果更佳。

　　培養基、萃取方法（更容易和有效）、及資料庫的改善和擴充，使應用 MALDI-TOF MS 常規鑑定黴菌變成容易和可行，真菌的鑑定在不久的未來可望更快、更經濟、和更正確。Patel[97] 指出質譜儀用於真菌鑑定有很多優點，但也有一些限制要注意，如資料庫都是儀器公司所擁有，實驗室要建立自己的資料庫或更改資料庫並不實際可行，不像 DNA 序列在公開資料庫（public database）上可以免費使用。另外，不同的培養基和萃取方法也可能導致鑑定結果的差異也要注意。

　　除了 MALDI-TOF MS 外，有另外一種質譜技術可鑑定臨床微生物，稱為 PCR- 電噴灑離子化 - 質譜儀（PCR-Electrospray Ionization/Mass Spectrometry，簡稱為 PCR-ESI/MS）。PCR-ESI/MS 先以 PCR 擴增多個基因，包括保留性的區域（conserved regions）和具有種特異性（species-specific）基因，再以質譜儀分析個別 PCR 產物的鹼基組成（每一 PCR

產物中有多少數目的 A, G, C, T），把結果和資料庫比對以鑑定微生物。PCR-ESI/MS 和 MALDI-TOF MS 不同的是，前者分析標的為 PCR 產物的核苷酸組成，而後者是菌體中的主要蛋白質。Kaleta 等人[98] 比較了 PCR-ESI/MS（Ibis T5000/Abbott Molecular for PCR/ESI/MS testing）和 MALDI-TOF MS（Bruker MALDI Biotyper 2.0），樣品為陽性血液培養（包括好氣及厭氧培養）中的細菌和酵母菌，發現二者的效果差不多，PCR-ESI/MS 和 MALDI-TOF MS 鑑定至屬（genus）的比例分別為 0.965 和 0.969，而鑑定至種（species）的比例分別為 0.952 和 0.943。

由於 MALDI-TOF MS 正確性高、試劑成本低、鑑定速度快、資料庫漸日擴充、高通量（high throughput）、耗材用量極少（很環保）等優點，在世界許多臨床實驗室和台灣多家大型醫院已普遍使用，目前 MALDI-TOF MS 在臨床微生物（包括細菌及酵母菌）的鑑定技術已十分成熟，成為菌種鑑定的主流，有學者認為 MALDI-TOF MS 的應用是 21 世紀臨床微生物實驗室的重大進展[99]。

以上各種分子生物學的方法鑑定細菌和真菌，各實驗室應評估其實驗室人力、設備、費用、時間、實驗目的、每天要處理的樣品數等。DNA 定序是一種成熟的技術，探針雜合反應法再現性佳，在一陣列（array）上可鑑定多種菌種，缺點是實驗步驟較繁瑣，除非有商業產品。

學習評估

1. 是否了解臨床微生物較常用的分子診斷法？
2. 是否了解臨床微生物分子診斷法所檢測之不同基因標的？
3. 各種分子診斷法之優缺點？
4. 在自己實驗室的設備和人力之下，應該選擇哪一種分子診斷法？
5. 是否了解各種分子診斷法之限制？
6. 是否能依文獻的方法，自己進行微生物分子診斷？

參考文獻

1. Marí-Almirall M, Cosgaya C, Higgins PG, et al. MALDI-TOF/MS identification of species from the *Acinetobacter baumannii* (Ab) group revisited: inclusion of the novel *A. seifertii* and *A. dijkshoorniae* species. *Clin Microb Inf*, 2017; 23:210.e1-210.e9.

2. Bosshard PP, Zbinden R, Abels S, et al. 16S rRNA gene sequencing versus the API 20 NE system and the VITEK 2 ID-GNB card for identification of nonfermenting Gram-negative bacteria in the clinical laboratory. *J Clin Microbiol*, 2006; 44:1359-66.

3. Jackson CR, Fedorka-Cray PJ, Barrett JB. Use of a genus- and species-specific multiplex PCR for identification of enterococci. *J Clin Microbiol*, 2004; 42:3558-65.

4. Chen HJ, Tsai JC, Chang TC, et al. PCR-

RFLP assay for species and subspecies differentiation of the *Streptococcus bovis* group based on *groESL* sequences. *J Med Microbiol*, 2008; 57:432-8.

5. Clarke L, Moore JE, Millar BC, et al. Development of a diagnostic PCR assay that targets a heat-shock protein gene (*groES*) for detection of *Pseudomonas* spp. in cystic fibrosis patients. *J Med Microbiol*, 2003; 52:759-63.

6. Chen J-Q, Healey S, Regan P, et al. PCR-based methodologies for detection and characterization of *Listeria monocytogenes* and *Listeria ivanovii* in foods and environmental sources. *Food Sci Hum Wellness*, 2017; 6:39-59.

7. Chandrashekhar KM, Isloor S, Veeresh BH, et al. Limit of detection of genomic DNA by conventional PCR for estimating the load of *Staphylococcus aureus* and *Escherichia coli* associated with bovine mastitis. *Folia Microbiol*, 2015; 60:465-72.

8. Tang Y-W. Duplex PCR assay simultaneously detecting and differentiating *Bartonella quintana*, *B. henselae*, and *Coxiella burnetii* in surgical heart valve specimens. *J Clin Microbiol*, 2009; 51:2267-72.

9. Hoen B, Alla F, Selton-Suty C, et al. Changing profile of infective endocarditis: results of a 1-year survey in France. *JAMA*, 2002; 288:75-81.

10. Stralin K, Korsgaard J, Olcen P. Evaluation of a multiplex PCR for bacterial pathogens applied to bronchoalveolar lavage. *Eur Respir J*, 2006; 28:568-75.

11. Kralik P, Ricchi M. A basic guide to real time PCR in microbial diagnostics: definitions, parameters, and everything. *Front Microbiol*, 2017; 8:108.

12. Watanabe Pinhata JM, Cergole-Novella MC, Moreira dos Santos Carmo A, et al. Rapid detection of *Mycobacterium tuberculosis* complex by real-time PCR in sputum samples and its use in the routine diagnosis in a reference laboratory. *J Med Microbiol*, 2015; 64:1040-5.

13. Wu TL, Chia JH, Kuo AJ, et al. Rapid identification of *Mycobacteria* from smear-positive sputum samples by nested PCR-restriction fragment length polymorphism analysis. *J Clin Microbiol*, 2008; 46:3591-4.

14. Hsiao CR, Huang L, Bouchara JP, et al. Identification of medically important molds by an oligonucleotide array. *J Clin Microbiol*, 2005; 43:3760-8.

15. Chen CC, Teng LJ, Kaiung S, et al. Identification of clinically relevant viridans streptococci by an oligonucleotide array. *J Clin Microbiol*, 2005; 43:1515-21.

16. Lin YT, Vaneechoutte M, Huang AH, et al. Identification of clinically important anaerobic bacteria by an oligonucleotide array. *J Clin Microbiol*, 2010; 48:1283-90.

17. Su HP, Tung SK, Tseng LR, et al. Identification of *Legionella* species by an

oligonucleotide array. *J Clin Microbiol*, 2009; 47:1386-92.

18. Han HW, Chang HC, Chang TC. Identification of *Staphylococcus* spp. and detection of *mecA* by an oligonucleotide array. *Diagn Microbiol Infect Dis*, 2016; 86:23-9.

19. Gitti Z, Neonakis I, Fanti G, et al. Use of the GenoType Mycobacterium CM and AS assays to analyze 76 nontuberculous mycobacteria isolates from Greece. *J Clin Microbiol*, 2006; 44:2244-6.

20. Fukushima M, Kakinuma K, Hayashi H, et al. Detection and identification of *Mycobacterium* species isolates by DNA microarray. *J Clin Microbiol*, 2003; 41:2605-15.

21. Bøving MK, Pedersen LN, Møller JK. Eight-plex PCR and liquid-array detection of bacterial and viral pathogens in cerebrospinal fluid from patients with suspected meningitis. *J Clin Microbiol*, 2009; 47:908-13.

22. Brown AR, Govan JR. Assessment of fluorescent in situ hybridization and PCR-based methods for rapid identification of *Burkholderia cepacia* complex organisms directly from sputum samples. *J Clin Microbiol*, 2007; 45:1920-6.

23. Moter A, Göbel UB. Fluorescence in situ hybridization (FISH) for direct visualization of microorganisms. *J Microbiol Methods*, 2000; 41:85-112.

24. Levsky JM, Singer RH. Fluorescence in situ hybridization: past, present and future. *J Cell Sci*, 2003; 116:2833-8.

25. Janda JM, Abbott SL. 16S rRNA gene sequencing for bacterial identification in the diagnostic laboratory: pluses, perils, and pitfalls. *J Clin Microbiol*, 2007; 45:2761-4.

26. Chang HC, Wei YF, Dijkshoorn L, et al. Species-level identification of *Acinetobacter* isolates of the *A. calcoaceticus-A. baumannii* complex by sequence analysis of the 16S-23S rDNA spacer region. *J Clin Microbiol*, 2005; 43:1632-9.

27. Chen CC, Teng, LJ, Chang TC. Identification of clinically relevant viridans streptococci by sequence analysis of the 16S-23S rDNA spacer region. *J Clin Microbiol*, 2004; 42:2651-7.

28. Tung SK, Teng LJ, Vaneechoutte M, et al. Identification of species of *Abiotrophia*, *Enterococcus*, *Granulicatella* and *Streptococcus* by sequence analysis of the ribosomal 16S-23S intergenic spacer region. *J Med Microbiol*, 2007; 56:504-13.

29. Ratcliff RM, Lanser JA, Manning PA, et al. Sequence-based classification scheme for the genus *Legionella* targeting the *mip* gene. *J Clin Microbiol*, 1998; 36:1560-7.

30. Payne GW, Vandamme P, Morgan SH, et al. Development of a *recA* gene-based identification approach for the entire *Burkholderia* genus. *Appl Environ Microbiol*, 2005; 71:3917-27.

31. Woo PCY, Lau SKP, Teng JLL, et al. Then and now: use of 16S rDNA gene sequencing for bacterial identification and discovery of novel bacteria in clinical microbiology laboratories. *Clin Microbiol Inf*, 2008; 14:908-34.

32. Frothingham R, Hills HG, Wilson KH. Extensive DNA sequence conservation throughout the *Mycobacterium tuberculosis* complex. *J Clin Microbiol*, 1994; 32:1639-43.

33. Relman DA. Universal bacterial 16S rDNA amplification and sequencing. In: Persing DH, Tenover FC, White TJ eds. *Diagnostic molecular microbiology*, Washington DC: American Society for Microbiology, 1993; 489-95.

34. Gürtler V, Stanisich VA. New approaches to typing and identification of bacteria using the 16S-23S rDNA spacer region. *Microbiology*, 1996; 142:3-16.

35. Nemec A, Krizova L, Maixnerova M, et al. Genotypic and phenotypic characterization of the *Acinetobacter calcoaceticus-Acinetobacter baumannii* complex with the proposal of *Acinetobacter pittii* sp. nov. (formerly *Acinetobacter* genomic species 3) and *Acinetobacter nosocomialis* sp. nov. (formerly *Acinetobacter* genomic species 13TU). *Res Microbiol*, 2011; 162:393-404.

36. Ko WC, Lee NY, Su SC, et al. Oligonucleotide-array based identification of species in the *Acinetobacter*

calcoaceticus-A. baumannii complex isolated from blood cultures and antimicrobial susceptibility testing of the isolates. *J Clin Microbiol*, 2008; 46:2052-9.

37. Lee N-Y, Chang TC, Wu C-J, et al. Clinical manifestations, antimicrobial therapy, and prognostic factors of monomicrobial *Acinetobacter baumannii* complex bacteremia. *J Infect,* 2010; 61:219-27.

38. Sabat AJ, van Zanten E, Akkerboom V, et al. Targeted next-generation sequencing of the 16S-23S rRNA region for culture-independent bacterial identification increased discrimination of closely related species. 2017; *Sci Rep* 7, 3434.

39. Drancourt M, Roux V, Fournier PE, et al. *rpoB* gene sequence-based identification of aerobic Gram-positive cocci of the genera *Streptococcus*, *Enterococcus*, *Gemella*, *Abiotrophia*, and *Granulicatella*. *J Clin Microbiol*, 2004; 42:497-504.

40. Poyart C, Quesne G, Coulon S, et al. Identification of streptococci to species level by sequencing the gene encoding the manganese-dependent superoxide dismutase. *J Clin Microbiol*, 1998; 36:41-7.

41. Poyart C, Quesnes G, Trieu-Cuot P. Sequencing the gene encoding manganese-dependent superoxide dismutase for rapid species identification of enterococci. *J Clin Microbiol*, 2000; 38:415-8.

42. Stølhaug A, Bergh K. Identification and differentiation of *Legionella pneumophila*

and *Legionella* spp. with real-time PCR targeting the 16S rRNA gene and species identification by *mip* sequencing. *Appl Environ Microbiol*, 2006; 72:6394-8.

43. Quainoo S, Coolen JPM, van Hijum SAFT, et al. Whole-genome sequencing of bacterial pathogens: the future of nosocomial outbreak analysis. *Clin Microbiol Rev*, 2017; 30:1015-63.

44. Enkirch T, Werngren J, Groenheit R, et al. Systematic review of whole genome sequencing data to predict phenotypic drug resistance and susceptibility in Swedish *Mycobacterium tuberculosis* isolates 2016-2018. *Antimicrob Agents Chemother*, 2020; 64:e02550-19.

45. Salipante SJ, SenGupta DJ, Cummings LA, et al. Application of whole-genome sequencing for bacterial strain typing in molecular epidemiology. *J Clin Microbiol*, 2015; 53:1072-9.

46. Quainoo S, Coolen JPM, van Hijum SAFT, et al. Whole-genome sequencing of bacterial pathogens: the future of nosocomial outbreak analysis. *Clin Microbiol Rev*, 2017; 30:1015-63.

47. World Health Organization. Global tuberculosis report. 2018; Geneva, Switzerland.

48. Chakravorty S, Simmons AM, Rowneki M, et al. The new Xpert MTB/RIF Ultra: improving detection of *Mycobacterium tuberculosis* and resistance to rifampin in

an assay suitable for point-of-care testing. *mBio*, 2017; 8:e00812-17.

49. Helb D, Jones M, Story E, et al. Rapid detection of *Mycobacterium tuberculosis* and rifampin resistance by use of on demand, near-patient technology. *J Clin Microbiol*, 2010; 48:229-37.

50. Steingart KR, Si HDJ, Pai M, et al. Xpert MTB/RIF assay for pulmonary tuberculosis and rifampicin resistance in adults. *Cochrane Database Syst Rev*, 2014; CD009593.

51. Albert H, Nathavitharana RR, Isaacs C, et al. 2016. Development, roll-out and impact of Xpert MTB/RIF for tuberculosis: what lessons have we learnt and how can we do better? *Eur Respir J*, 2016; 48:516-25.

52. Gaydos GA, Van Der PB, Jett-Goheen M, et al. Performance of the Cepheid CT/NG Xpert Rapid PCR Test for detection of *Chlamydia trachomatis* and *Neisseria gonorrhoeae*. *J Clin Microbiol*, 2013; 51:1666-72.

53. Salimnia H, Fairfax MR, Lephart PR, et al. Evaluation of the FilmArray Blood Culture Identification Panel: results of a multicenter controlled trial. *J Clin Microbiol*, 2016; 54:687-98.

54. Cortazzo V, D'Inzeo T, Giordano L, et al. Comparing BioFire FilmArray BCID2 and BCID panels for direct detection of bacterial pathogens and antimicrobial resistance genes from positive blood cultures. *J Clin*

Microbiol, 2021; 59:e03163-20.

55. Bzdyl NM, Urosevic N, Payne B, et al. Field trials of Blood Culture Identification FilmArray in regional Australian hospitals. *J Med Microbiol*, 2018; 67: 669-75.

56. U.S. Food and Drug Administration. New test system identifies 193 different yeasts and bacteria known to cause illness. Aug. 21, 2013; www.fda.gov/NewsEvents/ Newsroom/PressAnnouncements/ ucm365907.htm.

57. Clinical and Laboratory Standards Institute. Methods for the identification of cultured microorganisms using matrix-assisted laser desorption/ionization time-of-flight mass spectrometry, 2017; CLSI guideline M58-Ed1, Wayne, Philadelphia.

58. Bader, O. Fungal species identification by MALDI-TOF mass spectrometry. *Methods Mol Biol*, 2017; 1508:323-37.

59. Saffert RT, Cunningham SA, Ihde SM, et al. Comparison of Bruker Biotyper matrix-assisted laser desorption ionization-time of flight mass spectrometer to BD Phoenix automated microbiology system for identification of gram-negative bacilli. *J Clin Microbiol*, 2011; 49:887-92.

60. van Veen SQ, Claas ECJ, Kuijper EJ. High-throughput identification of bacteria and yeast by matrix-assisted laser desorption ionization-time of flight mass spectrometry in conventional medical microbiology laboratories. *J Clin Microbiol*, 2010;

48:900-7.

61. Baillie S, Ireland K, Warwick S, et al. 2013. Matrix-assisted laser desorption/ionisation-time of flight mass specrometry: rapid identification of bacteria isolated from patients with cystic fibrosis. *Br J Biomed Sci*, 2013; 70:144-8.

62. Idelevich EA, Sparbier K, Kostrzewa M, et al. Rapid detection of antibiotic resistance by MALDI-TOF mass spectrometry using a novel direct-on-target microdroplet growth assay. *Clin Microbiol Infect*, 2018; 24:738-43.

63. Nix ID, Idelevich EA, Storck LM, et al. Detection of methicillin resistance in *Staphylococcus aureus* from agar cultures and directly from positive blood cultures using MALDI-TOF mass spectrometry-based direct-on-target microdroplet growth assay. *Front Microbiol*, 2020; 11:232.

64. Singhal N, Kumar M, Kanaujia PK, et al. MALDI-TOF mass spectrometry: an emerging technology for microbial identification and diagnosis. *Front Microbiol*, 2015; 6:791.

65. Tsuchida S, Umemura H, Nakayama T. Current status of matrix-assisted laser desorption/ionization-time-of-flight mass spectrometry (MALDI-TOF MS) in clinical diagnostic microbiology, 2020; *Molecules* 25:4775.

66. Singh N. Trends in the epidemiology of opportunistic fungal infections: predisposing

factors and the impact of antimicrobial use practices. *Clin Infec Dis*, 2001; 33:1692-6.

67.Guarro J, Gené J, Stchigel AM. Developments in fungal taxonomy. *Clin Microbiol Rev*, 1999; 12:454-500.

68.Obayashi T, Yoshida M, Mori T, et al. Plasma (1,3)-beta-D-glucan measurement in diagnosis of invasive deep mycosis and fungal febrile episodes. *Lancet*, 1995; 345:17-20.

69.Pfeiffer CD, Fine JP, Safdar N. Diagnosis of invasive aspergillosis using a galactomannan assay: a meta-analysis. *Clin Inf Dis*, 2006; 42:1417-27.

70.Fukuda T, Boeckh M, Carter RA, et al. Risks and outcomes of invasive fungal infections in recipients of allogeneic hematopoietic stem cell transplants after nonmyeloablative conditioning. *Blood*, 2003; 102:827-33.

71.Ribaud P, Chastang C, Latge JP, et al. Survival and prognostic factors of invasive aspergillosis after allogeneic bone marrow transplantation. *Clin Infect Dis*, 1999; 28:322-30.

72.Marr KA, Balajee SA, McLaughlin L, et al. 2004. Detection of galactomannan antigenemia by enzyme immunoassay for the diagnosis of invasive aspergillosis: variables that affect performance. *J Infect Dis*, 2004; 190:641-9.

73.Pfeiffer CD, Fine JP, Safdar N. Diagnosis of invasive aspergillosis using a galactomannan assay: a meta-analysis. *Clin Inf Dis*, 2006; 42:1417-27.

74.Saha DC, Xess I, Biswas A, et al. Detection of *Cryptococcus* by conventional, serological and molecular methods. *J Med Microbiol*, 2009; 58:1098-105.

75.Rakeman JL, Bui U, Lafe K, et al. Multilocus DNA sequence comparisons rapidly identify pathogenic molds. *J Clin Microbiol*, 2005; 43:3324-33.

76.Balajee SA, Sigler L. Brandt ME. DNA and the classical way: identification of medically important molds in the 21st century. *Med Myco*l, 2007; 45:475-90.

77.Borman AM, Linton CJ, Miles SJ, et al. Molecular identification of pathogenic fungi. *J Antimicrob Chemother*, 2008; 61(Suppl 1):i7-12.

78.Chang HC, Leaw SN, Huang AH, et al. Rapid identification of yeasts in positive blood cultures by a multiplex PCR method. *J Clin Microbiol*, 2001; 39:3466-71.

79.Chen YC, Eisner JD, Kattar MM, et al. Identification of medically important yeasts using PCR-based detection of DNA sequence polymorphisms in the internal transcribed spacer 2 region of the rRNA genes. *J Clin Microbiol*, 2000; 38:2302-10.

80.Hsiao CR, Huang L, Bouchara JP, et al. Identification of medically important molds by an oligonucleotide array. *J Clin Microbiol*, 2005; 43:3760-8.

81.Leaw SN, Chang HC, Sun HF, et al.

Identification of medically important yeast species by sequence analysis of the internal transcribed spacer regions. *J Clin Microbiol*, 2006; 44:693-9.

82.Leaw SN, Chang HC, Barton R, et al. Identification of medically important *Candida* and non-*Candida* yeast species by an oligonucleotide array. *J Clin Microbiol*, 2007; 45:2220-9.

83.Li YL, Leaw SN, Chen JH, et al. Rapid identification of yeasts commonly found in positive blood cultures by amplification of the internal transcribed spacer regions 1 and 2. *Eur J Clin Microbiol Infect Dis*, 2003; 22:693-6.

84.Li HC, Bouchara JP, Hsu MML, et al. Identification of dermatophytes by an oligonucleotide array. *J Clin Microbiol*, 2007; 45:3160-6.

85.Li HC, Bouchara JP, Hsu MML, et al. Identification of dermatophytes by sequence analysis of the rRNA gene internal transcribed spacer regions. *J Med Microbiol*, 2008; 57:592-600.

86.Nilsson RH, Larsson K-H, Taylor AFS, et al. The UNITE database for molecular identification of fungi: handling dark taxa and parallel taxonomic classifications. *Nucleic Acids Res*, 2019; 47:D259-64.

87.Hinrikson HP, Hurst SF, Lott TJ, et al. Assessment of ribosomal large-subunit D1-D2, internal transcribed spacer 1 and internal transcribed spacer 2 regions as targets for molecular identification of medically important *Aspergillus* species. *J. Clin. Microbiol*, 2005; 43:2092-103.

88.Ciardo DE, Lucke K, Imhof A, et al. Systematic internal transcribed spacer sequence analysis for identification of clinical mold isolates in diagnostic mycology: a 5-year study. *J. Clin. Microbiol*, 2010; 48:2809-13.

89.Tirodker UH, Nataro JP, Smith S, et al. Detection of fungemia by polymerase chain reaction in critically ill neonates and children. *J Perinatol*, 2003; 23:117-22.

90.Hsu MC, Chen KW, Lo HJ, et al. Species identification of medically important fungi by use of real-time LightCycler PCR. *J Med Microbiol*, 2003; 52:1071-6.

91.Rath PM, Ansorg R. Identification of medically important *Aspergillus* species by single strand conformational polymorphism (SSCP) of the PCR-amplified intergenic spacer region. *Mycoses*, 2000; 43:381-6.

92.Li M-C, Chang TC, Chen H-M, et al. Oligonucleotide array and VITEK matrix-assisted laser desorption ionization-time of flight mass spectrometry in species identification of blood yeast isolates. *Front. Microbiol.* 2018; 9:51.

93.Becker PT, de Bel A, Martiny D, et al. Identification of filamentous fungi isolates by MALDI-TOF mass spectrometry: clinical evaluation of an extended reference spectra library. *Med. Mycol.* 2014; 52:826-

34.

94. Robert MG, Romero C, Dard C, et al. Evaluation of ID-Fungi-Plates media for identification of molds by MALDI-Biotyper *J Clin Microbiol*, 2020; 58:e01687-19

95. Heireman L, Patteet S, Steyaert S. Performance of the new ID-fungi plate using two types of reference libraries (Bruker and MSI) to identify fungi with the Bruker MALDI Biotyper. *Med Mycol*, 2020; 58:946-957.

96. Luethy PM, Zelazny AM. Rapid one-step extraction method for the identification of molds using MALDI-TOF MS. *Diagn Microbiol Infect Dis*, 2018; 91:130-5.

97. Patel R. A moldy application of MALDI: MALDI-ToF mass spectrometry for fungal identification. *J Fungi* (Basel), 2019; 5:4. doi:10.3390/jof5010004.

98. Kaleta EJ, Clark AE, Cherkaoui A, et al. Comparative analysis of PCR-electrospray ionization/mass spectrometry (MS) and MALDI-TOF/MS for the identification of bacteria and yeast from positive blood culture bottles. *Clin Chem*, 2011; 57:1057-67.

99. Clark AE, Kaleta EJ, Arora A, et al. Matrix-assisted laser desorption ionization-time of flight mass spectrometry: a fundamental shift in the routine practice of clinical microbiology. *Clin Microbiol Rev.* 2013; 26:547-603.

第十八章　病毒感染之分子鑑定（Molecular Identification of Viral Diseases）

羅時燕　著

學習目標

1. 了解檢測病毒所用分子鑑定法的原
   理。

2. 了解檢測病毒感染的各種方法，特別
   是分子鑑定法。

前言

　　過去，由於病毒感染後，除了症狀緩解的治療外，幾乎沒有針對個別病毒的專一性藥物，因此，病毒感染的檢測，並無迫切性。近年來，由於專一性抗病毒藥物的相繼發現與新興病毒的出現，快速且準確的檢測病毒感染，是很重要的。例如，2019 年底開始，由新冠病毒（SARS-CoV 2）引發全球傳染的 2019 冠狀病毒疾病（COVID-19），經由快速且準確的檢測病毒感染，進而隔離感染者，對於預防疾病擴散，是不可或缺的。目前病毒感染之鑑定，可以做病毒培養（viral culture）、偵測病毒抗原（antigen）、偵測病毒引發的宿主抗體（antibody）、以及偵測病毒的核酸（nucleic acid）等方法。傳統上，以培養細胞來分離病毒[1,2]，為檢測病毒感染的「金標準」（gold standard）作法，但有些病毒目前無法培養於細胞，另有些病毒用此法檢出率低。因此，比病毒培養更敏感、更準確的方法，用於檢測病毒感染，是迫切需要的。其中，分子檢測法以偵測病毒的核酸，大大改變病毒的檢測方式。驗證於目前新冠病毒（SARS-CoV 2）的檢測，也是如此。本章著重於偵測病毒核酸的分子檢測法，而有關這些方法的檢體處理、品質管制等問題，請參看所附文獻資料[3]。病毒檢測方法的選擇，有時取決於使用方法的方便性，這包括操作的難易、與價格的高低，這些因素，目前較不利於偵測核酸的分子檢測法，但隨著技術的改進，這項因素，也會隨之改變，因此，本章未專門討論此項因素。

　　本章的參考資料，書本請參看教科書[4]；而所引用的論文文獻，限於篇幅，以綜合論文（review article）為主。

常用於檢測病毒感染的分子鑑定法

核酸檢測方法的類別

　　分子檢測核酸的方法（nucleic acid tests, NAT），依照增幅之標的不同，可分為標的增幅分析方法（target amplification assays）、訊號增幅分析方法（signal amplification assays）、以及探針增幅分析方法（probe amplification assays）等。標的增幅分析方法，所增幅的是欲偵測的核酸標的，此類方法如 polymerase chain reaction（PCR）聚合酶連鎖反應、transcription-mediated amplification assay（TMA）轉錄介導的擴增法、nucleic acid sequence based amplification（NASBA）應用核酸序列的放大反應等。訊號增幅分析方法，欲偵測的核酸標的沒有增加，所增強的是外加的訊號，如以專一性探針（probe）直接去雜交（hybridize）核酸標的、或是分枝 DNA 訊號法 branched-chain DNA (bDNA) assay、the hybrid capture assay 等方式。探針增幅分析方法，欲偵測的核酸標的沒有增幅，所增幅的是外加的探針，如 ligase chain reaction (LCR) assay 連接酶鏈鎖反應、Qβ replicase assay 等。其中，標的增幅分析方法與訊號增幅分析方法，較常用於偵測病毒的核酸。而一般情況下，標的增幅分析

方法，比訊號增幅分析方法的敏感度高，但檢體數量多的時候，訊號增幅分析方法的操作較簡單，節省人力。另外，也有人認為，連接酶鏈鎖反應（LCR）也屬於標的增幅分析方法，因為增幅的探針序列，也是標的序列。

偵測病毒核酸的分子檢測方法，最早是用訊號增幅分析方法，以針對此病毒的專一性探針，直接去雜交核酸標的，以偵測臨床檢體中有無此病毒核酸。但利用此直接雜交去偵測病毒核酸的方式，未被廣泛應用，因為敏感度不夠高，需要病毒核酸有 10^4 到 10^5 個分子，才能被偵測到。因此，後來發展出增幅核酸標的之方法，以提高敏感度，偵測病毒核酸的分子檢測，才被廣泛應用。核酸標的增幅的方法，對於在臨床檢體中，病毒量少、或很難甚至無法培養、或培養後生長慢的病毒，偵測上特別有助益。因為核酸標的增幅方法的敏感度高，少量檢體就足夠偵測到病毒的存在；又因去氧核醣核酸（DNA）穩定，在容易失去病毒活性的狀況下，核酸標的增幅的方法，是較佳的檢測方法。其中，聚合酶鏈鎖反應（PCR）、或反轉錄 - 聚合酶鏈鎖反應（reverse transcriptase-polymerase chain reaction, RT-PCR），是最常使用的分子檢測方法來偵測病毒核酸。近年來，及時定量聚合酶連鎖反應（real time polymerase chain reaction, real time PCR）有取而代之的趨勢，因為 real time PCR 有準確、速度快、較少因夾帶（carryover）造成的污染問題、可以定量等優點。分子鑑定法偵測的病毒核酸，一般指的是病毒的

基因體：RNA 病毒測病毒顆粒內的基因體 RNA（genomic RNA），而 DNA 病毒則測病毒顆粒內的 DNA。至於反轉錄病毒（如 HIV），可測病毒顆粒內的基因體 RNA，有時測嵌入細胞染色體內由病毒基因體 RNA 反轉錄成的 DNA（proviral DNA）。當然，如果需要，分子鑑定法也可以偵測病毒轉錄（transcription）出來的訊息 RNA（messenger RNA, mRNA）。

聚合酶連鎖反應（PCR）及其相關方法

聚合酶連鎖反應（PCR）增幅核酸標的 DNA 的大小，一般在 100 至 1,000 鹼基對（base pair, bp）。PCR 的敏感度高，檢體中只要有 1 至 10 個分子，就可以被偵測到。PCR 也可以增幅 RNA，只需將 RNA 反轉錄成 DNA 即可，因此，稱為反轉錄 - 聚合酶連鎖反應（RT-PCR）。另外，如果需要增加專一性與靈敏度，做完一次 PCR 後，以其產物為標的，再用另一對引子（primer）做一次 PCR，稱為巢式（nested）PCR。如果是同時用多對引子，在一次反應中，欲偵測多種可能病毒的感染，稱為多重聚合酶連鎖反應（Multiplex PCR）。另外，為了解 PCR 產物中序列的差異，可用限制酶（restriction enzyme）切割區分，稱為 restriction fragment length polymorphism（RFLP）限制酶片段長度多型性分析；也可將 PCR 產物定序（sequencing）。近年來，即時定量聚合酶鏈鎖反應（Real-time PCR）與 Multiplex Real-time PCR（第一章，Real-time PCR 探

針型方法中，利用多種螢光，分別標定於不同的探針，同時偵測多種懷疑的病毒感染）比起一般 PCR，有更快速、可定量、減少污染等優點。這些方法的詳細原理，在本書第一章中均有詳述。

轉錄介導的擴增法（TMA）及其相關方法

TMA（transcription-mediated amplification assay）與 nucleic acid sequence based amplification（NASBA）的原理相同，在本書第一章中均有詳述，適合增幅核糖核酸（RNA）。Nucleic acid sequence based amplification（NASBA）被公司（bioMerieux Inc., Durham, North Carolina）發展成試劑（the NucliSens assay），用以偵測多種病毒的核糖核酸（RNA）。

分枝 DNA 訊號法

The branched-chain DNA（bDNA）assay（分枝 DNA 訊號法）最早是由 Chiron Corporation（Emeryville, California）公司研發，用以偵測人類免疫不全病毒（human immunodeficiency virus; HIV）與丙型肝炎病毒（hepatitis C virus, HCV）的核糖核酸（RNA）。操作原理，在本書第一章中有詳述。分枝 DNA 訊號法並沒有增幅其核酸標的，因此，相較於 PCR，較少因夾帶（carryover）造成的污染問題。目前，也可用 bDNA assay 測 HBV、CMV 等 DNA 病毒。

The hybrid capture assay 方法 [4]

The hybrid capture assay 是由 Digene Corporation（Beltsville, Maryland）公司研發，方法有利用到液態雜交（liquid hybridization），用以偵測人類乳突病毒（human papilloma virus, HPV），人類巨細胞病毒（cytomegalovirus, CMV），與乙型肝炎病毒（hepatitis B virus, HBV）的 DNA。操作原理（圖 18-1）的第一步是將病毒顆粒破壞，讓病毒的 DNA 釋放出來，並去自然化（denature）處理成單股；第二步是將已知的 RNA 探針，與待測的單股 DNA，於液態中雜交，如有反應，會形成 RNA-DNA 雜合物；第三步是用已固定於管壁，會辨識 RNA-DNA 雜合物的抗體，去抓液態中的 RNA-DNA 雜合物；第四步是加入結合有酵素、會辨識 RNA-DNA 雜合物的抗體，去結合住第三步已固定於管壁的 RNA-DNA 雜合物；第五步是加入受質，經結合於抗體的酵素反應後，會產生化學冷光反應，偵測這些反應，可知原待測檢體中，有無已知 RNA 探針所辨識的病毒 DNA。相同的原理，如果要測 RNA 病毒，可改用單股 DNA 為探針。

鏈替代擴增（Strand displacement amplification, SDA）的方法 [5]

鏈替代擴增（SDA），是一種體外等溫擴增技術（圖 18-2）。在第一階段（target production），先設計引子（SDA-F, SDA-R; Bump-primer，引子設計時，帶有已知限制酶切位）擴增目標 DNA。第二

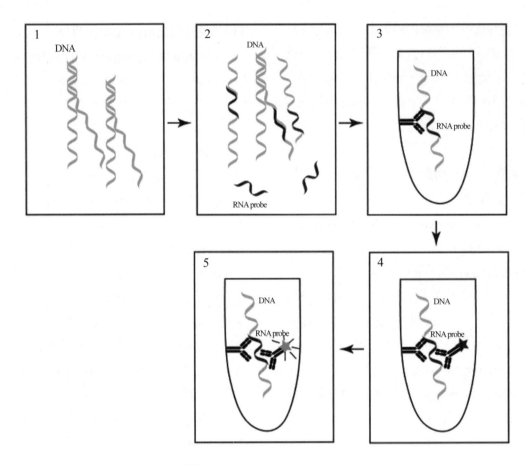

圖 18-1　The hybrid capture assay.

階段（target amplification），因為 DNA 複製於三種 dNTP 與一種 dNTPαS(alpha-thio-substituted nucleotide)，因此，新合成的 DNA，不會被限制酶切，但合成的引子，有四種正常的 dNTP，會被限制酶切，於是形成切口（nick）。然後，DNA 聚合酶在切口處向 3' 延伸並置換下游的 DNA 序列。於是，過程可以在等溫條件下進行增幅。圖 18-2 中畫出一端的切口，另一端〔未畫出〕也是類似的。

連接酶鏈鎖反應（LCR）及其相關方法

連接酶鏈鎖反應（ligase chain reaction, LCR）的原理，在本書第一章中有詳述，應用於同時放大 DNA 並且區分單一核苷酸的突變。如果標的系列有核酸變異，相臨引子間無法用接合酵素接合，則兩兩相連引子所接合形成的 DNA，不會被增幅出來。所以，如果引子設計是針對抗藥性突變點，則檢體中有此突變點的病毒株而非野生型病毒株 DNA，會被偵測出來。LCR 的缺點是，兩條相鄰的引子，有時沒

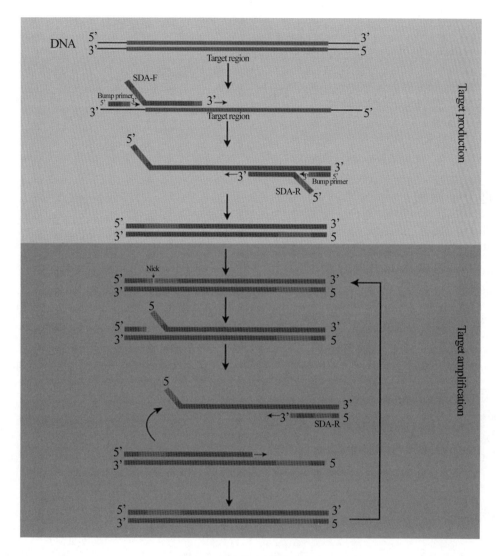

圖 18-2　鏈替代擴增的方法

有結合於標的系列，就被接合起來（target-independent ligation），因此，LCR 反應中，稍有背景值（background）。為避免這現象，原本相鄰的兩條引子，被設計成有些間隔（gap），兩條不相臨的引子結合於標的系列後，利用 DNA polymerase 補齊引子間的核苷酸，再利用接合酵素，接合此兩段 DNA。如此，大大降低了背景值，此方法，稱為 Gap-LCR。LCR 或其改良版 Gap-LCR，反應原理適合偵測點核酸變異，因此，LCR（或 Gap LCR）常用來偵測是否有病毒變異株（如抗藥性突變、免疫脫逃株）存在。

其他核酸增幅方法

核酸增幅的方法，除了聚合酶連鎖反應相關方法（PCR-based methods）、應用核酸序列的放大反應（NASBA）外、也有

self-sustained sequence replication (3SR)[6]、loop-mediated isothermal amplification (LAMP)[7] 等方法。LAMP 方法已有試劑上市（Eiken Chemical, Tokyo, Japan）。LAMP 方法已被報導，可以用於多種不同病毒的偵測。

其他分子檢驗方法

次世代定序（next-generation sequencing）、第三代定序（the third-generation sequencing）（第四章）用於分析病毒體（virome）序列；microarray 用於同時偵測多種可能的感染病菌；最近，一種以 Cas13a 來做分子檢測的方法 SHERLOCK（Specific High Sensitivity Enzymatic Reporter UnLOCKing），實驗室用來檢測茲卡病毒（Zika virus），登革病毒（Dengue virus）、與新冠病毒（SARS-CoV 2），以後應該會應用在臨床檢驗上[8]。

常見病毒感染的檢測 [4]

病毒引起的急性感染，主要是呼吸道與胃腸道方面的疾病；病毒也會引起中樞神經系統、心臟、肝臟等器官的急性與慢性感染；另外，多種病毒會造成紅疹的症狀。個別病毒方面，疱疹病毒科的病毒是盛行率高的 DNA 病毒，除了疱疹病毒科，其他 DNA 病毒也會引起人類疾病，如人類乳突病毒、與人類多瘤病毒等；而 RNA 病毒，如人類反轉錄病毒、與登革病毒，都是常見的病毒感染。近來，越來越重視優生保健，先天性及新生兒病毒感染的檢測，也越發顯得需要。

呼吸道病毒感染之分子鑑定 [9, 10]

在已開發國家，因急性感染而死亡的病人，約 75% 是由於急性呼吸道疾病（acute respiratory disease），而引起急性呼吸道疾病的病原，約 80% 是由於病毒感染。常引起呼吸道疾病的病毒，有流感病毒（influenza viruses）、副流感病毒（parainfluenza viruses）、呼吸道融合病毒（respiratory syncytial virus, RSV）、腺病毒（adenoviruses）、鼻病毒（rhinoviruses）、多種冠狀病毒（Coronaviruses）、腸病毒（enteroviruses），以及新近發現的 human metapneumovirus（HMPV）、human bocavirus（HBoV）等。很多呼吸道病毒感染後，產生的症狀很相似，因此無法以臨床表徵來區分是何種病毒感染，醫師必須由實驗室檢測的結果，來確定是何種病毒感染。一般常用病毒培養檢測感染呼吸道的病毒，或用免疫螢光法（immunofluorescent staining assay, FA）直接偵測呼吸道檢體中的病毒抗原，或用血清學的方法去偵測抗體。目前，愈來愈常用核酸增幅的方法（如 PCR、NASBA），來檢測感染呼吸道的病毒。用核酸增幅的方法，有較高的敏感度。過去，小 RNA 病毒科（Picornaviridae）成員中的鼻病毒（rhinovirus）與腸病毒（enterovirus）、冠狀病毒 229E 與 OC43 的感染，一直被認為與呼吸道症狀有關，但以其他檢測方法，確認率低，以核酸增幅的方法，有助於提升檢測率。另外，用核酸增幅的

方法，可偵測很難或無法用其他方法檢測出的病毒，如 HMPV、coronaviruses、與 human bocavirus 等。最常用的核酸增幅方法，是用 PCR（或 RT-PCR）偵測單一可能病毒的感染；對於呼吸道的檢體，漸漸常用 multiplex PCR，可在一個檢體中，同時偵測多種可能的病毒感染。如果是用即時定量 PCR，速度更快，且可定量病毒；定量病毒對有些病毒感染的預後（prognosis），是有用的。另一個核酸增幅方法的優點，是更容易用在非呼吸道的檢體上，以偵測呼吸道病毒；此優點在腺病毒（adenoviruses）偵測上特別重要，因為在免疫受抑制的宿主，腺病毒會引發嚴重的感染，而在血清中，用 PCR 檢測有腺病毒，即表示有全身性感染。

核酸增幅的方法，均比其他非檢測核酸的方法，來得敏感。核酸增幅方法（最常是 multiplex PCR）擴增後的產物，再經微陣列（液態或傳統的玻片微陣列）分析，更可同時偵測多種病原，可望成為未來檢測呼吸道感染的「金標準」（gold standard）檢測法。目前市面上已有針對呼吸道感染，同時偵測多種可能病毒的分子檢測試劑。

流感病毒 [11]

流感病毒（influenza viruses）屬於正黏液病毒科（Orthomyxoviridae），包含四種型別：A、B、C、D。A 型流感，以 HA、NA 的不同、分有多種亞型，目前含 18 種 HA、11 種 NA，分別會感染人、鳥、豬、馬與其他動物：B 與 C 型流感，只

感染人。儘管已有人流感的疫苗，流感依然是嚴重的公衛議題。每年，美國還是有 3 萬到 5 萬人，因流感死亡。在沒有實驗室檢測的情況下，很多醫師常常以呼吸道感染的臨床表徵來認定為流感或類流感病人，這診斷的準確性並不高。過去，流感病毒的檢測，用血球凝集抑制試驗（HI）來偵測血清中的抗體，並用以區分 H1 與 H3 亞型，但現在不常用於臨床實驗室。目前流感病毒的檢測，可以培養於細胞株（如 MDCK、A549）、或雞蛋內；也可以用免疫螢光法、或用免疫酵素分析法直接偵測呼吸道檢體中的病毒抗原；也可以用核酸檢測的方法（如 RT-PCR、LCR、NASBA、LAMP、TMA、SDA，甚至以 NGS 定序），來檢測感染呼吸道的病毒。這些檢測方法的敏感度，以核酸增幅的方法最高，細胞短暫培養再以免疫螢光法（shell-vial culture）次之，免疫螢光法直接偵測呼吸道檢體中的抗原再次之，一般細胞培養（tube culture）更次之，用免疫酵素分析法直接偵測呼吸道檢體中的病毒抗原最低。愈早鑑定出流感病毒的感染是重要的，因為抗病毒藥物（如抑制 M2 channel 的 amantidine 與 rimantidine、或抑制 NA 活性的 oseltamivir 與 zanamavir），必須在感染後 24 小時內服用才有效。常溫操作的分子檢驗方法，有逐步朝向照護點檢驗（point-of-care testing, POCT）的趨勢。目前，大部分 FDA 核准的檢測方法，都可以區分 A 型與 B 型流感病毒，但只有少數可以區分 A 型內的亞型。因此，未來檢測新方法的研發，會以可以區分 A 型的亞

型為方向。

副流感病毒

副流感病毒（parainfluenza viruses）屬於副黏液病毒科（Paramyxoviridae），有四種血清型。此病毒的檢測，可以培養於細胞株，並常以血球吸附法（Had）先初步認定；可以用血球凝集抑制試驗來偵測血清中的抗體；也可以用免疫螢光法直接偵測呼吸道檢體中的病毒抗原；也可以用核酸增幅的方法，來檢測感染呼吸道的病毒核酸。

呼吸道融合病毒 [12]

呼吸道融合病毒（respiratory syncytial virus, RSV）病毒顆粒有套膜、基因體為單股、負向、不分段 RNA，原屬於副黏液病毒科（Paramyxoviridae），現屬於 Pneumoviridae 科，有兩種亞型（A 與 B）。在小孩引起呼吸道疾病，最重要的病原就是呼吸道融合病毒。檢測此病毒的方法，同於流感病毒，但此病毒無血球凝集素（HA），不能以血球吸附法做初步認定。又因呼吸道融合病毒不穩定，培養不易，所以檢測方法，過去以細胞培養為金標準，目前則以分子檢測為金標準。RT-PCR 常以病毒的 F 基因為偵測標的。目前市面上已有多種針對呼吸道融合病毒的分子檢測試劑。

腺病毒 [13]

腺病毒（adenovirus）沒有套膜、基因體為雙股 DNA，屬於腺病毒科（Adenoviridae）。至今，腺病毒已發現有 67 種血清型，分屬於 7 個種（Species: A-G）。腺病毒是高盛行率的病毒，不同型別的腺病毒，會引起不同部位的感染，如眼睛、呼吸道、胃腸道、尿道。其中第 1、2、3、4、5、7、14、19、37 型，會感染呼吸道。檢測呼吸道腺病毒方法的敏感度，以核酸增幅的方法最高，一般細胞培養（tube culture）次之，細胞短暫培養再以免疫螢光法（shell-vial culture）更次之，免疫螢光法直接偵測呼吸道檢體中的病毒抗原最低。而定序 fiber 與 hexon 基因片段，可以作為分子流行病學的依據。因為不同型別的腺病毒之間，其基因序列有相當的差異，如果分子檢測要偵測所有可能的腺病毒感染，目標基因的選擇就很重要，目前 FDA 核准的分子檢測試劑，就可以涵蓋所有可能的腺病毒型別。檢體為鼻咽抽取液（nasopharyngeal wash/aspirates, NPA）或鼻咽拭子（nasopharyngeal swab, NPS）。

鼻病毒 [14]

鼻病毒（rhinovirus），屬於小 RNA 病毒科（Picornaviridae）、腸病毒屬（Enterovirus）。鼻病毒有超過 160 種血清型，分別屬於三個種（Species: A,B,C）。約有三分之二的人類感冒病例，是由鼻病毒引起的。鼻病毒可能比其他任何病原，引起更多的人類感染。一般鼻病毒，引起上呼吸道感染，此病毒的檢測，可以培養於細胞株（如 WI38），培養溫度是 33°C；目前已知有些鼻病毒，可以生長於 37°C，引起下呼吸道感染。鼻病

毒也可以用核酸增幅的方法（RT-PCR 或 NASBA），來檢測感染呼吸道的鼻病毒核酸，最常增幅的區域是不轉譯區 5'-UTR（5' un-translated region）。核酸增幅的方法比病毒培養，敏感很多。因為鼻病毒與腸病毒的 5'-UTR，很類似，如要確定為鼻病毒，必須把 5'-UTR 定序，因此，如果只是 RT-PCR 陽性，只能報告為〔鼻病毒 / 腸病毒〕。

腸病毒 D68[15]

腸病毒 D68 型（Entervirus-D68）是很獨特的腸病毒，它像鼻病毒，不耐酸，感染呼吸道，而少見於胃腸道感染。檢驗科很少培養腸病毒 D68 型，而以分子檢測為主。常用巢式 PCR，擴增 VP1 基因，並定序。

腸病毒[16]

腸病毒（enteroviruses）屬於小 RNA 病毒科（Picornaviridae）。腸病毒屬有超過 60 個血清型。腸病毒常造成嬰兒的感染。目前腸病毒的檢測，可以培養於細胞株；也可以用細胞短暫培養再以免疫螢光法（shell-vial culture）檢測；也可以用核酸增幅的方法（如 RT-PCR 或 NASBA），來檢測感染呼吸道的病毒。這些檢測方法的敏感度，RT-PCR 與 NASBA 相近，均較細胞短暫培養再以免疫螢光法（shell-vial culture）高。最常增幅的區域是不轉譯區 5'-UTR，如果要分型，則必須擴增並定序 VP1 基因。目前市面上已有多種針對腸病毒的分子檢測試劑。

Parechovirus[17, 18]

Parechovirus 屬於小 RNA 病毒科（Picornaviridae），常造成嬰幼兒的感染。有 19 個基因型，第一型最常見，常引起呼吸道與胃腸道的感染。檢測方法同於腸病毒。檢體可用糞便、呼吸道分泌液、血液、腦脊髓液。

人類間質肺炎病毒（human metapneumovirus, hMPV）[19]

人類間質肺炎病毒與呼吸道融合病毒，原同屬於副黏液病毒科（Paramyxoviridae），現屬於 Pneumoviridae 科，有兩種基因型（A 與 B）。人類間質肺炎病毒常引起小孩的上呼吸道或下呼吸道的感染。hMPV 感染的檢測，可以做病毒培養、偵測病毒抗原、偵測病毒引發的宿主抗體、以及偵測病毒的核酸。因為病毒生長很慢，檢測以核酸增幅的方法（RT-PCR 或 NASBA）偵測病毒 RNA 為主。

冠狀病毒[20]

冠狀病毒科（Coronaviridae）有四個屬：*Alphacoronavirus, Betacoronavirus, Deltacoronavirus* 與 *Gammacoronavirus*。目前，感染人類的冠狀病毒有 HCoV-229E、HCoV-NL63、HCoV-OC43、HCoV-HKU1、SARS-CoV、MERS-CoV 與最近大流行的 SARS-CoV 2[21, 22] 等，前兩者屬於 *Alphacoronavirus*，其他的屬於 *Betacoronavirus*。感染人類的冠狀病毒，均會引起呼吸道的感染，其中以 SARS-CoV、MERS-CoV、SARS-CoV 2 較嚴重。

細胞培養欲分離一般冠狀病毒，不是一個可靠的方法，而血清學檢測也只用於流行病學調查，因此，冠狀病毒的檢測，主要是用核酸增幅的方法（如 RT-PCR、NASBA）來偵測病毒的核酸 RNA。SARS-CoV、MERS-CoV、SARS-CoV 2 屬於 Biological safety level 3（BSL3）的病毒。

HBoV[23]

HBoV 屬於小 DNA 病毒科（Parvoviridae）。目前，HBoV 無法用細胞培養來分離病毒，因此，病毒的檢測，主要是用核酸增幅的方法（如 PCR）來偵測病毒的核酸。

胃腸道病毒感染之分子鑑定[24]

急性腸胃炎是全球人類最普遍的疾病之一，而病毒感染是引起急性腸胃炎重要的病原之一，特別是在小孩身上。引起胃腸道感染的病毒，重要的有輪狀病毒（rotaviruses）[25]、胃腸道腺病毒（enteric adenoviruses）（特別是血清型 40 型與 41 型）、諾羅病毒（noroviruses）[26]、sapoviruses、星狀病毒（astroviruses）、以及 toroviruses 等。除了腺病毒為 DNA 病毒外，其他均為 RNA 病毒。輪狀病毒感染，主要造成 5 歲以下小孩，嚴重脫水的腸胃炎，此病毒無套膜、基因體為 11 條（分段）、雙股 RNA，屬於 Reoviridae。諾羅病毒，分為 7 個基因群（genogroups; GI-GVII），人的腸胃炎，主要是 GI 與 GII 引起的。諾羅病毒可以感染不同年紀的人，此病毒無套膜、基因體

為不分段、單股、正向 RNA，屬於杯狀病毒科（Caliciviridae）。大部分感染胃腸道的病毒，目前均無法以細胞培養（如 noroviruses、sapoviruses、toroviruses），又因為以細胞培養病毒，麻煩、耗時，因此臨床檢測多不用。但因糞便檢體中病毒量多，（如輪狀病毒引起的胃腸炎病人，其每克糞便檢體中病毒量可高達 10^{11} 個顆粒），所以可用電子顯微鏡直接檢測病毒顆粒、或用免疫酵素分析法（EIA）或 particle agglutination 等方法偵測病毒抗原。近來，核酸增幅的方法愈來愈常用來檢測感染胃腸道的病毒。

RT-PCR 與 PCR 等核酸增幅的方法已被發展出來，用以偵測主要感染胃腸道病毒的核酸。對星狀病毒而言，用 RT-PCR 的方法去偵測病毒的核糖核酸，比 EIA 的方法去偵測病毒抗原，來得敏感許多。另外，偵測 noroviruses 的最佳方式，是用 RT-PCR（或 real-time RT-PCR）的方法去偵測病毒的核糖核酸；目前市面上已有多種針對諾羅病毒的分子檢測試劑。以後，及時定量反轉錄 - 聚合酶連鎖反應（Real-time reverse transcriptase-polymerase chain reaction, real-time RT-PCR）應會更常用於檢測 noroviruses，因為此方法比較敏感。但對於輪狀病毒（rotaviruses）的檢測而言，核酸增幅的方法不太可能取代 EIA 的方法去偵測病毒抗原，因為後者也有相當的敏感度，且操作簡單許多。然而，核酸增幅的方法檢測感染胃腸道的病毒，有助於確認其他檢測方法的結果，另外，對於病毒量少的檢體，如腦脊髓液、血清等，或環境

中的檢體，以及研究這些病毒的分子流行病學，核酸增幅的方法都是相當有用的。

　　當然，也可以用 Multiplex RT-PCR，同時偵測多種可能感染胃腸道的病毒。

中樞神經系統病毒感染之分子鑑定 [27]

　　有很多分類上屬於不同科的病毒會感染中樞神經系統，引起腦膜腦炎（meningitis）與腦炎（encephalitis）。目前沒有單一檢測方法，可以同時偵測所有可能引起腦膜腦炎與腦炎的病毒；因此，病人可能接觸病原的歷史，以及病人的臨床病徵，必須做為檢測方法選擇的依據。傳統檢測病毒的方法，如病毒培養、偵測抗原、顯微鏡檢查等，用來檢測中樞神經系統病毒之感染，敏感度很低。而如果是偵測病毒引起的專一性抗體，在疾病初期，敏感度也很低。因此，分子檢測法去偵測病毒核酸，越來越常用於中樞神經系統病毒感染之檢測。目前，檢測中樞神經系統病毒感染最常用的分子方法，是 PCR（或 real-time PCR 即時聚合酶連鎖反應），偵測病人的腦脊髓液（CSF）中有無病毒 DNA，但也可以用 NASBA 或 bDNA 等方法。未來，用 multiplex PCR，可在一個檢體中，同時偵測多種病毒的方法，應是檢測中樞神經系統病毒感染的可行方式。另外，一些過去不認為會感染中樞神經系統的病毒，用分子檢測法，更容易被鑑定出來。

腦膜腦炎（meningitis）[28]

1. 腸病毒引起的腦膜腦炎（enteroviral meningitis）：最常引起腦膜腦炎的病毒是echoviruses 與coxsackieviruses。雖然，可以用細胞做病毒培養，但檢測病毒核酸的方法，可以增加檢出率。用RT-PCR的方法，增幅腸病毒基因中不轉譯區5'-UTR高度保留區的核酸，以偵測病毒，是目前檢測最標準的作法。

2. 簡單疱疹病毒引起的腦膜腦炎（herpes simplex virus meningitis）：在腦膜腦炎再發的病人，以病毒培養的方法來檢測簡單疱疹病毒，都是陰性的，因此，以PCR偵測病人腦脊髓液中的簡單疱疹病毒核酸，較為可行。PCR偵測簡單疱疹病毒的病毒核酸，有敏感度與專一性均高的優點。

3. 水痘帶狀疱疹病毒引起的腦膜腦炎（varicella zoster virus meningitis）：水痘帶狀疱疹病毒在初次感染或再激活的狀況下，均會引起腦膜腦炎的併發症。此疾病的檢測，是用PCR偵測病人的腦脊髓液中有無水痘帶狀疱疹病毒DNA。但需注意的是，有些帶狀疱疹病人的腦脊髓液中，偵測有水痘帶狀疱疹病毒DNA，但並沒有神經系統的併發症。有些水痘帶狀疱疹病毒引起腦膜腦炎，但沒有皮膚傷痕，此時，用PCR偵測病毒DNA是最好的檢測方法。

腦炎（encephalitis）

1. 簡單疱疹病毒引起的腦炎（herpes simplex virus encephalitis）：約百分之

九十的此類病人是因HSV-1感染引起的，其他則是因HSV-2感染引起的。此疾病的檢測，以前需要腦部切片，現在是用PCR偵測病人的腦脊髓液中有無簡單疱疹病毒病毒DNA。此方法的敏感度與專一性均極高，已成為此疾病檢測的最佳方法。因為敏感度高，用抗病毒藥物acyclovir治療幾天後，仍可用PCR在病人的腦脊髓液中，偵測有簡單疱疹病毒的病毒DNA。

2. 經由節肢動物傳播的病毒引起的腦炎（arbovirus encephalitis）：此疾病的檢測，最好的方法是血清學檢測，以偵測病毒引發的宿主抗體。檢測是否為近期感染，就用血清或腦脊髓液為檢體，以EIA或 IFA等方法偵測病毒引發的宿主IgM抗體。 雖然，血清測試是此疾病最好的檢測方法，但如果是免疫受抑制的宿主，其抗體會延遲或無法產生，此時，核酸增幅的方法用以偵測病毒的核酸，是有用的，如西尼羅河病毒（West Nile Virus）核糖核酸的偵測。

狂犬病 [29]

狂犬病（rabies）病毒是負股 RNA 病毒，屬於桿狀病毒科（Rhabdoviridae）、Lyssavirus 屬。感染狂犬病病毒，發病後，幾乎都是致死的。狂犬病的檢測，依感染的階段不同，檢測方法也不一樣。在感染的最早期，可以做病毒培養、以免疫螢光染色法（fluorescent assay, FA）直接偵測病毒抗原、或者用核酸增幅的方法（RT-PCR）偵測病毒的核酸。病毒培養與核酸增幅的方法，可用唾液或腦脊髓液為檢體，而免疫螢光染色法則以後頸的皮膚為檢體。如果疾病發生超過八天，可以用血清檢體，偵測病毒引發的宿主抗體來檢測狂犬病毒的感染，但抗體做為診斷依據，必須是此病人並未施打過狂犬病的疫苗。血清抗體出現後，有些病人的腦脊髓液會出現抗體。在腦脊髓液中測到狂犬病的專一性抗體，均認為是狂犬病的感染。

其他會引起腦膜腦炎與腦炎的病毒

在免疫正常的宿主中，其他可能會引起腦膜腦炎與腦炎的病毒，有 EBV、HHV-6、B virus、lymphocytic choriomeningitis virus (LCM)、measles、mumps、rubella virus、influenza virus、adenovirus、與 Nipah virus 等。這些病毒可以用病毒培養、血清學、與核酸增幅的方法來檢測。

中樞神經系統的伺機性病毒感染

巨細胞病毒、EBV、與引起 progressive multifocal leukoencephalopathy 的 JCV 病毒伺機性感染中樞神經系統的檢測，可以用 PCR 偵測病毒 DNA。

病毒性肝炎之分子鑑定 [30, 31]

因為不同型的肝炎（甲型、乙型、丙型、丁型、戊型），臨床表徵相似，不易以臨床症狀判別，需要檢測感染的病毒種類來區分型別，例如，用 multiplex qPCR 同時偵測檢體中有哪種肝炎病毒 [30, 31]，或是深度定序（deep sequencing）來區分 [32]。

甲型肝炎（hepatitis A）[33]

甲型肝炎病毒（hepatitis A virus, HAV）在 1973 年，於糞便檢體中被發現。流行病學研究顯示，甲型肝炎病毒是經由糞口途徑（fecal-oral route）傳染，而引起甲型肝炎。感染甲型肝炎病毒後，一般會自動痊癒，可能沒有臨床症狀，但也有少數病人（0.015% 到 0.5%）會引發猛爆性肝炎而死亡；病毒不會在病人體內持續感染，也不會造成慢性肝病。HAV 屬於小 RNA 病毒科，但它不像小 RNA 病毒科的其他病毒般容易培養於細胞，甲型肝炎病毒培養於細胞需要較長的適應期（adaptation period）、複製慢、且很少產生細胞病理變化（cytopathic effect, CPE）。可以用免疫分析法（如 enzyme immunoassay）來檢測 HAV 抗原，檢體可取自糞便、細胞培養得到的病毒、與遭污染的環境物，但無法用血液，因為血中病毒顆粒結合有 fibronectin，干擾偵測。甲型肝炎的潛伏期平均是 28 天，因此臨床症狀出現前，病人體內已有甲型肝炎病毒的抗體。檢測是否有甲型肝炎病毒的近期感染，是用免疫分析法（例如：酵素連結免疫分析法，ELISA）偵測此病毒的專一性 IgM 抗體，而有此病毒的專一性 IgG 抗體，表示曾經感染過甲型肝炎病毒且具有免疫力（因為甲型肝炎病毒只有一種血清型）。檢測抗體的方法是目前最常用的診斷方式。另外，偵測甲型肝炎病毒核酸 RNA 的分子檢測方法，有敏感度高的優勢。有多種分子檢測方法，如 RFLP、SSCP、NASBA、RT-PCR 等，但目前最廣泛使用，且最敏感的方法是 RT-PCR，檢體可取自糞便或血液，一般增幅甲型肝炎病毒核酸 RNA 從 VP3 基因到 2B 基因的區域。

乙型肝炎（hepatitis B）[34, 35, 36]

乙型肝炎病毒（hepatitis B virus, HBV）屬於肝臟 DNA 病毒科（Hepadnaviridae）。世界衛生組織估計，全球約有二十億的人感染過乙型肝炎病毒，而約有三億六千萬人是乙型肝炎病毒慢性帶原者。全球約 30% 的肝硬化病例、50% 的肝癌病例是由乙型肝炎病毒感染引起的。乙型肝炎病毒經由血液途徑傳遞，如輸血（blood）、生產過程（birth）、性交（sex）等。乙型肝炎病毒依其表面抗原（Hepatitis B surface antigen, HBsAg），分為四種表現型：adw, ayw, adr 與 ayr，依基因核酸序列的差異（序列差異超過 8%，則為不同基因型），分為 A 到 J 十個基因型。乙型肝炎病毒感染後，可能引起急性肝炎、慢性肝炎、肝硬化、肝癌等。年齡，是影響疾病的重要因素。年紀愈小得到乙型肝炎病毒感染後，有急性症狀的機會低而慢性帶原的機會高，年紀愈大則相反。目前，臨床實驗室不常用細胞培養乙型肝炎病毒；檢測是否有乙型肝炎病毒的感染，是用血清學試驗（如 ELISA），偵測此病毒各種蛋白抗原及其專一性的抗體。而分子檢測乙型肝炎病毒 DNA 的方法，可應用於四方面：定量病毒、基因分型、抗藥性突變偵測、核基因啟動子突變分析（core promoter/precore mutation assay）。其中，於周邊血液中（血清或血漿）定量乙型肝炎

病毒 DNA（copies/mL），是最有用且最被廣泛使用的。乙型肝炎病毒感染後，是否要使用抗病毒藥物治療，需依據病毒複製狀況與疾病嚴重度來判斷。因為病毒量不能反映疾病嚴重度，因此僅僅是定量病毒 DNA，不足以做為用藥依據。但如果開始使用抗病毒藥物治療後，定量病毒 DNA，可做為藥效評估：治療後病毒減少多，表示藥物有效。乙型肝炎病毒 DNA 的定量分析，也可做為抗藥病毒出現的指標：治療期間持續監測病毒量，如發現後來的病毒量，比病毒量最低點時，多出十倍以上，即懷疑有抗藥病毒出現。定量病毒 DNA 的方法（如 real-time PCR、hybrid capture、bDNA），因為敏感度高，愈來愈常用以偵測血清中乙型肝炎病毒的 DNA。乙型肝炎病毒基因型的不同，可能會影響慢性帶原病人的後續發展，也會對抗病毒藥物的治療有不同反應。文獻顯示，不同乙型肝炎病毒基因型，對干擾素（IFN-a）、長效性干擾素（pegylated IFN-a2b）、lamivudine 等抗病毒藥物的治療，有不同反應；但不同乙型肝炎病毒基因型，對 adefovir 與 tenofovir 等抗病毒藥物的治療，沒有不同反應。另外，抗藥物病毒株的出現，不會因為基因型不同而有差異。因此，基因型差異對於乙型肝炎病毒，不若對於丙型肝炎病毒般重要，也因此，基因分型未被廣泛應用。乙型肝炎病毒基因分型的方法有 whole-or partial-genome sequencing、RFLP、genotype specific PCR amplification、PCR plus hybridization 等。抗藥性突變偵測可分為表現型分析的方法（phenotypic assays）與基因序列分析的方法（genotypic assays）。當有多種突變點，不易以單一段基因序列分析抗藥性突變時，表現型分析的方法是最有效的，但此法較麻煩。直接基因定序分析，可以找到已知抗藥性突變點，甚至找到未知抗藥性突變點。另外，也可以用 RFLP 或 hybridization 等方法，偵測已知抗藥性突變點。又由於反應原理適合偵測核酸的點變異，LCR（或 Gap LCR）也用來偵測是否有抗藥性的乙型肝炎病毒存在。用來偵測抗藥性突變的方法，同樣的可以用來偵測核基因啟動子突變（core promoter/precore mutation）。

丙型肝炎（hepatitis C）[37, 38]

丙型肝炎病毒（hepatitis C virus, HCV）屬於黃病毒科（Flaviviridae）。2019 年，全球約有六千兩百萬的人，為慢性丙型肝炎。在臺灣，也有約百分之二到百分之四的人，被丙型肝炎病毒感染。此病毒感染後，臨床症狀不明顯。據報導，超過百分之五十被丙型肝炎病毒感染的人，不知道他們有此疾病，以至於錯失治療時機，並讓病毒持續散播。至目前為止，病毒培養困難，臨床實驗室無法用來檢測病毒感染。檢測血清中病毒核蛋白的總量，做為病毒複製與病毒數量的替代方法，可以做，但產品未完全商業化。而被丙型肝炎病毒感染的人，約有百分之十五至百分之四十的人，可以清除病毒；另外約有百分之六十至百分之八十五的人，超過六個月的時間，血清中可測出丙型肝炎病毒核

酸 RNA，是為慢性感染。因為病人體內產生抗體後，依然有病毒在體內，因此，檢測是否有丙型肝炎病毒的感染，一般是用血清學試驗（EIA 或 chemiluminescence immunoassay, CIA），偵測此病毒的專一性抗體。先用免疫分析法（EIA 或 CIA）篩選，陽性反應後，以點默法（strip immunoblot assay, Chiron RIBA HCV 3.0 SIA）確認。而偵測核酸的方法，分為定性與定量兩種。定性偵測核酸的方法，有 RT-PCR 與 TMA 等，由於敏感度高，可偵測每毫升中少於 50 IU HCV RNA，因此用於確認病毒血症（viremia，特別是低劑量的病毒血症），也用於捐血的篩檢用。定量偵測核酸的方法，有 real time-RT-PCR 與 bDNA assay 等。定量偵測血清中丙型肝炎病毒 RNA 的量，可用於預估藥物治療的可能反應（治療前病毒的量多，干擾素治療的效果較不好），也可用做藥物治療後的效果評估（治療後比治療前病毒的量顯著減少，表示藥效好）。目前，丙型肝炎病毒依據其序列差異，分為六個主要的基因型，不同型之間序列差異可能達到百分之三十。因為丙型肝炎病毒的基因型不同，對干擾素治療的反應也不同，所以需要決定丙型肝炎病毒的基因型，用以決定治療的期限。一般是以丙型肝炎病毒基因的不轉譯區 5'-UTR 的序列差異做為分型依據。有很多方法可以用來決定丙型肝炎病毒的基因型，如常用的 line probe assay（INNOLiPA HCV II, Bayer），也可用分子雜交（hybridization）或核酸定序（nucleotide sequencing）來決定丙型肝炎病毒的基因

型。目前，已有口服、對所有基因型均有效的 DAAs（Direct-acting antivirals）藥物，如 Sofosbuvir。如果可以檢測出不知情的感染者，給予治療，也許 2030 年前，可以完全清除此病毒。

丁型肝炎（hepatitis D）[39]

丁型肝炎病毒（hepatitis D virus, HDV）是一缺陷病毒，需要乙型肝炎病毒提供表面抗原（HBsAg）才能完成生活週期，因此，丁型肝炎病毒必須同時與乙型肝炎病毒感染病人，或感染乙型肝炎病毒帶原者。世界上，有超過 1500 萬人，同時感染了乙型與丁型肝炎病毒。丁型肝炎病毒有 8 個基因型。檢測是否有丁型肝炎病毒的感染，可以偵測此病毒的專一性抗體（antibody to HDAg, anti-HD）。此病毒的急性感染期，可以偵測 IgM anti-HD，或血清中病毒顆粒內的核酸 RNA、或顆粒上的抗原。用 HDV RNA hybridization 或 RT-PCR 來偵測此病毒的核酸 RNA，表示病毒的正在感染（active infection），也等同於病毒量，用來評估抗病毒藥物的治療效果。

戊型肝炎（hepatitis E）[40]

戊型肝炎病毒（hepatitis E virus, HEV）主要是經由糞口途徑（fecal-oral route）傳染，而引起戊型肝炎。戊型肝炎病毒屬於 Hepeviridae 病毒科、Hepevirus 病毒屬。戊型肝炎病毒因 ORF2 的差異，區分為八種主要的基因型（HEV1-HEV8），但只有一種血清型。HEV-1 與

HEV-2 只感染人；HEV-3 與 HEV-4 可感染人、豬、鹿；HEV-5 與 HEV-6 主要感染野豬；HEV-7 與 HEV-8 感染駱駝、也可能會感染人。因此，除了糞口途徑，戊型肝炎病毒可能經由動物傳染給人、或人傳人，它也可經由垂直傳染、輸血傳染。感染戊型肝炎病毒後，對年青人的致死率是 0.5% 至 3%，而對孕婦可高達 15% 至 20%。檢測是否有戊型肝炎病毒的近期感染，是用 EIA 偵測此病毒的專一性 IgM 抗體，而感染的急性期，也就是抗體產生之前，可用 ELISA 測得此病毒的抗原，而病毒的 RNA 也可用 RT-PCR 測得，以 ORF1 基因為標的。其中，檢測病人的血清、膽汁、或糞便中，存在有戊型肝炎病毒的 RNA，是證明病毒正在感染，最可靠的方法。

病毒感染引發紅疹之分子鑑定

感染後會引發紅疹的病毒，有麻疹（measles）、腮腺炎（mumps）、德國麻疹（rubella）、parvovirus B19、腸病毒（enteroviruses）等。

麻疹 [41]

麻疹病毒是負股 RNA 病毒，屬於副黏液病毒科（Paramyxoviridae）。麻疹病毒是高傳染性的，沒有施打疫苗前，全球每年有兩百萬人因其而死亡；目前，每年還有十萬人死亡。麻疹病毒可培養於多種不同細胞株中，但因不一定會培養成功，且需要時間較長，一般以其他快速鑑定法檢測此病毒。例如用免疫螢光染色偵測病人鼻咽分泌液（nasopharyngeal secretions）或尿液中的麻疹病毒抗原。快速鑑定也可以檢測此病毒產生的 IgM 抗體，此抗體在紅疹出現後的幾天內，總可以被檢測到。麻疹病毒感染後期，少數病人會有 subacute sclerosing panencephalitis（SSPE），此疾病的診斷，即是檢測病人腦脊髓液中有高劑量的麻疹病毒抗體。麻疹病毒感染引發的其他中樞神經系統疾病之檢測，可以用 RT-PCR 去偵測病人腦脊髓液中的麻疹病毒 RNA。因為 IgM 抗體通常在紅疹出現 4 天之後才會產生，如果要早期檢測，避免偽陰性，應以 RT-PCR 去偵測檢體（喉、鼻咽、尿）中的麻疹病毒 RNA。

德國麻疹

德國麻疹病毒是正股 RNA 病毒，屬於披衣病毒科（Togaviridae）。德國麻疹感染後，約一半的人沒有臨床症狀，也不易由臨床症狀判斷是德國麻疹病毒感染，因此，實驗室檢測是必須的。德國麻疹病毒可培養於多種不同細胞株中，但有些細胞株（如 AGMK）因不會產生細胞病理變化（cytopathic effect, CPE），因此需要做干擾試驗（the interfering assay），初步認為是德國麻疹病毒後，再用免疫螢光染色法（FA staining）去偵測病毒抗原，或測病毒核酸（如用 RT-PCR 或 Real time RT-PCR），因此比較麻煩。快速鑑定可以檢測此病毒產生的 IgM 抗體（如用 ELISA），此抗體在紅疹出現後的幾天內，經常可以被檢測到。

腮腺炎

腮腺炎病毒屬於副黏液病毒科（Paramyxoviridae）。腮腺炎病毒可培養於多種不同細胞株中，但因病毒生長慢，因此常以血球吸附法先初步認定。之後，再用免疫螢光染色法去偵測病毒抗原。快速鑑定可以檢測此病毒產生的 IgM 抗體，此抗體在疾病發生時，經常可在血清檢體中被檢測到。另外，要提高檢測敏感度的話，可以用 RT-PCR 去偵測病人口咽分泌液（oropharyngeal secretions）、尿液、或腦脊髓液中的腮腺炎病毒 RNA。

Parvovirus B19[42]

Parvovirus B19 病毒顆粒小、沒有套膜、基因體為單股 DNA，屬於小 DNA 病毒科（*Parvoviridae*）、*Parvovirinae* 亞科、*Erythrovirus* 屬。Parvovirus B19 在不同的感染階段與宿主不同的免疫狀況下，也會表現出不同的臨床病徵。此病毒的檢測方法，也因不同的臨床病徵而有所不同。目前，此病毒尚無法培養，因此，測病毒的核酸 DNA，與測血清中的抗體是其檢測方法。如果是免疫正常的病人，parvovirus B19 的檢測，主要是測血清中的抗體：常用 ELISA 測針對此病毒 VP2 蛋白的抗體，如果測有 IgM，表示近期感染；如果測有 IgG，表示曾經感染。Parvovirus B19 感染小孩，最常引起傳染性紅斑（erythema infectiousum），一般稱第五疾病（fifth disease），病因是抗原抗體複合體堆積引起的，因此，病毒的檢測可用 PCR（或 Nested PCR、或 real time PCR）去偵測血清中病毒的 DNA，或測血清中此病毒的專一性 IgM 抗體。Parvovirus B19 也可能會引起溶血性貧血（hemolytic crisis），病因是此病毒複製殺死了感染的不成熟紅血球，此時，病毒的檢測是用核酸增幅的方法，而非測血清中的抗體，因為可測得的抗體尚未產生。Parvovirus B19 在免疫受抑制的宿主，會引起慢性再生不良性貧血（chronic hypoplastic anemia），此時，因為有病毒血症，病毒的檢測最好是用 PCR（或 nested PCR、或 real time PCR）去偵測病毒的 DNA，不是測血清的抗體，因為抗體可能不會產生。用分子檢測法，引子的設計，必須確保可以偵測出 B19 的所有基因型。

腸病毒 [16, 43, 44]

中樞神經系統的腸病毒感染，其檢測最好是用核酸增幅的方法，如 RT-PCR 或 NASBA，去測腦脊髓液中腸病毒的 RNA。身體其他部位的腸病毒感染，其檢測可用細胞做病毒培養（之後，可用中和試驗分型），或用核酸增幅的方法，去測糞便、鼻咽分泌液、喉嚨分泌液中的腸病毒。因為腸病毒屬內不同病毒間岐異度的問題，一般不用血清學方法檢測。

病毒感染引發心臟疾病之分子鑑定 [45]

心肌炎（myocarditis）被認為是引起擴張性心肌病（dilated cardiomyopathy）的重要因子。引起急性心肌炎最常見的病毒是腸病毒，特別是克沙奇病毒 B3 型

（Coxsackievirus B3）。傳統的病毒檢測方式，如血清學的方法，或是想從心肌培養出病毒，均是非常困難且耗時，因此無法以這些傳統的方法來檢測病毒。近年來，是用分子檢測來鑑定此類病毒感染。最早是用（slot blot hybridization），但是因為實驗使用的探針（probe），有相當高的交叉反應（cross reactivity），現在很少用。目前常用且較可信的分子檢測方式，是原位雜交（in situ hybridization）與反轉錄-聚合酶連鎖反應（RT-PCR）。原位雜交因為可以同時分析細胞形態改變與偵測病毒基因，因此比 RT-PCR 的方法，為較有優勢的檢測方式。但是原位雜交方法的缺點是耗時且難以標準化，而 RT-PCR 方法的優點是較快速、結果準確、可以分析整個活體切片（biopsy）檢體。

使用 PCR 或 RT-PCR 偵測病毒後，發現多種不同的病毒可以在心肌炎與擴張性心肌病的病人心肌上，被檢測出來，如 Coxsackievirus B1-B5、Adenovirus type 2 and type 5、Parvovirus B19、某些型的 Coxsackievirus type A、某些型的 echoviruses、Mumps virus、Influenza A virus、cytomegalovirus、Epstein-Barr virus、Flavivirus、HIV、Influenza A and B viruses、poliovirus、hepatitis C virus、Rabies virus、Rubella virus、vaccinia virus and variola virus、varizella zoster virus 等。

先天性及新生兒病毒感染之分子鑑定 [46, 47]

有些病毒會在子宮中感染胎兒，是為先天性感染；而有些病毒會在產道中或嬰兒剛出生時感染嬰兒，是為新生兒感染。很多先天性的病毒感染，對胎兒沒有太多傷害，但有些病毒先天性的感染，會造成胎兒損害。德國麻疹病毒與巨細胞病毒的先天性感染，可能會引起胎兒畸型；而 VZV、HSV、parvovirus B19、或 HIV 的先天性感染，會引起胎兒或新生兒短暫或慢性的疾病。先天性及新生兒感染的鑑定因為下列三個原因，越來越可行：(1) 超音波檢查的改良，可以偵測子宮內胎兒因感染而有的形態改變；(2) 胎兒檢體取樣技術的進步；(3) 分子層次檢測的進步，僅需少量檢體即可。先天性及新生兒病毒感染之鑑定，可以用細胞培養病毒、用核酸增幅的方法去測病毒的核酸、或測此病毒的專一性 IgM 抗體。因為 IgM 抗體無法穿過胎盤，在胎兒或嬰兒測得有此抗體，可認為是先天性或新生兒感染，而母體之 IgG 抗體可以穿過胎盤，因此 IgG 抗體無法用於先天性或新生兒感染之檢測。

德國麻疹病毒是第一個證實會引起胎兒畸型的病毒。在懷孕初期三個月感染此病毒，特別有風險。因為母親懷孕時感染德國麻疹病毒，並不一定會垂直傳染給胎兒，且先天性感染德國麻疹病毒，也不必然引起胎兒畸型，因此出生前的檢測很重要，如非侵入性方法的超音波檢查。另外，侵入性方法取得絨毛膜絨毛、羊水（amniotic fluid）、或臍帶血為檢體，可以用細胞做病毒培養，或以 RT-PCR 或 real-time RT-PCR 測病毒核酸，或測胎兒血中的 IgM 或 IgA 抗體，來檢測此病毒的先天

性感染。

如果懷孕婦女測得有巨細胞病毒的 IgM 抗體，之後又測得有巨細胞病毒的 IgG 抗體，懷疑婦女是初次感染巨細胞病毒，可能會垂直傳染病毒給胎兒。子宮內巨細胞病毒感染的檢測，可以做病毒培養或 PCR（或 real time PCR）偵測羊水檢體中的巨細胞病毒。如果檢體採樣時間太早，無法偵測到巨細胞病毒，有可能是偽陰性反應；避免偽陰性發生，在臨床上有懷疑是先天性巨細胞病毒感染時，應該重覆採樣，以達到最高的檢出率。先天性巨細胞病毒感染的檢測，也可在嬰兒出生後兩週內，以病毒培養或 PCR（或 real time PCR）偵測尿液或唾液檢體中的巨細胞病毒 DNA。此檢測應在嬰兒出生後兩週內執行，因為兩週後偵測到的巨細胞病毒，也有可能是嬰兒分娩時感染的，不一定是先天性感染。而定量分析嬰兒血液中的巨細胞病毒，是有用的，因為巨細胞病毒的數量多，就愈可能有症狀，而巨細胞病毒數量上升，也可預測之後嬰兒是否聽力受損。

如果懷疑是 VZV、HSV、parvovirus B19、或 HIV 的先天性感染，可以用 PCR 檢測羊水檢體有無 VZV 病毒；以病毒培養或 PCR 檢測新生兒檢體（如皮膚拭子、眼睛拭子、鼻咽拭子、肛門拭子、或腦脊髓液）有無 HSV 病毒，或測新生兒 HSV 的 IgM 抗體；用 PCR 檢測羊水檢體或胎兒血中有無 B19 病毒；用 RT-PCR 檢測新生兒血中有無 HIV 病毒。

疱疹病毒科感染之分子鑑定

目前，感染人類，屬於疱疹病毒科（Herpesviridae）的病毒有八種，是 DNA 病毒。可用 multiplex PCR 同時偵測檢體中有哪種疱疹病毒科的病毒[48]。

HSV-1、HSV-2、VZV [49, 50, 51]

一般情況下，第一型簡單疱疹病毒（herpes simplex virus 1, HSV-1）與口、臉感染，甚至腦炎的發生有關；而第二型簡單疱疹病毒（herpes simplex virus 2, HSV-2）與生殖道感染有關，也會引起垂直傳染。第一型簡單疱疹病毒、第二型簡單疱疹病毒與水痘帶狀疱疹病毒（varicella zoster virus, VZV）的感染，會造成黏膜與皮膚的損壞，甚至腦部的致命感染。因為血清學檢測的病毒抗體，僅表示過去感染（如 HSV），對當前的用藥決定，沒有助益。因此，檢測這些病毒的方法，有直接偵測檢體中的病毒、病毒培養、測病毒抗原、或測病毒核酸。而測病毒核酸的方法，可用 PCR、nested PCR、或 real-time PCR。用皮膚傷口為檢體，比較這三種方法的研究顯示，real-time PCR 是其中最佳的方法。另外，可用及時多重定量聚合酶連鎖反應（real-time multiplex polymerase chain reaction, real-time multiplex PCR），同時偵測不只一型的病毒核酸，因為速度快、敏感度高、可以區分 HSV-1 與 HSV-2，檢測 VZV 時，此方法也可以區分野生型與疫苗株，是很好的方法。

分析簡單疱疹病毒（herpes simplex virus, HSV）的抗藥性，表現型分析的

方法比基因型分析的方法常用,因為在 thymidine kinase 基因與 polymerase 基因中,有眾多的突變點與抗藥性有關,不容易以基因型方法來分析。

EBV[52]

Epstein-Barr Virus(EBV)有兩型(type1 與 type2),區別在病毒的 EBNA2(Epstein-Barr nuclear antigen 2)與 EBNA3 基因的差異。Type1 較盛行,且有更高致癌潛力。EBV 的初次感染,病人大部分沒有症狀,偶爾會在青少年身上引起傳染性單核球增多症(infectious mononucleosis)。然而,EBV 的感染,也與 Burkitt lymphoma 與鼻咽癌的形成有關。由於培養 EBV,需要臍帶血的淋巴細胞(umbilical cord lymphocytes),並不常用。因此,檢測此病毒最常用的方法是偵測病毒引發宿主抗體的血清學檢測(serologic testing)。在臨床血液檢體中,用 PCR 檢測出少量 EBV DNA,並沒有證實此病毒是引起病人病徵的病原,因為在沒有症狀的人的血液檢體中,也常檢測出少量 EBV DNA。因此,定量 PCR 測 EBV DNA,以診斷 EBV 與疾病的關聯是必要的。

EBV 在免疫受抑制的宿主,會引發嚴重的疾病。例如在愛滋病(acquired immunodeficiency syndrome, AIDS)病人身上,EBV 與 primary CNS lymphoma 有關聯;此疾病的檢測,是用 PCR 偵測病人的腦脊髓液中有無 EBV 病毒 DNA。又如在器官與血液幹細胞移植的病人,EBV 與 post-transplant lymphoproliferative disorder, PTLD)有關聯;此疾病(PTLD)常發生在接受移植前,沒有 EBV 抗體的病人,因此小孩接受器官移植時,容易引起此疾病。此疾病的確定檢測,是在組織檢查有此病徵的淋巴活體切片上,偵測有 EBV 抗原或核酸。PCR 偵測 EBV 的病毒 DNA,可用來監測移植病人是否有 PTLD。在此狀況下,定量 PCR 是必須的,因為定性 PCR 也常可在沒有 PTLD 的移植病人周邊血液(peripheral blood)中偵測出 EBV 的病毒 DNA。相對的,定量 PCR 可界定出那些移植病人有高病毒量的 EBV,這些病人不是有 PTLD,就是有發展成 PTLD 的高危險性。監測移植病人是否有 PTLD 的檢體,可用全血(whole blood)、血漿(plasma)、或周邊血單核球細胞(peripheral blood mononuclear cells)等。

CMV[53]

在有些臨床檢體中,檢測出人類巨細胞病毒(cytomegalovirus, CMV),並沒有證實此病毒是引起病人病徵的病原,因為在沒有症狀的人的唾液與尿液中,也常檢測出人類巨細胞病毒,特別是用 PCR 檢測出少量病毒 DNA 時,因此在此情況下,必須審慎評估其臨床意義。此時,測 CMV 生活週期過程中產生的 RNA,比起測 CMV 的 DNA,更可以證明 CMV 是在感染中(active infection)。人類巨細胞病毒在免疫正常的宿主,最常引起類似單核球增多症(mononucleosis-like illness)的病徵。這樣的病人,經常能從其尿液中培養

到病毒，血液裡也常可培養到病毒，也可以偵測到病毒抗原（pp65 antigenemia），以及用 PCR 偵測到病毒的 DNA。其中，PCR 是敏感度最高的方法，偵測病毒 DNA polymerase（UL54）與 glycoprotein B 基因。在器官與血液幹細胞移植的病人，CMV 是引起伺機性感染最重要的病原，它也是愛滋病（AIDS）病人引起伺機性感染最重要的病原。在這些免疫抑制的宿主，檢測全身性巨細胞病毒感染，最好是用病人血液，做定量分析：可以做病毒培養、分析病毒抗原（pp65 antigenemia）的方法，也可以用 the hybrid capture assay、bDNA 或 PCR 偵測病毒的 DNA。測得的病毒量（viral load）與未來病徵的出現，有正向相關。在接受器官或血液幹細胞移植後，不同時間的病人血液可以拿來檢測有無 CMV，如果病人的血液中，無論是用何種方法測到 CMV，在病症出現前，就可以用抗病毒藥物開始預防性治療（preemptive therapy）。移植的病人，如果以抗病毒藥物（如 ganciclovir）做預防性治療，在移植後得病機會最高的三至四個月內，每隔一至兩週，都要檢測血液中有無 CMV，以評估預防性治療的效果。一般來說，PCR 是敏感度最高的偵測方法，可於病人發病前，或不會有症狀的低病毒量病人的血液中，測到 CMV 的 DNA。在 PCR 測到 CMV 的 DNA 後幾天到一週，病人的 CMV，也可以用 the hybrid capture assay 測到 CMV 的 DNA，或用 pp65 antigenemia assay 分析到病毒抗原。培養巨細胞病毒是敏感度最低的偵測方法，在其他方法檢測有巨細胞病毒後，才可能培養出巨細胞病毒。相對於全身性巨細胞病毒感染，區域性巨細胞病毒感染的檢測，如呼吸道或胃腸道，最好將發病組織做組織檢查（histologic examination）。另外，中樞神經系統（central nervous system, CNS）有無巨細胞病毒感染，最好以 PCR 檢測腦脊髓液檢體。巨細胞病毒引起腦炎中最嚴重的一種是 ventriculoencephalitis，病人的腦脊髓液中有高劑量的巨細胞病毒 DNA。

巨細胞病毒感染的病人，在抗病毒藥物治療幾天後，巨細胞病毒培養會首先從有變無，之後 pp65 antigenemia assay 分析病毒抗原會從有變無，最後 PCR 偵測病毒核酸會從有變無。巨細胞病毒的定量分析，可用以監測抗病毒藥物治療效果。成功的抗病毒藥物治療，巨細胞病毒的數量應會減少。如果巨細胞病毒的數量沒有減少，可能是病人沒有遵從醫囑或是有抗藥性病毒的存在，這時，應該做抗病毒藥物敏感性測試。如果在抗病毒藥物治療後期，巨細胞病毒的數量增加，就有復發（relapse）的危險。

常用基因型分析的方法（genotypic assays）分析 CMV 的抗藥性，因為表現型分析的方法耗時且價格高，而且大部分對 ganciclovir 有抗藥性的 CMV，突變均在 UL97 基因上。因此，基因型分析可先以 PCR，再用 RFLP 鑑定，也可以用 LCR 分析是否有抗藥性的突變點。一般情況下，病人檢體可直接使用於基因型分析，且只需兩天即使完成。如果此分析尚無法找到抗藥性的突變點，那就要將 UL97 基因與

DNA polymerase（UL54）基因定序，以找出抗藥性的突變點。另外，對 foscarnet 與 cidofovir 有抗藥性的 CMV，突變集中在 DNA polymerase（UL54）基因上，核酸定序是目前唯一可以找出抗藥性突變點的方法。

HHV-6、HHV-7

在臨床檢體中，檢測出人類疱疹病毒第六型（Human Herpes Virus-6, HHV-6）或人類疱疹病毒第七型（Human Herpes Virus-7, HHV-7），並沒有證實此病毒是引起病人病徵的病原，因為 (1) 此兩病毒在人群中廣泛存在；(2) 此兩病毒開始感染宿主後，會繼續在宿主內存在一段時間；(3) 此兩病毒潛伏宿主後，再被激活，也可能沒有症狀。

由於培養 HHV-6 或 HHV-7，需要臍帶血的淋巴細胞（umbilical cord lymphocytes），並不常用。因此，檢測此兩病毒最實用的方法是 PCR，但必須審慎評估其意義，因為此兩病毒急性感染宿主後，會繼續在宿主血液中內存在幾個月。

HHV-8[54]

人類疱疹病毒第八型（Human Herpes Virus-8, HHV-8）的感染，與 Kaposi's sarcoma、primary effusion lymphoma、與 multicentric Castleman's disease 等疾病的形成有關聯性。因為目前很難用細胞培養來分離 HHV-8，因此這病毒的檢測，是用血清學（如 IF、EIA）或分子方式（如定性 PCR、定量 PCR）來偵測。以血清學的方法檢測 HHV-8，主要用於研究此病毒的盛行率；以分子方式檢測 HHV-8，定性 PCR 主要用於檢驗此病毒的感染，定量 PCR 主要用於監測病毒感染的進程、以及分析抗病毒藥物的效果。

人類乳突病毒感染之分子鑑定 [55, 56]

子宮頸癌是女性常見的癌症之一，此癌症的形成是經過多步驟的過程，其中，人類乳突病毒（human papillomavirus, HPV）的感染是必須的因素，但如僅是 HPV 的感染，並不足夠引發子宮頸癌。因此，子宮頸癌的形成，只有在 HPV 持續感染的情況下，才會發生。HPV 的基因型，超過一百種，分為感染黏膜與感染皮膚的病毒；又依其致病性，分為高危險群與低危險群。因為 HPV 的複製，需要宿主細胞的分化，才能完成，因此 HPV 目前無法於細胞株中培養。另外，血清學的檢測方法，對此病毒之鑑定並不可靠。HPV 感染之檢測，可用細胞學的方法，觀測子宮頸抹片是否有 koilocytosis，或用原位雜交法（in situ hybridization）去偵測子宮頸抹片或活體切片中的人類乳突病毒 DNA，如果有必要區分基因型，可用針對某特定型的專一性探針，來做原位雜交。另外，偵測病人檢體中的 HPV DNA，也可用 PCR（或 real time PCR）與 the hybrid capture assay 等方法。PCR 最常以 HPV 的 L1 基因的一個片段為增幅的區域，因為此片段在不同型的 HPV 中是最保守（conserved），較少變異的。如果必須分型，就要將 PCR 產物以雜交法或用

定序來鑑定其型別。如果某一 HPV 其 L1 基因序列，與已知 HPV 的 L1 基因序列，有百分之十以上的差異，則此 HPV 為一新基因型。The hybrid capture assay 以子宮頸抹片為檢體，偵測 HPV，可將病毒區分為高危險性群與低危險性群，但無法區分基因型。此方法較南方式點膜法（Southern blot）敏感，但沒有 PCR 敏感。此方法也可以定量檢體中的 HPV DNA。目前，也有人用次世代定序（next-generation sequencing）來做 HPV 分型。

人類多瘤病毒感染之分子鑑定 [57]

　　小孩時期感染到人類多瘤病毒（human polyoma virus），如 BKV 或 JCV 時，症狀輕微。第一次感染後，BKV 與 JCV 會於腎臟尿道表皮細胞（renourinary epithelium）潛伏，而宿主的免疫狀況控制病毒的複製，只有在宿主免疫受損的情況下，病毒會複製，將病毒顆粒釋放於尿液（viruria）中。因為培養 BKV 與 JCV 需要特別的細胞，而且 JCV 生長慢（需要五週），因此一般臨床檢驗室不以病毒培養，而以 PCR（或 real time PCR）偵測病毒 DNA，為檢測此類病毒的方法。BKV 在免疫受壓制的狀況下，特別是腎臟移植的病人，移植幾個月之後，在 2% 至 9% 接受移植的病人，會引起 nephropathy 疾病。此疾病的確診，需要證實腎臟表皮細胞有病毒引起的細胞病理變化、或尿液沉澱中的細胞有此病毒的包涵體（inclusion body），但檢出率低。所以，一般要檢測 BKV 病毒，是用尿液或血漿檢體，

以 PCR（或 real time PCR）檢測此病毒 DNA。接受腎臟移植的病人，移植一年後，約有三分之一可在尿液中，以 PCR 測得有 BKV 病毒的 DNA。這些在尿液中可測得 BKV 病毒 DNA 的病人，約有三分之一可在血漿中，以 PCR 測得有 BKV 病毒的 DNA。如僅在尿液中而非血漿中可測得 BKV 病毒 DNA 的病人，與引起 BK nephropathy 疾病，沒有相關性。而這些在血漿中可測得 BKV 病毒 DNA 的病人，有得 BK nephropathy 疾病的危險。此時，定量腎臟移植病人尿液中 BKV DNA 對預測有幫助，因為尿液中 BKV 病毒的 DNA 多，血漿中測得有 BKV DNA 的機率愈高，而在血漿中測得有 BKV DNA，得 BK nephropathy 疾病的危險愈高。

　　懷疑是 progressive multifocal leukoencephalophathy 的病人，以前檢測 JCV 病毒，需要腦部活體切片（brain biopsy），現在用病人的腦脊髓液為檢體，較沒有侵入性，以 PCR（或 real time PCR）檢測 JCV 病毒 DNA。

人類反轉錄病毒感染之分子鑑定
人類免疫不全病毒 [58, 59]

　　人類免疫不全病毒（human immunodeficiency virus, HIV）屬於反轉錄病毒科（Retroviridae）。至 2016 年底，全球約有 3670 萬人身上有人類免疫不全病毒。人類免疫不全病毒感染病人後，有三個階段。第一個階段是急性期，因為此時沒有產生可檢測出的抗體，一般稱為空窗期，在病人血清中，可偵測到 HIV p24 antigen

與病毒核酸 RNA。第二個階段是開始可偵測到抗體的時期，一般約在感染後六至八週可測到抗體，也稱為慢性期，此時期歷時數年。第三個階段，是開始有愛滋病（AIDS）免疫不全臨床症狀，例如，伺機性感染的發生。此時，病人血中 CD4 T 細胞，每毫升少於 200 個，且持續下降，而病毒數目持續上升。幾乎所有感染 HIV 的人，其體內產生抗體後，依然有病毒在病人體內，因此，HIV 的檢測，最標準的方法是測血清中的抗體：先用免疫酵素分析（EIA）初步篩選，如呈陽性反應，再以西方式點膜法（Western blot）確認；另一種確認方法，是用免疫螢光染色法，將待測病人血清和已感染有 HIV 的 T 細胞作用，如血清中有抗體與表達於 T 細胞上的病毒抗原結合，則呈現陽性反應。其他的檢測方法，各有其特殊目的。例如，檢測血清中 HIV p24 antigen 的方法，是為了早期診斷，可在免疫酵素分析（EIA）測得有抗體之前約六天，也即是感染的第一個階段，測得有病毒感染。而 PCR 測細胞內病毒 proviral DNA 的方法，被使用來偵測嬰兒是否有先天性感染。先天性感染 HIV 的嬰兒，在出生幾天內用 PCR 檢測，陽性有百分之四十，而在兩週後用 PCR 檢測，陽性超過百分之九十。而測血漿中 HIV 病毒 RNA 的方法，一般稱為病毒量分析（viral load assay），是檢測 HIV 必需的工具，因為這些方法均可以做病毒定量，因此可以用來評估抗病毒藥物治療的效果。測血漿中 HIV 病毒 RNA 的方法，有 RT-PCR、NASBA、bDNA 與 TMA 等。這些

方法很敏感，只要一毫升血漿中有四十個分子的 HIV RNA，就可能被測出。目前市面上已有多種針對 HIV 的分子檢測試劑，偵測的基因區域，常以 LTR, pol, gag, 或 int 為主。人類免疫不全病毒，有 HIV-1 與 HIV-2 兩種。HIV-2 致病性較 HIV-1 低。HIV 突變率高，HIV-1 病毒，因為膜蛋白基因序列的差異，分為 group M（major）與 group O（outlier）兩群。Group M 再細分為 A 至 H 八種亞型（subtype）。不同檢測 HIV 的方法，對不同型的病毒，偵測率有差異，這是需要注意的。

目前，有多種治療 HIV 的抗病毒藥物〔highly active anti-retroviral therapy, HAART：通常包含三種或四種抗病毒藥物，主要作用於 HIV 的聚合酶（polymerase）與蛋白酶（protease）〕，而 HIV 有可能對這些藥物產生抗藥性，因此，抗病毒藥物敏感性測試（antiviral susceptibility tests）是有需要的。抗病毒藥物敏感性測試可分為表現型分析的方法（phenotypic assays）與基因型分析的方法（genotypic assays）。基因型分析的方法較常用於 HIV 的抗藥性分析，因為表現型分析的方法耗時且價格高。在已開發國家，醫師常借助基因型的方法，分析 HIV 的抗藥性，做為用藥的參考。基因型分析的方法，是直接以血漿中的 HIV RNA，以 RT-PCR 增幅擴增聚合酶（polymerase）基因與蛋白酶（protease）基因後進行核酸定序：有些突變點與特定藥物的抗藥性有關。表現型分析的方法，分析抗病毒藥物對 HIV 在細胞中生長的影響，一般用於病毒有多

種抗藥性突變、用基因型分析解讀困難的時候。現在可用重組分析（recombinant assays）的方式，來做表現型分析：將病人體內，HIV 的聚合酶（polymerase）基因與蛋白酶（protease）基因，接入於含有其他基因的分子選殖株（molecular clone）中，即可進行病毒生長分析。

HIV-2, HTLV-1, HTLV-2

如同 HIV-1，幾乎所有感染 HIV-2，HTLV-1，HTLV-2 的人，其體內產生抗體後，依然有病毒在體內，因此，這些病毒的檢測，是測血清中的抗體。RT-PCR 可用於病毒感染的確認，以及區別不同的人類反轉錄病毒感染。

經由媒介傳染病毒之分子鑑定

傳染病毒給人類的媒介，包括節肢動物（如蚊子）與齧齒類動物。

登革病毒感染之分子鑑定 [60, 61]

全球經由節肢動物傳播的病毒（arthropod-borne viruses; arboviruses）所引起的疾病中，登革（Dengue）是其中最重要的一種，特別是在熱帶與亞熱帶地區。登革病毒（Dengue virus）是正股 RNA 病毒，屬於黃病毒科（Flaviviridae）。登革是因感染了登革病毒四種血清型中其中的一血清型（serotype），或者是感染了某一血清型之後，再感染了另一血清型，而引起的疾病。感染了登革病毒，可能沒有症狀，也可能造成嚴重的出血性登革熱（dengue hemorrhagic fever/dengue shock syndrome, DHF/DSS）。如果僅是根據臨床症狀做為登革的診斷依據，是有困難的。因此，登革病毒感染之確認，有賴於實驗室的檢測。目前，登革病毒感染的檢測，有直接偵測抗原、病毒培養、偵測病毒引發的宿主抗體、以及偵測病毒的核酸 RNA。偵測抗原以可分泌出細胞的 NS1 蛋白為標的、登革病毒可培養於四種宿主：新生小老鼠、哺乳類細胞株、成蚊、與蚊子細胞株。有五種檢測登革病毒所引發抗體的方法：血球凝集抑制試驗 hemagglutination inhibition test（HI）、補體固定試驗 complement fixation test（CF）、中和試驗 neutralization test（NT）、IgM capture enzyme linked immunosorbent assay（MAC-ELISA）、與 indirect IgG ELISA 等。而偵測病毒的核酸 RNA，可用核酸雜交（nucleic acid hybridization）與 RT-PCR 等方法。核酸雜交所欲偵測的病毒 RNA，可以萃取自細胞株培養的病毒、被病毒感染的蚊子、或人體組織。偵測病毒的 RNA，用互補 RNA 探針比用互補 DNA 探針來的敏感，但因 RNA 操作不易，此方法很少用於一般臨床檢驗實驗室。相對的，RT-PCR 快速、敏感、操作簡單，如果加以標準化，可以偵測在人體組織或蚊子檢體中的病毒 RNA。血清學檢測方法中，最廣為使用的是 ELISA，但此方法無法區分登革病毒的四種血清型，因此，可區分登革病毒四種血清型的分子檢測方法，愈來愈重要，如 RT-PCR，甚至是結合 RT-PCR 與 LCR 的方法，來區分登革病毒的四種血清型。

西尼羅病毒（West Nile Virus）[62] 與日本腦炎病毒（Japanese encephalitis virus）[63]

西尼羅病毒，可以感染很多宿主，例如：鳥類。檢測西尼羅病毒的分子檢測方法，RT-PCR、RT-LAMP、NASBA 等。西尼羅病毒與日本腦炎病毒，均屬於黃病毒科（Flaviviridae），均可以在人與馬，引起腦炎；均經由蚊子傳染的病毒。目前，可以用定量 RT-PCR，以病毒的 NS2A 基因為標的，偵測且區分此兩種病毒[64]。

茲卡病毒（Zika virus）[65, 66]

茲卡病毒，也屬於黃病毒科（Flaviviridae）。它也是經由蚊子傳染的病毒。孕婦感染茲卡病毒，嬰兒可能會有小腦症。檢測茲卡病毒的檢體，可用血液、尿液、唾液、腦脊髓液。近來發現，在尿液中，比起其他檢體，可以更長時間的檢測出更高量的茲卡病毒。

伊波拉病毒（Ebola virus）之分子鑑定[67]

經由齧齒類動物傳染的病毒（rodent-borne viruses, roboviruses），伊波拉病毒是重要的一種，屬於 Biological safety level 4（BSL4）的病毒。伊波拉病毒發現於 1976 年，病毒顆粒有套膜、基因體為單股、負向、不分段 RNA，屬於線病毒科（Filoviridae）。西非地區於 2014-2015 年間，爆發過流行感染。分子檢驗，有助於病毒的快速檢出。傳統的 RT-PCR，以血清為檢體，常擴增伊波拉病毒的 L、GP、NP 等基因。而 Real-time RT-PCR 的方法，

有更高的專一性（因為有使用到專一性探針）、更快速等優點。

立百病毒（Nipah virus）之分子鑑定[68]

立百病毒與 Hendra virus、Cedar virus 同屬於副黏液病毒科（Paramyxoviridae）、Henipavirus 屬，病毒顆粒有套膜、基因體為單股、負向、不分段 RNA。目前沒有發現 Cedar virus 會引起動物疾病，然而立百病毒與 Hendra virus 會引起致死的神經與呼吸道疾病。立百病毒的宿主是蝙蝠，會感染很多的哺乳類動物，可經由動物傳到人，也可人傳人。因為它的高致病性，因此屬於 Biological safety level 4（BSL4）的病毒。檢測此病毒的最佳方法是 RT-PCR，偵測病毒 N（nucleocapsid）基因，檢體可用呼吸道分泌液、尿液、腦脊髓液。

新興病毒感染之分子鑑定
新冠病毒感染之分子鑑定[70]

自 2019 年開始造成世界大流行的冠狀病毒疾病（COVID-19），是由新型冠狀病毒（SARS-CoV 2）引起的。針對 SARS-CoV 2 正確且即時的實驗室檢測，有助於控制病毒的散播，特別是在早期階段。目前，檢測 SARS-CoV 2，於鼻咽拭子中，常用 real-time RT-PCR，偵測病毒 RNA，可分別針對病毒的 N, E, S, orf1a, orf1b, 或 the RNA-dependent RNA polymerase（RdRp）基因；其中，以偵測 E 與 N 基因，敏感度最高。也有 real-time RT-PCR 的自動化設備處理檢體，以應付大量的檢體需求。在無法用 real-time RT-PCR，簡易、不貴的定

點照護檢驗方法（快篩試劑），常檢測病毒的核抗原（Nucleocapsid, N 或 NC）。如果需要，可以用細胞培養病毒或定序病毒的基因體，以鑑定病毒變異株。檢測人群中，是否有此病毒感染引起的抗體，可做為流行病的研究。除了 real-time RT-PCR，還有很多分子檢測的方法，如 real-time NASBA, RT-LAMP, and CRISPR 可用於檢測 SARS-CoV 2。

猴痘病毒感染之分子鑑定 [71]

猴痘（Monkeypox）是人畜共通（zoonotic）的疾病，流行於中非與西非。近來，猴痘在世界各地爆發，世界衛生組織（WHO）於 2022 年，曾一度認為是全球緊急公衛事件。猴痘病毒（Monkeypox virus）屬於痘病毒科（Poxviridae）、正痘病毒屬（Orthopoxvirus），是雙股 DNA 病毒。正痘病毒屬中，Variola virus、Molluscum Contagiosum virus，人類是其主要宿主；但猴痘病毒可分離自多種物種，而它的天然宿主尚未確知。猴痘經由密切接觸被感染的動物或人而傳播。猴痘一般是可以自癒的，症狀可持續 2 至 4 周。無法經由臨床症狀，區別是猴痘、或是其他類痘病毒的感染，因此實驗室的檢測是必須的，包括電顯看病毒顆粒、免疫化學法測病毒抗原、血清學偵測病毒引發的抗體、偵測病毒的 DNA。最常測的是病毒 DNA，先 PCR 再用 RFLP 確定，如此較為耗時；也可用〔次世代定序〕做〔全基因組定序〕。

未來展望 [3, 69, 70, 71, 72]

以後，病毒感染之分子鑑定，將著重於高通量定序（如次世代定序），以偵測未知病毒[70]，或檢體中少量的抗藥性病毒突變株，或確定病毒的型別與變異；甚至用 multiplex-NGS 同時測檢體中的多種病毒[76]。為了改善目前 real-time PCR 定量上的缺點，而朝向 digital PCR 發展；另外，分子檢驗方法，有逐步朝向照護點檢驗（point-of-care testing）的趨勢。如果成本可以降低，用 microarray 同時偵測多種可能的感染病菌，並非不可能。

將來病毒感染之鑑定，除了可以做病毒培養（viral culture）、偵測病毒抗原（antigen）、偵測病毒引發的宿主抗體（antibody）、偵測病毒的核酸（nucleic acid）外，也可能用細胞分子，如 miRNA，因受病毒的影響而改變，進而作為診斷病毒感染的標的[73]。

總結

病毒檢測的第一個目的，是偵測檢體中有無懷疑的某種病毒存在。就這點而言，檢測病毒核酸的分子鑑定法（如 PCR），比起其他檢測方法，有敏感度、專一性均高的優點。而 PCR 容易污染的缺點，也逐漸用 real-time PCR 來改善。而如果是要偵測檢體中有無懷疑的多種病毒存在，也可用 Multiplex PCR 或 Multiplex real-time PCR 來達到目的。而微陣列技術 microarray technology 將來有可能將多種致病原，包括病毒與非病毒，在一起同時偵

測，更可達到這個目的。

　　病毒檢測的第二個目的，是希望在檢體中偵測到的病毒，就是引起此病人疾病的病原。但在臨床檢體中偵測到某種病毒的存在，並沒有證明此病毒就是造成此病人疾病的病原。這情況在以敏感性高的分子檢測方法，鑑定病毒核酸時，最常發生；因為敏感性高的分子檢測方法，將低量持續感染，或者潛伏之病毒，偵測出來，並非相關於病人目前的疾病狀況，如CMV、EBV、HHV6、HHV7 等。如果檢體中偵測到的某種病毒，過去已經知道會引起目前病人的病症，當然這病毒是造成此病人疾病的可能性就高了。

　　病毒檢測的第三個目的，是希望偵測到病毒後，可以知道那種抗病毒藥物有最佳的治療效果。而抗病毒藥物敏感性測試可分為表現型分析的方法與基因型分析的方法。表現型分析的方法分析抗病毒藥物對病毒生長的影響，這影響可測病毒感染力的差異（如 plaque reduction assay）、病毒抗原產量的差異，或病毒核酸產量的差異。只有當已知某基因差異會造成病毒抗藥性時，基因型分析的方法才可使用。因此，就這個目的來說，偵測核酸的基因型分析法，對於某些病毒（如 HSV）的抗藥性分析，有其限制；但對於只有幾個有限基因與病毒抗藥性有關時（如 HIV、CMV），基因型分析的方法較常被應用。

　　總括的說，病毒感染之檢測方法，無論是病毒培養、偵測病毒抗原、偵測病毒引發的宿主抗體、或偵測病毒的核酸，都有其代表的意義與某些蹢限性。因此，

這些檢測方法之間，是相輔相成的。對於目前無法培養的病毒、不穩定或難培養的病毒、培養後生長慢的病毒、檢體中數量少的病毒、或欲偵測感染初期宿主抗體尚未產生前的病毒，偵測病毒核酸的分子鑑定法，無疑的，是極其重要的病毒檢測方法。

學習評估

1. 是否了解檢測病毒的各種分子鑑定法之原理。
2. 是否了解檢測病毒感染的各種方法，特別是分子鑑定法。
3. 是否了解檢測病毒感染的多種分子鑑定法之優缺點。

參考文獻

1. Hudu SA, Alshrari AS, Syahida A, et al.Cell Culture, Technology: Enhancing the Culture of Diagnosing Human Diseases.*J Clin Diagn Res* 2016; 10: DE01-5.

2. Hematian A, Sadeghifard N, Mohebi R, et al.Traditional and Modern Cell Culture in Virus Diagnosis.*Osong Public Health Res Perspect* 2016;7: 77-82.

3. Scagnolari C, Turriziani O, Monteleone K, et al.Consolidation of molecular testing in clinical virology.*Expert Rev Anti Infect Ther* 2017;15:387-400.

4. Storch GA,Wang D. (2013). Diagnostic Virology. In D. M. Knipe & P. M. Howley

(Eds.), *Fields Virology* (Vol. 1, pp. 414-51): Lippincott Williams & Wilkins.

5. Guatelli JC, Whitfield KM, Kwoh DY, et al.Isothermal, in vitro amplification of nucleic acids by a multienzyme reaction modeled after retroviral replication.*Proc Natl Acad Sci U S A* 1990;87:1874-8.

6. Walker GT, Fraiser MS, Schram JL, et al.Strand displacement amplification--an isothermal, in vitro DNA amplification technique.*Nucleic Acids Res* 1992;20:1691-6.

7. Notomi T, Okayama H, Masubuchi H, et al.Loop-mediated isothermal amplification of DNA.*Nucleic Acids Res* 2000;28:E63.

8. Gootenberg JS, Abudayyeh OO, Lee JW, et al.Nucleic acid detection with CRISPR-Cas13a/C2c2.*Science* 2017;356:438-42.

9. Wozniak-Kosek A, Kosek J,Zielnik-Jurkiewicz B.Detection of respiratory tract pathogens with molecular biology methods. *Adv Exp Med Biol* 2015;835:9-13.

10. Zhang N, Wang L, Deng X, et al.Recent advances in the detection of respiratory virus infection in humans.*J Med Virol* 2020;92:408-17.

11. Vemula SV, Zhao J, Liu J, et al.Current Approaches for Diagnosis of Influenza Virus Infections in Humans.*Viruses* 2016;8:96.

12. C AH, Caya C,Papenburg J.Rapid and simple molecular tests for the detection of respiratory syncytial virus: a review.*Expert Rev Mol Diagn* 2018;18:617-29.

13. Ison MG,Hayden RT.Adenovirus.*Microbiol Spectr* 2016;4:

14. To KKW, Yip CCY,Yuen KY.Rhinovirus - From bench to bedside.*J Formos Med Assoc* 2017;116:496-504.

15. Messacar K, Abzug MJ,Dominguez SR.The Emergence of Enterovirus-D68.*Microbiol Spectr* 2016;4:

16. Lee MK, Chan PK, Ho, II, et al.Enterovirus infection among patients admitted to hospital in Hong Kong in 2010: epidemiology, clinical characteristics, and importance of molecular diagnosis.*J Med Virol* 2013;85:1811-7.

17. Dunn JJ.Enteroviruses and Parechoviruses. *Microbiol Spectr* 2016;4:

18. Olijve L, Jennings L,Walls T.Human Parechovirus: an Increasingly Recognized Cause of Sepsis-Like Illness in Young Infants.*Clin Microbiol Rev* 2018;31:

19. Panda S, Mohakud NK, Pena L, et al.Human metapneumovirus: review of an important respiratory pathogen.*Int J Infect Dis* 2014;25:45-52.

20. Loeffelholz MJ,Tang YW.Laboratory diagnosis of emerging human coronavirus infections - the state of the art.*Emerg Microbes Infect* 2020;9:747-56.

21. Al Johani S,Hajeer AH.MERS-CoV diagnosis: An update.*J Infect Public Health* 2016;9:216-9.

22. Mackay IM,Arden KE.MERS coronavirus:

diagnostics, epidemiology and transmission. *Virol J* 2015;12:222.

23. Meriluoto M, Hedman L, Tanner L, et al.Association of human bocavirus 1 infection with respiratory disease in childhood follow-up study, Finland.*Emerg Infect Dis* 2012;18:264-71.

24. Hannet I, Engsbro AL, Pareja J, et al.Multicenter evaluation of the new QIAstat Gastrointestinal Panel for the rapid syndromic testing of acute gastroenteritis. *Eur J Clin Microbiol Infect Dis* 2019;38:2103-12.

25. Crawford SE, Ramani S, Tate JE, et al.Rotavirus infection.*Nat Rev Dis Primers* 2017;3:17083.

26. Rupprom K, Chavalitshewinkoon-Petmitr P, Diraphat P, et al.Evaluation of real-time RT-PCR assays for detection and quantification of norovirus genogroups I and II.*Virol Sin* 2017;32:139-46.

27. Bookstaver PB, Mohorn PL, Shah A, et al.Management of Viral Central Nervous System Infections: A Primer for Clinicians.*J Cent Nerv Syst Dis* 2017;9:1179573517703342.

28. McGill F, Griffiths MJ,Solomon T.Viral meningitis: current issues in diagnosis and treatment.*Curr Opin Infect Dis* 2017;30:248-56.

29. Marston DA, Jennings DL, MacLaren NC, et al.Pan-lyssavirus Real Time RT-PCR for Rabies Diagnosis.*J Vis Exp* 2019;

30. Irshad M, Gupta P, Mankotia DS, et al.Multiplex qPCR for serodetection and serotyping of hepatitis viruses: A brief review.*World J Gastroenterol* 2016;22:4824-34.

31. Kodani M, Mixson-Hayden T, Drobeniuc J, et al.Rapid and sensitive approach to simultaneous detection of genomes of hepatitis A, B, C, D and E viruses.*J Clin Virol* 2014;61:260-4.

32. Quer J, Rodriguez-Frias F, Gregori J, et al.Deep sequencing in the management of hepatitis virus infections.*Virus Res* 2016;

33. Nainan OV, Xia G, Vaughan G, et al.Diagnosis of hepatitis a virus infection: a molecular approach.*Clin Microbiol Rev* 2006;19:63-79.

34. Liu YP,Yao CY.Rapid and quantitative detection of hepatitis B virus.*World J Gastroenterol* 2015;21:11954-63.

35. Song JE,Kim DY.Diagnosis of hepatitis B.*Ann Transl Med* 2016;4:338.

36. Kim JH, Park YK, Park ES, et al.Molecular diagnosis and treatment of drug-resistant hepatitis B virus.*World J Gastroenterol* 2014;20:5708-20.

37. Li HC,Lo SY.Hepatitis C virus: Virology, diagnosis and treatment.*World J Hepatol* 2015;7:1377-89.

38. Applegate TL, Fajardo E,Sacks JA.Hepatitis C Virus Diagnosis and the Holy Grail.*Infect Dis Clin North Am* 2018;32:425-45.

39. Hughes SA, Wedemeyer H,Harrison

PM.Hepatitis delta virus.*Lancet* 2011;378:73-85.

40. Al-Sadeq DW, Majdalawieh AF, Mesleh AG, et al.Laboratory challenges in the diagnosis of hepatitis E virus.*J Med Microbiol* 2018;67:466-80.

41. Moss WJ.Measles.*Lancet* 2017;390:2490-502.

42. Rogo LD, Mokhtari-Azad T, Kabir MH, et al.Human parvovirus B19: a review.*Acta Virol* 2014;58:199-213.

43. Chen J, Fu Y, Ju L, et al.Detection and identification of viral pathogens in patients with hand, foot, and mouth disease by multilocus PCR, reverse-transcription PCR and electrospray ionization mass spectrometry.*J Clin Virol* 2014;59:115-9.

44. Knight-Jones TJ, Robinson L, Charleston B, et al.Global Foot-and-Mouth Disease Research Update and Gap Analysis: 4-Diagnostics.*Transbound Emerg Dis* 2016;63 Suppl 1:42-8.

45. Rose NR.Viral myocarditis.*Curr Opin Rheumatol* 2016;28:383-9.

46. De Santis M, Cavaliere AF, Straface G, et al.Rubella infection in pregnancy.*Reprod Toxicol* 2006;21:390-8.

47. Mendelson E, Aboudy Y, Smetana Z, et al.Laboratory assessment and diagnosis of congenital viral infections: Rubella, cytomegalovirus (CMV), varicella-zoster virus (VZV), herpes simplex virus (HSV), parvovirus B19 and human immunodeficiency virus (HIV).*Reprod Toxicol* 2006;21:350-82.

48. Akya A, Ahmadi K, Zehtabian S, et al.Study of the Frequency of Herpesvirus Infections Among Patients Suspected Aseptic Meningitis in the West of Iran.*Jundishapur J Microbiol* 2015;8:e22639.

49. Hong YJ, Lim MS, Hwang SM, et al.Detection of herpes simplex and varicella-zoster virus in clinical specimens by multiplex real-time PCR and melting curve analysis.*Biomed Res Int* 2014;2014:261947.

50. Lang AL, Roberts C, Mazzulli T, et al.Detection and differentiation of herpes simplex viruses by use of the viper platform: advantages, limitations, and concerns.*J Clin Microbiol* 2014;52:2186-8.

51. Piret J,Boivin G.Antiviral resistance in herpes simplex virus and varicella-zoster virus infections: diagnosis and management. *Curr Opin Infect Dis* 2016;29:654-62.

52. Young LS, Yap LF,Murray PG.Epstein-Barr virus: more than 50 years old and still providing surprises.*Nat Rev Cancer* 2016;16:789-802.

53. Dioverti MV,Razonable RR.Cytomegalovirus.*Microbiol Spectr* 2016;4.

54. Chadburn A, Wilson J,Wang YL.Molecular and immunohistochemical detection of Kaposi sarcoma herpesvirus/human herpesvirus-8.*Methods Mol Biol* 2013;999:245-56.

55. Poljak M, Kocjan BJ, Ostrbenk A, et al. Commercially available molecular tests for human papillomaviruses (HPV): 2015 update. *J Clin Virol* 2016;76 Suppl 1:S3-S13.

56. Gradissimo A, Burk RD. Molecular tests potentially improving HPV screening and genotyping for cervical cancer prevention. *Expert Rev Mol Diagn* 2017;17:379-91.

57. Assis PG, Carvalho M. Human polyomavirus infection: Cytological and molecular diagnosis. *Rev Assoc Med Bras (1992)* 2017;63:943-45.

58. Zhao J, Chang L, Wang L. Nucleic acid testing and molecular characterization of HIV infections. *Eur J Clin Microbiol Infect Dis* 2019;38:829-42.

59. Parekh BS, Ou CY, Fonjungo PN, et al. Diagnosis of Human Immunodeficiency Virus Infection. *Clin Microbiol Rev* 2019;32:

60. Das S, Pingle MR, Munoz-Jordan J, et al. Detection and serotyping of dengue virus in serum samples by multiplex reverse transcriptase PCR-ligase detection reaction assay. *J Clin Microbiol* 2008;46:3276-84.

61. Muller DA, Depelsenaire AC, Young PR. Clinical and Laboratory Diagnosis of Dengue Virus Infection. *J Infect Dis* 2017;215:S89-S95.

62. Kumar P, Singh SK, Singh YR, et al. A brief view on molecular diagnosis and surveillance of west nile virus. *Avicenna J Med Biotechnol* 2010;2:223-4.

63. Gao X, Liu H, Li M, et al. Insights into the evolutionary history of Japanese encephalitis virus (JEV) based on whole-genome sequences comprising the five genotypes. *Virol J* 2015;12:43.

64. Barros SC, Ramos F, Ze-Ze L, et al. Simultaneous detection of West Nile and Japanese encephalitis virus RNA by duplex TaqMan RT-PCR. *J Virol Methods* 2013;193:554-7.

65. Cordeiro MT. Laboratory diagnosis of Zika virus. *Top Magn Reson Imaging* 2019;28:15-17.

66. Lamb LE, Bartolone SN, Kutluay SB, et al. Advantage of urine based molecular diagnosis of Zika virus. *Int Urol Nephrol* 2016;48:1961-66.

67. Broadhurst MJ, Brooks TJ, Pollock NR. Diagnosis of Ebola Virus Disease: Past, Present, and Future. *Clin Microbiol Rev* 2016;29:773-93.

68. Aditi, Shariff M. Nipah virus infection: A review. *Epidemiol Infect* 2019;147:e95.

69. Clementi M, Bagnarelli P. Are three generations of quantitative molecular methods sufficient in medical virology? Brief review. *New Microbiol* 2015;38:437-41.

70. Gong YN, Chen GW, Yang SL, et al. A Next-Generation Sequencing Data Analysis Pipeline for Detecting Unknown Pathogens from Mixed Clinical Samples and Revealing Their Genetic Diversity. *PLoS One* 2016;11:e0151495.

71. Houldcroft CJ, Beale MA,Breuer J.Clinical and biological insights from viral genome sequencing.*Nat Rev Microbiol* 2017;15:183-92.

72. Mirski T, Bartoszcze M, Bielawska-Drozd A, et al.Microarrays--new possibilities for detecting biological factors hazardous for humans and animals, and for use in environmental protection.*Ann Agric Environ Med* 2016;23:30-6.

73. Verma P, Pandey RK, Prajapati P, et al.Circulating MicroRNAs: Potential and Emerging Biomarkers for Diagnosis of Human Infectious Diseases.*Front Microbiol* 2016;7:1274.

第十九章　細菌抗藥基因檢測

（Detection of Bacterial
Antimicrobial Resistance Genes）

鄧麗珍　著

本章大綱

學習目標

1. 了解細菌的抗藥基因標的。
2. 了解臨床常見抗藥基因檢測方法。
3. 了解臨床細菌常見抗藥基因現況。

前言

　　細菌抗藥已是全球問題，對於臨床感染症治療或公共衛生均產生極大影響[1]。特別是近年來COVID-19疫情的肆虐，讓問題更加嚴重[2]。由於抗藥基因經常位於細菌質體、integron 或轉位子（transposon）上，很容易散播出去，因此快速發現抗藥細菌是很重要的。由於傳統的藥物感受性試驗一定要經過培養，較為費時，且無法從檢體直接偵測，因此分子檢測可提供另一種選擇。近來許多新技術不斷發展，包括 MALDI-TOF MS 或次代定序，未來可能在抗藥測定上提供新發展[3]。細菌抗藥機轉主要包括產生酵素修飾藥物、改變目標結構、改變細菌外膜通透性、增加幫浦將藥物排出等。許多抗藥的產生與細菌獲得外來抗藥基因或改變原有基因序列或基因表現量有關係。藉由對抗藥基因的分析，不但可以快速檢驗細菌對藥物是否具有抗性，立即應用於治療，也可以了解細菌抗藥的機制與抗藥基因流行病學達到預防的效果[4]。目前自檢體直接偵測細菌的技術已日趨普遍，用得最多的是結核菌的檢測。臨床細菌檢驗若只是偵測細菌種類，但不知藥物感受性結果的話，在臨床治療上仍是不足的。因此發展細菌抗藥基因的快速檢測，勢必成為臨床微生物檢驗的趨勢。但同一藥物常有多種抗藥機制，在不同細菌又可能是不同的機制在負責，加上不同地區，年代也可能有差異。因此實際上要設計一個很好的細菌抗藥基因檢測是不容易的。此文並無法涵蓋所有的藥物或抗藥機轉，只能取其中重要的部分介紹。

細菌抗藥基因檢測

抗乙內醯胺類（*β*-lactams）藥物基因

　　β-lactams 是臨床上使用最廣泛的抗生素。*β*-lactams 類抗生素基本構造是由一個雙氫噻唑環（thiazolidine ring）連接一個抗乙內醯胺環（*β*-lactam ring）組成，細菌對此類抗生素抗藥的原因，包括產生抗乙內醯胺酵素（*β*-lactamase）或是 penicillin-binding proteins 發生改變，或改變細胞外膜的通透性（outer membrane permeability），或主動排出，而以前兩種的機制較常見[5]。

β-lactamases

　　若細菌產生 *β*-lactamase 將*β*-lactams 水解，藥物即會失去效用。依其作用的藥物種類、等電點（pI）等的不同，*β*-lactamase 可再分為不同家族，如 TEM, SHV, OXA, CTX, IMP 等。基本上可歸納為 Class A, B, C, D。Class A, C, D 酵素之活性位置為 serine, Class B 為鋅離子酵素（metalloenzyme）[6]。

1. Common *β*-lactamases
   此群酵素為最早被發現的*β*-lactamase，如 TEM-1, SHV-1, OXA-1 等。許多革蘭氏陰性細菌會產生此類 *β*-lactamases。TEM-1 常被用於流行性感冒嗜血桿菌（*Haemophilus influenzae*）及淋病雙球菌（*Neisseria gonorrhoeae*）對抗 penicillin 或

ampicillin 的檢測。Farrell 等人在 2005 年的報告，分析許多國家（包括臺灣）的 *Haemophilus influenzae* 菌株，發現在有產生 *β*-lactamase 的 *Haemophilus influenzae* 菌株中，仍以 TEM-1 最常見[7]。

2. Extended-spectrum *β*-lactamases (ESBL)

ESBL 作用於 extended-spectrum *β*-lactams 藥物，如 cefotaxime, ceftriaxone, ceftazidime 等，最常見於腸內菌科（*Enterobacteriaceae*）細菌中。其活性大多可被 clavulanic acid 抑制，基因大多位在質體上。依據 CLSI 的標準，目前臨床上的測定為針對 *Escherichia coli*, *Klebsiella pneumoniae* 與 *Proteus mirabilis* 菌株。在臺灣的 *E. coli* 與 *K. pneumoniae* 菌株，以 SHV-5, SHV-12, CTX-M 最常見。不同型的 ESBL 序列差別不大，有時只相差一個胺基酸，即有可能作用於不同藥物。基因偵測方法有許多，如 PCR-RFLP, PCR-SSCP 或定序等。

3. AmpC *β*-lactamases

當細菌染色體 AmpC 之 promoter 有變異或其 repressor *ampD* 基因變異，導致 AmpC 產生過量，或質體攜帶 AmpC，則會對許多 **β**-lactam 均會抗藥。目前傳統的藥敏試驗方法，對某些 AmpC 產生菌株有可能會偵測不出抗藥，因此分子檢驗可協助解決此問題。質體 AmpC 又分為許多型，可利用 multiplex PCR 偵測[8]。Yan 等人在 2006 年對臺灣七個醫學中心之 *E. coli* 與 *K. pneumoniae* 分析，發現 AmpC 之最常見型為 CMY-2-like（主要在 *E. coli*）與 DHA-1-like（主要在 *K. pneumoniae*）[9]。南臺灣一篇報告亦顯示 CMY-2 可在食物、動物、人體之 *E. coli* 菌株發現[10]，其他亦有多篇的研究發表[11-13]。

4. Carbapenemases

Carbapenemases主要存在於革蘭氏陰性細菌。對Carbapenem抗藥之腸道菌（CRE）中以產生Carbapenemase 的菌株（CPE）最另人擔憂。因為Carbapenemase多位於質體上，可以傳遞至別的細菌。快速鑑定對臨床用藥及感染管制都有極大幫忙。目前偵測CPE 的方法包括生化、培養或分子方法測定。Carbapenemase主要有KPC、IMP、VIM、NDM、OXA五種。分別屬於class A, B或D。

(1)*Klebsiella pneumoniae* Carbapenemase（KPC 酵素）(class A)

Klebsiella pneumoniae 對於 carbapenem 的抗藥，其中一重要的機轉為 KPC，近來有報告是以 real-time PCR 偵測[14]。KPC 菌株大多也是 ESBL，經常是多重抗藥。

(2)Metallo-β-lactamase (MBLs) (class B)

MBL 屬於 class B，其作用需要鋅離子，帶有 MBL 的細菌通常對於penicillins, cephalosporins 及 carbapenems 均為抗藥，但對 aztreonam 仍具感受性。其作用可被 EDTA 抑制。由於 MBL 菌株的抗藥表現型差異很大，很難由抗藥型直接偵測MBL。1990s 年，日本首次發現 MBL，以後許多MBLs陸續被發現。

MBLs 包含許多型：IMP, VIM, SPM, GIM, SIM 及近來受到注意的 NDM-1 等[15-19]，其中以 IMP 與 VIM 最常見。而帶有 NDM-1 菌株被某些報導形容為超級細菌，引起世界各地的重視，目前也已有針對 NDM-1 的分子檢測[19]。MBL 各種基因型又可再分為亞型，其分布經常是有地域性。例如 VIM-3（與 VIM-2 只相差兩個氨基酸）是 Yan 等人於 2001 年首次在臺灣的 *Pseudomonas aeruginosa* 菌株發現[15]，至目前 VIM-3 也只在臺灣出現。MBL基因可位於質體或染色體上，經常與 integron 有關聯[16-18]。臺灣有報告發現MBL可在許多細菌出現，尤其是 *Acinetobacter baumannii* 及 *P. aeruginosa* 菌株中。Tseng 等人分析帶有 VIM-3 及 integron 的多重抗藥 *P. aeruginosa* 菌株，發現與轉位子（transposon）有很高的關聯[17]。

由於帶有 MBL 的細菌常常亦是多重抗藥菌株，造成治療上的困難。近來，帶有 Metallo-**β**-lactamase 的 *Pseudomonas aeruginosa* 已是院內感染重要的問題。偵測方法主要以 type-specific 特異性 PCR。

⑶Ambler class D，以 OXA 為主。其水解 carbapenem 之能力較弱，主要在 *Acinetobacter* spp. 出現。

Penicillin-binding proteins (PBPs) 變異

PBP 是一種具有 transpeptidase, D, D-carboxypeptidase 等活性的酵素，主要功能為參與細菌細胞壁（peptidoglycan）合成的最後步驟，為 *β*-lactam 類藥物的標的。若其結構改變，與藥物親和力降低，藥物無法有效抑制細菌細胞壁的合成，則可能發生抗藥性。最具代表性為 methicillin-抗藥金黃葡萄球菌（MRSA）與 penicillin 抗藥肺炎鏈球菌。但它們雖都與 PBP 有關，分子機制卻相差很多[20]。MRSA 金黃葡萄球菌是額外獲得 PBP2a（a 為 additional 的意思），而 penicillin 抗藥肺炎鏈球菌是本身的 PBP 基因產生突變。

1. Methicillin-抗藥金黃葡萄球菌（MRSA）

MRSA 已是全球的問題[21]，在臺灣亦不例外[22]。MRSA 產生抗藥性的機轉主要為細菌染色體上多了一段外來 DNA（foreign DNA）（21～67 kb of additional DNA），稱為 Staphylococcal Cassette Chromosome *mec*（SCC*mec*）[21, 23]，其中最重要的基因為 *mecA* 基因（2.1 kb），其產物為 PBP2a。PBP2a 對 *β*-lactam 的親和力極低，因此當葡萄球菌面臨 *β*-lactam 時，仍可合成細胞壁。SCC*mec* 位在非常靠近 *ori* 的地方，*orfX* 的下游，主要含有 *ccr* 基因、*mecA* complex 及一些其他結構〔J（junkyard）regions〕。

⑴*mecA* 基因檢測：*mecA* 基因可存在於金黃葡萄球菌及凝固酶陰性葡萄球菌。葡萄球菌對 methicillin 感受性試驗的檢測，clinical and laboratory standards institute (CLSI) 已將檢測 *mecA* 基因認為是黃金標準方法。目前可以用 PCR 或 Real-time PCR

表 19-1　常用之抗藥基因 PCR 引子序列

抗微生物製劑／基因標的	引子序列（5'-3'）	預期增幅產物大小 (bp)	參考文獻
β-lactams			
β-lactamases			
*bla*TEM	CCCCTATTTGTTTATTTTTC GACAGTTACCAATGCTTAATCA	963	(13)
ESBL			
*bla*SHV	GCCGGGTTATTCTTATTTGTCG TCTTTCCGATGCCGCCGCCAGTCA	513	(13)
AmpC			
CMY-2 to CMY-7, LAT-1-4, BIL-1	TGGCCAGAACTGACAGGCAAA TTTCTCCTGAACGTGGCTGGC	462	(8)
DHA	CGTCTGACCATAATCCACCTGT CCAGTGCACTCAAAATAGCCT	1,256	(12)
Metallo-β-lactamase			
*bla*IMP	CTACCGCAGCAGAGTCTTTG AACCAGTTTTGCCTTACCAT	587	(18)
*bla*VIM	TTATGGAGCAGCAACGATGT CAAAAGTCCCGCTCCAACGA	920	(15)
*bla*NDM-1	GGTTTGGCGATCTGGTTTTC CGGAATGGCTCATCACGATC	621	(19)
KPC			
*bla*KPC	GATACCACGTTCCGTCTGG GCAGGTTCCGGTTTTGTCTC	246	Real-time PCR (14)
KPC-probe	AGCGGCAGCAGTTTGTTGATTG		
Penicillin-binding proteins			
Staphylococcus			
mecA	AAACTACGGTAACATTGATCGCAA CTTGTACCCAATTTTGATCCATTTG	313	(24)
mecA	AAAATCGATGGTAAAGGTTGGC AGTTCTGCAGTACCGGATTTGC	532	(25)

（續）

抗微生物製劑 / 基因標的	引子序列（5'-3'）	預期增幅產 物大小 (bp)	參考文獻
Macrolide- Lincosamide- Streptogramin B			
Staphylococcus			
erm(A)	GTTCAAGAACAATCAATACAGAG GGATCAGGAAAAGGACATTTTAC	421	(50)
erm(B)	F: CCGTTTACGAAATTGGAACA 　GGTAAAGGGC R: GAATCGAGACTTGAGTGTGC	359	(50)
erm(C)	GCTAATATTGTTTAAATCGT CAATTCC GGATCAGGAAAAGGACATTTTAC	572	(50)
msr(A)	GGCACAATAAGAGTGTTTAAAGG AAGTTATATCATGAATAGAT TGTCCTGTT	940	(50)
msr(B)	TATGTATCCATAATAATTATCCAATC AAGTTATATCATGAATAGAT TGTCCTGTT	595	(50)
Streptococcus			
mef(A/E)	AGTATCATTAATCACTAGTGC TTCTTCTGGTACTAAAAGTGG	348	(49)
erm(B)	GAAAAGGTACTCAACCAAATA AGTAACGGTACTTAAATTGTTTAC	640	(49)
erm(TR)	ATAGAAATTGGGTCAGGAAAAGG TTGATTTTTAGTAAAAAG	530	(56)
erm(T) probe (Southern blot)	GGTTCAGGGAAAGGTCATTTCAC GCTAATATTGTTAAAATCGTCAATTCC	573	(65)
erm(T)	CCGCCATTGAAATAGATCCT GCTTGATAAAATTGGTTTTGGA	478	(68)
Aminoglycoside			
*aacA-aph*D (staphylococci)	TAATCCAAGAGCAATAAGGGC GCCACACTATCATAACCACTA	227	(25)

（續）

抗微生物製劑／基因標的	引子序列（5'-3'）	預期增幅產物大小 (bp)	參考文獻
Quinolones			
Helicobacter pylori			
gyrA	TTTAGCTTATTCAATGAGCGT GCAGACGGCTTGGTAGAATA	428	(75)
gyrB	TGCAAAAGCCAGAGAAGCCA ACATGCCCTTGTTCAATCAGC	444	(75)
Enterobacteriaceae			
qnrA	TTCAGCAAGAGGATTTCTCA GGCAGCACTATTACTCCCAA	628	(84)
qnrB	CCTGAGCGGCACTGAATTTAT GTTTGCTGCTCGCCAGTCGA	409	(84)
qnrS	CAATCATACATATCGGCACC TCAGGATAAACAACAATACCC	642	(84)
Tetracycline			
tet(M)	GTGGACAAAGGTACAACGAG CGGTAAAGTTCGTCACACAC	406	(95)
Vancomycin			
*van*A	CATGAATAGAATAAAAGTTGCAATA CCCCTTTAACGCTAATACGATCAA	1,030	(90)
*van*B	GTGACAAACCGGAGGCGAGGA CCGCCATCCTCCTGCAAAAAA	433	(90)
*van*C1	GGTATCAAGGAAACCTC CTTCCGCCATCATAGCT	822	(90)
*van*C2/C3	CGGGGAAGATGGCAGTAT CGCAGGGACGGTGATTTT	484	(90)

等方法。有非常多不同的 PCR 引子被設計及使用，表 19-1 中只列舉其一作參考[24]。由於 *mecA* 基因亦存在於methicillin抗藥凝固酶陰性葡萄球菌，因此可利用 SCC*mec* 與 *orfX* 交接之處設計 PCR 引子，直接偵測 MRSA。引子序列為 5'-TATGATATGCTTCTCC (forward) 與 5'-AACGTTTAGGCCCATACACCA (reverse)[25]。

⑵SCC*mec* 分型：*mecA* 基因位於一複雜的構造中，稱為 staphylococcal chromosome cassette (SCCmec)[26]。SCC*mec* 由三大結構所組成，包含 *ccr*（site-specific recombinase）基因、mec complex 及 J region。其中 *ccr* 可轉錄出 recombinase，協助 SCC*mec* 傳遞，而 mec complex 包含 *mecA, mecI, mecR1* 及 inserted elements（IS），與 methicillin 的抗藥直接相關。依據 *ccr* 基因序列及 *mecA* complex 的構造，MRSA 的 SCC*mec* 至少可分為七種型[26-29]，為 MRSA 最基本的分型。若再配合其他分型，如 multiocus-sequence typing（MLST）[30] 或 *spa* typing，即可清楚了解 MRSA 菌株的流行病學，在感染管制上非常重要。1961 年在英國最早發現的 MRSA 為 SCC*mec* type I。SCC*mec* type II 與 type III 含有一些其他的抗藥基因，因此長度較長；type IV 與 V 較短。不同 SCC*mec* 型往往代表不同細菌特性與臨床意義。例如 SCC*mec* type II 與 III 與院內感染較有關，而 SCC*mec* type IV 與社區感染較有關。MRSA 所造成的感染雖以院內感染為主，一般稱為 HA-MRSA（health-care-associated methicillin-resistant *Staphylococcus aureus*）；但也有越來越多的社區感染（community-acquired infection）是 MRSA 所造成[28, 31]。這些社區感染中，有一些是在健康人身上發生極為嚴重的感染，如嚴重的皮膚感染、壞死性筋膜炎（necrotizing fasciitis）或壞死性肺炎等[32, 33]。許多學者分析 CA-MRSA 菌株，發現與 HA-MRSA 特性不太一樣；CA-MRSA 對抗生素大多較為敏感，而 HA-MRSA 則較為抗藥[34, 35]。CA-MRSA 之 SCC*mec* 以 type IV 或 V 為主[31]；而 HA-MRSA 以 SCC*mec* type II 或 III 為主[36]。此外最大差異為 CA-MRSA 菌株具有很高比率會產生 Panton-Valentine leukocidin (PVL)，但只有少數 HA-MRSA 帶有 PVL 基因[34, 37]。目前臺灣的 SCC*mec* type V 大多為一變異型 type VT[38]，由於帶有兩 *ccr* 基因，近來有學者認為應歸於新型[39]。

⑶MRSA 帶菌篩選（surveillance）

由於 MRSA 的帶菌可能是造成感染的重要管道之一，因此主動篩選應有助於減少一些院內感染機會。傳統培養篩選方法相當耗時，分子檢測方法可縮短檢測時間，應可更有效達到預防感染的目的[40]。許多方法是依據同時偵測金黃葡萄球菌特有基因（如 *nuc, femB* 等）與 *mecA* 抗藥基因。有報告針對 SCC*mec-orfX* junction（只存在 MRSA）的序列設計引子檢測，利用 Real-time PCR，可自臨床檢體直接檢測，在兩小時內得到結果[41]。目前已有商品是利用此原理設計的[42]。

2. Penicillin-resistant *Streptococcus pneumoniae*（Penicillin 抗藥肺炎鏈球菌）

肺炎鏈球菌對 *β*-lactam 的抗藥是因為

PBP 發生突變改變，對 β-lactam 的親和力減弱，以致抗藥[20, 43]。這些變異的 PBP 基因在不同菌種之間的傳遞，尤其是在草綠色鏈球菌與肺炎鏈球菌間，經由 transformation 與 recombination，會加速細菌抗藥性的傳播[44]。要注意的是，至目前為止，並無任何肺炎鏈球菌菌株產生 β-lactamase。肺炎鏈球菌共有六個 PBP：PBP1a, PBP1b, PBP2a, PBP2b, PBP2x 及 PBP3。抗藥肺炎鏈球菌菌株以 PBP1a, PBP2b, PBP2x 的變異最常見[45]，尤其是當改變發生在包含具有生物活性的絲氨酸（serine active site）的三個較固定的 motif：SXXK, (S/Y) XN, (K/H) (S/T)G，以及其附近位置的突變[20]。PBP2b 的改變主要為與 penicillin 類藥物的抗藥性相關，而 PBP2x 的改變與 cefotaxtime 較有關。

分子檢測方法以 PCR-RFLP 為主[45, 46]，亦可針對抗藥或原始 PBP 的序列設計引子，以 PCR 檢測。

抗 Macrolide-Lincosamide-Streptogramin B 基因

Macrolide-Lincosamide-Streptogramin 為化學結構不同的藥物，但作用的標的（larger subunit of 70S ribosomes）卻相似。Macrolides 為具環狀構造之 lactones，依其環的大小分為 14 原子（erythromycin, clarithromycin 等）、15 原子（azithromycin），或 16 原子（josamycin, spiramycin, tylosin）種類。Lincosamide 有 lincomycin, clindamycin 等。Erythromycin 為第一個被使用在臨床的 macrolides。對 penicillin 過敏的病患，macrolide 常為 penicillin 的替代藥物。對某些病原菌感染，如 *Chlamydia, Helicobacter, Legionella* 等，亦為首先考慮藥物。細菌對此類藥物的三個主要的抗藥機轉，包括標的位置結構修飾改變（ribosomal modification）、將藥物打出（efflux）及將藥物水解（drug inactivation）[5, 47, 48]。

標的位置結構修飾或改變

1. 23S rRNA 的 domain V 甲基化：負責此機轉的主要抗藥基因是 *erm*，其所轉譯的 Erm（Erythromycin ribosome methylase），對核糖體內 23S rRNA 的 domain V 進行甲基化後，造成 target 改變，導致抗藥，且常是對 Macrolide-Lincosamide-Streptogramin 三種藥物都會有抗藥，稱為 MLS_B 型。*erm* 基因種類相當多（至少有四十種），通常在不同的菌種中所帶有的 *erm* 基因常會不同。此外，又可分為持續表現型（constitutive）或誘導型（inducible）。若 *erm* 基因持續表現，即為 constitutive MLS_B resistance（$cMLS_B$）；但若 *erm* 基因上游含有完整的 leader peptide，此段序列將在轉譯蛋白質時干擾 Erm 的產生，而在紅黴素存在下，紅黴素與核糖體聚合，再進行 leader peptide 轉譯時，原與上游序列形成 Hairpin 結構的 *erm* mRNA 之 Shine-Dalgarno 位置及起始密碼將被釋出，得以順利轉譯出 Erm 蛋白質而後對核糖體 23S rRNA

的 domain V 進行甲基化。此轉譯調控（translational attenuation）機制使紅黴素抗藥菌株唯有在紅黴素存在時，才誘發出對 Lincosamide 及 Streptogramin B 的抗性，稱為 Inducible MLS$_B$ resistance（iMLS$_B$）。利用各型的 *erm* 序列可設計 type-specific PCR[49, 50]。或針對某些細菌，如鏈球菌，結合 penicillin 抗藥基因設計 PCR[51] 或 Real-time multiplex PCR 檢測[52]。

2. 23S rRNA 的單點突變（base substitutions）[53]：此類機轉在 rRNA operon 數目較少的細菌較容易發生，例如 *Helicobacter pylori* 與 *Mycobacterium* species。

主動排出幫浦（Efflux pump）

在革蘭氏陽性細菌中，主要是 *mef*（Streptococcus）與 *msr*（*Staphylococcus aureus*）基因。

1. *mef* 基因（macrolide efflux）（Streptococcus）：帶有 *mef* 基因的鏈球菌為 M 表現型（對 macrolide 抗藥，但對 Lincosamide and Streptogramin 具感受性）。Mef 主要有兩型：*mefA* 主要在 *S. pyogenes*[54]；*mefE* 主要在 *S. pneumoniae*[55]。*mefA* 與 *mefE* 序列相似度非常高（90%）。

2. *msr*（*Staphylococcus aureus*）：為 MS phenotype，對 macrolide 和 streptogramin 均為抗藥。

將藥物水解 *ereA, ereB*：水解 lactone ring

此機轉在 *Enterobacteriaceae* 與 *S. aureus* 有被發現[5]。

鏈球菌與葡萄球菌常見 MLS 抗藥基因

1. 鏈球菌：在鏈球菌中的 MLS 基因，最常見為 *erm*(B), *mef* 與 *erm*(TR)（*erm*[A] 的亞型）等，且許多是與轉位子有關[56, 57]。其餘的雖然較少見，但仍不可忽視[57]。臺灣的鏈球菌對 macrolides 的抗藥情形有許多報告[58-60]，也包含基因的探討[61-63]。值得注意的是，較少見的 *erm*(T)首次在臺灣的 *Streptococcus bovis*（*Streptococcus gallolyticus* subsp. *pasteurianus*）菌株中發現，其基因位於染色體，通常為誘發型，基因上下游可發現 insertion element (IS*1216V*)[64, 65]。之後也有其他國家陸續發現 *erm*(T)基因可在 B 群鏈球菌[66] 或腸球菌存在[67]。亦有報告發現 *erm*(T) 存在於 *Streptococcus pyogenes* 的質體中[68]。

2. 葡萄球菌：以 *erm*(A), *erm*(C), *msrA/msrB* 最常見[50]。*erm*(A)與(C) 在 MRSA 或 methicillin-susceptible *S. aureus* (MSSA) 菌株的分布往往不太一樣；*erm*(A) 位於 Tn*554*，主要存在於 MRSA；*erm*(C) 位於質體上，主要在 MSSA。國內有一些相關報告[69]，大致亦同。

抗 Aminoglycosides 基因

Aminoglycosides 之藥物，包括 gentamicin, amikacin, tobramycin 等，作用於細菌核糖體，抑制蛋白質合成。抗

藥的原因大多是產生酵素將藥物水解或修飾，如 aminoglycoside acetyltransferases (AAC), aminoglycoside adenyltransferases or nucleotidyl-transferases (ANT), aminoglycoside phosphotransferases (APH) 等。在革蘭氏陰性細菌中，許多與 integron 有密切關係[16, 17, 70]。在革蘭氏陽性細菌中，國內 Teng 等人在 1998 年有針對腸球菌對高濃度 gentamicin 抗藥的探討[71]。在金黃葡萄球菌，主要是 *aacA-aphD* 基因，通常是在 MRSA 中，可以 PCR 偵測[25]。

抗 Chlorampenicol 基因

Chloramphenicol 作用於細菌 50S 核糖體。由於毒性的關係，臨床上並不常用。抗藥的原因主要是細菌產生 chlorampenicol acetyltransferase (CAT)，由 *cat* 基因所轉譯。*cat* 基因大多位於質體上，在革蘭氏陽性及陰性細菌中，基因序列相似度不高。在革蘭氏陰性細菌也可能是經由細胞膜蛋白通透性降低，或主動排出所造成。因為 Chloramphenicol 在臨床上不常用，臨床上較無檢測此抗藥基因的需求，因此資料也很有限。

抗 Quinolones 基因

Quinolones 含 nalidixic acid 與衍生物 fluoroquinolones。Quinolones 抑制細菌 topoisomerases（包括 DNA gyrase 與 topoisomerase IV）的活性，由於具廣效性特性，近來臨床上使用極多。細菌抗藥主要為兩大原因所引起：一為標的改變；二為主動排出 Efflux pump。在腸內菌中，近來發現有些菌株是因為質體帶有 *qnr* 基因所引起，國內亦有報告。

Quinolone resistance-determining region（QRDR）突變

測定方法包括 probe hybridization, PCR-RFLP, SSCP, mismatch amplification mutation assay PCR (MAMA)，或直接定序等，引子基本上是依據菌種特異性序列設計的，對於不容易培養的菌種在抗藥檢測在可提供幫忙。但許多報告顯示 QRDR 突變與抗藥不一定相關（尤其是對較新的 quinolones），因此在臨床上的使用非常有限，目前主要是為了流行病學或研究用途。臺灣已有許多關於 fluoroquinolones 抗藥基因的報告，例如在 2001 年首次報告抗 quinolone 的 *Streptococcus pneumoniae*[72]。此外對於 group B *streptococcus*[73], *Salmonella enterica*[74], *Helicobacter pylori*（*gyrA*, N87 或 D91）[75], *Neisseria gonorrhoeae* (*parC* 或 *gyrA*)[76] 等也都有報告。由於不同細菌所使用引子序列均不同，表 19-1 中僅列 *H. pylori* 之 *gyrA, gyrB* 引子序列。臺灣的結核菌約有 3.3% 菌株對 fluoroquinolone 抗藥[77]，其 *gyrA* 的偵測列在表 19-2。

Efflux pump

在 *S. aureus* 菌株中，有一些是因為 NorA 的過度表現導致對 quinolone 抗藥[78-80]。DeMarco 等人分析具 efflux pump 的 *S. aureus* 菌株中，發現許多菌株是由於 *mepR* 的突變或 *norA* promoter 區域的 insertion 或 deletion 導致[79]。

表19-2 結核菌常用抗藥基因檢測方法及引子

抗微生物製劑／基因標的	方法	引子序列(5'-3')	增幅產物大小(bp)	參考文獻
Rifampin				
*rpo*B	PCR-sequencing	TCGGCGAGCCCATCACGTCG GCGTACACCGACAGCGAGCC	541	(102)
Isoniazid				
katG	PCR-SSCP	GAAACAGCGGCGCTGGATCGT GTTGTCCCATTTCGTCGGGG	209	(104)
katG	PCR-sequencing	GTCACACTTTCGGTAAGAC TTGTCGCTACCACGGAACG		(107)
inhA	PCR-SSCP	CCTCGCTGCCCAGAAAGGGA ATCCCCCGGTTTCCTCCGGT	248	(104)
mab-inhA: -15	PCR-sequencing	AATTGCGCGGTCAGTTCCACAC CTGCGCGATGCCCGTTGAGC	648	(106)
ahpC	PCR-sequencing	GCTTGATGTCGGAGAGCATCG GGTCGCGTAGGCAGTGCCCC		(107)
Ethambutol				
*emb*B	PCR-sequencing	GCCAGCAGGTCGTAGTACCA TGAAGATGGCCGCCATGATC		(108)
Pyrazinamide				
pncA	PCR-sequencing	GTCGGTCATGTTCGCGATCG GCTTTGCGGCGAGCGCTCCA	720	(110)
Fluoroquinolone				
gyrA	Pyrosequencing	Forward:AATGTTCGATTCCGGCTTCC Reverse:Biotin-CGGGCTTCGGTGTACCTCAT Sequencing:GACCATGGGCAACTA	225	(112)

qnr

　　qnr 基因位於質體上，主要是在腸內菌發現（81）。*qnr* 基因以 *qnr*A, *qnr*B, *qnr*S 為主，*qnr*A 常位於 sul1-type integron。國內在 *E. coli*, *K. pneumoniae* 均有發現 *qnr* 基因[82, 83]，此外亦有針對 *Enterobacter cloacae*[84], *Salmonella* 的報告[85]。基因偵測以 PCR 為主。

抗 Glycopeptides 基因

　　Glycopeptides 主要有 vancomycin, teicoplanin，主要作用於革蘭氏陽性菌。Glycopeptides 抗藥腸球菌與 Glycopeptide-intermediate *Staphylococcus aureus* (VISA) 是臨床上重要的問題。

Vancomycin 抗藥腸球菌（VRE）

　　腸球菌雖然是人體腸道的常在菌，但若引起較嚴重的感染時，常會合併使用 ampicillin 與 aminoglycoside 來治療。但對於 ampicillin 或 aminoglycoside 的抗藥菌株，則會以 vancomycin 治療。臺灣在 1995 年 12 月首次分離到 VRE 的菌株。VRE 主要是因為改變細胞壁結構。Vancomycin 抗藥大致可分為 VanA 表現型，對 vancomycin（MIC, ≥ 64 μg/ml）及 teicoplanin 均高度抗藥；與 VanB 表現型，對 vancomycin 低度抗藥（low-level, MIC 8～32 μg/ml），但對 teicoplanin 不抗藥；及其他型，主要抗藥基因型如下：

1. *vanA* 基因：轉譯 D-ala-D-ala ligase。*vanA* 基因與其他基因（*vanH, vanX* 等）成為 cluster，一起作用，使得腸球菌細胞壁成分從 D-Ala-D-Ala 變為 D-Ala-D-lactate，讓 glycopeptides 無法結合。帶有 *vanA* 的腸球菌多為高抗藥且可傳遞。大多數的 *vanA* 基因菌株為表現 VanA 表現型，但少數帶 *vanA* 基因菌株會表現 VanB 表現型，很可能是因為調控基因 *vanS* 基因有突變所致[86, 87]。

2. *vanB* 基因：帶有 *vanB* 的菌株對 vancomycin 中度抗藥，對 teicoplanin 有感受性，通常位於染色體，但有報告 *vanB2* 可能也會對 vancomycin 高度抗藥。

　　vanA 與 *vanB* 基因位於轉位子（Tn*1546* 或 Tn*1547*）上[88]，另有報告指出 *vanB2* 位於 Tn*5382* 上[89]。*vanA* 與 *vanB* 均主要出現在 *E. faecium* 與 *E. faecalis* 中。

3. *vanC* 基因：產生低度抗藥。主要在 *E. gallinarum* (*vanC-1*), *E. casseliflavus* (*vanC-2*) 與 *E. flavescens* (*vanC-3*)。

　　檢測以 multiplex PCR 測定 van 基因為主[90]，對偵測 VRE 及感染管制很有幫助[91]。

Vancomycin 中度抗藥葡萄球菌（VISA）

　　Vancomycin 是治療 MRSA 的主要藥物，但長期的治療易引發 VISA 的產生，VISA 多因細胞壁增厚所致[5]，近來臺灣已有 VISA 的報告[92, 93]。因為 VISA 的抗藥基因還不明確，目前尚無針對 VISA 的基因檢測。

抗 Tetracycline 基因

　　Tetracycline 作用於細菌 30S 核糖體，

細菌對 tetracycline 抗藥的機轉包含好幾種：核糖體保護、efflux 將藥物排出、酵素水解等[94]。目前至少有 29 種 *tet* 基因與 3 種 *otr* 基因被發現。帶有 efflux 基因之細菌對 tetracycline 抗藥，但對 minocycline 仍為 susceptible，此機制有 *tet*(A-E), (G-J), (K), (L)等。核糖體保護機制則對 tetracycline 與 minocycline 均會抗藥，有 *tet*(M), (O), (S), (W), (Q), (T)等。有些細菌則可攜帶兩種 *tet* 基因以上。檢測方法以 PCR 為主，例如以 multiplex PCR 偵測鏈球菌常見的 tet(M), (O), (K), (L)[95]。由於 tetracycline 基因廣泛存在於許多細菌中，並有可能在動物與人體的細菌中傳播，測定 *tet* 基因型對細菌的追蹤可提供幫忙[96]。*tet* 基因中以 (M) 型最常見，廣泛存在革蘭氏陽性與陰性細菌中，因此區分 *tet* 基因型對某些細菌的治療是有幫忙的，但主要是對流行病學有幫忙。例如臺大在 2008 年有一篇報告指出在 *Streptococcus dysgalactiae subsp. equisimilis* 菌株帶有不常見的 *tet* (S) 基因，值得注意[97]。

抗 Sulfonamides 與 trimethoprim 基因

Sulfonamides 與 trimethoprim 常合併使用。抗 Sulfonamides 之基因主要是 *Sul*I 與 *Sul*II。Trimethoprim 是 dihydrofolic acid 的相似物，會抑制 dihydrofolate reductase （DHFR）的作用。對 trimethoprim 之抗藥則較複雜，目前已知有許多機制會導致抗藥。例如 DHFR 的過量產生、DHFR 基因突變、獲得 *dfr* 基因等。*dfr* 基因為抗 DHFR 的酵素，為臨床菌株中最重要的抗

藥機制，至少已有十五型，在腸內菌中以第一、二、五型最常見[5]。

抗 Fusidic acid（夫西地酸）基因

夫西地酸屬於類固醇類（steroid-like），自 *Fusidium coccineum* 被分離。臨床上主要用於葡萄球菌引起的皮膚感染，或少數的全身性感染。當用於全身性感染感染時，多與其他抗生素合併使用，如 rifampicin、vancomycin 等。抑菌機制為抑制細菌蛋白質合成。細菌在轉譯合成蛋白質過程中，elongation factor G (EF-G) 會與 ribosome 結合，並協助水解 GTP 產生能量，將 peptidyl-tRNA 從 A site 移至 P site，接著 EF-G-GDP 離開 ribosome，再繼續蛋白質合成。夫西地酸與細菌 EF-G-GTP/GDP-ribosome 結合，使 EF-G-GDP 無法離開 ribosome 而抑制細菌蛋白質的合成，達到抑菌效果。其抗藥機制主要包含下列兩種[98]：

1. EF-G (*fusA*) 或 ribosome protein L6 (*rplF*) 點突變（point mutation）

fusA 點突變可使在夫西地酸存在下 EF-G 仍可離開 ribosome 或直接使夫西地酸無法與 EF-G 結合達到抗藥效果。此類機制包括：1. FusA-class resistance－主要為 EF-G domain III 點突變，大多不影響細菌生長速率；但某些 *fusA* 點突變會影響細菌生長，而伴隨另一位點突變（compensation mutation），以讓細菌生長速率回復。2. FusA-SCV (small colony variant) class－EF-G domain V 點突變，導致菌株生長速率較慢且菌落偏小（small colony variant）；3.

FusE-class－*rplF* 基因點突變，菌株呈現生長速率較慢且菌落偏小。點突變的偵測以定序為主。

2. 獲得 FusB-family proteins

FusB-family proteins 可表現出保護 EF-G 的蛋白質，此群基因包含 *fusB*、*fusC*、*fusD* 及 *fusF* 等，被視為是可傳遞的外來基因。*fusD* 與 *fusF* 為內生性之抗藥因子，*fusD* 存在於 *Staphylococcus saprophyticus*，*fusF* 則主要存在於 *Staphylococcus cohnii* [99]。基因偵測方法以 PCR 為主。

Mycobacterium tuberculosis 抗藥基因

臨床上治療結核菌的第一線藥物主要為 isoniazid, rifampin, streptomycin, ethambutol。由於結核菌生長緩慢，傳統檢測方法太耗時，臨床上常常無法等結果出來才用藥。再加上近年來多重抗藥（multidrug-resistan, MDR）菌株（指至少對 rifampin 及 isoniazid 為抗藥）[98]，甚至是廣泛抗藥性菌株（extensively drug-resistant, XDR，為 MDR 加上 fluoroquinolone 及至少一種注射用第二線藥物的抗藥）的出現[2, 3]，因此結核菌的抗藥分子檢測在臨床上是特別有需求的。分子檢測可自檢體直接偵測，不但省時，且可減少一些培養所產生的生物危險。目前市面上也有一些產品可供使用，如 Line probe assay。這些產品可從培養後的結核菌檢測，或從抹片陽性（smear-positive）檢體直接檢測。亦有學者發展 QIAplex 方法[100] 對 isoniazid, rifampin, streptomycin, ethambutol 抗藥基因

偵測。

Rifampin

結核菌對 rifampin 的抗藥常伴隨其他的抗藥，因此常被認為是多重抗藥的指標。結核菌對 rifampin 抗藥的原因較單純，主要是因為 RNA polymerase 的 RpoB subunit 發生突變[5, 101, 102]。*rpoB* 基因中至少有八個胺基酸位置參與，Codon 505-510 為與抗藥最有相關的位置，因此主要是針對常見的突變點偵測。

Isoniazid

Isoniazid 經由抑制 mycolic acid 的合成而抑制結核菌的生長[103]。與 rifampin 相比，isoniazid 的抗藥機制複雜許多。目前已知至少有四種基因（*katG, inhA, oxyR, aphC*）與 isoniazid 的抗藥有關[5, 101]。據統計，isoniazid 的抗藥菌株中約 42～58% 有 *katG* 變異，約 21～34% 有 *mabA-inhA* promoter 變異。檢測方法以 PCR-SSCP, Line probe, PCR-sequencing 為主[104]。亦有學者設計 multiplex allele-specific PCR 或 oligonucleotide chip 等來偵測[105-107]。

1. *katG* (catalase-peroxidase): *katG* 的 deletion 或突變都有可能導致抗藥，其中以 codon 315 的變異最常見。

2. *inhA*: *inhA* (enoyl-ACP-reductase) 為負責 mycolic acid 合成的酵素之一，其調控區域的突變會導致抗藥，主要在 promoter region (nucleotides -8, -15, -16)。

3. *oxyR-aphC* (hydroperoxidase reductase): intergenic region (*ahpC*)：約 10%。

Ethambutol

Ethambutol 的抗藥主要是 arabinosyl-transferase (*embB*) 基因點突變所致，且約有 80%以上是 306ATG-Met 位置胺基酸改變所引起[108]。檢測方法包括 PCR-RFLP, dot blot 直接定序等，近來也有人利用 pyrosequencing 來偵測[109]。

Streptomycin

Streptomycin 的抗藥主要是 *rrs* gene（16S rRNA）或核糖體蛋白 S12（*rspL*）的變異所致[101]。由於結核菌的 rRNA operon 只有一個，當有突變時，很容易導致抗藥。

Pyrazinamide

Pyrazinamide 在酸性發炎環境下仍然具有殺菌（bactericidal）效果，常用於多重抗藥結核菌感染的治療。抗 Pyrazinamide 結核菌株中常缺乏 pyrazinamidase 的活性，大多（約 72〜97%）是 pyrazinami-dase 基因（*pcnA*）突變所造成[110]。以 PCR-SSCP 或 PCR 後定序，可以測定 *pcnA* 基因的變異[110, 111]。

Fluoroquinolone

對於多重抗藥結核菌的治療，fluoroquinolone 為重要選擇藥物之一。利用 pyrosequencing 分析 gyrA 基因之 resistance-determining regions 序列，可快速偵測對 fluoroquinolone 之抗藥[112]。

總結

細菌抗藥基因變化極多，同一藥物在不同細菌的抗藥基因即可能就不同，又會隨著不同地區、不同年代變化。因此目前所發展的抗藥基因檢測只能針對常見或臨床上較有需求者設計，無法包含所有狀況。但抗藥基因分子檢測已是趨勢，相信未來一定有更好的方法。

學習評估

1. 了解細菌各種抗藥之基因標的。
2. 了解各種細菌之抗藥基因分子檢測方法。
3. 了解各種抗藥基因分子檢測之優點。
4. 了解各種抗藥基因分子檢測的限制與缺點。

參考文獻

1. Leeson N, Hsueh PR. Antimicrobial resistance in the 21st century. *Future Microbiol*, 2015; 10:297-8.

2. Lai CC, Chen SY, Ko WC, Hsueh PR. Increased antimicrobial resistance during Covid-19 pandemic. *Inter J Antimicrob Agents*, 2021; 57:106324.

3. Boolchandani M, D'Souza AW, Dantas G. Sequencing-based methods and resources to study antimicrobial resistance. *Nat Rev Genet*, 2019; 20:356-70.

4. Bergeron MG, Ouellette M. Preventing

antibiotic resistance through rapid genotypic identification of bacteria and of their antibiotic resistance genes in the clinical microbiology laboratory. *J Clin Microbiol*, 1998; 36:2169-72.

5. Darby EM, Trampari E, Siasat P, et al. Molecular mechanisms of antibiotic resistance revisited. *Nat Rev Microbiol*, 2022; 13: 42-51.

6. Bush K, Jacoby GA, Medeiros AA. A functional classification scheme for beta-lactamases and its correlation with molecular structure. *Antimicrob Agents Chemother*, 1995; 39:1211-33.

7. Farrell DJ, Morrissey I, Bakker S, et al. Global distribution of TEM-1 and ROB-1 beta-lactamases in *Haemophilus influenzae*. *J Antimicrob Chemother*, 2005; 56:773-6.

8. Perez-Perez FJ, Hanson ND. Detection of plasmid-mediated AmpC beta-lactamase genes in clinical isolates by using multiplex PCR. *J Clin Microbiol*, 2002; 40:2153-62.

9. Yan JJ, Hsueh PR, Lu JJ, et al. Extended-spectrum beta-lactamases and plasmid-mediated AmpC enzymes among clinical isolates of *Escherichia coli* and *Klebsiella pneumoniae* from seven medical centers in Taiwan. *Antimicrob Agents Chemother*, 2006; 50:1861-4.

10. Yan JJ, Hong CY, Ko WC, et al. Dissemination of bla_{CMY-2} among *Escherichia coli* isolates from food animals, retail ground meats, and humans in southern Taiwan.

Antimicrob Agents Chemother, 2004; 48:1353-6.

11. Lee YL, Chen HM, Hii IM et al. Carnapenemase-producing Enterobacterales infections: recent advances in diagnosis and treatment. *Inter J Antimicrob Agents*, 2022; *59*: 106528.

12. Su LH, Chen HL, Chia JH, et al. Distribution of a transposon-like element carrying bla_{CMY-2} among Salmonella and other Enterobacteriaceae. *J Antimicrob Chemother*, 2006; 57:424-9.

13. Yan JJ, Wu SM, Tsai SH, et al. Prevalence of SHV-12 among clinical isolates of *Klebsiella pneumoniae* producing extended-spectrum beta-lactamases and identification of a novel AmpC enzyme(CMY-8) in Southern Taiwan. *Antimicrob Agents Chemother*, 2000; 44:1438-42.

14. Hindiyeh M, Smollen G, Grossman Z, et al. Rapid detection of blaKPC carbapenemase genes by real-time PCR. *J Clin Microbiol* 2008; 46:2879-83.

15. Yan JJ, Hsueh PR, Ko WC, et al. Metallo-beta-lactamases in clinical Pseudomonas isolates in Taiwan and identification of VIM-3, a novel variant of the VIM-2 enzyme. *Antimicrob Agents Chemother*, 2001; 45:2224-8.

16. Bonomo RA, Burd EM, Conly J et al. Carbapenemase-producing organisms: A global scourge. *Clin Infect Dis*, 2018; 66:1290-7.

17. Tseng SP, Hsueh PR, Tsai JC, et al. Tn6001, a transposon-like element containing the bla_{VIM-3}-harboring integron In450. *Antimicrob Agents Chemother*, 2007; 51:4187-90.

18. Lee MF, Peng CF, Hsu HJ, et al. Molecular characterisation of the metallo-beta-lactamase genes in imipenem-resistant Gram-negative bacteria from a university hospital in southern Taiwan. *Int J Antimicrob Agents*, 2008; 32:475-80.

19. Nordmann P, Poirel L, Carrer A, et al. How to detect NDM-1 producers *J Clin Microbiol* 2011; 49:718-21.

20. Zapun A, Contreras-Martel C, Vernet T. Penicillin-binding proteins and beta-lactam resistance. *FEMS Microbiol Rev*, 2008; 32:361-85.

21. Chambers HF. Methicillin resistance in staphylococci: molecular and biochemical basis and clinical implications. *Clin Microbiol Rev*, 1997; 10:781-91.

22. Chen CJ, Lauderdale TL, Huang YC. Evolution and population structures of prevalent methicillin-resistant Staphylococcus aureus in Taiwan. *Front Microbiol*, 2021;48:1361-4.

23. Hiramatsu K, Cui L, Kuroda M, et al. The emergence and evolution of methicillin-resistant *Staphylococcus aureus*. *Trends Microbiol*, 2001; 9:486-93.

24. Kohner P, Uhl J, Kolbert C, et al. Comparison of susceptibility testing methods with *mecA* gene analysis for determining oxacillin(methicillin) resistance in clinical isolates of *Staphylococcus aureus* and coagulase-negative *Staphylococcus* spp. *J Clin Microbiol*, 1999; 37:2952-61.

25. Cuny C and Witte W. PCR for the identification of methicillin-resistant *Staphylococcus aureus* (MRSA) strains using a single primer pair specific for SCC*mec* elements and the neighbouring chromosome-borne *orfX*. *Clin Microbiol Infect* 2005; 11:834-7.

26. Ito T, Katayama Y, Asada K, et al. Structural comparison of three types of staphylococcal cassette chromosome mec integrated in the chromosome in methicillin-resistant *Staphylococcus aureus*. *Antimicrob Agents Chemother*, 2001; 45:1323-36.

27. Deurenbery RH, Stobberingh EE. The evolution of *Staphylococcus aureus* Infect Genetics Evolution 2008; 8: 747-63.

28. Deurenberg RH, Vink C, Kalenic S, et al. The molecular evolution of methicillin-resistant *Staphylococcus aureus*. *Clin Microbiol Infect*, 2007; 13:222-35.

29. Hanssen AM, Ericson Sollid JU. SCCmec in staphylococci: genes on the move. *FEMS Immunol Med Microbiol*, 2006; 46:8-20.

30. Enright MC, Day NP, Davies CE, et al. Multilocus sequence typing for characterization of methicillin-resistant and methicillin-susceptible clones of *Staphylococcus aureus. J Clin Microbiol*,

2000; 38:1008-15.

31. Wang CC, Lo WT, Chu ML, et al. Epidemiological typing of community-acquired methicillin-resistant *Staphylococcus aureus* isolates from children in Taiwan. *Clin Infect Dis*, 2004; 39:481-7.

32. Gillet Y, Issartel B, Vanhems P, et al. Association between *Staphylococcus aureus* strains carrying gene for Panton-Valentine leukocidin and highly lethal necrotising pneumonia in young immunocompetent patients. *Lancet*, 2002; 359:753-9.

33. Lina G, Piemont Y, Godail-Gamot F, et al. Involvement of Panton-Valentine leukocidin-producing *Staphylococcus aureus* in primary skin infections and pneumonia. *Clin Infect Dis*, 1999; 29:1128-32.

34. Boyle-Vavra S, Daum RS. Community-acquired methicillin-resistant *Staphylococcus aureus*: the role of Panton-Valentine leukocidin. *Lab Invest*, 2007; 87:3-9.

35. Chen CJ, Huang YC, Chiu CH, et al. Clinical features and genotyping analysis of community-acquired methicillin-resistant *Staphylococcus aureus* infections in Taiwanese children. *Pediatr Infect, Dis J* 2005; 24:40-5.

36. Wang JT, Fang CT, Chen YC, et al. Staphylococcal cassette chromosome *mec* in MRSA, Taiwan. *Emerg Infect, Dis* 2007; 13:494-7.

37. Tristan A, Ferry T, Durand G, et al. Virulence determinants in community and hospital methicillin-resistant *Staphylococcus aureus*. *J Hosp Infect*, 2007; 65 Suppl 2:105-9.

38. Boyle-Vavra S, Ereshefsky B, Wang CC, et al. Successful multiresistant community-associated methicillin-resistant *Staphylococcus aureus* lineage from Taipei, Taiwan, that carries either the novel Staphylococcal chromosome cassette *mec*(SCC*mec*) type VT or SCC*mec* type IV. *J Clin Microbiol*, 2005; 43:4719-30.

39. Takano T, Higuchi W, Otsuka T, et al. Novel characteristics of community-acquired methicillin-resistant *Staphylococcus aureus* strains belonging to multilocus sequence type 59 in Taiwan. *Antimicrob Agents Chemother*, 2008; 52:837-45.

40. Carroll KC. Rapid diagnostics for methicillin-resistant *Staphylococcus aureus*: current status. *Mol Diagn Ther*, 2008; 12:15-24.

41. Huletsky A, Giroux R, Rossbach V, et al. New real-time PCR assay for rapid detection of methicillin-resistant *Staphylococcus aureus* directly from specimens containing a mixture of staphylococci. *J Clin Microbiol*, 2004; 42:1875-84.

42. Boyce JM, Havill NL. Comparison of BD GeneOhm methicillin-resistant *Staphylococcus aureus* (MRSA) PCR versus the CHROMagar MRSA assay

for screening patients for the presence of MRSA strains. *J Clin Microbiol*, 2008; 46:350-1.

43. Hakenbeck R, Grebe T, Zahner D, et al. beta-lactam resistance in *Streptococcus pneumoniae*: penicillin-binding proteins and non-penicillin-binding proteins. *Mol Microbiol*, 1999; 33:673-8.

44. Hakenbeck R, Konig A, Kern I, et al. Acquisition of five high-Mr penicillin-binding protein variants during transfer of high-level beta-lactam resistance from *Streptococcus mitis* to *Streptococcus pneumoniae. J Bacteriol*, 1998; 180:1831-40.

45. Hsueh PR, Teng LJ, Lee LN, et al. Dissemination of high-level penicillin-, extended-spectrum cephalosporin-, and erythromycin-resistant *Streptococcus pneumoniae* clones in Taiwan. *J Clin Microbiol*, 1999; 37:221-4.

46. O'Neill AM, Gillespie SH, Whiting GC. Detection of penicillin susceptibility in *Streptococcus pneumoniae* by pbp2b PCR-restriction fragment length polymorphism analysis. *J Clin Microbiol*, 1999; 37:157-60.

47. Roberts MC, Sutcliffe J, Courvalin P, et al. Nomenclature for macrolide and macrolide-lincosamide-streptogramin B resistance determinants. *Antimicrob Agents Chemother*, 1999; 43:2823-30.

48. Leclercq R. Mechanisms of resistance to macrolides and lincosamides: nature of the resistance elements and their clinical implications. *Clin Infect Dis*, 2002; 34:482-92.

49. Sutcliffe J, Grebe T, Tait-Kamradt A, et al. Detection of erythromycin-resistant determinants by PCR. *Antimicrob Agents Chemother*, 1996; 40:2562-6.

50. Lina G, Quaglia A, Reverdy ME, et al. Distribution of genes encoding resistance to macrolides, lincosamides, and streptogramins among staphylococci. *Antimicrob Agents Chemother*, 1999; 43:1062-6.

51. Nagai K, Shibasaki Y, Hasegawa K, et al. Evaluation of PCR primers to screen for *Streptococcus pneumoniae* isolates and beta-lactam resistance, and to detect common macrolide resistance determinants. *J Antimicrob Chemother*, 2001; 48:915-8.

52. Fukushima KY, Yanagihara K, Hirakata Y, et al. Rapid identification of penicillin and macrolide resistance genes and simultaneous quantification of *Streptococcus pneumoniae* in purulent sputum samples by use of a novel real-time multiplex PCR assay. *J Clin Microbiol*, 2008; 46:2384-8.

53. Vester B, Douthwaite S. Macrolide resistance conferred by base substitutions in 23S rRNA. *Antimicrob Agents Chemother*, 2001; 45:1-12.

54. Clancy J, Petitpas J, Dib-Hajj F, et al. Molecular cloning and functional analysis of a novel macrolide-resistance determinant,

mefA, from *Streptococcus pyogenes*. *Mol Microbiol*, 1996; 22:867-79.

55. Tait-Kamradt A, Clancy J, Cronan M, et al. mefE is necessary for the erythromycin-resistant M phenotype in *Streptococcus pneumoniae*. *Antimicrob Agents Chemother*, 1997; 41:2251-5.

56. Kataja J, Huovinen P, Skurnik M, et al. Erythromycin resistance genes in group A streptococci in Finland. The Finnish Study Group for Antimicrobial Resistance. *Antimicrob Agents Chemother*, 1999; 43:48-52.

57. Varaldo PE, Montanari MP, Giovanetti E. Genetic elements responsible for erythromycin resistance in streptococci. *Antimicrob Agents Chemother*, 2009; 53:343-53.

58. Hsueh PR, Chen HM, Huang AH, et al. Decreased activity of erythromycin against *Streptococcus pyogenes* in Taiwan. *Antimicrob Agents Chemother*, 1995; 39:2239-42.

59. Wu JJ, Lin KY, Hsueh PR, et al. High incidence of erythromycin-resistant streptococci in Taiwan. *Antimicrob Agents Chemother*, 1997; 41:844-6.

60. Teng LJ, Hsueh PR, Chen YC, et al. Antimicrobial susceptibility of viridans group streptococci in Taiwan with an emphasis on the high rates of resistance to penicillin and macrolides in *Streptococcus oralis*. *J Antimicrob Chemother*, 1998;
41:621-7.

61. Yan JJ, Wu HM, Huang AH, et al. Prevalence of polyclonal *mefA*-containing isolates among erythromycin-resistant group A streptococci in Southern Taiwan. *J Clin Microbiol*, 2000; 38:2475-9.

62. Ko WC, Yan JJ, Lee NY, et al. Polyclonal spread of erythromycin-resistant *Streptococcus agalactiae* in southern Taiwan. *Microb Drug Resist*, 2004; 10:306-12.

63. Janapatla RP, Ho YR, Yan JJ, et al. The prevalence of erythromycin resistance in group B streptococcal isolates at a University Hospital in Taiwan. *Microb Drug Resist*, 2008; 14:293-7.

64. Teng LJ, Hsueh PR, Ho SW, et al. High prevalence of inducible erythromycin resistance among *Streptococcus bovis* isolates in Taiwan. *Antimicrob Agents Chemother*, 2001; 45:3362-5.

65. Tsai JC, Hsueh PR, Chen HJ, et al. The *erm*(T) gene is flanked by IS1216V in inducible erythromycin-resistant *Streptococcus gallolyticus* subsp. *pasteurianus*. *Antimicrob Agents Chemother*, 2005; 49:4347-50.

66. Dipersio LP, Dipersio JR. Identification of an *erm*(T) gene in strains of inducibly clindamycin-resistant group B Streptococcus. *Diagn Microbiol Infect Dis*, 2007; 57:189-93.

67. DiPersio LP, DiPersio JR, Frey KC, et al. Prevalence of the erm(T) gene in clinical

isolates of erythromycin-resistant group D Streptococcus and Enterococcus. *Antimicrob Agents Chemother*, 2008; 52:1567-9.

68. Woodbury RL, Klammer KA, Xiong Y, et al. Plasmid-Borne *erm*(T) from invasive, macrolide-resistant *Streptococcus pyogenes* strains. *Antimicrob Agents Chemother*, 2008; 52:1140-3.

69. Janapatla RP, Yan JJ, Huang AH, et al. Inducible clindamycin resistance in *Staphylococcus aureus* isolates causing bacteremia at a university hospital in southern Taiwan. *Diagn Microbiol Infect Dis*, 2007; 58:203-9.

70. White PA, McIver CJ, Rawlinson WD. Integrons and gene cassettes in the Enterobacteriaceae. *Antimicrob Agents Chemother*, 2001; 45:2658-61.

71. Teng LJ, Liaw SJ, Hsueh PR, et al. Heterogeneity of resistance elements in clinical isolates of enterococci with high-level gentamicin resistance. *J Formos Med Assoc*, 1998; 97:855-9.

72. Hsueh PR, Teng LJ, Wu TL, et al. First clinical isolate of *Streptococcus pneumoniae* exhibiting high-level resistance to fluoroquinolones in Taiwan. *J Antimicrob Chemother*, 2001; 48:316-7.

73. Wu HM, Janapatla RP, Ho YR, et al. Emergence of fluoroquinolone resistance in group B streptococcal isolates in Taiwan. *Antimicrob Agents Chemother*, 2008; 52:1888-90.

74. Sun HY, Tseng SP, Hsueh PR, et al. Occurrence of ceftriaxone resistance in ciprofloxacin-resistant *Salmonella enterica* serotype Choleraesuis isolates causing recurrent infection. *Clin Infect Dis*, 2005; 40:208-9.

75. Hung KH, Sheu BS, Chang WL, et al. Prevalence of primary fluoroquinolone resistance among clinical isolates of *Helicobacter pylori* at a university hospital in southern Taiwan. *Helicobacter*, 2009; 14:61-5.

76. Hsueh PR, Tseng SP, Teng LJ, et al. High prevalence of ciprofloxacin-resistant *Neisseria gonorrhoeae* in Northern Taiwan. *Clin Infect Dis*, 2005; 40:188-92.

77. Wang JY, Lee LN, Lai HC, et al. Fluoroquinolone resistance in *Mycobacterium tuberculosis* isolates: associated genetic mutations and relationship to antimicrobial exposure. *J Antimicrob Chemother*, 2007; 59:860-5.

78. Kaatz GW, Seo SM. Mechanisms of fluoroquinolone resistance in genetically related strains of *Staphylococcus aureus*. *Antimicrob Agents Chemother*, 1997; 41:2733-7.

79. DeMarco CE, Cushing LA, Frempong-Manso E, et al. Efflux-related resistance to norfloxacin, dyes, and biocides in bloodstream isolates of *Staphylococcus aureus*. *Antimicrob Agents Chemother*, 2007; 51:3235-9.

80. Tanaka M, Wang T, Onodera Y, et al. Mechanism of quinolone resistance in *Staphylococcus aureus*. *J Infect Chemother*, 2000; 6:131-9.

81. Nordmann P, Poirel L. Emergence of plasmid-mediated resistance to quinolones in Enterobacteriaceae. *J Antimicrob Chemother*, 2005; 56:463-9.

82. Chen YT, Shu HY, Li LH, et al. Complete nucleotide sequence of pK245, a 98-kilobase plasmid conferring quinolone resistance and extended-spectrum-beta-lactamase activity in a clinical *Klebsiella pneumoniae* isolate. *Antimicrob Agents Chemother*, 2006; 50:3861-6.

83. Wu JJ, Ko WC, Wu HM, et al. Prevalence of Qnr determinants among bloodstream isolates of *Escherichia coli* and *Klebsiella pneumoniae* in a Taiwanese hospital, 1999-2005. *J Antimicrob Chemother*, 2008; 61:1234-9.

84. Wu JJ, Ko WC, Tsai SH, et al. Prevalence of plasmid-mediated quinolone resistance determinants QnrA, QnrB, and QnrS among clinical isolates of *Enterobacter cloacae* in a Taiwanese hospital. *Antimicrob Agents Chemther*, 2007; 51:1223-7.

85. Wu JJ, Ko WC, Chiou CS, et al. Emergence of Qnr determinants in human *Salmonella* isolates in Taiwan. *J Antimicrob Chemother*, 2008; 62:1269-72.

86. Lauderdale TL, McDonald LC, Shiau YR, et al. Vancomycin-resistant enterococci from humans and retail chickens in Taiwan with unique VanB phenotype-*vanA* genotype incongruence. *Antimicrob Agents Chemother*, 2002; 46:525-7.

87. Hsieh YC, Ou TY, Teng SO, et al. Vancomycin-resistant enterococci in a tertiary teaching hospital in Taiwan. *J Microbiol Immunol Infect*, 2009; 42:63-8.

88. Arthur M, Molinas C, Depardieu F, et al. Characterization of Tn1546, a Tn3-related transposon conferring glycopeptide resistance by synthesis of depsipeptide peptidoglycan precursors in *Enterococcus faecium* BM4147. *J Bacteriol*, 1993; 175:117-27.

89. Lu JJ, Chang TY, Perng CL, et al. The *vanB2* gene cluster of the majority of vancomycin-resistant *Enterococcus faecium* isolates from Taiwan is associated with the *pbp*5 gene and is carried by Tn5382 containing a novel insertion sequence. *Antimicrob Agents Chemother*, 2005; 49:3937-9.

90. Kariyama R, Mitsuhata R, Chow JW, et al. Simple and reliable multiplex PCR assay for surveillance isolates of vancomycin-resistant enterococci. *J Clin Microbiol*, 2000; 38:3092-5.

91. Lu JJ, Perng CL, Chiueh TS, et al. Detection and typing of vancomycin-resistance genes of enterococci from clinical and nosocomial surveillance specimens by multiplex PCR. *Epidemiol Infect* 2001; 126:357-63.

92. Lu JJ, Lee SY, Hwa SY, et al. Septic arthritis caused by vancomycin-intermediate *Staphylococcus aureus*. *J Clin Microbiol*, 2005; 43:4156-8.

93. Huang YT, Liao CH, Teng LJ, et al. Comparative bactericidal activities of daptomycin, glycopeptides, linezolid and tigecycline against blood isolates of Gram-positive bacteria in Taiwan. *Clin Microbiol Infect*, 2008; 14:124-9.

94. Chopra I, Roberts M. Tetracycline antibiotics: mode of action, applications, molecular biology, and epidemiology of bacterial resistance. *Microbiol Mol Biol Rev*, 2001; 65:232-60 ; second page, table of contents.

95. Malhotra-Kumar S, Lammens C, Piessens J, et al. Multiplex PCR for simultaneous detection of macrolide and tetracycline resistance determinants in streptococci. *Antimicrob Agents Chemother*, 2005; 49:4798-800.

96. Stine OC, Johnson JA, Keefer-Norris A, et al. Widespread distribution of tetracycline resistance genes in a confined animal feeding facility. *Int J Antimicrob Agents*, 2007; 29:348-52.

97. Liu LC, Tsai JC, Hsueh PR, et al. Identification of *tet(S)* gene area in tetracycline-resistant *Streptococcus dysgalactiae* subsp. *equisimilis* clinical isolates. *J Antimicrob Chemother*, 2008; 61:453-5.

98. Williamson DA, Carter GP, Howden BP. Current and emerging topical antimicrobials and antiseptics, agents, action, and resistance patterns. *Clinical Microbial Rev* 2017; 30:827-60.

99. Chen HJ, Hung WC, Lin YT, et al. A novel fusidic acid resistance determinant, *fusF*, in *Staphylococcus cohnii*. *J Antimicrob Chemother* 2015; 70:416-9.

100. Gegia M, Mdivani N, Mendes RE, et al. Prevalence of and molecular basis for tuberculosis drug resistance in the Republic of Georgia: validation of a QIAplex system for detection of drug resistance-related mutations. *Antimicrob Agents Chemother*, 2008; 52:725-9.

101. Musser JM. Antimicrobial agent resistance in mycobacteria: molecular genetic insights. *Clin Microbiol Rev*, 1995; 8:496-514.

102. Jou R, Chen HY, Chiang CY, et al. Genetic diversity of multidrug-resistant *Mycobacterium tuberculosis* isolates and identification of 11 novel rpoB alleles in Taiwan. *J Clin Microbiol*, 2005; 43:1390-4.

103. Unissa AN, Subbian S, Hanna LE et al. Overview on mechanisms of isoniazid action and resistance in *Mycobacterium tuberculosis*. Infect Genet Evol 2016; 45:474-92.

104. Telenti A, Honore N, Bernasconi C, et al. Genotypic assessment of isoniazid and rifampin resistance in *Mycobacterium*

tuberculosis: a blind study at reference laboratory level. *J Clin Microbiol*, 1997; 35:719-23.

105. Park H, Song EJ, Song ES, et al. Comparison of a conventional antimicrobial susceptibility assay to an oligonucleotide chip system for detection of drug resistance in *Mycobacterium tuberculosis* isolates. *J Clin Microbiol*, 2006; 44:1619-24.

106. Yang Z, Durmaz R, Yang D, et al. Simultaneous detection of isoniazid, rifampin, and ethambutol resistance of *Mycobacterium tuberculosis* by a single multiplex allele-specific polymerase chain reaction (PCR) assay. *Diagn Microbiol Infect Dis* 2005; 53:201-8.

107. Huang WL. Chen HY, Kuo YM, et al. Performance assessment of the Geno Type MTBDRplus test and DNA sequencing in detection of multidrug-resistant *Mycobacterium tuberculosis*. *J Clin Microbiol*, 2009; 47:2520-4.

108. Sreevatsan S, Stockbauer KE, Pan X, et al. Ethambutol resistance in *Mycobacterium tuberculosis*: critical role of *embB* mutations. *Antimicrob Agents Chemother* 1997; 41:1677-81.

109. Isola D, Pardini M, Varaine F, et al. A pyrosequencing assay for rapid recognition of SNPs in *Mycobacterium tuberculosis embB306* region. *J Microbiol Methods* 2005; 62:113-20.

110. Scorpio A, Lindholm-Levy P, Heifets L, et al. Characterization of *pncA* mutations in pyrazinamide-resistant *Mycobacterium tuberculosis*. *Antimicrob Agents Chemother* 1997; 41:540-3.

111. Sekiguchi J, Miyoshi-Akiyama T, Augustynowicz-Kopec E, et al. Detection of multidrug resistance in *Mycobacterium tuberculosis*. *J Clin Microbiol* 2007; 45:179-92.

112. Lacoma A, Molina-Moya B, Prat C et al. Pyrosequencing for rapid detection of *Mycobacterium tuberculosis* second-line drugs and ethambutol resistance. Diagn Microbiol Infect Dis 2015; 83:263-9.

第二十章　細菌分子分型檢驗法（Bacterial Molecular Typing Methods）

江倪全、吳俊忠　著

內容大綱

學習目標

1. 了解細菌分子分型檢驗法在流行病學
　　上之應用。
2. 了解細菌分子分型檢驗法之原理。
3. 了解分子分型檢驗法各式應用、限制
　　及優缺點。

前言

　　了解局部地區爆發之細菌性傳染疾病是否由某一特定細菌菌株所引起，或是造成院內感染之菌株是否都具有相同的抗藥特性，對於制定防疫政策以控制傳染疾病的散播，或是選用抗生素以有效的治療病患，均有相當正面的幫助。細菌分子分型檢驗法為針對不同菌株 DNA 核酸序列的差異加以分型的檢驗方法，具有較表現型或血清型更佳的分型能力，可加以區分同種細菌是否在 DNA 層次具有差異，而進一步分屬為不同分子分型。此外，由於分子生物學技術的快速發展，分子分型檢驗法所需要的檢驗時間較短、檢體量也較少，有助於在疫情快速發展時提供即時的菌株資訊給第一線的醫療人員或政策制定者；因此，分子分型檢驗法成為研究及監控細菌流行病學的重要工具。

　　分子分型檢驗法藉由分析細菌染色體 DNA 核酸序列之差異以進行細菌之分型，目前有三大類的分子分型檢驗法在臨床及基礎的研究上普遍被使用，分別為基因型分型法（genotyping），聚合酶連鎖反應相關分型法（PCR-based typing method），以及核酸定序相關之分型法（nucleotide sequence-based typing methods）[1]。本章將針對此三大類方法之原理作介紹，並進一步說明其應用範圍。

基因型分型法（Genotyping）

　　基因型分型法為利用不同細菌菌株染色體或質體核酸序列之差異所進行的分型法。基因型分型法不使用聚合酶對核酸數量進行增殖（amplification），因此所需要的檢體量較多；然而，也因為不使用聚合酶進行核酸的增殖，基因型分型法為目前可信度最高的分子分型檢驗法之一[2]。本章將分別介紹針對質體 DNA 及染色體 DNA 核酸序列進行分型的分子分型法，包括質體分型法、脈衝式電泳分型法、及限制酶片段長度多型性分型法。

質體分型法（Plasmid DNA profile）

　　質體分型法為最早被應用於細菌分型的檢驗方法之一[3,4]。質體為位於細菌染色體外之環狀 DNA（circular form DNA），一般與細菌致病能力及抗藥性質的改變有關。例如，當對 erythromycin（紅黴素）敏感之 Streptococcus pyogenes 獲得一帶有 erm(B) 基因之質體時，會增加其對紅黴素之抗藥性[5]。因為質體的分布與抗藥性基因的散布有關，因此，質體分型法最重要的應用即為評估帶有抗藥性基因菌株的傳播情形。以 Salmonella heidelberg 之研究為例，具有相同抗藥性特性之菌株，均帶有 6 個大小不同之質體（3，3.5，4，8，9，及 10 kb），而不具有抗藥性的菌株，則不帶有上述之質體。一般而言，質體的大小小於細菌的染色體，因此，傳統的洋菜膠電泳分析法即可有效的區別細菌中不同大小之質體，並以帶有不同數目或是不同大小質體定義為不同質體分型（圖 20-1）。若質體之分子量較大，不易以洋菜膠電泳分析時，可利用限制酶先將質體

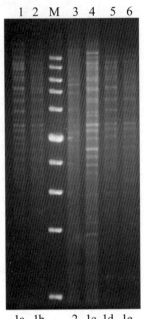

1 2 M 3 4 5 6

Type　1a 1b　　2 1c 1d 1e

圖 20-1　*Enterobacter cloacae* 之質體分型結果。質體以限制酶 *Eco*RI 剪切後，以洋菜膠
電泳分析，差異大於三條 DNA 片段之菌株，定義為不同分型。如圖所示，六株菌株
可區分為六種不同分型（1a，1b，1c，1d，1e，及 2），M, DNA marker（成功大學附
設醫院顏經洲醫師提供）。

DNA 作剪切，使環狀質體 DNA 剪切為線
狀 DNA，以增加辨識度。由於質體分析
法較為簡易，所需檢驗時間也較短，可以
在短時間內分析大量的菌株，因此，除了
用於評估帶有抗藥性基因菌株的傳播外，
也常應用於分析引起大規模食物中毒之細
菌是否為相同分型[6]。目前已有多種細菌已
證實可應用質體分型進行基因型的判定，
包括 *Escherichia coli*，*Salmonella* spp.，
Shigella spp.，*Campylobacter* spp.，*Vibrio
cholerae*，*Haemophilus influenzae*，*Neisseria
gonorrhoeae*，*Neisseria meningitidis*，
Staphlylococcus aureus，及 *Legionella* spp.
等[7]。質體分型法的缺點，與其並非為穩

定存在於細菌中有關。質體在細菌間之散
播主要藉由接合作用（conjugation）與轉化
作用（transformation），在環境壓力改變時
（如抗生素之使用與否），會使得細菌在
短時間內失去原有在菌體內的質體，而這
樣的特性也使得質體分型不適合用於長時
間的流行病學調查，而較適合應用於監控
或分析短期內局部地區菌株的散布情形。

脈衝式電泳分型法（Pulsed field gel electrophoresis; PFGE）

　　限制酶為辨識特定 DNA 序列並對標
的 DNA 進行剪切的酵素。不同菌株若染
色體 DNA 序列有差異，其限制酶切位之

分布也會不同；因此，利用限制酶對細菌染色體進行剪切後，若菌株間出現不同的剪切結果，代表其在 DNA 序列上有顯著的差異，因此，可依此差異進一步的區分為不同基因型（圖 20-2）。許多細菌均利用此方法對不同的菌株進行分型，而脈衝式電泳分型法（PFGE）則為其中一應用最廣，且分型效果最好的一種方法。染色體 DNA 經由限制酶剪切後，需經由洋菜膠電泳分析剪切後之 DNA 片段；一般而言，洋菜膠電泳可以有效區分小於 10 kb 左右大小的 DNA 片段，但無法區分大於 15 kb 以上的 DNA 片段[8]。由於 PFGE 是針對大小較大的染色體 DNA 進行分析，因此，一般的洋菜膠電泳分析結果並無法提供足夠的解析度讓我們針對不同菌株進行

進一步的分型。在 PFGE 的分析中，必須利用特殊的儀器，在進行洋菜膠電泳時，適時的變換電場之方向，以有效的分隔分子量較大的 DNA 片段（參閱第一章），也因此，PFGE 甚至可以有效區分大小介於 30 kb～1 Mb 大小的 DNA 片段。脈衝式電泳需要特殊的儀器，且需要較長的分析時間；例如，以 1% 洋菜膠對經過剪切之 *Streptococcus pyogenes* 染色體 DNA 進行電泳分析，必須設定電場角度 120 度，電場變換時間 2.16 秒至 44.69 秒為條件，並以 6 V/cm 之速度進行電泳分析，共需要約 27 小時的分析時間才能進行最後的結果判讀（圖 20-3）。此外，由於 PFGE 仰賴於分析限制酶剪切染色體 DNA 後之 DNA 片段大小及數目，因此，在萃取染色體 DNA

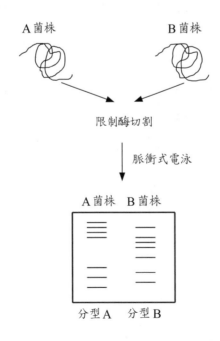

圖 20-2　PFGE 之原理及步驟。菌株之染色體 DNA 以限制酶剪切後，以洋菜膠電泳加上變更電場方向分析剪切後大分子量之染色體 DNA 片段，即可得知菌株間之染色體 DNA 之差異性。

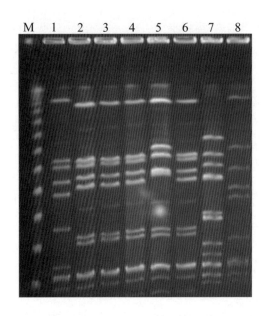

圖 20-3　*Streptococcus pyogenes* 之 PFGE 分析結果。*S. pyogenes* 染色體 DNA 以 *Sma*I 剪切後，以 1% 洋菜膠於 0.5×TBE 緩衝液（14°C）於 6 V/cm 之條件進行 27 小時電泳分析（CHEF MAPPERTM, Bio-Rad Laboratories, Hercules, Calif.）。其中，菌株 2，3，4，6 屬於難以區分（Indistinguishable）；菌株 5 和菌株 2，3，4，6 比較，屬於極為相似（Closely related）；菌株 1 和菌株 2，3，4，6 比較，屬於可能相似（Possibly related）；菌株 7 和 8 與菌株 2，3，4，6 比較，屬於完全不同（Different）。 M, bacterial phage λ DNA markers。

時，必須將細菌先包埋於洋菜膠中，讓細菌在洋菜膠中緩慢的破裂，使染色體 DNA 曝露出來，再使用限制酶剪切，以避免物理性的破壞造成染色體 DNA 的隨機斷裂而影響最後的結果。

限制酶剪切後之染色體 DNA 經脈衝式電泳分析後，利用 DNA 片段大小及數量的不同，可對菌株進行進一步的分型。若菌株在洋菜膠電泳上之染色體 DNA 片段大小及數目完全相同，定義為難以區分（indistinguishable），屬於同一分型之菌株；若有 2～3 條 DNA 片段的差異，定義為極為相似（closely related），即分析之菌株在 DNA 序列極為相近；

若有 4～6 條 DNA 片段的差異，定義為可能相似（possibly related），意指分析之菌株在 DNA 序列雖已有不同，但尚無巨大差異；而 DNA 片段有 7 條以上不同，則定義為完全不同（different），即分析之菌株間並無直接的親緣關係[9]。除上述直接以目視觀察 DNA 片段大小及數目以進行分型之方法外，有許多的商業軟體，如 BioNumerics（Applied Maths, Courtrai, Belgium）及 Gelcompar II（Unimed Healthcare Inc. Houston, TX）等，也可幫助我們分析脈衝式電泳結果。和傳統使用觀察的方法類似，軟體分析亦為利用 DNA 片段大小及數目不同為基準進行分型，然

而，軟體判定菌株是否屬於同一分型則是更進一步的將 DNA 片段之差異量化後，以特定數學模式計算之結果定義菌株之分型（如 Dice similarity coefficient）。過去，由於脈衝式電泳結果的判讀是依據區分在洋菜膠電泳上之 DNA 片段大小及數目的不同，此階段分析涉及主觀的判斷，因此不同研究人員對相同的電泳結果可能會有不同的解讀；而在近十年來，由於標準化實驗步驟的建立，大幅度的降低了個人主觀判斷所造成的誤差，並促使不同實驗室分析的結果可以彼此流通及比較；例如，美國疾病管制局已建立一個 PulseNet 網站（http://www.cdc.gov/pulsenet/），提供食物中毒病源菌的標準 PFGE 操作流程，以利與其他國家之菌株比對；而在歐洲，HARMONY typing network 則提供一平臺以分析抗藥性金黃色葡萄球菌的基因型資料庫（http://www.eurosurveillance.org/）。

PFGE 的分析流程涉及染色體 DNA 的萃取、限制酶剪切及特殊電泳儀器以區分大分子量 DNA 片段，這些特殊的處理步驟及儀器使得此分型法無法在一般的實驗室被普遍應用。雖然脈衝式電泳分型法有以上的限制，但由於此分型法能提供高辨識度之分型資訊，因此，脈衝式電泳分型法仍為目前公認細菌分子分型檢驗法最可信的工具之一。

限制酶片段長度多型性分型法

（Restriction fragment length polymorphism; RFLP）

與 PFGE 類似，RFLP 亦為利用限制酶對不同菌株染色體 DNA 進行剪切，區分不同菌株是否在染色體 DNA 序列上有顯著的差異，以定義菌株之基因型。不同於 PFGE，RFLP 不利用脈衝式電泳分離剪切後之大片段 DNA，而是使用傳統電泳在一般的洋菜膠分離 DNA，以 DNA 片段之數目及大小進行菌株之分型。因此，考量結果的可辨識性，DNA 片段的數目不宜過多，以避免信號重疊造成判讀不易。其中一個減少剪切後產生過多 DNA 片段的方法，為在使用限制酶時，選擇在染色體 DNA 上切位較少的限制酶進行 DNA 之剪切[10]。此外，配合 PCR 反應（PCR-RFLP，詳述於下節）或 DNA 雜交法（如 Southern hybridization 或 Ribotyping）以增加 RFLP 之辨識性及運用性。DNA 雜交法為利用特異之 DNA 探針（DNA probe）對染色體中特定的 DNA 片段進行分析。以 Ribotyping 為例，染色體 DNA 經限制酶剪切後（表 20-3），使用針對核糖體 RNA 序列（ribosomal DNA; rDNA）之探針，分析核糖體 RNA 被剪切後之片段大小及數目，以進行分型。在細菌中有三種 rRNA，分別為 5S，16S，及 23S rRNA，此三種 rRNA 以 5'-16S-23S-5S-3' 之順序組成一個操作子（Operon）進行轉錄，典型之 rRNA 操作子（如 *E. coli* 之操作子）約為 6,000-7,000 bp 左右[11]。和一般基因在細菌中僅有一拷貝數（copy）不同，rRNA 基因在許多細菌中均有多個拷貝數（2～11 套），例如 *E. coli* 具有 7 套之 rRNA 序列，分布於染色體的不同位置[11]，因此，若雜交後的結果出現有差異，則代表分析

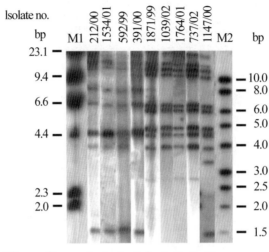

圖 20-4　*E. coli* 之 ribotyping 分型結果。*E. coli* 染色體 DNA 經 *Hind*III 剪切後，以針對 rRNA 序列（16S-23S rRNA）之探針進行雜交。由圖所示，9 株菌株可分區分為 4 種不同分型（1a，1b，2a，及 2b），M1 及 M2，DNA marker（成功大學附設醫院顏經洲醫師提供）。

菌株染色體 DNA 序列有顯著的突變或是重組，因此可定義為不同之基因型。以 *E. coli* 為例，其染色體 DNA 經 *Hind*III 剪切後，以針對 rRNA 之探針進行雜交，即可得到特定 DNA 圖譜以進行分型[12]（圖 20-4）。由於此鑑定方法涉及染色體 DNA 的剪切及後續的 DNA 雜交（hybridization）步驟，因此所花費的時間及所需要的人力與技術門檻均較高。近來，一組商業的系統（RiboPrinter Microbial Characterization system, Qaulicon, Inc., Wilmington, DE）已將 Ribotyping 的檢測自動化，可望使其成為應用於流行病學監控的有效工具之一[13]。

另一個配合 DNA 雜交技術與 RFLP

以進行基因分型的例子為 *Mycobacterium tuberculosis* complex 之分型[14]。*IS6110* 為一長度 1,361 bp 之 DNA 片段，廣泛的分布於 *Mycobacterium tuberculosis* 菌株間，藉由偵測 *IS6110* 在不同菌株中的分布，可進一步將 *Mycobacterium tuberculosis* 作基因型的區分，並追蹤 *Mycobacterium tuberculosis* 菌株在醫院或是社區中之傳播狀態。在作法上，染色體 DNA 由 *Mycobacterium tuberculosis* 菌株萃取後，以 *Pvu*II 進行剪切，利用洋菜膠電泳分離 DNA 片段，再使用針對 *IS6110* 之探針進行 DNA 雜交[15]，即可得到不同的 DNA 圖譜以進行分型（圖 20-5）。

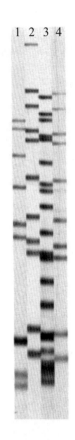

圖 20-5 *Mycobacterium tuberculosis* 以 *IS6110* 爲探針進行 RFLP 分型法之結果。染色體 DNA 萃取後，以 *Pvu*II 進行剪切，利用洋菜膠電泳分隔 DNA 片段，再使用針對 *IS6110* 之探針進行 DNA 雜交。如圖所示，四株菌株呈現四種不同之 RFLP 分型（行政院衛生署疾病管制局周如文研究員提供）。

聚合酶連鎖反應相關分型法
（PCR-Based Typing Method）

　　聚合酶連鎖反應相關分型法為目前運用最廣泛的分子分型檢驗技術，由於其具有針對特定序列進行增殖的能力，因此，此類分型法可以應用於分析微量的檢體。此外，由於一般 PCR 反應可以在 3～5 個小時內完成，因此，此類分型法也常被應用於較緊急的檢驗。基於這些特性，聚合酶連鎖反應相關分型法為目前最常被使用之分子分型檢驗法；然而，由於聚合酶連鎖反應牽涉到增殖（amplification）的步驟，因此，其分型結果之可重複性及可信度相較於基因型分型法來的較低。

聚合酶連鎖反應－限制酶片段長度多型性分析（PCR-RFLP）

　　PCR-RFLP 之分型原理與上一章所介紹之限制酶片段長度多型性分型法（RFLP）相似。與 RFLP 以細菌染色體 DNA 為分析對象不同，PCR-RFLP 先以聚合酶連鎖反應（PCR）針對特定之 DNA 序列進行增殖，再使用限制酶對該 PCR 產物進行剪切；若菌株間基因序列有顯著的不同，經過限制酶剪切後，即可在洋菜膠電泳中呈現大小及數目不同的 DNA 片段，並以此定義為不同 PCR-RFLP 分型[16,17]。以 *Helicobacter pylori* 為例，*ureC* 基因利用 PCR 增殖後，以限制酶 *Sau*3A 進行剪切，可於洋菜膠電泳分析中得到 1-3 條大小不同之 DNA 片段，並以此為依據，將 *Helicobacter pylori* 定義為不同 PCR-RFLP 分型（圖 20-6）。由於聚合酶連鎖反應具有針對特定序列進行增殖的特性，因此，相較於 RFLP，PCR-RFLP 具有可分析微量檢體的優勢，並在以洋菜膠電泳分析時，得到數量較少、解析度較為清楚的 DNA 片段，有助於增加分型的可信度，因此，PCR-RFLP 也較傳統 RFLP 為更多實驗室所使用。

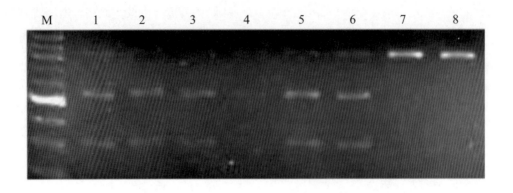

圖 20-6　*Helicobacter pylori ureC* 基因之 PCR-RFLP 分析結果。*ureC* 基因以 PCR 增殖後並以 *Sau*3A 限制酶進行剪切所呈現之洋菜膠電泳分析結果。此圖共呈現 2 種不同 PCR-RFLP 分型（1-6 爲同型，7-8 爲同型）。M, DNA marker（成功大學附設醫院楊耀榮醫師提供）。

增殖性片段長度多態現象分型法（Amplified fragment length polymorphism; AFLP）

AFLP 爲結合 PCR 反應及 RFLP 原理之分型方式。染色體 DNA 經由兩種不同的限制酶剪切後，產生大小不一的 DNA 片段，這些 DNA 片段之兩端與不同的 Adaptor DNA 接合（Ligation）後，再利用同時針對 Adaptor DNA 至 DNA 兩端限制酶切位序列之特異引子增殖與 Adaptor DNA 接合之片段。最後，以洋菜膠電泳分析增殖之 DNA 片段大小及數目，以定義菌株之分型（圖 20-7）。一般而言，AFLP 可由染色體 DNA 中增殖出 30～40 個，大小約介於 80～550 bp 之 DNA 片段，而這些片段，可應用於判斷檢體中之菌株爲同屬或是同種之菌株[18]。在 AFLP 分型法中，限制酶剪切染色體 DNA 之頻率會決定最後 PCR 反應之 DNA 片段大小，並影響結果之辨識度，

因此，選擇合適的限制酶爲 AFLP 分型的關鍵步驟。一般而言，使用 *Eco*RI 及 *Mse*I 適合分析 G + C content 較低的細菌（如 *Clostridium* spp. 及 *Bacillus* spp.）；*Apa*I 及 *Taq*I 則適合分析 G + C content 較高之細菌（如 *Pseudomonas* spp.）。若是細菌染色體 DNA 之 G + C content 介於 40-50%（如 *Vibrio* spp. 及 *Acinetobacter* spp.），則以 *Hind*III 及 *Taq*I 爲較合適之限制酶組合[18]。相較於 Ribotyping 或 PCR-RFLP 等針對染色體 DNA 中特定基因進行分型之方法，AFLP 爲針對整個染色體 DNA 進行檢測分型之方法，因此，AFLP 具有更好的辨識度及可信度。和同爲檢測整個染色體 DNA 之分型法 RAPD（於本章後半部介紹）比較，由於 AFLP 利用的是同時針對 Adaptor DNA 及限制酶 DNA 序列之專一 PCR 引子，不會有 RAPD 產生過多 DNA 片段及結果不易重複等問題，因此，AFLP 分型結果之可重複性及可辨識性亦較高[19-21]。

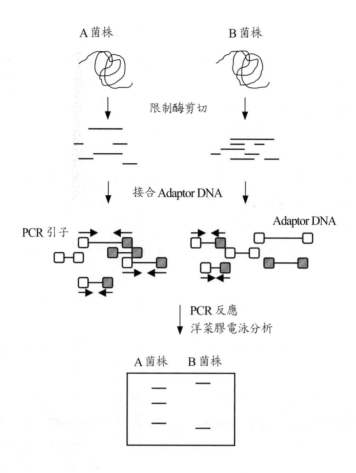

圖 20-7　AFLP 之原理及實驗流程。細菌染色體 DNA 經限制酶剪切後，和 Adaptor DNA
結合，並以針對 Adaptor DNA 至限制酶切位之 PCR 引子進行增殖，經由洋菜膠電泳分
析後，具有與 PCR 引子結合較多的菌株（如 A 菌株）會呈現較多的 DNA 片段。

多變數隨機重複序列分型法

（Variable number of tandem repeats;
VNTR）

　　在細菌染色體 DNA 中，有一些特定
的核酸序列會以相同轉錄方向重複的排列
在染色體 DNA 中特定的區域，而核酸序
列重複的次數及模式，在不同的菌株間不
同且不具有規則性，具有此特徵的核酸序
列被稱之為隨機重複序列（tandem repeat
sequence）。隨機重複序列之長度較短，

通常介於 2-60 bp，而重複的次數則介於
2 次或甚至超過 20 次[22]。利用隨機重複序
列在不同菌株間重複次數不同的特性，
以特定之 PCR 引子（primer）針對序列保
留度較高的區域，可將隨機重複序列加以
增殖，並以洋菜膠電泳分析 PCR 反應增
殖後之 DNA 片段。由於不同菌株帶有的
隨機重複序列重複的次數不同，因此，
PCR 反應增殖出來的 DNA 片段大小也會
有所不同，根據此原理，可定義所測定

之菌株是否屬於相同之基因分型（圖 20-8）。以 *Mycobacterium tuberculosis* 為例，利用針對 *M. tuberculosis* 染色體中一隨機重複序列 exact tandem-repeat B（ETR-B）在不同菌株中重複次數不同之特性，以引子針對帶有 ETR-B 區域進行 PCR 增殖進行分型（圖 20-9）。在一隻細菌的染色體中，不同的區域可能會有大小不同的隨機重複序列分布。若在進行分型時，同時針對分布在多處不同區域的隨機重複序列進行分析，可大幅度的增加分型的精確度；而此種分型檢驗法，被稱為 multiple-locus variable number tandem repeat analysis (MLVA)[22]。MLVA 分型法已被應用於許多細菌之分子分型，其中之一為 *Mycobacterium tuberculosis*（其方法又稱為 Mycobacterial interspersed repetitive units;

MIRUs）。在 2001 年之前，MIRU 使用 5 對不同之引子，針對 *M. tuberculosis* 染色體 DNA 上 5 個帶有隨機重複序列的不同區域進行增殖（ETR-A, ETR-B, ETR-C, ETR-D 及 ETR-E）以進行分型；2002 年，增加到 12 個（MIRU2A、4A、10A、16A、20A、23A、24A、26A、27A、31A、39A 及 40A）[23]，到了 2007 年則增加至 24 個[24]。雖然至今尚未確認最佳之分析組合，然而，MIRU 分型法對 *M. tuberculosis* 已具有高度的辨識性。由於 *M. tuberculosis* 生長速度緩慢，不易在短時間內得到足量的染色體 DNA 以進行基因分型法之分析，因此，利用 PCR 反應的特性，VNTR 及 MLVA 分型法可以利用少量的 DNA 檢體針對 *M. tuberculosis* 進行進一步的分型。而在近期，*Bacillus anthracis*，*Staphylococcus*

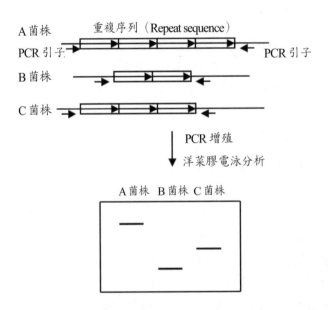

圖 20-8　VNTR 之原理及實驗流程。以針對序列高度保留區域之 PCR 引子對隨機重複的 DNA 序列進行增殖，並以洋菜膠電泳分析，序列重複較多次之菌株會增殖出較大的 DNA 片段（如 A 菌株）。

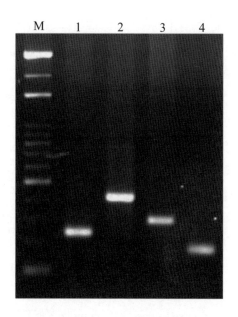

圖 20-9　*Mycobacterium tuberculosis* 以 Exact tandem-repeat B (ETR-B)之隨機重複序列進行分型。以針對帶有 ETR-B 區域之引子進行增殖，如圖所示，菌株 1-4 因帶有不同數目之 ETR-B 隨機重複序列，因此產生不同大小之 DNA 片段，據此可將菌株分為 4 種分型。M, DNA marker（成功大學附設醫院顏經洲醫師提供）。

aureus，*Bordetella pertussis*，*Legionella pneumophila*，*Pseudomonas aeruginosa*，*Haemophilus influenzae*，*Neisseria menigitidis*，*Yersinia pestis*，*Salmonella* Typhi，及 *Escherichia coli* O157 等細菌也陸續使用 VNTR 分型法進行分子分型之分析[22,25]。

在使用 VNTR 及 MLVA 分型法進行菌株分型時，必須先針對特定帶有隨機重複序列之 DNA 區域進行引子的設計，因不同種細菌的染色體 DNA 序列不同，因此，每當需要對新的菌株進行分型時，就必須重新設計引子。而新設計的引子，在未經過最佳化條件的測試前，無法廣泛的被使用。因上述的原因，VNTR 及 MLVA 分型法雖然具有所需檢體量少，實驗操

作相對簡單及成本較為低廉等優點，但還是無法完全取代如 PFGE 等分子分型檢驗法。

Spacer oligotyping（Spoligotyping）

Spoligotyping 為使用於 *Mycobacterium tuberculosis* complex 之分子分型檢驗法。在 *Mycobacterium tuberculosis* complex 染色體 DNA 中，有一區域具有許多核酸序列相同，長度為 36 bp 之序列，被稱之為 Direct repeat (DR)。這些 DR 之間，被 spacer sequence 隔開，這些 spacer sequence，長度介於 34-41 bp 之間，且每個 spacer sequence 之序列並不相同。目前已知，不同種或不同基因型的 *Mycobacterium tuberculosis* complex 所帶

有的 DR 及 spacer sequence 數目不同。因此，根據此特性，以引子針對 DR 區域進行增殖，並分析菌株中有那一些的 spacer sequence，可針對 *Mycobacterium tuberculosis* complex 進行更進一步的分子分型[26]。Spoligotyping 分為兩個主要的步驟，第一個步驟為利用針對 DR 區域之引子進行 PCR 增殖，由於每個 DR 的序列均相同，因此，此步驟會將每個 DR 及位於其間的 spacer sequence 區域增殖（圖 20-10，PCR 產物）。第二個步驟為將第個一步驟所得到的 PCR 產物，和已固定在晶片或薄膜（membrane）上的 spacer sequence 進行雜交。在薄膜上，43 個已知的 spacer sequence 分別固定在不同位置（圖 20-10，1-43），和 PCR 產物雜交後，即可得知 PCR 產物中包含那些 spacer sequence，有訊號的 spacer sequence 位置，標記為 1，而無訊號的 spacer sequence 位置，標記為 0（圖 20-10，結果判讀）；如此，每一株菌株均可得到一串以 0 和 1 組成的 43 位數編碼，如 *Mycobacterium tuberculosis* Beijing 株之編碼為 00000000000000000 0000000000000000111111111[26]。根據此編碼，可對所有的 *Mycobacterium tuberculosis* complex 菌株進行分型（如圖 20-11）。

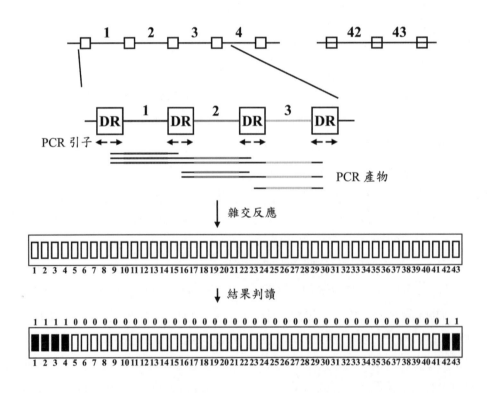

圖 20-10　Spoligotyping 之原理及判讀。以針對 Direct repeat 序列（DR）之 PCR 引子進行 PCR 增殖，其 PCR 產物和固定於薄膜之 spacer sequence（1-43）進行雜交反應。有訊號之 spacer sequence 區域標示為 1（黑色方點處），而無訊號之 spacer sequence 區域標示為 0。

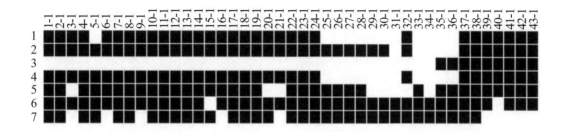

圖 20-11　Spoligotyping 之分型結果。七株不同菌株經 Spoligotyping 分析之分型結果。其中，菌株 3 爲 *Mycobacterium tuberculosis* Beijing 是臺灣常見的 spoligotyping 型態；菌株 7 則爲典型的牛型結核菌基因型之一，缺少編號位置 39-43 之序列（行政院衛生署疾病管制局周如文研究員提供）。

Repetitive-element polymerase chain reaction (rep-PCR)

　　在細菌的染色體中，有一些核酸序列相同的重複序列（repetitive sequence）出現在染色體中不同區域，以針對重複序列的引子進行 PCR 反應，則可增殖出兩個重複序列間之 DNA 片段；因重複序列散布於染色體中不同區域，因此，以一組針對重複序列的引子，即可增殖出許多大小不同的 DNA 片段，以洋菜膠電泳分析後，其結果可作為該菌株的 DNA 指紋（DNA fingerprinting），並應用於分子分型鑑定[13,27]。目前已有不同的重複序列被應用於分子分型的檢驗，如 enterobacterial repetitive intergenic consensus（ERIC）序列分布於腸內菌及弧菌中，並被應用於抗藥性菌株及流行性大腸桿菌的快速分型。此分子分型法經由 PCR 增殖反應後並以洋菜膠電泳分析，因此，可以在相對短的時間得到分型的結果，所需要花費的金錢也較低。主要的限制在於傳統的洋菜膠電泳解析度較差，造成結果判讀不易。然而，現今已有生物科技公司（bioMérieux）發展出一套檢驗系統（DiversiLab system），以微流體電泳的方式偵測 PCR 產物，大幅度的提高結果判讀的準確性與重複性，並證明可運用於 *Acinetobacter* spp.，*E. coli*，*Enterobacter cloacae*，及 *Klebsiella* spp 等臨床常見致病菌的分型[27]。

隨機複製多型性分型法（Random amplification of polymorphic DNA; RAPD）

　　一般的 PCR 反應利用針對特定核酸序列之引子增殖 DNA 片段後進行分析，而 RAPD 則是利用長度較短（約 8～12 bp）、且不具序列專一性之引子，進行 PCR 的增殖反應。RAPD 的引子會以非序列專一性的方式互補至染色體 DNA 的不同區域，並增殖出許多大小不同之 DNA 片段；菌株間染色體序列若有不同，其以 RAPD PCR 增殖之 DNA 大小及數量即會不同，因此，藉由比較洋菜膠電泳之結果，即可定義菌株是否屬

於相同分型。RAPD 使用非專一性之引子，所以並不需要先得知染色體 DNA 序列之資訊，因此，RAPD 為目前最簡易的 PCR 反應相關分子分型檢驗法，並已應用於許多細菌的分型，如 *Clostridioides difficile*[28]，*Streptococcus agalactiae*[29]，*Neisseria menigitidis*[30]，*Helicobacter pylori*（圖 20-12）[31]，*Enterococcus faecium*[32]，及 *Salmonella* Typhimurium[33] 等。雖然在技術上容易操作，然而，由於利用的是非專一性的引子，在不同次的 PCR 反應時，訊號較弱的 PCR 產物不易穩定的出現，而不同實驗室或是以不同 PCR 機器進行增殖反應時也容易有不同的結果，而為了增加 RAPD 結果的可信度，一般會利用二組以上之引子進行 RAPD 鑑定，以確認分型的準確度。

核酸定序相關之分型法
（Nucleotide Sequence-Based Typing Methods）

　　許多重要致病菌之染色體 DNA 序列已被解譯，並可於公開的資料庫中查詢。同時，由於核酸定序技術的成熟，無論是針對特定基因的定序，或是分析整個染色體 DNA 序列的變異，檢驗所需的金錢或是時間成本越來越低。因此，近年來，有越來越多的實驗室，利用分析同種細菌中 DNA 序列的變異，以進行更進一步的基因型分型。核酸序列的資料不僅在任何實驗室均可以分析，且可以上傳至公開資料庫，因此核酸定序相關分型法對於了解菌株在全球的分布狀況及建立統一的資料庫均有相當大的幫助。

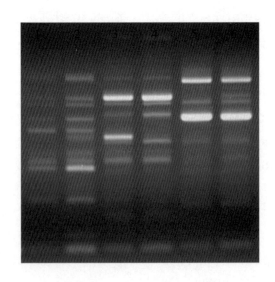

圖 20-12　*Helicobacter pylori* 以 RAPD 分型之結果。此圖顯示六株菌可分為三種分型，其中 1 和 2 為同型；3 和 4 為同型；5 和 6 為同型。

單一基因序列分型法（Single locus sequence typing; SLST）

SLST 為利用細菌中單一特定基因序列的不同作為分型的依據。舉例來說，*Streptococcus pyogenes* 菌體表面的 M protein，在其氨基端（N-terminal）之胺基酸序列具有變異性。在感染的過程中，不同胺基酸序列之 M protein 會使宿主產生不同的抗體，因此成為此菌血清型分型的依據。M protein 由細菌染色體中之 *emm* 基因所轉譯，對應其胺基酸序列的變異性，*emm* 基因之核酸序列也有序列的多樣性。因此，在核酸序列技術成熟，且時間及金錢成本降低的誘因下，越來越多的實驗室以 *emm* 基因序列作為 *Streptococcus pyogenes* 分型的依據，並逐漸取代 M protein 血清型分型法，成為目前 *Streptococcus pyogenes* 分型最主要的方法；現已有超過 200 種的 *emm* 分型被記錄（http://www.cdc.gov/streplab/M-ProteinGene-typing.html），配合大量流行病學的研究調查結果，甚至可建立特定 *emm* 分型與特定疾病的關聯性[34]。除了 *Streptococcus pyogenes* 之外，*Staphylococcus aureus* 的 protein A 基因分型法（spa-typing）也是一個廣泛被使用的單一基因序列分型法[27]。Protein A 基因在其 X 區域具有序列的多樣性，因此，透過核酸定序的方法分析 protein A 基因之序列，可成為 *Staphylococcus aureus* 分型的依據。相較於基因型分型法（如 PFGE），*spa*-typing 具有快速、操作簡易、成本較低等優點，透過標準化檢驗步驟，並建立公開的網路資料庫（http://spaserver.ridom.de），使此分型法成為監控 *Staphylococcus aureus* 在局部或是大範圍地區流行的重要方法。此外，其他醫學上重要之致病菌，如 *Clostridioides difficile*，也被認為可以使用此方法進行分型。*C. difficile* 為產孢子的厭氧菌，容易在腸道正常菌叢受到破壞時（如服用抗生素）造成患者腹痛及腹瀉，嚴重時引起偽膜性腸炎。此疾病不易治療，且患者容易有疾病復發的情況。*C. difficile* 表現二個不同大小的 S-layer 蛋白質，均由 *slpA* 基因所轉錄及轉譯，此 *slpA* 基因在序列上具有多樣性；研究發現，*slpA* 基因序列之多樣性和此細菌之血清學分型具有高度相關性。因此，針對 *slpA* 基因序列變異度高之區域進行定序，可獲得和血清學分型類似的分型結果。由以上例子可知，由於分子生物學相關技術的普及和成本的降低，未來可能有更多細菌的血清分型法會被定序方法取代。

多位基因序列分型法（Multi-locus sequence typing; MLST）

MLST 為針對同種細菌中高度保留之基因（家管基因，housekeeping gene）進行定序，並以核酸序列的差異為分型之依據。家管基因為細菌中高度保留之基因，MLST 針對七個左右的家管基因，以 PCR 增殖約 450〜500 bp 的 DNA 片段，並針對這些 DNA 片段進行定序分析。每一個基因定序的結果，與資料庫的序列比對後，可得到一個阿拉伯數字編號，七個基因則會得到一組七個數字的數列，此數列稱為

Allelic profile，並可以對應到一個 sequence type（ST）。以 *Streptococcus pyogenes* 之分析為例，七組 PCR 引子將七個家管基因進行增殖（*gki, gtr, murI, mutS, recP, xpt* 及 *yiqL*），並進行核酸定序分析。將七個家管基因之序列結果輸入資料庫之後，會得到一組包含七個數字之編碼（Allelic profile，如 4-3-4-4-4-2-4），而 Allelic profile 會對應至一個 sequence type（ST），如 4-3-4-4-4-2-4，對應至 ST28；MLST 即為利用 Allelic profile 及 ST 之編碼進行菌株之分型。在 MLST 分型的規範中，只要有一個核苷酸的變異，其 Allelic profile 之編碼就會不同，同時其對應之 ST 也會不同，因此，MLST 對菌株之分型具有高度的辨識力，適用於針對同種之細菌進行更進一步之分型，但並不適用於鑑定檢體中未知之細菌種類。*Neisseria meningitides* 為第一株經 MLST 分型法分型之細菌，之後 *Staphylococcus aureus*，*Streptococcus pneumoniae*，及 *Streptococcus pyogenes* 陸續被證實可使用 MLST 分型法進行分型。目前，在 MLST 資料庫中，已有 135 種細菌之 MLST 資料可供查詢（http://pubmlst. org/）[35,36]。MLST 分型法以核酸序列作為分型之依據，且已有建構完善之資料庫及標準化之分析流程，因此，其分型結果易於分享及流通，已成為監控特定分型菌株是否在全球散布的主要方式之一[35,36]。然而，由於定義單一株菌株之分型需要多個基因之序列資訊，因此，定序成本較高為使用 MLST 最大之限制，此外，若需要分析之細菌不包括在 MLST 資料庫中，也面臨沒有合適資料庫可供序列比對及沒有統一之標準檢驗方法等問題。

全染色體定序（Whole genome sequencing）

次世代定序（next generation sequencing）技術的興起，為全染色體定序技術應用於細菌分子分型檢驗開啟了全新的可能性。次世代定序先將染色體 DNA 分為許多大小約為 35～700 bp 的小片段 DNA，藉由定序數以萬計的小片段 DNA，並以這些 DNA 中序列重疊的區域以拼接的方式組成全染色體的序列[13,27]。由於每個被定序的 DNA 片段並不長，因此，在組裝的程序後並不一定可得到完全正確的全染色體 DNA 序列；然而，透過這個技術，大幅度的降低了分析每個染色體所需要的時間及金錢成本，使應用全染色體定序作為細菌分子分型的依據成為可能。相較於 MLST，全染色體定序所提供有關核酸序列變異的資訊更為完整，在以 MLST 分析後歸類於同一種分子分型的細菌，以全染色體定序後，可能會發現尚有其他的變異，並可能與其細菌致病力的不同有相關性。因此，全染色體定序法為目前鑑別性最高、且能提供最多核酸序列資訊的方法之一。由於次世代定序是以小片段 DNA 的序列為基礎，進行拼接全染色體的序列，因此，在分析的過程中，會產生大量的序列資料，這些資料需要電腦進行計算，並由訓練有素的人員判斷分析結果的正確性。然而，由於電子科技快速的發展以及開源軟體工具的普及，未具有程

式編碼經驗的研究人員也能在一般的電腦分析定序的資料，大幅的增加次世代定序於細菌分型的應用性。

總結

細菌分子分型檢驗的三大方法，以基因型分型法為目前被公認為菌株分型的最標準的方法，聚合酶連鎖反應相關分型法可以應用於快速檢驗並檢測檢體量較少的檢體，其分型結果雖然未如基因分型法精準，但卻可以快速提供菌株的分型資訊；此外，由於資料庫中細菌 DNA 序列數目的增加，也使得科學家能發展針對特定細菌設計相對應的聚合酶連鎖反應分型法。例如，利用 *Clostridioides difficile* 之核醣

體基因間序列（ribosomal intergenic spacer region）變異性高之特性，針對此區域所設計的 PCR-ribotyping 也已成為 *C. difficile* 分型的標準方法之一。而核酸定序相關之分型法提供之分型資訊則可應用於建立全球性的菌株資料庫，並揭露菌株彼此之親緣相關性，隨著定序成本的降低及分析工具的普及，在未來可望成為細菌分子分型的主流方法。。此三大類的方法各有其優缺點，使用之時機取決於我們對於菌株資訊之需求及實驗室所能負荷之成本。了解菌株之分布狀況及親緣相關性有助於防疫政策及防疫工作之設立，因此，了解並善用分子分型檢驗法為研究者必備之工具之一。

表 20-1　分子分型法檢驗之應用及優、缺點比較

主要分型法	應用	優點	缺點	備註
基因型分型法	Plasmid DNA profile, PFGE, RFLP	分型結果可重複性高、辨別度較高、結果較無爭議	洋菜膠電泳分析結果不易標準化；檢體需求量大；檢驗時間長；可能受限於特殊儀器或設備（如 PFGE）	目前細菌分子分型最標準之方法
聚合酶連鎖反應相關分型法	PCR-RFLP, AFLP, VNTR, Spoligotyping, rep-PCR, RAPD	檢體需求量小；檢驗時間短；技術門檻低	聚合酶連鎖反應易有偽陽性或偽陰性，影響檢驗結果重現性	人力、時間、及儀器成本相對較低
核酸定序相關之分型法	SLST MLST Whole genome sequencing	分型結果辨別度高且易於標準化；電子化之序列資料適用於建立大型資料庫	定序成本偏高	定序成本的降低及分析工具的普及，可能使次世代定序成為未來主流之分型方法

表20-2 脈衝式電泳分型法：不同細菌使用之限制酶、預期之 DNA 片段數目及大小。[9, 37]

細　　菌	限制酶	DNA 片段之數目	DNA 片段大小 (kb)
革蘭氏陽性細菌			
Enterococcus spp.	*Sma*I	15-20	5-400
Clostridioides difficile	*Sma*I	10-15	10-900
	*Sac*II	10-15	10-900
Clostridium perfringens	*Sma*I	12	45-1,460
	*Sac*II	10	45-1,640
Staphylococcus aureus	*Sma*I	15-20	10-700
	*Csp*I	10-15	30-500
	*Bam*HI	15	50-400
Staphlylococcus epidermidis	*Sma*I	15-20	5-400
	*Kpn*I	～10	5-400
Streptococcus pyogenes	*Sma*I	15-10	5-500
Streptococcus agalactiae	*Sma*I	15-10	5-500
Streptococcus pneumoniae	*Sma*I	10-19	20-300
	*Apa*I	10-19	20-300
革蘭氏陰性細菌			
Acinetobacter baumannii	*Sma*I	20-40	5-300
	*Apa*I	20-30	10-300
Bordetella pertussis	*Xba*I	20-30	20-700
Borrelia burgdorferi	*Sma*I	10-20	10-300
Campylobacter jejuni	*Sma*I	8-10	40-400
Campylobacter fetus	*Sma*I	10-15	40-400
	*Sal*I	10-15	40-300
Enterobacter spp.	*Xba*I	～20	10-700
Escherichia coli	*Xba*I	～20	10-500
	*Not*I	12-15	10-1,000
	*Sfi*I	15-20	10-700
Haemophilus influenzae	*Sma*I	10-12	10-500
	*Rsr*II	10-12	10-500

(續)

細　菌	限制酶	DNA 片段之數目	DNA 片段大小 (kb)
Klebsiella spp.	*Xba*I	～20	10-700
Legionella pneumophilia	*Sfi*I *Not*I	10-15 5-10	50-700 50-2,000
Mycobacterium spp.	*Ase*I	12-20	10-700
Neisseria gonorrhoeae	*Spe*I	12-17	10-500
Neisseria meningitids	*Not*I *Bgl*II	20-30 20-30	5-200 5-200
Proteus mirabilis	*Sfi*I *Not*I	7-10 6-10	50-700 75-700
Pseudomonas aeruginosa	*Spe*I *Xba*I	20-25 40-50	10-700 10-300
Salmonella spp.	*Not*I	40-50	5-400
Shigella spp.	*Xba*I *Sfi*I	15-23 15-20	10-700 10-700
Vibrio cholerae	*Not*I	20-30	10-400

表20-3　核糖體基因分型法：細菌及其使用之限制酶[11]。

細　　菌	限制酶[*]
革蘭氏陽性細菌	
Streptococcus pyogenes	*Hind*III, *Pvu*II
Staphylococcus aureus	*Eco*RI, *Hind*III *Eco*RI *Hind*III, *Eco*RI, *Cla*I
Staphylococcus epidermidis	*Eco*RI, *Hind*III
Coagulase-negative staphylococci	*Cla*I
革蘭氏陰性細菌	
E. coli	*Eco*RI[37] *Hind*III
Enterobacter cloacae	*Eco*RI, *Bam*HI *Eco*RI, *Bam*HI, *Hind*III
Klebsiella pneumoniae	*Eco*RI[38] *Eco*RI, *Hind*III
Acinetobacter spp.	*Eco*RI, *Cla*I, *Sal*I *Eco*RI, *Hind*III
Legionella spp.	*Eco*RV, *Hind*III *Eco*RI, *Hind*III *Cla*I, *Nci*I *Hind*III *Eco*RI, *Hpa*I
Enterococcus spp.	*Hind*III, *Pvu*II *Bam*HI *Eco*RI, *Hind*III, *Bsc*I *Eco*RI, *Hind*III

[a] 以逗號區隔之限制酶表示同時使用於染色體 DNA 之剪切。如 *Eco*RI，*Hind*III 表示同時使用兩種酵素進行剪切。

參考文獻

1. Singh A, Goering RV, Simjee S, Foley SL, Zervos MJ. Application of molecular techniques to the study of hospital infection. *Clin Microbiol Rev.* 2006;19:512-30.

2. Patel SJ, Graham PL III. Use of molecular typing in infection control. *Pediatr Infect Dis J.* 2007;26:527-9.

3. Liu PY, Shi ZY, Lau YJ, Hu BS, Shyr JM, Tsai WS, et al. Use of restriction endonuclease analysis of plasmids and pulsed-field gel electrophoresis to investigate outbreaks of methicillin-resistant *Staphylococcus aureus* infection. *Clin Infect Dis.* 1996;22:86-90.

4. Tenover FC. Plasmid fingerprinting. A tool for bacterial strain identification and surveillance of nosocomial and community-acquired infections. *Clin Lab Med.* 1985;5:413-36.

5. Liu YF, Wang CH, Janapatla RP, Fu HM, Wu HM, Wu JJ. Presence of plasmid pA15 correlates with prevalence of constitutive MLSB resistance in group A streptococcal isolates at a university hospital in southern Taiwan. *J Antimicrob Chemother.* 2007;59:1167-70.

6. Foley SL, Lynne AM, Nayak R. Molecular typing methodologies for microbial source tracking and epidemiological investigations of Gram-negative bacterial foodborne pathogens. *Infect, Genet Evol.* 2009;9:430-40.

7. Persing DH, Smith TF, Tenover FC, White TJ. *Diagnostic molecular microbiology: principles and applications.* Washington, D.C.: American Society for Microbiology, 1993:32-3

8. Watson JD. *Recombinant DNA: Genes and Genomes: A Short Course.* New York: Scientific American Books, 2007.

9. Tenover FC, Arbeit RD, Goering RV, Mickelsen PA, Murray BE, Persing DH, et al. Interpreting chromosomal DNA restriction patterns produced by pulsed-field gel electrophoresis: criteria for bacterial strain typing. *J Clin Microbiol.* 1995;33:2233-9.

10. Murray PR, Baron EJ, Jorgensen JH, Landry ML, Pfaller MA. *Manual of Clinical Microbiology.* 9th. Washington, D.C.: American Society for Microbiology 2007.

11. Bingen EH, Denamur E, Elion J. Use of ribotyping in epidemiological surveillance of nosocomial outbreaks. *Clin Microbiol Rev.* 1994;7:311-27.

12. Yan JJ, Ko WC, Wu JJ, Tsai SH, Chuang CL. Epidemiological investigation of bloodstream infections by extended spectrum cephalosporin-resistant *Escherichia coli* in a Taiwanese teaching hospital. *J Clin Microbiol.* 2004;42:3329-32.

13. Ranjbar R, Karami A, Farshad S, Giammanco GM, Mammina C.

Typing methods used in the molecular epidemiology of microbial pathogens: a how-to guide. *New Microbiol*. 2014;37:1-15.

14.Kanduma E, McHugh TD, Gillespie SH. Molecular methods for *Mycobacterium tuberculosis* strain typing: a users guide. *J Appl Microbiol*. 2003;94:781-91.

15.Van Embden J, Cave M, Crawford J, Dale J, Eisenach K, Gicquel B, et al. Strain identification of *Mycobacterium tuberculosis* by DNA fingerprinting: recommendations for a standardized methodology. *J Clin Microbiol*. 1993;31:406-9.

16.Alonso R, Galimand M, Courvalin P. An extended PCR-RFLP assay for detection of *parC*, *parE* and *gyrA* mutations in fluoroquinolone-resistant *Streptococcus pneumoniae*. *J Antimicrob Chemother*. 2004;53:682-3.

17.Mylvaganam H, Bruun T, Vindenes HA, Langeland N, Skrede S. Molecular epidemiological investigation of an outbreak of invasive *β*-haemolytic streptococcal infection in western Norway. *Clin Microbiol Infect*. 2009;15:245-52.

18.Janssen P, Coopman R, Huys G, Swings J, Bleeker M, Vos P, et al. Evaluation of the DNA fingerprinting method AFLP as an new tool in bacterial taxonomy. *Microbiology*. 1996;142:1881-93.

19.Neeleman C, Klaassen CHW, de Valk HA, de Ruiter MT, Mouton JW. Amplified fragment length polymorphism fingerprinting is an effective technique to distinguish *Streptococcus pneumoniae* from other *Streptococci* and an efficient alternative to pulsed-field gel electrophoresis for molecular typing of pneumococci. *J Clin Microbiol*. 2004;42:369-71.

20.van Belkum A. DNA fingerprinting of medically important microorganisms by use of PCR. *Clin Microbiol Rev*. 1994;7:174-84.

21.Vos P, Hogers R, Bleeker M, Reijans M, van de Lee T, Hornes M, et al. AFLP: a new technique for DNA fingerprinting. *Nucleic Acids Res*. 1995;23:4407-14.

22.Lindstedt BA. Multiple-locus variable number tandem repeats analysis for genetic fingerprinting of pathogenic bacteria. *Electrophoresis*. 2005;26:2567-82.

23.Yan JJ, Jou R, Ko WC, Wu JJ, Yang ML, Chen HM. The use of variable-number tandem-repeat mycobacterial interspersed repetitive unit typing to identify laboratory cross-contamination with *Mycobacterium tuberculosis*. *Diagn Microbiol Infect Dis*. 2005;52:21-8.

24.Maes M, Kremer K, van Soolingen D, Takiff H, de Waard JH. 24-Locus MIRU-VNTR genotyping is a useful tool to study the molecular epidemiology of tuberculosis among Warao Amerindians in Venezuela. *Tuberculosis*. 2008;88:490-4.

25. Ramazanzadeh R, McNerney R. Variable Number of Tandem Repeats (VNTR) and its application in bacterial epidemiology. *Pak J Biol Sci.* 2007;10:2612-21.

26. Kamerbeek J, Schouls L, Kolk A, van Agterveld M, van Soolingen D, Kuijper S, et al. Simultaneous detection and strain differentiation of *Mycobacterium tuberculosis* for diagnosis and epidemiology. *J Clin Microbiol.* 1997;35:907-14.

27. Sabat AJ, Budimir A, Nashev D, Sá-Leão R, van Dijl JM, Laurent F, et al. Overview of molecular typing methods for outbreak detection and epidemiological surveillance. *Euro Surveill.* 2013;18:20380.

28. Barbut F, Mario N, Delmée M, Gozian J, Petit JC. Genomic fingerprinting of *Clostridium difficile* isolates by using a random amplified polymorphic DNA (RAPD) assay. *FEMS Microbiol Lett.* 1993;114:161-6.

29. Zhang GW, Kotiw M, Daggard G. A RAPD-PCR genotyping assay which correlates with serotypes of group B streptococci. *Lett Appl Microbiol.* 2002;35:247-50.

30. Bart A, Schuurman IG, Achtman M, Caugant DA, Dankert J, van der Ende A. Randomly amplified polymorphic DNA genotyping of serogroup A meningococci yields results similar to those obtained by multilocus enzyme electrophoresis and reveals new genotypes. *J Clin Microbiol.* 1998;36:1746-9.

31. Sheu SM, Sheu BS, Lu CC, Yang HB, Wu JJ. Mixed infections of *Helicobacter pylori*: tissue tropism and histological significance. *Clin Microbiol Infect.* 2009;15:253-9.

32. Issack MI, Power EG, French GL. Investigation of an outbreak of vancomycin-resistant *Enterococcus faecium* by random amplified polymorphic DNA (RAPD) assay. *J Hosp Infect.* 1996;33:191-200.

33. Malorny B, Schroeter A, Bunge C, Hoog B, Steinbeck A, Helmuth R. Evaluation of molecular typing methods for *Salmonella enterica* serovar Typhimurium DT104 isolated in Germany from healthy pigs. *Vet Res.* 2001;32:119-29.

34. Shulman ST, Tanz RR, Dale JB, Steer AC, Smeesters PR. Added value of the *emm*-cluster typing system to analyze group A streptococcus epidemiology in high-income settings. *Clin Infect Dis.* 2014;59:1651-2.

35. Spratt BG. Multilocus sequence typing: molecular typing of bacterial pathogens in an era of rapid DNA sequencing and the internet. *Curr Opin Microbiol.* 1999;2:312-6.

36. Enright MC, Spratt BG. Multilocus sequence typing. *Trends Microbiol.* 1999;7:482-7.

37. Pai H, Lyu S, Lee JH, Kim J, Kwon Y, Kim JW, et al. Survey of extended-spectrum beta-lactamases in clinical isolates of *Escherichia coli* and *Klebsiella pneumoniae*: prevalence of TEM-52 in Korea. *J Clin Microbiol.*

1999; 37:1758-63.

38. Yan JJ, Ko WC, Jung YC, Chuang CL, Wu JJ. Emergence of *Klebsiella pneumoniae* isolates producing inducible DHA-1 beta-lactamase in a university hospital in Taiwan. *J Clin Microbiol.* 2002;40:3121-6.

第五單元　其他（Others）

吳俊忠 教授　主編

導論

由於醫學分子檢驗的範圍廣泛，除前面四個單元涵蓋分子檢驗技術、基因疾病之分子檢驗、腫瘤標誌之分子檢驗及感染性疾病之分子檢驗外，許多重要主題無法涵蓋在這些單元內，新增第五單元「其他」包括人類白血球抗原（HLA）等位基因之分子檢驗、去氧核糖核酸親子鑑定、血型系統之分子檢驗、藥物基因體學之分子診斷、癌症標靶藥物療效評估之分子檢測及醫學分子檢驗的品質保證等四個重要課題。以下簡述各章節之重點：

第二十一章人類白血球抗原（HLA）等位基因之分子檢驗由楊國梁及陳錫秉老師共同撰稿目前檢測 HLA 基因的最新分子生物技術。透過捐贈者與接受者之間的 HLA 基因相容性比對，是器官移植或造血幹細胞移植能否成功的重要因素。HLA 等位基因之分子檢驗也是法醫學及親子鑑定常用的工具。

第二十三章去氧核糖核酸親子鑑定由郭保麟老師撰寫。親子鑑定可以藉由不同處理標本的方法，得到去氧核醣核酸指紋圖譜，此圖譜是用來證明或否定親子關係最可靠和最有效的利器。此系統不僅可用於民事的鑑定，而且也廣泛應用於刑事及醫療用途等。

第二十四章血型系統之分子檢驗由孫建峰及陳定平老師共同撰稿。由於生化科技的重大進展，醫學界對 32 個血型系統相關的蛋白質和基因結構均已有初步的認識。本章涵蓋血型抗原表現與基因變異之相關性、ABO 血型抗原之基因調控模式、RHD 基因變異與弱抗原表現之相關性以及對 MNSs 血型系統之基因做介紹。

第二十五章藥物基因體學之分子診斷由黃溫雅老師撰寫。由於藥物基因體學的研究，應用基因多型性分析、蛋白質體分析與代謝質體分析等方法造就了個人化醫學時代的來臨。目前個人化醫療在心臟血管疾病、神經性疾病、及癌症化學治療等的藥物選擇上漸漸扮演相當重要的角色。本章除介紹藥物代謝機轉外，也以實際例子介紹藥物基因體學在臨床上之應用。

第二十六章癌症標靶藥物療效評估之分子檢測由曾慶平、邱全芊、黃家群及陳泰龍老師共同撰稿。由於癌症基因體學的快速發展，許多與癌細胞演變有關的訊號傳遞路徑及基因調控已一一被解開。同一種癌，但個體間的癌細胞都不一樣，為降低化療藥物的副作用及增加療效，癌症的治療已逐漸朝向個人化醫療與標靶性治療。因此，評估癌症病人是否可進行標靶治療及以何種方式治療就顯得相當重要。本章探討標靶分子在癌細胞發展過程中所扮演的角色、標靶治療藥物的療效與變異基因的關係及其常用的分子檢驗技術。

第二十七章醫學分子檢驗的品質保證由游雅言主任撰寫。分子檢驗已成為臨床診斷、治療與監控的重要工具，因此其可信度與穩定性攸關病人的生命安全。本章以 ISO 15189 為本，依人員、設施與環境條、實驗室設備、檢驗前程序、檢驗程序、檢驗品質保證程序、檢驗後程序及結果報告做深入簡出的說明，以利提升分子檢驗的水平。

第二十一章　人類白血球抗原（HLA）等位基因之分子檢驗（Molecular Typing of HLA Allelic Genes）

楊國梁、陳錫秉　著

學習目標

1. HLA 基因的遺傳特徵以及其多型性。

2. HLA 基因之分子診斷在骨髓移植與相關疾病的重要性。

3. 檢測 HLA 基因的分子生物技術。

4. 從分子生物實驗結果正確判別 HLA 基因型。

前言

人類白血球抗原（human leukocyte antigen; HLA）是人體有細胞核的細胞（例如白血球）胞膜上的蛋白質。因為此蛋白質分子具有抗原性（antigenicity）的功能，所以能引發異體宿主的免疫系統而產生免疫反應（allo-immune response），故稱之為抗原（antigen）。最常見的 HLA 體液性免疫反應（humoral immune response）是經由輸血（血小板、全血或紅血球濃縮液）、器官移植和懷孕後而產生的抗體（antibody）。HLA 這個名稱也是人類的主要組織相容複合體（major histocompatibility complex; MHC）的稱呼，換句話說，人類的 MHC 就是指 HLA System。

HLA 分子的作用是人體免疫系統的基礎，負責抗原呈現（antigen presentation）的功能，因此缺乏或含不健全 HLA 分子的個體，其免疫系統的功能便會不健全，而引發疾病的產生。

人體 HLA 檢驗最早使用的方法是血清學（Serology）的方法：利用血清中有特異性（specificity）的抗體，以細胞毒殺測試（lymphocytotoxicity test; LCT；又稱 complement dependent microlymphocytotoxicity test）的原理來進行。隨著分子生物學（Molecular biology）的開發和進展，檢測 HLA 的方法由血清學演變成分子生物學檢測 HLA 基因的方法，而且檢測 HLA 基因的方法漸漸的取代了血清學的方法。分子生物學檢測 HLA 基因的方法比較血清學檢測 HLA 抗原的方法至少有幾個優點：第一，正確。第二，解析（或辨識; resolution）度高。第三，試劑來源較容易。因此，目前較先進的 HLA 實驗室都採用分子生物學的方法來檢測 HLA 的基因。但是有一個檢驗，分子生物學無法取代血清學方法的是交叉反應測試（cross matching test）。交叉反應測試是器官移植或造血幹細胞移植時不可缺少的一個實驗，用來判斷器官植入或造血幹細胞移植後是否會有排斥反應。交叉反應測試是用器官或造血幹細胞受贈者的血清與捐贈者的淋巴球（total lymphocytes, T lymphocytes 和 B lymphocytes）依細胞毒殺測試的原理進行。

HLA 等位基因的遺傳和特徵

HLA 等位基因（allele）是依孟德爾遺傳定律（Mandelian Law of Inheritance），一代傳一代的遺傳模式進行的。精子與卵子各帶有來自生父和生母的 HLA 半倍型（又稱半倍體或單倍型；haplotype），帶有半倍型的精子與帶有半倍型卵子結合之後，受精卵中的兩套等位基因半倍型組成兒子或女兒的 HLA 基因型（genotype）。HLA 基因的所有等位基因是共顯性（codominant）的基因，子女繼承到的兩套等位基因都能在他／她的有核細胞表膜表現其蛋白質。因此，當發現新 HLA 等位基因時，我們通常可從受試者的父母、子女或兄弟姊妹等有血緣關係的家屬成員裡找到相同的新 HLA 等位基因，來證明

我們所認為新的 HLA 等位基因的可靠性和正確性。

　　HLA 的基因座（或位點；locus）落在人體細胞核內的第六對染色體的短臂上，如下圖所示，分別有第一類型（class I）和第二類型（class II）的基因，第一類型主要的有 HLA-A、-B 和 -C 基因；第二類型主要的有 HLA-DR、-DQ 和 -DP 基因。

　　HLA Complex 有很多基因座，位在染色體 6p21.3，簡示如下：

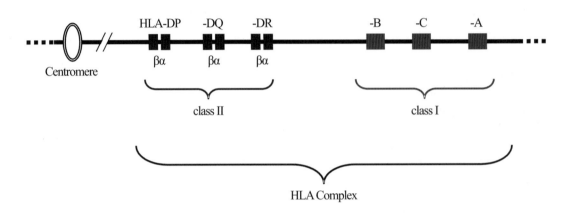

　　人類演化（evolution）的過程中，經由基因重組（recombination）、缺失（deletion）或變異（mutation）造成許多 HLA 的等位基因，檢測越多受試者的 HLA 就越有機會遇到以前未被發現的 HLA 等位基因。演化的過程中人類的遷移和疾病也可能造成種族與種族間有不同或特異的 HLA 等位基因，因此，HLA 等位基因的研究可以應用到人類學或考古學研討的領域，用來判斷族群與族群的近遠關係或族群遷移的概況。另一方面，某些 HLA 等位基因與自體免疫疾病的發生有密切的關係（例如 HLA-B*27 與僵直性脊椎炎或 HLA-DRB1*03/04 與糖尿病），因此檢測病患的 HLA 等位基因可以協助臨床醫療人員判斷某些自體免疫疾病發生的可能原因或其診斷。

　　HLA 等位基因除了它們的頻率（frequency）在不同種族或族群之間會有依種族或族群有差異的現象之外，有些等位基因只會在某些種族或族群裡出現（例如 HLA-B*46:01 僅存在於東方人，HLA-B*42 僅存在於黑人）；另外的一個現象是連鎖不平衡（linkage disequilibrium）的現象，也就是說有些等位基因常常會一起出現在同一個半倍型上，例如在臺灣人 HLA-A*02:07，-B*46:01，-C*01:02 和 -DRB1*09:01；或 HLA-A*33:03，-B*58:01，-C*03:02 和 -DRB1*03:01 會常常在一起存在。HLA-B 的等位基因和 HLA-C 的等位基因（例如 HLA-B*58:01 和 HLA-C*03:02）或 HLA-DRB1 的等位基因和 HLA-DQB1 的等位基因（例如 HLA-DRB1*03:01 和 HLA-

DQB1*02:01）在臺灣人中也有連鎖不平衡的現象。甚至我們發現有些半倍型僅僅存在於臺灣人中（例如，HLA-A*02:01-B*27:40-DRB1*12:02 或 HLA-A*02:01-B*13:01-DRB1*14:01:03）。

HLA 等位基因的分子檢驗

因為 HLA 第一類型等位基因的多型性（polymorphism）的序列變異大多集中在 exon 2 和 exon 3，因此，第一類型等位基因的檢測大多以定序受測者第六對染色體 HLA 第一類型各位點的 exon 2 和 exon 3 的序列為主；相同的，因為第二類型等位基因多型性的序列變異大多集中在 exon 2，因此，第二類型等位基因的檢測大多以定序受測者第六對染色體 HLA 第二類型各位點的 exon 2 的序列為主。

就 DNA 層面的分子檢驗來說，檢測 HLA 基因的序列是否有變異，與檢測其他疾病相關的基因序列是否有變異，並沒有什麼不同，所使用的分子生物學技術也可以是一樣的。例如 DNA 定序（DNA sequencing）法可以檢測絕大部分基因的變異，同樣的，DNA 定序也一樣能夠檢測 HLA 基因的變異；而 DNA 定序方法正是目前檢測 HLA 等位基因的實用方法之一。然而，HLA 的基因有著與其他所有基因一個最大的不同點，就是 HLA 基因具有非常高度的變異（或稱多型性；polymorphism）。在一般的疾病相關的基因上，通常我們要檢驗的是其中一個或幾個特殊的變異點，那些變異點之外的其他的 DNA 序列幾乎是人人相同，變化不大的。而具有高度變異性的 HLA 等位基因，人與人之間每一個 DNA 位點都可能有差異，因此 HLA 基因的分子的檢驗，不僅是檢測已知的 HLA 基因變異，更要檢測受試者的 HLA 基因是否有未知的變異。

同一個基因座中每一種變異就是該基因的一個等位基因；HLA 基因的變異種類太多了，因此有非常多等位基因，而每個人由兩個等位基因組成的基因型種類更是可觀。目前 HLA 基因具有的等位基因數目如表 21-1，並且隨著全世界各地每天不斷地檢測新的檢體，幾乎每天都有可能發現新的變異（也就是發現新的等位基因）。HLA 第一和第二類型各位點的等位基因數量和名稱，均可由網站 http://www.ebi.ac.uk/imgt/hla/查明，該網站資料亦定期作更新。

表 21-1

HLA 基因座 （locus）	全世界等位基因 （allele）數*
HLA-A	6082
HLA-B	7255
HLA-C	5842
HLA-DQB1	1826
HLA-DRB1	2706

* 依 2020 年 7 月統計

在相同的 HLA 基因座中（例如 HLA-A locus）不同的等位基因（例如 HLA-A*02:01 和 HLA-A*33:03 或

HLA-A*02:01 和 HLA-A*02:07）之間序列比較，有些相互差異很大，有些相互只差異了幾個或僅一個鹼基；有些不同的等位基因所表達出來的氨基酸序列差異很大，但有些所表達出來的氨基酸序列完全一樣（因為 silent mutation）；因此在 HLA 等位基因與等位基因之間，會根據其等位基因序列與功能來做分群，其分群的狀況表現在每一個 HLA 等位基因的最新命名法，每一個等位基因的最新命名（nomenclature）不但指出專屬於該等位基因的獨特名字，也可看出其屬於哪一群或是有什麼特徵，最新 HLA 命名法與資料庫請參閱網站：http://www.ebi.ac.uk/imgt/hla/。

　　HLA 等位基因的分群與命名在臨床應用與檢測上有實際功用；雖然定序可以最徹底的分辨出每一條 DNA 的序列是什麼等位基因，但根據實際上的需求，在某些情況下（例如時效、人力、設備、檢體量、成本或需求）可以選擇使用解析度比較低但效率比較高、速度比較快或成本比較低的檢測方法。也因為這些不同的需求，目前 HLA 等位基因有三個主要的檢測方法，如下所述。

特異性寡核苷酸探針（Sequence specific oligonucleotide probes; SSOP 或 SSO）針對 HLA 等位基因 DNA 序列的檢測法

　　這個方法的原理是首先將受測檢體的 DNA 進行 PCR 放大後，然後對 PCR product 加入針對目標序列有特異專一性的探針去進行結合（hybridization）作用，探針的成份是寡核苷酸並帶有能呈現螢光的物質，探針是否有結合到 PCR product 序列上，可用機器偵測是否有螢光來分別。在理想的狀況中，假設 HLA-A 一共有 10 種等位基因，便可根據這 10 種等位基因去設計 10 個特異專一性的探針，因此只要看哪一個探針結合上去被偵測到有螢光就可判讀是哪一種等位基因了。然而，根據表 21-1 大家可看到例如 HLA-A 遠超過 10 種等位基因；此檢測法原文中的「specific」原意是專一、特異。專一就是只專門針對某一種等位基因，一個探針只結合到某一種等位基因的意思；但在 HLA 等位基因的豐富多變和序列類似的情況之下，探針已經沒辦法那麼特異、專一了，每一個設計出來的探針，幾乎都會結合到數種以上的 HLA 等位基因。因此，必須設計更多個的探針，並且以整體探針的結合狀況來辨別檢體是否含有哪一種等位基因。

　　目前已有數家廠商開發 SSO/SSOP 針對 HLA 等位基因檢測的試劑套組，這裡以國內現在最大的慈濟骨髓資料庫之慈濟骨髓幹細胞中心免疫遺傳基因實驗室（Immunogenetics/HLA Laboratory, Buddhist Tzu Chi Stem Cells Center），目前實際使用的 Dynal RELI TM SSO 套組為例，說明其實際操作流程如下：

1. 目前最常用來進行 HLA 基因檢測的檢體是全血（或唾液），一般正常人只需 0.5 ml 的全血就足夠進行這個檢測；如果是接受某些特別治療或患有特殊疾病

而使得血中白血球數量特別稀少者，則其全血需離心後取其 buffy coat 進行檢測。

2. 取得全血或 buffy coat 之後，要先萃取出 DNA。萃取 DNA 的方法有很多種，其原理皆大同小異，前面章節也已敘述過幾種萃取 DNA 的方法；而慈濟免疫遺傳基因實驗室目前是使用 QIAGEN 廠商的 DNA 萃取試劑套組。

3. 萃取出 DNA 之後，進行 PCR。根據要檢測的是 HLA 的哪些基因，都已有設計好的 HLA-A, -B, -C, -DRB1 和 -DQB1 引子與試劑組，只要將 DNA 加進對應的試劑組，就可進行專門用來接續之後 SSO 檢測的 PCR，而取得 PCR 產物。

4. 將 PCR 產物進行 Dynal RELI™ SSO 的雜交呈色反應。Dynal RELI™ SSO 的檢測套組中，探針組是設計黏附在長條紙片（strip）上。先將黏附探針組的長條紙片擺進反應盤中，再加入 PCR 產物與反應用的試劑。待反應結束後，黏附探針組的長條紙片即會呈現顏色，如下圖所示。

空白處表示該探針與該檢體 DNA 序列不同而沒有結合

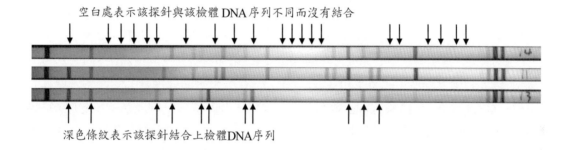

深色條紋表示該探針結合上檢體 DNA 序列

5. 將長條紙片使用搭配 Dynal RELI™ SSO 的判讀機器判讀結果，並將結果直接在電腦上使用搭配 Dynal RELI™ SSO 的判讀軟體分析每一個檢體的 HLA 基因是哪一種等位基因型。

如上所述，SSO 檢測的技術及原理皆不難，真正決定檢測分辨力的，就是在於探針組的設計。設計得越好的探針組，可以分辨越多 HLA 的等位基因，甚至可能分辨出每一個不同的等位基因，分辨力可等同 DNA 定序；而設計不良的探針組，則只能分辨出少數等位基因或是屬於哪一大群。隨著新的等位基因陸陸續續的被發現，探針組必須跟著不斷地改良更新或增加，才能檢測出新的等位基因。

特異性引子（Sequence specific primers; SSP）針對 HLA 等位基因 DNA 序列的檢測法

這個方法的原理跟 SSO 法非常相似，只是把特異專一的探針換成特異專一於 HLA-A, -B, -C, -DRB1,和 -DQB1 各等位基因的引子。在將檢體的 DNA 進行 PCR 反應放大時，引子是否能結合到檢體的 DNA 上，決定是否能進行 PCR 反應，PCR 反應後經過跑膠電泳檢測有無 PCR 產物。因

此 SSO 法是看有無偵測到螢光來分辨探針是否有結合到待測 DNA 上，而 SSP 則是看有無偵測到 PCR 產物來分辨引子是否有結合到待測的 DNA 上，進而以那些結合上去的特異專一的引子序列來分辨原來檢體 DNA 的 HLA 是含有哪一種等位基因。

　　同樣的，此方法目前已有廠商開發針對 HLA 等位基因檢測的 SSP 試劑套組，慈濟骨髓中心免疫遺傳基因實驗室目前實際操作流程如下：

1. 檢體與萃取 DNA 的方法均如上述 SSO 法中所描述。

2. 萃取出 DNA 之後，進行 SSP 專用之 PCR 反應，這裡每一個檢體將會進行很大量的 PCR，其 PCR 的量取決於引子組的設計。慈濟骨髓中心免疫遺傳基因實驗室目前實際使用的有 PelFreeze SSP、Olerup SSP、ALLSet Gold SSP 等 SSP PCR 試劑套組。其所有反應物與引子皆以黏附在設計好的 PCR 反應盤上的孔洞（well）裡，只要加入受測試的 DNA 與水，即可上機進行 PCR。

3. 將 PCR 產物進行跑膠電泳（electro-phoresis）分析，電泳結果使用 UV 呈色並拍照留存，比對相對應的判讀圖表（reaction pattern：此判讀圖表是由所使用的 SSP 試劑套組製造廠商所附送），以人工或軟體判讀結果。下頁圖為實際跑膠電泳結果圖例。

　　實際應用上與 SSO 比較：SSP 方法速度快，但需較多人工操作，耗用比較多的 DNA；SSO 人工操作部分較少，可一次檢測大量樣本。SSP 原理上的優缺點跟 SSO 一樣，就 HLA 等位基因的多型態來講，多數引子一樣沒辦法達到一對一的特異、專一度，其檢測分辨力也是取決於引子組的設計，設計得越好的引子組理論上分辨力越可逼近定序，只是實務上設計出大量引子數目來進行檢測，其成本可能會超過 DNA 定序而不如改用 DNA 定序。

　　在進行 SSO 與 SSP 檢測法時，也許會出現不可能的結果，舉例來說：假設某個基因位點的所有已知的等位基因中，第 1 型等位基因可與 1、2、3、4 號引子（或探針）結合得上，第 2 型等位基因可與 1、2、3、4、5 號引子（或探針）結合得上，並且只有這兩型等位基因可同時與 1、2、3、4 號引子（或探針）結合；但實驗結果卻發現有受測檢體是與 1、2、3、4、6 號引子（或探針）結合時，便真的是要一則以喜，一則以憂了。憂的是實驗是否失敗或遭汙染等等，導致不和 5 號引子結合的狀況與不應該合得上的 6 號引子（或探針）呈現可結合的干擾訊號，造成判讀不出來是哪一型已知的等位基因；喜的是這可能是發現一個新的等位基因，才會出現從當前已知的等位基因資料庫中比對判讀不出來是何種等位基因的結果。這種情形在確認不是實驗上的疏失之後，就應進行 DNA 定序法來確認是否發現了新的等位基因；有時確認是不是實驗上操作的疏失比進行 DNA 定序法更耗費時間、更麻煩，有些實驗室會直接進行 DNA 定序法，DNA 定序也可以當做是一種確認的方法。

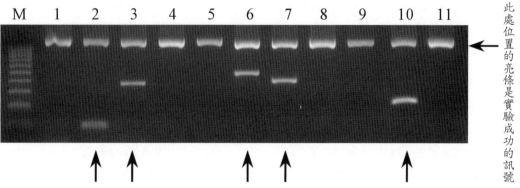

此處位置的亮條是實驗成功的訊號

最上面的亮條（bands）是實驗有無成功的訊號，有亮條表示該實驗有成功，下方亮條為結合得上引子的訊號；若上下都無亮條訊號則實驗失敗，而非該引子不能結合，需重做實驗。此圖例中 1、4、5、8、9、11 號引子與受測檢體 DNA 不能結合，能結合的為上面箭頭所指 2、3、6、7、10 號引子，可對到下面判讀表格中的第一列。M：100bp marker。

Serological Equivalent	Allele Specificity	1	2	3	4	5	6	7	8	9	10	11
B13, -	B*13:01:01-01:06/17/20/23-25/28-29/43/50	1	2	3			6	7			10	
B13, -	B*13:02:01-02:12/14-16/18-19/27/30-34/37-38/40-42/44/47/49N	1	2	3			6					
-	B*13:03/48	1		3		5						
-	B*13:04	1				5						
-	B*13:06		2	3			6	7	8			
Null, -	B*13:07N/36		2	3				7			10	
-	B*13:08Q	1	2	3						9		
-	B*13:09	1	2				6					11
-	B*13:10		2		4		6					
-	B*13:11		2	3	4		6					
-	B*13:12		2	3			6	7				
-	B*13:13/26		2				6	7			10	
-	B*13:21		2		4		6	7			10	
-	B*13:22:01-22:02			3				7			10	
-	B*13:35	1	2				6					
-	B*13:39		2				6	7			10	11
-	B*13:45	1		3								
-, B62(15), B63(15)	B*13:46, B*15:04/16:01-16:03/42/67/83/95/137/155/222, B*46:11/18, B*51:104, B*52:02, B*55:35	1										
-	A*24:168, B*51:93/122		2									
B7, -, B27, B35, B61(40), B60(40), B47	B*07:12/14/18:01-18:02/137, B*27:19/30, B*35:15/33/88, B*40:04/30/34/59/64/68/120/129/160, B*44:16/21/64:01-64:02/124, B*48:17, B*57:13/25, C*03:34, C*15:42										10	
B75(15), -, B77(15), B62(15)	B*15:02:01-02:05/13:01-13:02/20-21/25:01-25:03/44/77/85/88/112/121/139/144/154/170/194/204/213-214/223, B*35:46, B*57:05							7				
-, B44(12)	B*15:36/89, B*44:08/57/60					5		7				

HLA 等位基因 DNA 定序（sequencing）Sanger 法

定序是指將 DNA 序列一個一個的順序辨測出來，可以說是分子生物學上對基因特質最完整了解與掌握的方法，它是窺看基因序列全貌的方法，最細微的分辨每一個等位基因 DNA 序列的異同，在 HLA 的檢測上使用定序法來分辨檢體 DNA 的等位基因稱做 sequence-based typing（SBT）。目前最普遍常用的 DNA 定序法是 Sanger 法，一般無特別說明者，DNA 定序指的就是 Sanger 法的定序，其原理如第六章所述。DNA 定序可視為是基因分析中最有力的武器，凡是有其他方法無法檢測或有疑慮的檢測結果，都可以進行定序法做為確認的標準；前述 SSO 與 SSP 法雖然在優良的設計上對 HLA 等位基因的分辨力可直逼定序，也有可能發現新的

等位基因的存在，但只有 DNA 定序能發現並且確認新等位基因的序列。然而目前進行 Sanger 法定序耗用的成本與時間都較高，因此實務上仍然會搭配使用其他的方法進行 HLA 檢測。下列是慈濟 HLA 實驗室所使用的方法：

SeCore® HLA Sequencing

SeCore® Kits 是 Invitrogen 公司最新設計出專門針對 HLA-A, -B, -C, -DRB1 和 -DQB1 分型的試劑套組，包含從 PCR 到上機定序所需要用的試劑有： loci specific primers、FastStart™ Taq DNA polymerase、ExoSap-IT™ enzyme、sequencing mixes (primers, dyes, terminators, polymerase)、precipitation buffer，搭配 ABI 的 3100 或 3730 基因分析系統來偵測定序結果。其流程簡圖與說明如下：

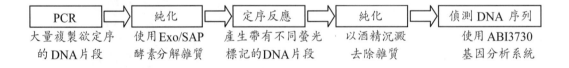

PCR	純化	定序反應	純化	偵測 DNA 序列
大量複製欲定序的 DNA 片段	使用 Exo/SAP 酵素分解雜質	產生帶有不同螢光標記的DNA片段	以酒精沉澱去除雜質	使用 ABI3730 基因分析系統

1. 使用 SeCore® Kits 特別設計的 loci specific primers 進行約 1.5 小時的 PCR。
2. 以 ExoSap-IT™ enzyme 去除第 1.步驟 PCR 產物中之 dNTP 與 primer。
3. 將 PCR 產物進行 1.5 小時的定序反應。
4. 將定序反應後的產物進行酒精沉澱來純化 DNA。
5. 將純化後的 DNA 置入 ABI3100 或 ABI3730 基因分析系統來偵測定序結果。

以上 5 個步驟也是一般使用 Sanger 法進行任何基因定序反應的主要流程，而 SeCore® Kits 除了實驗所需要的試劑組以外，也提供了搭配該 primers 組之定序結果的分析軟體。進行 HLA 定序分型最重要的關鍵在於第 1 步與第 3 步所使用的引子，必須特別設計出能將變異性極大的各種 HLA 等位基因都能定序出來才行。如同前述的 SSO 或 SSP 法，重點都是在探針或引子的設計；然而 SSO 或 SSP 法的設計

是越專一越好，最好每一探針或引子只能結合得上一種等位基因，定序法的設計是越不專一越好，最好一組引子就能結合上所有的等位基因，盡量用最少的引子就能定序出所有的等位基因。

混型難辨（Ambiguity）

人類每人有一對第六對染色體，一個來自生父，另一個來自生母；每一個染色體有一條具雙股的 DNA，因此每人每個細胞核內的 HLA 基因位點都有兩個 HLA 等位基因（舉個例子，HLA-A 位點有 A*02:07 和 A*11:01 或 HLA-B 位點有 *46:01 和 B*58:01 或其他等位基因的組合）。每個人所具有的兩個等位基因的組合，稱為基因型（genotype）；當這兩個等位基因是同一種等位基因時稱作同合子（homozygote）（例如 HLA-A*02:01 和 HLA-A*02:01 或 HLA-DRB1*03:01 和 DRB1*03:01 或其他等位基因的組合）;而兩個等位基因是兩種不同的等位基因時稱作異合子（heterozygote）（例如 HLA-A*02:01 和 HLA-A*02:07 或 HLA-C*01:02 和 HLA-C*08:01 或其他等位基因的組合）。異合子的待測 DNA 檢體在目前一般的生物科技檢測方法之下，有時會出現混型難辨（ambiguity）的情形，因為基因序列的類似以及等位基因的巧妙組合的關係。混型難辨的情形在偵測任何基因時都有發生，尤其在檢測具有高度變異、大量等位基因的 HLA 基因時特別容易發生。遇有混型難辨的情況時，根據各種不同的混型，可設計引子、探針或搭配

不同的分子生物檢測技術來處理，一般都可以解決，只是在實務上會增加一些額外的實驗，或是花上數天的時間等待訂購的新引子或探針等試劑。

隨著目前的技術進步，在傳統 Sanger 定序法之後，已開發有更新且多樣化的定序方式，通稱新世代定序（next generation sequencing; NGS）法。新型定序原理與 Sanger 法不同，並且各種 NGS 定序策略之間也都相當迥異，而主要共通之處在於定序反應槽都已精細至奈米等級，使得一個定序反應槽只容許 1 條 DNA 分子進入；也就是說屬於人體兩套不同序列的 DNA 分子將是在兩個不同的反應槽分別被定序，因此可以從根本上解決混型難辨的問題。不過目前該定序法在 HLA 的實用上，生技公司仍在開發中，待其實用技術成熟，將可取代目前所用的多種 HLA 分子檢驗方式。

結語

每個人具有的 HLA 等位基因由出生至死亡是不會改變的，除非是因為造血幹細胞（骨髓或臍帶血）移植，因此是親子鑑定（paternity study）或法醫學（Forensic Science）方面可以應用的工具之一。更重要的是它們在器官或造血幹細胞移植（transplantation）方面扮演是否成功的角色，所以捐贈者與受者之間 HLA 的相容性（compatibility）比對是絕對必需的。原則上，兩者之間差異愈少，移植成功率及存活率愈高。

生物科技的發展進步很快，以 DNA 定序為例，更有本章節尚未介紹的焦磷酸定序（pyrosequencing），次世代定序法（next generation sequencing）和第三代定序法在發展中。新方法的開發主要在追求檢測更快、更準確、更大量，而使用的檢體量需求更少，例如第三代定序法的主要目標是不經 PCR，對單一個 DNA 分子進行定序，但目前尚不適宜實際運用在 HLA 基因的檢測上。上述人類白血球抗原基因之分子檢驗法是目前從事 HLA 檢測的幾種代表性的做法；在生物科技的領域裡，隨時都可能有生物科技大廠開發新的檢測套組以供選擇。從事醫學分子 HLA 檢驗的工作者，需時時注意最新生物科技的發展，嘗試去接觸新的技術與儀器，或可隨著調整檢驗策略或是檢體採集方式，提升檢測的速度、效率與準確率。

學習評估

1. 是否了解為何要進行 HLA 基因的檢測。
2. 是否了解 HLA 基因的變異程度遠大於其他基因，因而有專門針對 HLA 基因設計的檢測方法。
3. 能不能看懂 SSOP（SSO）、SSP 檢測法的結果。
4. 是否清楚從實驗結果判讀 HLA 基因型時該注意的事項，遇到無法判讀時知不知道要如何處理。

參考文獻

1. Schaffer M, Olerup O. HLA-AB typing by polymerase-chain reaction with sequence-specific primers: more accurate, less errors, and increased resolution compared to serological typing. *Tissue Antigens* 2001; 58:299-307.

2. Cao K, Chopek M, Fernandez-Vina MA. High and intermediate resolution DNA typing systems for class I HLA-A, B, C genes by hybridization with sequence-specific oligonucleotide probes (SSOP). *Rev Immunogenet* 1999; 1:177-208.

3. Welsh K, Bunce M. Molecular typing for the MHC with PCR-SSP. *Rev Immunogenet* 1999; 1:157-76.

4. Arguello JR, Little AM, Bohan E, et al. A high resolution HLA class I and class II matching method for bone marrow donor selection. *Bone Marrow Transplant* 1998; 22:527-34.

5. Mytilineos J, Christ U, Lempert M, et al. Comparison of typing results by serology and polymerase chain reaction with sequence-specific primers for HLA-Cw in 650 individuals. *Tissue Antigens* 1997; 50:395-400.

6. Milford EL. HLA molecular typing. *Curr Opin Nephrol Hypertens* 1993; 2:892-7.

7. Sanger F, Nicklen S, Coulson AR. DNA sequencing with chain-terminating inhibitors. *Proc Natl Acad Sci U S A* 1977;

74:5463-7.

8. Yang, KL, Lin, PY. Determination of HLA-A, -B and -DRB1 haplotypes based on allelic homozygosity data in selected bone marrow donors of the Taiwanese marrow donor registry. *Intl J Immunogen* 2007; 34:385-92.

9. Chen MJ, Yang TC, Chu CC, et al. Detection of a novel HLA-B27 allele, B*2740, in Taiwanese volunteer bone marrow donors by sequence-based typing: Curiosity rewarded. *Int J Immunogen* 2009; 36:207-11.

10. Yang KL, Lee SK, Chu CC, et al. An HLA-A*02:01-B*13:01-DRB1*14:01:03 haplotype conserved in Taiwanese and a possible close relationship between DRB1*14:01:03 and DRB1*14:54, *Int J Immunogen* 2011; 38:69-71.

11. Yang KL, Lee SK, Lin CC, et al. Identification of two novel HLA-B*40 alleles, B*40:137 and B*40:158, in Taiwanese individuals. *Int J Immunogen* 2011; 38:277-80.

12. Yang KL, Lee SK, Lin CC, et al. Discovery of two novel HLA-B alleles, B*46:13:03 and B*15:189, in two Taiwanese volunteer bone marrow donors by sequence-based typing. *Int J Immunogen* 2011; 38:539-42.

Appendix Table 1. Top 30 HLA alleles in Taiwanese population.

HLA-A	Freq	HLA-B	Freq	HLA-C	Freq	HLA-DRB1	Freq	HLA-DQB1	Freq
11:01	0.284	40:01	0.211	07:02	0.209	09:01	0.157	03:01	0.209
24:02	0.173	46:01	0.140	01:02	0.190	12:02	0.104	03:03	0.173
02:07	0.118	58:01	0.096	03:04	0.125	15:01	0.095	06:01	0.133
02:01	0.106	13:01	0.065	08:01	0.089	08:03	0.086	05:02	0.105
33:03	0.098	15:02	0.054	03:02	0.086	11:01	0.077	03:02	0.066
02:03	0.065	51:01	0.045	03:03	0.056	04:05	0.075	04:01	0.060
11:02	0.041	38:02	0.042	15:02	0.043	03:01	0.068	02:01	0.056
02:06	0.028	15:01	0.040	04:01	0.042	16:02	0.052	06:02	0.047
26:01	0.022	54:01	0.032	14:02	0.038	14:54	0.041	05:03	0.043
30:01	0.020	55:02	0.029	12:02	0.035	12:01	0.034	02:02	0.033
31:01	0.018	27:04	0.028	06:02	0.031	04:03	0.030	05:01	0.027
11:53	0.004	39:01	0.025	04:03	0.016	04:06	0.029	06:09	0.023
01:01	0.004	35:01	0.024	12:03	0.007	07:01	0.028	04:02	0.009
32:01	0.003	13:02	0.022	07:04	0.006	13:02	0.023	06:10	0.004
24:20	0.003	40:02	0.017	01:03	0.004	15:02	0.022	06:04	0.002
03:01	0.002	40:06	0.015	08:03	0.004	14:05	0.021	06:03	0.002
34:01	0.002	48:01	0.013	07:01	0.002	04:04	0.011	03:13	0.001
24:07	0.002	51:02	0.012	15:05	0.002	10:01	0.009	16:02	0.001
29:01	0.001	15:11	0.008	05:01	0.002	08:09	0.004	15:02	0.001
24:10	0.001	52:01	0.007	07:06	0.002	01:01	0.004	04:06	<0.001
02:10	0.001	15:27	0.007	01:08	0.002	13:12	0.003	08:03	<0.001
24:03	0.001	15:25	0.007	14:03	0.001	08:02	0.003	09:01	<0.001
74:02	0.001	56:01	0.006	04:82	0.001	04:01	0.003	12:02	<0.001
68:01	0.001	15:18	0.006	02:02	0.001	13:01	0.003	11:01	<0.001
24:64	<0.001	44:03	0.004	16:02	0.001	14:04	0.002	12:01	<0.001
02:05	<0.001	37:01	0.003	16:04	0.001	14:18	0.002	15:01	<0.001
02:28	<0.001	35:05	0.003	01:06	<0.001	14:03	0.002	01:02	<0.001
01:03	<0.001	07:02	0.003	08:22	<0.001	11:04	0.001	02:03	<0.001
23:01	<0.001	56:03	0.003	04:06	<0.001	04:10	0.001	02:04	<0.001
31:13	<0.001	67:01	0.002	07:66	<0.001	11:06	0.001	02:05	<0.001

Appendix Table 2. Top 30 HLA haplotypes in Taiwanese population.

HLA-A, -B	Freq	HLA-B, -C	Freq	HLA-A, -B, -C	Freq
02:07-46:01	0.091	46:01-01:02	0.125	02:07-46:01-01:02	0.081
33:03-58:01	0.081	40:01-07:02	0.117	33:03-58:01-03:02	0.070
11:01-40:01	0.079	58:01-03:02	0.083	11:01-40:01-07:02	0.059
24:02-40:01	0.051	13:01-03:04	0.057	11:01-15:02-08:01	0.034
11:01-13:01	0.037	15:02-08:01	0.052	11:01-13:01-03:04	0.034
02:01-40:01	0.036	40:01-03:04	0.051	02:03-38:02-07:02	0.028
11:01-15:02	0.036	38:02-07:02	0.039	30:01-13:02-06:02	0.022
02:03-38:02	0.030	51:01-14:02	0.035	24:02-40:01-07:02	0.021
11:01-46:01	0.019	54:01-01:02	0.026	24:02-40:01-03:04	0.021
30:01-13:02	0.019	13:02-06:02	0.026	11:01-46:01-01:02	0.018
11:01-15:01	0.018	27:04-12:02	0.022	02:01-40:01-07:02	0.016
11:02-27:04	0.014	39:01-07:02	0.021	11:01-40:01-03:04	0.015
24:02-54:01	0.014	40:01-15:02	0.020	11:01-51:01-14:02	0.014
02:03-40:01	0.013	35:01-03:03	0.018	02:01-40:01-15:02	0.013
11:01-51:01	0.013	40:06-08:01	0.016	24:02-54:01-01:02	0.012
11:01-55:02	0.013	15:01-04:01	0.016	11:02-27:04-12:02	0.012
24:02-13:01	0.011	55:02-01:02	0.014	11:01-15:01-04:01	0.011
24:02-51:01	0.011	15:01-03:03	0.011	24:02-13:01-03:04	0.010
11:01-54:01	0.010	51:02-15:02	0.010	24:02-51:01-14:02	0.009
02:01-13:01	0.009	48:01-08:01	0.008	24:02-46:01-01:02	0.008
24:02-46:01	0.009	40:01-04:01	0.008	11:01-55:02-01:02	0.008
02:01-15:01	0.009	15:11-03:03	0.008	02:01-13:01-03:04	0.008
11:01-39:01	0.008	40:01-04:03	0.007	24:02-40:06-08:01	0.008
11:02-40:01	0.007	40:02-03:03	0.007	24:02-15:02-08:01	0.008
02:01-46:01	0.007	52:01-12:02	0.007	11:01-54:01-01:02	0.007
02:01-51:01	0.007	15:01-01:02	0.006	02:01-46:01-01:02	0.006
24:02-40:06	0.007	40:02-03:04	0.006	11:01-39:01-07:02	0.006
24:02-35:01	0.007	15:25-04:03	0.006	02:01-40:01-03:04	0.005
02:07-40:01	0.007	15:27-04:01	0.006	02:03-40:01-04:03	0.005
26:01-40:01	0.007	51:01-15:02	0.006	11:01-38:02-07:02	0.005

Appendix Table 2 (continued).

HLA-DRB1, -DQB1	Freq	HLA-A, -B, -C, -DRB1	Freq	HLA-A, -B, -C, -DRB1, -DQB1	Freq
09:01-03:03	0.169	33:03-58:01-03:02-03:01	0.043	02:07-46:01-01:02-09:01-03:03	0.042
12:02-03:01	0.098	02:07-46:01-01:02-09:01	0.042	33:03-58:01-03:02-03:01-02:01	0.040
08:03-06:01	0.086	11:01-15:02-08:01-12:02	0.020	30:01-13:02-06:02-07:01-02:02	0.025
11:01-03:01	0.067	30:01-13:02-06:02-07:01	0.020	11:01-15:02-08:01-12:02-03:01	0.023
04:05-04:01	0.058	33:03-58:01-03:02-13:02	0.016	33:03-58:01-03:02-13:02-06:09	0.017
03:01-02:01	0.055	11:01-13:01-03:04-15:01	0.012	11:01-40:01-07:02-08:03-06:01	0.013
16:02-05:02	0.048	02:03-38:02-07:02-16:02	0.011	02:03-38:02-07:02-16:02-05:02	0.011
15:01-06:02	0.044	11:01-40:01-07:02-08:03	0.011	11:01-13:01-03:04-15:01-06:01	0.011
15:01-06:01	0.042	11:01-46:01-01:02-09:01	0.010	02:07-46:01-01:02-08:03-06:01	0.011
07:01-02:02	0.032	02:07-46:01-01:02-08:03	0.010	02:01-40:01-15:02-11:01-03:01	0.010
14:54-05:02	0.032	11:01-40:01-07:02-09:01	0.010	11:01-40:01-07:02-09:01-03:03	0.010
12:01-03:01	0.029	02:01-40:01-15:02-11:01	0.009	11:01-46:01-01:02-09:01-03:03	0.009
04:06-03:02	0.026	11:01-13:01-03:04-16:02	0.009	11:01-13:01-03:04-16:02-05:02	0.009
04:03-03:02	0.023	11:01-40:01-07:02-04:05	0.009	02:07-46:01-01:02-14:54-05:02	0.009
13:02-06:09	0.023	11:01-15:02-08:01-15:01	0.008	11:01-15:02-08:01-15:01-06:01	0.008
14:05-05:03	0.021	02:07-46:01-01:02-14:54	0.007	11:01-40:01-07:02-04:05-04:01	0.008
15:02-05:01	0.015	11:02-27:04-12:02-12:02	0.007	11:01-51:01-14:02-09:01-03:03	0.007
14:54-05:03	0.014	11:01-40:01-07:02-11:01	0.007	02:01-40:01-07:02-09:01-03:03	0.006
15:01-05:02	0.013	24:02-46:01-01:02-09:01	0.006	24:02-46:01-01:02-09:01-03:03	0.006
04:04-03:02	0.009	11:01-15:01-04:01-04:06	0.006	11:01-13:01-03:04-12:02-03:01	0.006
10:01-05:01	0.007	24:02-40:01-03:04-15:01	0.006	02:03-38:02-07:02-08:03-06:01	0.006
15:02-05:02	0.006	11:01-51:01-14:02-09:01	0.005	11:01-40:01-07:02-11:01-03:01	0.006
12:02-05:02	0.005	11:01-40:01-07:02-15:01	0.005	11:01-15:01-04:01-04:06-03:02	0.006
04:05-03:02	0.005	02:03-38:02-07:02-08:03	0.005	11:02-27:04-12:02-12:02-03:01	0.006
15:02-06:01	0.004	02:01-40:01-07:02-09:01	0.005	24:02-51:01-14:02-09:01-03:03	0.005
08:09-04:02	0.004	24:02-40:06-08:01-08:03	0.005	24:02-54:01-01:02-04:05-04:01	0.005
01:01-05:01	0.004	11:01-54:01-01:02-04:05	0.005	02:07-46:01-01:02-04:05-04:01	0.005
15:01-06:10	0.004	11:01-40:01-07:02-14:54	0.005	24:02-15:02-08:01-12:02-03:01	0.005
14:04-05:03	0.003	02:07-46:01-01:02-04:05	0.005	11:01-40:01-07:02-12:02-03:01	0.005
08:02-04:02	0.002	24:02-51:01-14:02-09:01	0.004	02:01-40:01-07:02-08:03-06:01	0.004

第二十二章　去氧核糖核酸親子鑑定
（Paternity Test）

郭保麟　著

基因之多型性

人類基因體變異可以分為大格局（large-scale）及小格局（small-scale）變異。小格局變異是指可以以一般聚合酶連鎖反應放大（< 1000 bp）並配合序列分析檢測出來的核苷酸變異。大格局變異則必須以其他方式分析。

大格局（Large-scale）變異

大格局（large-scale）變異包括重複性長段去氧核糖核酸序列（long arrays of tandemly repeated DNA sequence），又稱為 satellite 去氧核糖核酸，是構成 constitutive heterochromatin 之成分；從 transposon 或 retrotransposon 演變而來的重複性序列，包括 SINE（short interspersed nuclear elements，大約有 150 萬 copies），LINE（long interspersed nuclear elements，大約有 150 萬 copies），LTR transposon（retrovirus-like），DNA transposon fossil；最近幾年來，由於各種全基因體分析技術（例如 array-based comparative genomic hybridization、SNP array 以及第二代全基因序列分析）日益普及，發現相當多大片段基因的套數變異性（Copy number variant, CNV）[1]。

小格局（Small-scale）變異

小格局變異為數最多的當屬單一核苷酸變異（single nucleotide polymorphism, SNP），這些單一核苷酸變異之中有些會改變限制酶（restriction enzyme）的切點，有些則不會。會改變限制酶切點的核苷酸變異又稱為 restriction fragment length polymorphism（RFLP）。另外有重複性短段去氧核糖核酸序列（short arrays of tandemly repeated DNA sequence），又包括 minisatellite 及 microsatellite。多型性 microsatellite 又稱為 short tandem repeat polymorphisms（STRPs），在人類基因體有超過 150,000 個 STRPs[1]。

去氧核糖核酸親子鑑定之原理

使用 minisatellite 得到的去氧核糖核酸指紋圖譜

親子鑑定是用來證明或否定親子關係最可靠和最有效的辦法。去氧核糖核酸獨特的基因藍圖分布在每一個人身體內，決定了基因組的排列和個人特徵。一般而言，小孩從母親處遺傳了一半的體染色體基因序列，而一半則從父親處承繼。Allec Jeffreys 一開始使用 minisatellite 去氧核糖核酸探針來確認親子關係。這些 minisatellite 去氧核糖核酸含有共同的核心（GGGCAGGAXG 重複性序列，其中 X 代表任何一個核苷酸），而我們的基因體上有有許多 GGGCAGGAXG 重複性序列。所以用 GGGCAGGAXG 探針配合南方墨點分析（Southern blot）就可以得到去氧核糖核酸指紋圖譜（去氧核糖核酸 fingerprinting）[2]。然而南方墨點分析一般需要幾微克的去氧核糖核酸，實驗過程也相當繁瑣耗時。再加上 GGGCAGGAXG 重複性序列分布在許多染色體上，無法區

分每一個 band 所對應的 allele。因此逐漸被 microsatellite，特別是 short tandem repeat (STR)、以及粒線體基因序列分析所取代。

使用 microsatellite 得到的去氧核糖核酸指紋圖譜

一般而言，microsatellite 去氧核糖核酸多型性標記位於特定染色體上的特定位置，可以用聚合酶連鎖反應專一的放大出來，為了分析上的方便性及準確性，一般使用三核苷酸重複性序列（trinucleotide repeats）或是四核苷酸重複性序列（tetranucleotide repeats）。如果使用聚合酶連鎖反應放大位於不同染色體上的一組 STR 標記，就可以得到一個人的 STR 圖譜。如果知道每一個 STR 標記在特定族群的頻率，就可以精確計算兩個受試者之間親子關係的或然率。目前通用的 STR 標記套組，會包含 X 染色體及 Y 染色體去氧核糖核酸多型性標記（例如 amyeloginin 基因：AMELX 基因及 AMELY 基因），以便同時偵測性別（圖 22-1）。

Y 染色體去氧核糖核酸多型性標記

如同人類學家探討人類的來源和遷移一樣，位於 Y 染色體的去氧核糖核酸多型性標記可以追溯父系來源，因為 Y 染色體之基因只由父系繼承而來。以 Y 染色體去氧核糖核酸多型性標記鑑定親緣關係比較出名的案例是俄國沙皇家庭在 1917 年大革命之後的下落[3]，以及美國第三任總統 Thomas Jefferson 與黑人女僕是否有私通的謎底[4]。圖 22-2 顯示 Y 染色體 STR 多形性標記套組之結果。

粒線體去氧核糖核酸變異

人類粒線體去氧核糖核酸為雙股（double stranded）之環形構造（circular form），一個細胞之內含有數目不等（一般為數千個）的粒線體。粒線體位於細胞質之內，在卵子受精的時候，絕大部分精蟲的粒線體被破壞掉，因此一般胚胎只含有卵子（母系）的粒線體基因。相對於 Y 染色體之基因由父系繼承而來，粒線體基因則只由母系繼承而來。一個粒線體去氧核糖核酸大小為 16.6 kb，帶有 37 個基因。粒線體去氧核糖核酸除了是母系遺傳之外，突變率較細胞核去氧核糖核酸高 5～10 倍，亦不參與基因重組（recombination）。親子鑑定時，一般都用變異性較高的 D-loop 區的兩個片段 HVI、HVII 來進行比對。（圖 22-3）依據 Anderson 等人的定序結果，HVI 片段為第 16024 至 16365 個鹼基，HVII 片段為第 73 至 340 個鹼基[5]。

X 染色體去氧核糖核酸多型性標記

在比對相同父系之姐妹關係時，可以使用 X 染色體 STR 標記。因為女兒會遺傳到父親的同一 X 染色體。然而相同母系來源的兒子則可能會遺傳到母親的兩個 X 染色體之一。

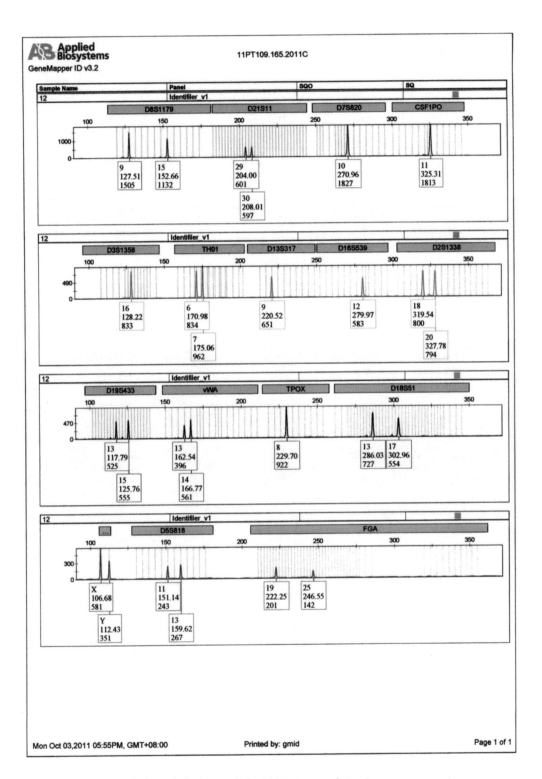

圖 22-1　包含 X 染色體及 Y 染色體標記之 STR 套組（Identifiler®, ABI）

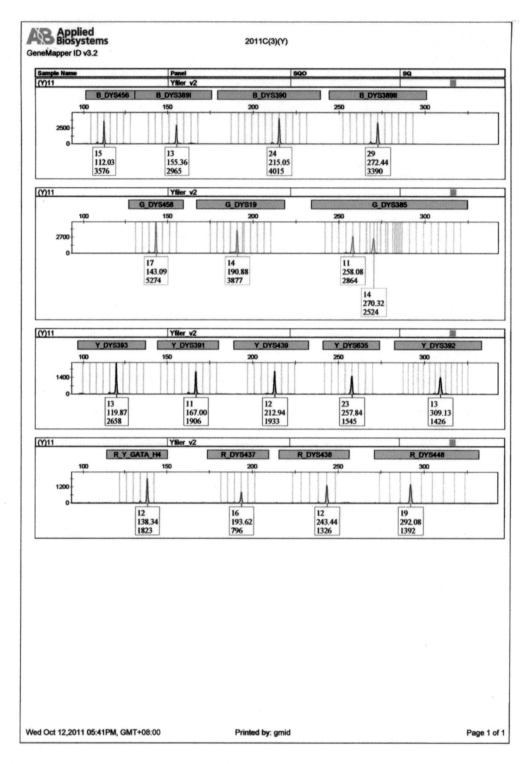

圖 22-2　Y 染色體 STR 標記套組（Yfiler™, ABI）

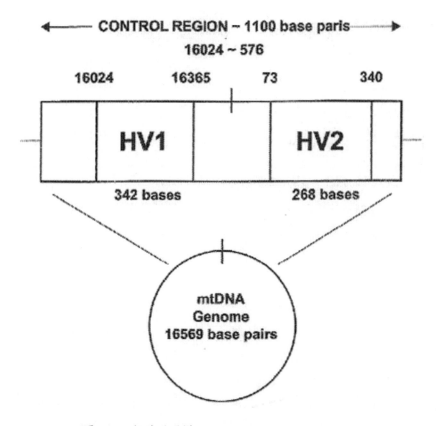

圖 22-3　粒線體圖譜以及 HV1 及 HV2 之相對位置

去氧核糖核酸親子鑑定與傳統的測試有什麼不同？

　　傳統的血液測試包括對基因軌跡或標誌的研究，例如血型（A、B、AB 或 O）和人類白血球抗原（HLA），需要大量的血液樣本，應用於小孩、新生嬰孩，或是犯罪現場常有困難。去氧核糖核酸比傳統的測試準確，而且任何組織都可以用來分析，一般只需要很少幾滴的血液，幾跟頭髮或是一次的口腔抹擦。必須注意的是 STR 標記雖然複製容易，對於微量之去氧核糖核酸檢體相當靈敏，但是如果去氧核糖核酸濃度低到一個程度以下，聚合酶連鎖反應的準確性或專一性（specificity）還是可能產生偏差，在犯罪現場極微量的檢體分析時，此點需要特別注意[6]。

去氧核糖核酸親子鑑定之檢體來源

　　由於去氧核糖核酸在每一種組織都存在，因此不像早期鑑定使用蛋白質多型性系統，必須採取特定的組織形態進行鑑定。去氧核糖核酸親子鑑定只要採集含有細胞核的檢體即可進行，一般使用血液（斑）、唾液（斑）、精液（斑）、組織、毛髮。要注意的是紅血球不含細胞核，另外毛髮必須包含髮根才行。

親子鑑定之應用

民事用途

親子鑑定民事用途包括非婚生子女必須靠鑑定結果辦理認養，境外出生人口辦理入境、入戶口手續，外國人想依據親子鑑定結果與本國人以有血緣關係的理由辦理入境手續，某人想依據親子鑑定結果以與境外居民有血緣關係的理由移民外國或地區，男子需證實本人是親生父親以求心安理得，女子從不承認是小孩父親的男子處尋求子女的贍養費，某人需決定父母或祖父母關係，遺產承繼權，男子想要孩子的撫養權和探視權，被領養的子女尋找親生父母或家人，或當某一位父或母不在或已逝，需尋找和辨識另一半的父或母，或者想尋找其他失散的親屬。

刑事用途

親子鑑定主要刑事用途包括不明屍體或組織之來源鑑定，嫌疑犯（包含性侵犯）之身分認定及在場（不在場）證明等等。另外如果有疑似臨床檢體搞混或被掉包的情況，親子鑑定的方法可以提供最明確的佐證。

醫療用途

1. 器官移植：在骨髓移植之後，如果捐贈者的造血幹細胞成功被接受，受贈者血液細胞的去氧核糖核酸應該與捐贈者去氧核糖核酸的基因型相同，但是受贈者其他組織的去氧核糖核酸則保留原狀。因此可以利用去氧核糖核酸指紋圖譜來監測骨髓移植是否成功（圖 22-4）。

2. 雙胞胎的起源：去氧核糖核酸指紋圖譜亦可幫忙決定雙胞胎是同卵孿生，或者是異卵雙胞胎。同理去氧核糖核酸指紋圖譜可以幫忙決定三胞胎之起源。

3. 葡萄胎之基因組成及預後：去氧核糖核酸指紋圖譜之另一用途是決定葡萄胎之基因組成及預後。葡萄胎是一種特殊的胚胎發育異常，係因為胚胎本體無法正常發育，而胎盤過度發育造成胚胎之葡萄狀外觀。葡萄胎之病程一般為良性，以子宮腔刮除術清除之後大都會自然痊癒，但亦有部分病例會進展成惡性葡萄胎。；一般而言完全葡萄胎（complete hydatidiform mole）含二套父親染色體，不含母親染色體，將來發生惡性葡萄胎的機會約為 20%（圖 22-5a 及 b）。部分葡萄胎（partial hydatidiform mole）含二套父親染色體及一套母親染色體，發生惡性葡萄胎機會小於 1%（圖 22-5c）。若是葡萄胎含一套父親染色體及一套母親染色體，病理組織檢查完全葡萄胎及部分葡萄胎都有可能，發生惡性葡萄胎機會不確定，但是下一胎再發生流產或葡萄胎的機會比較高。（圖 22-5d）。由於不同病理專家對於完全葡萄胎及部分葡萄胎的判斷可能會會不一致，有時需要用來 STR 圖譜來區分（圖 22-6）。

4. 嵌合體之確認：嵌合體（chimera）是指個體含有兩種合子（zygotes）以上的細胞，例如雙胞胎嵌合體（twin chimera）或是母子胎嵌合體

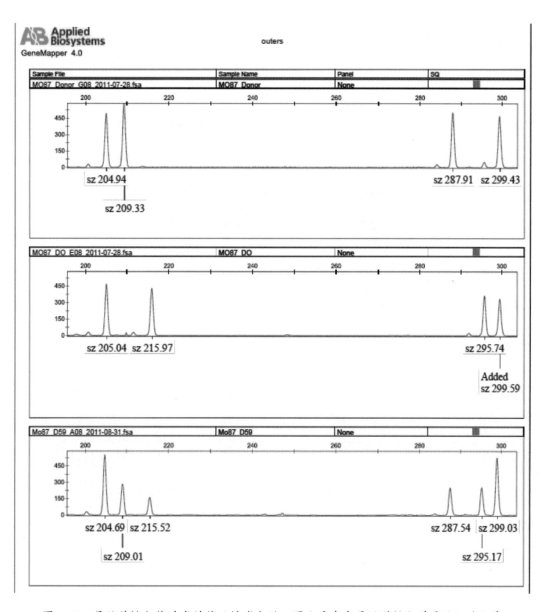

圖 22-4　骨髓移植之後造成的後天性嵌合體。圖上為患者骨髓移植之前骨髓細胞之基因型，圖中為捐贈者之基因型，圖下為患者骨髓移植之後骨髓細胞之基因型（本圖承蒙成大醫院小兒科陳建旭醫師提供）。

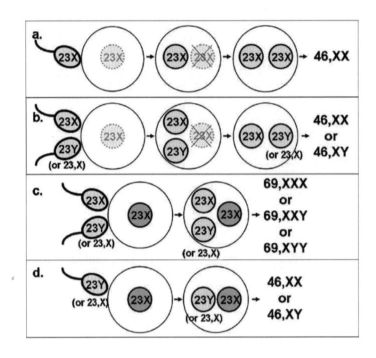

圖 22-5　葡萄胎形成之機轉

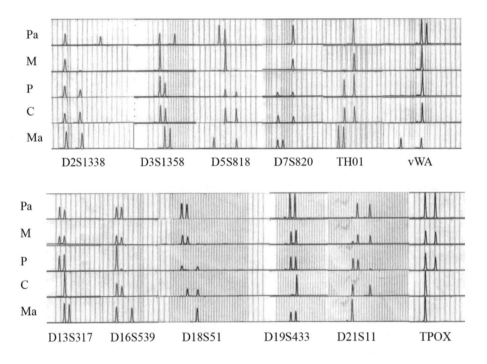

圖 22-6　上：完全葡萄胎遺傳到父親之單一套基因（形成之機轉如圖五 a）；下：完全葡萄胎遺傳到父親之兩套基因（形成之機轉如圖五 b）。Pa：父親、M：葡萄胎、P：兄弟之一、C：兄弟之二、Ma：母親。

（fetomaternal chimera）。去氧核糖核酸指紋圖譜可以確定嵌合體之存在以及形成原因。嵌合體雖然與疾病有關，但是亦有在一般人身上發生的案例，而且會造成鑑定上的困擾，因為一個人身上不同的組織之中，可能會出現不同的基因型。此外在接受骨髓移植之後，一個人就變成是後天性的嵌合體，即不適合以周邊血液細胞作為比對。

其他用途

由於家禽及家畜類的經濟價值，偷竊及走私家禽及家畜的案件便需要去氧核糖核酸親子鑑定來幫忙辦案。在臺灣由於賽鴿風氣鼎盛，在高額獎金的誘因之下，與賽鴿有關的刑事案件及糾紛層出不窮，若是能針對鴿子進行鑑定，對於案情的釐清以及比賽的結果的判定將有很大的助益。其他如狗、貓、牛、豬以及賽馬的鑑定都有其實用價值。親緣鑑定也可以應用在植物上，比較普遍的是大麻（二級毒品）的親緣鑑定。

去氧核糖核酸親子鑑定之統計原理

一般而言，去氧核糖核酸親子鑑定都以體染色體的 STR 標記套組作第一線測試，再以 Y 染色體 STR 標記套組、粒線體基因變異、作進一步確認。去氧核糖核酸親子鑑定常常可以得到 99.9% 或以上的肯定父系或然率，或 100% 的否定或然率。要排除父子親緣關係一般而言比較容易，如果兒子和假設父親的兩個對偶基因型都不相同，即可初步排除親子關係（圖 22-7）。但是在實務上，則必須有幾個以上的 STR 標記都呈現不一致性的結果，才能排除父子親緣關係，因為 STR 標記有 $10^{-2} \sim 10^{-6}$ 不等的突變率，兒子可能帶有一個或甚至一個以上的突變。在實務上一般以基因系統之親子排除率（exclusion probability, power of exclusion; PE）來表示該系統排除親子關係之能力。根據中華民國鑑識科學會 98 年度第二次修訂的的 DNA 鑑定實驗室認證技術規範，系統的 PE 值至少必須達到 0.9999。PE 值的計算，請參考 Garber 及 Morris 的著作[7]。

親子排除率描述的是基因系統在親子鑑定時排除不具親子關係的能力。在另一方面，我們亦需要估計受測對象為生父或是生母的程度（親子指數，paternity index, PI）。親子指數即是親子關係的似然比（Likelihood ratio, LR）。即「假設父親是小孩生父的機率」與「假設父親不是小孩生父的機率」的比值（圖 22-8）。

範例一：若假設父親基因型為 ab，母親基因型為 cd，小孩是 ad。假設父親與母親生出的小孩基因型組合有 ac、ad、bc、bd 四種。

$$PI = 1/4 \div (1/2 \times Pa)$$

Pa 是 a 基因型在人口中的頻率

範例二：若假設父親基因型為 ab，母親親基因型為 bc，小孩是 bc。

$$PI = 1/4 \div (1/2 \times Pb + 1/2 \times Pc)$$

Pb 與 Pc 分別是是基因型 b 及 c 在人

口中的頻率

在實務上以基因系統（STR 標記套組）之累積親子指數（Combined PI, CPI）來表示。因為 STR 去氧核糖核酸多型性標記套組內含之每個基因各自獨立，CPI 可將個別基因的親子指數相乘而得。必須注意的是不管在計算親子排除率或是親子指數的時候，都必須考慮 STR 標記在特定族群的單倍型頻率。臺灣地區漢人 STR 標記的單倍型頻率數據，可以上 http://140.112.138.123/FIRnet/index.jsp 網站查詢。由於異國通婚以及外籍配偶日益增加，也必須考慮到個別的族群差異。例如越南人 STR 標記的單倍型頻率數據，可以參見 Shimada 等人發表的文章[8]。

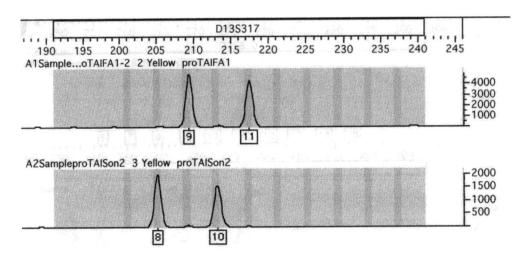

圖 22-7　小孩子的兩個基因（上）與父親（下）完全不同，可以排除親子關係

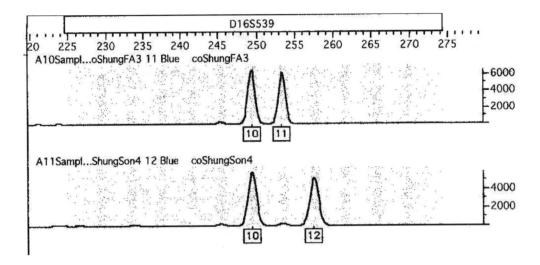

圖 22-8　小孩子的兩個基因（上）一個來自父親（下），不能排除親子關係。

親子鑑定結果判讀

STR 標記經聚合酶連鎖反應放大之後，產物必須經毛細管電泳分離，才能分析其結果。下面以 ABI 生產的 STR 標記套組（Identifier）以及 ABI 310 毛細管電泳分析儀器為例說明實驗結果之判讀要領：

1. 以 LIZ500 長度標記以及軟體（GeneMapper ID3.2）算出陽性控制樣品以及 STR 標記或是對偶基因（allele）梯形標記的長度是否正確。

2. 確定陰性控制樣品（negative control）以及空白試劑（blank control）沒有不應有的訊號（超過 150 RFU）。

3. 判定每一個 STR 標記的長度，原則上訊號長度應在 150 RFU 到 4500 RFU 之間。

表 22-1 及表 22-2 為去氧核糖核酸親子鑑定報告之標準呈現方式。

去氧核糖核酸親子鑑定之倫理及法律議題

去氧核糖核酸親子鑑定在民事、刑事的鑑定上都帶來很大的方便性及準確性，對於臨床上困難的、特殊的病例（例如器官移植、葡萄胎、嵌合體等等），去氧核糖核酸親子鑑定亦提供了良好的解決方法，但是亦帶來若干疑慮，特別是有關隱私權的爭議。站在警察、司法機關以及學術研究者的立場，建立大眾去氧核糖核酸資料庫，對於刑事辦案比對以及學術研究將有很大的助益，但是此一去氧核糖核酸資料庫，亦帶來重大的隱私權爭議：核心議題包括誰應該加入資料庫、誰有權力使用資料庫、在什麼情況之下可以使用，以及如何保障隱私權。

學習評估

1. 例行性去氧核糖核酸親子鑑定所使用之多型性標記為何種標記？

2. 比起使用血型（A、B、AB 或 O）和人類白血球抗原（HLA），去氧核糖核酸親子鑑定的優點為何？

3. 請列舉三項 STR 標記之醫療用途（非親子鑑定之用途）。

4. 欲確定父源關係，除了一般所用之體染色體多型性標記之外，還可以使用何種多型性標記？

5. 欲確定是否來自同一母親，除了一般所用之體染色體多型性標記之外，還可以使用什麼工具？

參考文獻

1. Sharp AJ, Cheng Z, Eichler EE. Structural variation of the human genome. Annu. Rev. *Genome Human Genet.* 2006; 7: 407-42.

2. Jobling MA, Gill P. Encoded evidence: DNA in forensic analysis. *Nature Review Genetics* 2004; 5: 739-52.

3. Rogaev EI, Grigorenko AP, Moliaka YK, et al. Genomic identification in historical case of the Nicholas II royal family. Proc. Natl. Acad. *Sci.* 2009; 106: 5258-63.

表 22-1

● 接受檢驗者姓名：11　　　　　　　/ 病歷號碼：0
● 接受檢驗日期：100年9月26日　　/報告日期：100年10月17日
● 檢體編號：PT-2011C

本鑑定報告是利用複製人類DNA上：D3S1358、vWA、FGA、 D16S539、TH01、TPOX、CSF1PO、
D8S1179、D21S11、D18S51、D5S818、D13S317、D7S820、D2S1338及D19S433等15個短重複區
(short tandem repeat loci)；以其相似性進行鑑定。

● 檢驗結果：

基因系統		姓名、關係及基因型			親子關係	
名稱	所在位置	11	09	10	能否排除	親子指數
STR Loci		假設父親	母親	兒子	親子關係	PI值
D3S1358	3p	16/19	14/15	15/19	不能排除	49.8571
vWA	12p12-pter	18/19	18/19	18/18	不能排除	2.2229
FGA	4q28	21/23	22/22	21/22	不能排除	2.9576
D8S1179	8	13/15	12/13	12/15	不能排除	5.0580
D21S11	21	30/31	29/29	29/31	不能排除	6.9800
D18S51	18q21.3	13/16	12/16	12/16	不能排除	1.8177
D5S818	5q21-31	11/13	11/12	11/11	不能排除	1.2737
D13S317	13q22-31	12/12	9/9	9/12	不能排除	3.2465
D7S820	7q	8/8	8/8	8/8	不能排除	6.0696
D16S539	16q24-qter	11/12	10/12	10/12	不能排除	1.3960
TH01	11p15.5	7/7	9/9.3	7/9.3	不能排除	4.5921
TPOX	2p23-2per	8/10	10/11	8/11	不能排除	0.9382
CSF1PO	5q33.3-34	10/10	12/12	10/12	不能排除	4.1302
D2S1338	2q35-37.1	17/17	16/25	17/25	不能排除	5.7686
D19S433	19q12-13.1	14/14	15/15	14/15	不能排除	2.9328

● 本系統之總排除能力（Probability of Exclusion）為0.999989
● 結論

本系統所檢驗之DNA點位皆無法排除 11(男)與 10(09之子)之血緣關係，其親子關係指數(CPI)為
221870173.656142，親子關係概率(probability of paternity；PP)值為99.9999995%。

機關印信　　　　　　　　　　　　技術員

　　　　　　　　　　　　　　　　醫師簽章

表 22-2

- ●接受檢驗者姓名：12　　　　　　　　 / 病歷號碼：0
- ●接受檢驗日期：100年9月26日　　　　 /報告日期：100年10月17日
- ●檢體編號：PT-2011C

本鑑定報告是利用複製人類DNA上：D3S1358、vWA、FGA、 D16S539、TH01、TPOX、CSF1PO、D8S1179、D21S11、D18S51、D5S818、D13S317、D7S820、D2S1338及D19S433等15個短重複區 (short tandem repeat loci)；以其相似性進行鑑定。

●檢驗結果：

基因系統		姓名、關係及基因型			親子關係	
名稱	所在位置	12	09	10	能否排除	親子指數
STR Loci		假設父親	母親	兒子	親子關係	PI值
D3S1358	3p	16/16	14/15	15/19	能排除	0.0010
vWA	12p12-pter	13/14	18/19	18/18	能排除	0.0010
FGA	4q28	19/25	22/22	21/22	能排除	0.0010
D8S1179	8	9/15	12/13	12/15	不能排除	5.0580
D21S11	21	29/30	29/29	29/31	能排除	0.0010
D18S51	18q21.3	13/17	12/16	12/16	能排除	0.0010
D5S818	5q21-31	11/13	11/12	11/11	不能排除	1.2737
D13S317	13q22-31	9/9	9/9	9/12	能排除	0.0010
D7S820	7q	10/10	8/8	8/8	能排除	0.0010
D16S539	16q24-qter	12/12	10/12	10/12	不能排除	2.7920
TH01	11p15.5	6/7	9/9.3	7/9.3	不能排除	2.2961
TPOX	2p23-2per	8/8	10/11	8/11	不能排除	1.8763
CSF1PO	5q33.3-34	11/11	12/12	10/12	能排除	0.0010
D2S1338	2q35-37.1	18/20	16/25	17/25	能排除	0.0010
D19S433	19q12-13.1	13/15	15/15	14/15	能排除	0.0010

●本系統之總排除能力（Probability of Exclusion）為0.999989

●結論

本系統所檢驗之DNA點位可排除 12(男)與 10(09之子)之血緣關係，其親子關係指數(CPI)為0.000000，親子關係概率(probability of paternity；PP)值為0.0000000%。

機關印信　　　　　　　　　　　　　技術員

　　　　　　　　　　　　　　　　　醫師簽章

4. Foster EA, Joblin MA, Taylor PG, et al. Jefferson fathered slave's last child. *Nature* 1998; 396: 27-8.

5. Anderson S, Bankier AT, Barrel BG, et al. Sequence an organization of human mitochondrial genome. *Nature* 1981; 290: 457-65.

6. Gilbert N. DNA's identify crisis. *Nature* 2010; 464: 347-8.

7. Garber RA, Morris JW. General equations for the average power of exclusion for genetic systems of n codominant alleles in on-parent and non-parent cases of disputed parentage. In: Walker RH, Duquesnoy RJ, Jennings ER, et al (eds): Inclusion probabilities in parentage testing. Arlington, Va. *Am Assoc Blood Banks*, 1983; 277-90.

8. Shimada I, Brinkmann B, Tuyen NQ, Hohoff C. Allele frequency data for 16 STR loci in Vietnamese population. Int. J. *Legal Med.* 2002; 116: 246-8.

第二十三章　血型系統之分子檢驗（Molecular Diagnosis of Blood Group Systems）

孫建峰、陳定平　著

血型分子檢驗概論[1-3]

　　近年來生化學及分子基因學有著重大進展，醫學界對所有的 32 個血型系統相關的蛋白質和基因結構均已經有初步的了解，因此接下來的研究大致都與基因多樣性分析（polymorphism）、基因表現的控制機轉〔尤其是血型抗原在組織特異性表現（tissue-specific expression）有關的課題〕、構造和功能間（function-structure relationship）之關係等方向在進行研究。茲先就基礎分子生物學作一概略性描述：

　　基因先將 DNA 轉錄（transcription）為 mRNA，再經過轉譯（translation）的過程而能合成胜肽鏈，血型基因亦不例外。而且不管是外顯子（exons）序列的突變或轉錄過程差錯都可能造成胺基酸序列的變化或量的減少，甚至沒有胺基酸的製造，因而造成血型的抗原的變化成或消失。血型基因系統表現的分子生物機制包括：

外顯子點突變（Point mutation）

　　外顯子點突變會造成核苷酸序列密碼的改變，胺基酸翻譯讀碼時會造成錯誤訊息突變（missense mutation），此胺基酸被不同的胺基酸取代後，即有可能形成新的抗原或有功能上的變化，例如 *RHCE*676G > C 造成 E → e antigen 間的抗原性變化，而 *GYPA* 230C > T 變化產生了 MN 系統的新抗原 Mt(a+)。事實上，絕大多數的血型系統抗原的對偶抗原（antithetical antigens）是由於單一核苷酸多型性（single nucleotide polymorphism; SNP）所造成的，

這是血型系統分子醫學最主要的機制：

RH (c/C, *RHCE*307C > T P103S; e/E, *RHCE*676G > C, A226P)、

MNS（s/S, *GYB*143G>C, T48M, 成熟 GYPB 蛋白第 29 個胺基酸）、

Kell (k/K, *KEL*578C>T, T193M 或 *KEL*578C > G, T193R;

Kp^b/Kp^a, *KEL*841C>T, R281W; Js^b/Js^a, *KEL1790*T > C, *1899*A > G, L597P L633L)、

Duffy (Fy^b/Fy^a, DARC125A>G, D42G)、

Kidd (Jk^a/Jk^b, SLC14A1838G>A, D280N)、

Lutheran (Lu^b/Lu^a, *LU*230G>A, R77H)、

Dombrock (Do^a/Do^b, *DO378*C > T *624*T > C *793*A > G Y126Y, L208L N265D)，等都是。

　　另外，點突變形成的錯誤訊息也有可能造成抗原量的減低，如 *ABO* 646T > A (Ax)、*FY* 265C > T 298G > A, R89C A100T (Fyx)，*CROM* 596C > T Dr(a-)、又如 A1v-O1v 雜交等位基因 G829A Val277Met 之變異會使得此 A-transferase 酵素之活性降低造成 Bel 表現型。

　　或者，點突變的錯誤訊息也可能變成終止訊息密碼子（stop codon），在翻譯時提前結束而無蛋白鏈的製造，在多種血型系統，此種情況會造成無抗原表現型（amorph phenotype），例如

Lutheran *LU*361C > T (R121X), *LU*691C > T (R231X), *LU*711C > A (C237X) 造成Lu（a-b-）、

Kell, *KEL*574C > T 1088G > A (R192X) 造成 K0、*XK*107G > A (W36X), *XK*397C > T

(R133X), *XK*463C > T (Q155X), *XK*707G > A (W236X) 造成 McLeod

Duffy, *FY*293G > A (W98X), *FY*413G > A (W138X) 造成 Fy(a-b-)、

Kidd *SLC14A1*202C > T (Q68X), *SLC14A1*582C > g (Y194X) 造成 Jk$_{null}$、

*DO*442C > T (Q148X) 造成 Gy(a-)

Cromer *DAF*261G > A (W87X), *DAF*263C > A (S88X), *DAF*596C>T（S199L; 及移碼性替代剪接）造成 Inab 表現型（Cromer null）的情況

外顯子插入（Insertion）式或缺失（deletion）式突變

外顯子非 3 倍數的核苷酸插入或缺失式突變，會造成移碼（frameshift），整個序列的讀取亂碼，轉錄及翻譯後不會形成原來的胺基酸序列，主要的 O 型基因 *ABO*261delG 即是著名的案例，其他會造成無抗原的例子也很多，如 *RHAG* 1183delA N395fs 造成 Rh$_{null}$、*RHCE* 80-84del L31X 造成 Rh$_{null}$、RHD 325delA T108+fs+118X 造成 RhD 陰性、*KEL*903delG 103fs 造成 K0、*SLC14A1*114-156*del* 造成 Jk(a-b-)、或 *DARC*281-295del 造成 Fy(a-b-) 等。

至於 3 倍數的核苷酸缺損或插入，密碼序列未改變，雖不會造成移碼（frameshift），但是會減少或增加數個胺基酸，會有抗原的變化，如 *RHCE*685-687delAGA R229del 造成 e 及 f 抗原的改變 cdBP、如 RHCE 350-358del (A120-

S122del)。

剪接突變（Splicing mutation）

剪接突變在外顯子接內插子的兩側是剪接供點或接受點，此位置突變會造成在 mRNA剪接時將此外顯子漏接排除在剪接之外，外顯子的序列即不會被表現。此種分子機制表現通常是蛋白質不表現，或部分蛋白質不表現，著名的例子如國人 B$_3$ 血型因為 IVS3+5 g→a（gtgagt→gtgaat）造成 mRNA 剪接時將第三個外顯子漏接排除在剪接之外，由於第三個外顯子正好是 3 的倍數，此段外顯子轉譯缺失僅會造成部分蛋白質不表現，並不會造成移碼。如果此外顯子具重要抗原表現或為主要功能的片斷的話，也就會造成血型蛋白質重要缺失。剪接處突變（splice site mutations）是造成無抗原表現型（amorph phenotyp）的重要原因，包括

MNSs 系統 *GYPB* intron 5 +5g > t 造成 58-90del 為 S-s-U+w 之表現型、

Rh 系統 *RHAG* intron 6 -1G>A 造成缺 exon 7 Rh$_{null}$ 表現型、

Kell 系統 *KEL* intron 3 + 1g > c 造成 K0、

Kell 相關系統 XK intron 1 +1g > c 造成 Mcleod 表現型、

Kidd 系統 *JK* intron 7 + 1g > t 造成 Jk(a-b-)、

Dombrock 系統 *DO* intron 1 接受位點 a > g 造成 Gy(a-) 等。

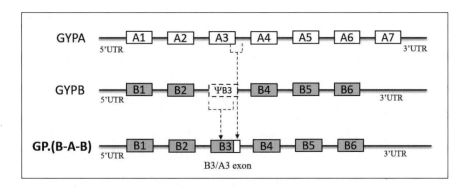

圖23-1　GYPA、GYPB、與GYPE基因之結構，GYPA有7個外顯子，GYPB有5個外顯子（B3爲僞外顯子），GYPE有4個外顯子（E3及E4爲僞外顯子）

同源基因間等量交換（Equal crossover）或基因轉換（gene conversion）

在演化過程中常有基因複製之現象，此複製基因再經由突變而產生新的功能。由此，人類的基因體常會有相當多的同源基因存在。也由於這些同源基因的相似度甚高，在同源基因間有可能產生交換的現象，這些同源基因間極可能會有不等量交換（unequal crossover）、等量交換（equal crossover）或基因轉換（gene conversion）的情形存在著。像 MNS 系統中 *GYPA* 及 *GYPB* 或 *RHD* 及 *RHCE* 等兩對基因之間即是同源性、相似度相當高的基因組。*GYPA* 及 *GYPB* 可以經由等量交換或基因轉換產生很多雜交基因，如 *GYP(B-A)* (S-s+wU-, Dantu+)；而 *RHD* 及 *RHCE* 同源基因組，由於轉錄方向相反，可以經由苷夾環（hairpin）的形成，而發生基因轉變，形成雜交基因如 *RH(D-CE-D)* (DVI, BARC+)；Rh 系統中經由此機轉造成的雜交基因很多，常會喪失部分抗原（如部

分D，partial D），或產生新的抗原（如 milternberger 抗原），這兩組基因組的抗原變化非常多。

轉錄基元位置突變（Mutation in transcription motif）

目前已有研究團隊發現 B311（B$_3$ 亞型的一種）是啟動子（promoter）區在 -35 至 -18 的基因區塊 GGCGGAAGGCGGAGGCCG 發生缺損；而 B312（B$_3$ 亞型的一種）是 -72G > A，亦屬於啟動子變異。另外，FYB 基因的啟動子 GATA-1 發生 *FYB* -33 T > C 突變（CTTATCTT 變成 CTTACCTT）使啟動子失去功能，造成此一 *FYB* 基因不表現，則是另一個在黑人族群相當重要的基因表現。

基因缺失（Gene deletion）

基因比較大片段的缺失（deletion）會造成該系統主要抗原的消失，像 Rh 陰性的個人最常見的分子機轉爲 *RHD* 中

整個基因的缺失（ΔRHD），而 MN 系統中 En(a-) 也是幾乎是整個 GYPA 缺失 (ΔGYPA) 的結果。

綜合以上的分生機制，多種血型基因的突變會造成血型抗原性（或酵素功能）的變異而產生了對偶抗原（antithetical antigens）、產生或形成新抗原、抗原製造量的減少、或甚至沒有抗原蛋白的製造等不同表現型態。

各種血型抗原的重要基因變化已經如上述，另外的我們將就 ABO、RH 及 MNSs 三大血型系統細說血型系統之分子醫學。

ABO 血型[4-9]

ABO 血型系統是第一個被發現的血型系統，1900 年被 Dr. Karl Landsteiner 所發現，進而開啟免疫血液學的大門。ABO 抗原是輸血學中最重要的一個系統，不僅遍布於所有的有核細胞，更在輸血時必須配合，在各類器官移植時更是除了HLA外，第一個必須配合的抗原系統。 ABO 血型抗原的形成至少與三組獨立的基因有關：即 H、SE 和 ABO。H 及 SE 是位於第 19 染色體（19q13.3）上相當近的兩組基因，ABO 基因位在第 9 對染色體（9q34.1-34.2）之上。兩組基因的基因產物都是酵素（分別稱為 H 或 Se-transferase，以及 A-transferase 或 B-transferase），兩組基因的酵素相繼作用在前驅物質的結果，而產生 ABO 抗原： SE (FUT2) 基因產物 Se-transferase 及 H 基因產物 H-transferase 作用在前驅物質後產生第一型及第二型 H 物質，然後 H 物質成為 ABO 基因產物 A 或 B-transferase 的受質，才能產生 A 或 B 物質。

ABO 系統之分生基因學包括三個主要的 A、B、及 O 等位基因，這三個等位基因之 cDNA 序列之同質性相當高，A 及 B 等位基因之 cDNA 間只有七個序列之變化而造成四個胺基酸之不同，而 O 與 A 等位基因之 cDNA 間之差異則是 O 等位基因在第 261 個核苷酸發生點損之緣故。

ABO 基因（圖 23-2）有 19514 個核苷酸，有 7 個外顯子（exons），內插子 Intron 1 相當長（12,982 bp），大約總共有 1062 個編碼序列，轉譯出 354 個胺基酸序列，有數種選擇性轉譯（alternative splicing）轉譯的 ABO 酵素產物，可能與器官或組織之 ABO 不同表現有關。ABO 基因前五個外顯子均很小，分別只有 28、70、57、48 及 36 個 bp，酵素之跨膜區（transmembrane domain）主要來自第二個外顯子，第六及第七外顯子則分別有 135 及 688 bp，而具酵素功能的部分則集中在

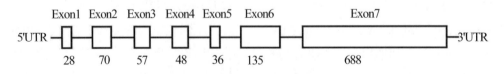

圖 23-2　ABO 基因結構圖

此外顯子 6 及7的地方，此兩區外顯子即占了 77.5% 的編碼子。

由於前面的外顯子表現序列代表 16 個胺基酸序列之N端胞內尾區（N-terminal cytoplasmic tail）、21 個胺基酸序列之跨膜小區（transmembrane domain）序列，之後才是 C 端具酶素活性部分，集中在外顯子 6 及 7 的地方。由於前面幾個外顯子其核苷酸數都是 3 之倍數（exon 3, exon 4, exon 5, exon 6），因此 ABO 基因在不同組織所產生的不同的具活性的選擇性剪接產物。

在 ABO 基因的啟動子區域，並無 TATA 或 CAAT box 之存在，但在 CpG 島區（CpG rich region）的甲基化（methylation）可能會影響 ABO 基因的表現。但此種 CpG 島區甲基化，仍無法完整解釋在各種細胞變異情況下 ABO 相當複雜的抗原表現。因此，選擇性剪接所產生的 cDNA 被發現之後，此種選擇性剪接機轉即被認定與 ABO 組織特異性表現有關，但細胞如何調控此種選擇性剪接的機轉卻仍未知。

在紅血球及上皮細胞，在 ABO 基因轉譯啟始位址上游，有富含 GC 的 CpG 島區域（CpG islands），為調控轉譯啟動子（promoter）的地方，在 -117 至 +31 為正向調控啟動子所在，Sp1 蛋白（或類Sp1 protein）與 -22～-14 結合可啟動 ABO 基因立即轉譯。在 -275 至 -118 的地方為負向調控的地方，N Box（-196 至 -191）為具阻抑作用（repression）的負向調控序列位址。在有 ABO 基因表現的細胞，CpG islands 甲基化是減少的。

在 ABO 血型基因起始端往上游約 -3.7 kb 的地方（-3899 至 -3618），有一個 43 bp 重複序列（重複 1～4個單位）迷你衛星 DNA（minisatellite DNA）結構（圖 23-3），CBF/NF-Y 轉錄因子與此 43 bp 序列結合，對 ABO 血型基因的表現量即可能會有所影響。此 43 重複序列部位即被認定為調節 ABO 血型基因的增強子（enhancer）。在此部位的序列多樣性和重複序列的多寡，一般認為可能影響轉譯的量。最近的研究結果發現，A 基因和 B 基因的 enhancer 結構不相同，B 基因的增強子為過去所證實的 4 個 43bp 的 minisatellite，但 A 基因的卻僅具一組 43bp，這樣結構上的差異，導致兩個 allelic 基因增強子的轉錄活性有極大的差異，A 基因的轉錄活性不及 B 基因百分之一。

在所有人種中 *ABO* 基因座上主要

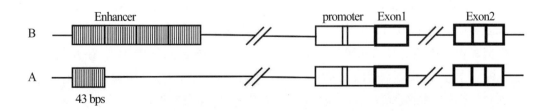

圖 23-3　A基因與B基因在調控區之基因差異圖

的等位基因為：A^1 *(A101)*、*B(B101)* 與 *O^1 (O01)*。A^1 *(A101)* 與 *B(B101)* 等位基因的分子生物學差別主要在 7 個核苷酸的差異：A297G、C526G、C657T、G703A、C796A、G803C、與 G930A，其中有四個會造成胺基酸變異 Arg176Gly、Gly235Ser、Leu266Met、與 Gly268Ala。所以第 176, 235, 266 與 268 個胺基酸是主宰 A 或 B 酵素特異性最重要的位置。*O^1 (O01)* 等位基因顯然由 A^1 衍生而來，其構成與 A^1 等位基因相同，但在 261 有 G-del，此缺損造成移位性突變而在另外轉譯 30 個胺基酸後提前結束轉譯，因此 *O^1* 基因產物為沒有酵素活性的較短蛋白鏈（117 個胺基酸）。

　　Yamamoto 曾以 A/B 酵素 cDNA 嵌合體轉殖於 HeLa cells 後 AB 的表現型做過研究，結果發覺 A 和 B 相異的幾個胺基酸之中包括 176、235、266 和 268 當中，決定酵素特異性最重要的是 266 和 268 兩個位置，235 的胺基酸有可能有所影響，而 176 胺基酸可能較不重要。當兩個位置其中如果各有一個 A 及 B 的特異性胺基酸時就有可能表現 cis-AB，例如 cis-AB01 為 AAAB(C467T)、cis-AB02 為 BAAB、cis-AB04 為 AABA(C467T)、cis-AB05 為 BBBA 的形式。cis-AB03 雖是 BBBB 的形式但具有 C700T(Pro234Ala) 是在酵素附近的胺基酸變化，仍會改變酵素的專一性。

　　A 型等位基因中，A^2 *(A201)* 在白種人是屬於主要等位基因，A^2*(A201)* 與 A^1*(A101)* 的差異有兩處 C467T (Pro156Leu) 以及 C1059del，前者見於 A^{1v}，可能不會

影響 A 酵素的活性，但核苷酸 1059 正是 A 酵素轉譯時最後一個胺基酸，其 C1059del 缺損的轉譯會讓 A 酵素多出 21 個胺基酸，反而改變酵素的活性。還有，A^{1v} *(A102)* 也是相當常見，在東方人中 A^{1v} *(A102)* 反而比 A^1 *(A101)* 常見。A^{1v} (A102) 與 A^1 *(A101)* 的差別在 C467T。

　　除了上述的主要等位基因外，現在已有登錄的 ABO 表現型的等位基因約有 323 型，除少數基本的幾個血型主要的等位基因外，大多數會造成 ABO 的弱亞型，包括：A 或弱 A 型的有 148 個、B(A) 型的有 6 個、B 或弱 B 型的有 93 個、cis-AB 型的有 9 個、O 型的有 67 個。至於分生的變化，絕大多數為單一核苷酸的多樣性錯誤訊息突變，其他像核苷酸的插入或缺損，剪接處的突變，等位基因間的交換（cross over）造成雜交性等位基因等變化也不少。表 23-1 為在臺灣曾被報告過的 ABO 亞型及其分子生物學的變化：

ABO 血型分型[10-17]

　　傳統以血清學方法來檢驗 ABO 血型，包括吸附—洗脫試驗，唾液ABH抑制試驗和抗 A1（凝集素）鹽水法。紙張分型 ABO，是利用毛細管現象，以固定在紙上的 anti-A, anti-B 及 anti-D 跟紅血球抗原反應，之後用 0.9% NaCl 洗脫 10 分鐘後根據凝集的血液及洗脫的痕跡可以分辨出弱 A、弱 B 和弱 Rh D[10]。在近幾年以染料輔助的紙張分型被發明出來，也是根據吸附-洗脫的原理，能夠在兩分鐘內同時做正向（forward）和負向（reverse）的分

表 23-1　在臺灣報告過的 ABO 亞型及其分生變異

表現型	突變	胺基酸變化	報告者
A_2	G539C	Arg180Pro	長庚[10]
A_3	C838T	Leu280Phe	長庚[11]
	G820A	Val274Met	血基會
	C745T	Arg294Trp	血基會
A_m	G664A	Val222Met	馬偕
A_{el}	IVS6+5 g→a (gtaagt→gtaaat)	Splicing error	長庚[11]
	G829A (Hybrid A^{1v}-O^{1v})	Val277Met	長庚[12]
B_3	IVS3+5 g→a (gtgagt→gtgaat)	Splicing error	馬偕
	G247T	Asp83Tyr	馬偕
B_w	G523A	Val175Met	北榮
B_{el}	C502T	Arg502Trp	長庚[13]、血基會
	嵌入型個體（Chimera）	Minor population	長庚[12]
cisAB	C796A (AABA)	Leu266Met	長庚[14]、北榮
B(A)	C700G	Pro234Ala	馬偕
O_{Taiwan}	G801T	多樣性	長庚[15]
B variant	C498T, C803A	多樣性	北榮

析，以達到更精確有效率的血型分型[11]。唾液 ABH 抑制試驗可用於檢測亞孟買血型，利用 A、B、H 抗體與 A、B、O 血球和唾液中水溶性的 A、B、H 抗原進行反應，而亞孟買血型為 A、B 抗原不表現而被誤認為 O 型，如唾液 ABH 抑制試驗無檢測出 H 抗原則可確認為亞孟買血型[12]。但這些都只能作為輸血前的快速測試，若想進一步查看是哪一種亞型，必須使用 ABO 亞型分型的方法。一開始只針對

A 或 B 抗原表達較弱的兩種主要血液類型（Ael和Bel），為了避免血清學上出現假陽性的可能，根據先前已確定 Ael 在臺灣具有 IVS6＋5G->A 突變的 A 等位基因[13]和 Bel 在臺灣具有 502C-> T 突變的 B 基因[14]的結果，以即時 PCR（real-time PCR）的方式作為快速檢測 Ael 和 Bel 的方法。在近幾年，根據 ABO 基因座上主要的核苷酸差異位置製作出 SNaPshot 檢測套組，用於鑑定 ABO 亞型[15]。針對 A 型亞型的

有 8 個位點（在外顯子 6 和 7 的 261、539、664、745、820、829和838，以及內含子6的IVS6 +5），針對 B 型亞型的有 6 個位點（在外顯子 2、6、7 的 261、796、247、523 和 502以及內含子3的IVS3 +5），此檢測套組可用來檢測多種已知的亞型，包括A1、A2、A3、Am 和 Ael 以及 B1、B3、Bw 和 Bel。已知的亞孟買亞型基因型有 423G->A、547-548 AG-del、649 G->T、880-881 TT-del、R220C、R220H、F174L 和 N327T[16,17]，未來可利用 SNaPshot 技術及 real-time PCR 針對這些位點快速分析出亞孟買血型亞型。

RH 血型[10-16]

RhD 在 1939 年被發現，是目前已知最複雜的血型系統，由位在第一對染色體 1p36.11 上兩個基因 *RHD* 及 *RHCE* 所控制，其基因產物 Rh 血型蛋白 Rh30 (RhCED) 表現在紅血球膜上，為 30-32 kDalton，沒有磷酸基結合、未糖化、忌水性的一個細膜內在性蛋白質。RHD 及 RHCE 兩個基因之間同質性相當高；RhCE 及 RhD cDNA 所轉譯的蛋白鏈 Rh30 (RhCED) 具 417 個胺基酸（成熟的 RHD 或 RHCE 蛋白則為 416 個胺基酸，2～417），大多數是屬於忌水性的胺基酸。Rh30 (RhCED) 在紅血球膜上來回穿梭 12 次，在細胞膜外有 6 個胜肽環，在細胞質內也有 5 個環，而 NH_3 端及 COOH 端都在細胞質內。RhD 與 RhCE 兩者之間相似處則達 92%，僅

有 32～36 個胺基酸的差異（因不同的 CE 抗原而異）。尤其是在膜外及前室的 8 個胺基酸差異更是重要，這胺基酸更構成了 RhD 主要抗原表位（epitopes）來源，由於多個胺基酸差異，也因各環的交互作用，構成了 RhD 眾多的抗原表位（epitopes），這也說明了為何 RhD 會有相當強的抗原性和致敏性的原因。RHD 在紅血球膜上來回穿梭 12 次，在細胞膜外有 6 個胜肽環，在細胞質內有 5 個環，NH_3 端及 COOH 端都在細胞質內。胜肽鏈胺基酸序列分別由 10 個外顯子的密碼子核苷酸序列。RHCE 在紅血球膜上也是來回穿梭 12 次，在細胞膜外有 6 個胜肽環，在細胞質內有 5 個環，NH_3 端及 COOH 端都在細胞質內。RHD 與 RHCE 兩者在細胞膜外有 5 個胺基酸的差異，分別位在第 3、4、及 6 等三個膜外環上，此三個環對 RHD 的抗原性最重要。第二個環上的絲氨酸（serine）為決定 C 抗原性的胺基酸；第四個環上的丙氨酸（alanine）則是決定 e 抗原的胺基酸。

這幾年 RH 基因方面的研究進展特別快，首先是 RHCE 基因在 1990 年發現，接著是 RHD 在 1992 年陸續的被成功的選殖（Clone）出來，便開啟了我們對 RH 基因學的認識。RH 基因主要是由 RHD 及 RHCE 兩個基因所組成，但是兩個基因排列轉譯的方向相反。*RHD* 的 5' 端是在著絲粒（centromere）方向，而 *RHCE* 的 5' 端是在端粒（telomere）方向（圖 23-4）。兩個基因之間相距約 30,000 bp，更夾有第三個基因 SMP1 存在於兩個基因之

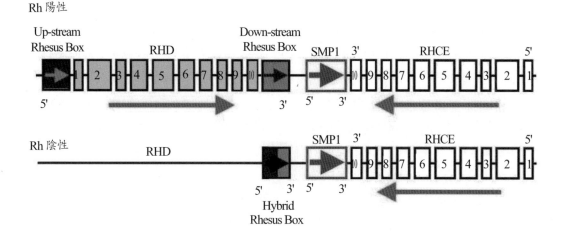

圖23-4　RHD 與 RHCE 基因結構示意圖

間。在 RHD 之上下游各有一個約 9,000 bp 的同源性相當高的 Rhesus Box 存在。**RHD** 與 **RHCE** 基因，及同源性高的 **RHAG**（位在第 6 對染色體上）這三個基因都由 10

個外顯子構成，其外顯子（exons）與內插子（introns）的長度如表 23-2。

白種人的 Rh 陰性等位基因發生率相當高（白種人 15～17% 為 Rh 陰性，因此

表 23-2　RHD、RHCE、及 RHAG 基因之組成

Exon	Codons		Intron長度 (bp)		
	RHD & RHCE	RHAG	RHD	RHCE	RHAG
1	1-49	1-49	11857	11758	17700
2	50-112	53-114	5269	5575C, 5318c	1000
3	113-162	115-164	10131	10437	2300
4	163-211	165-213	426	1075	800
5	212-267	214-269	1627	1627	2100
6	268-313	270-315	3134	3133	1200
7	314-358	316-356	10276	10268	3800
8	359-384	357-379	4843	4826	200
9	385-409	380-404	6942	7918	900
10	410-417	405-409			

此種等位基因高達近 4 成），其分生機制多為 **RHD** 基因整個缺損（deletion），而 **RHD** 及 RHCE 兩個基因的方向相反，不可能是兩個基因間不等量交換的產物則又是如何發生？據 Wagner 及 Flegel，在 RHD 之上下游都有的同源性高的 Rhesus 盒（Rhesus Box）存在是個重要關鍵。在 RHD 上下游同源性高的兩個 Rhesus Box 可以配對在一起，發生不等量交換（unequal crossover），因此發生整個 RHD 的缺損。白種人常見的 Rh 陰性絕大多數為整個 RHD 基因缺損，此種缺損都伴隨有 Hybrid Rhesus Box 存在。非洲人的 Rh 陰性絕大多數是屬於 RHD pseudogene 之變化，66% 具有 RHDΨ（為具有 37 bp 插入的假基因），另有 15% 為 RHD-CE(3-7)-D(C)cde^s 基因轉換之產物。非裔美國人則約有 54% 為 RHD 缺損，其餘則為 RHDΨ 或 RHD-CE(3-7)-D (C)cdes。 另外，由 **RHD** 與 **RHCE** 間雜合基因 RHD-CE(3-6)-D 則會造成部分 D 的表現，都是經由基因轉換來形成的。

RHD 抗原及其分生機制如表 23-3 所示：

Rh 陰性

會造成 Rh 陰性主要有幾種分生機制：（表 23-4）

無 RHD 蛋白表現

1. 基因缺損（Gene deletion）

整個 RHD 缺損，這在白人為主要 Rh 陰性表現的最主要原因，RHD del 此一等位基因在白人的分布頻率即幾乎高達 4 成。

2. 終止訊息突變（Nonsense mutation）

終止訊息突變造成終止密碼子，像 RHD(Y330X)、RHD(W185X)、RHD(W90X)、RHD(Q41X)、或 RHD(W16X) 等均被報告過。

3. 移位性突變（Frame shift mutation）

非 3 倍數的核苷酸插入或缺損會造成終止密碼子提前到來，如 RHD (325delA) (T108fs, 118X) 或 RHD (600delG) (201fs, 228X)。

4. 修飾基因（Modifying gene）

RHAG 醣蛋白為 RHD 抗原表現所必須，因此當 RHAG 如有 RHAG (IVS1 + 1g > a) 而使 RHAG 無法表現時，會有調節型 Rhnull 發生。

雜合蛋白（Hybrid RHD / RHCE gene）

如雜合基因 RHD-CE(2-8)-D 所轉譯的雜合蛋白其細胞膜外環第 3 至第 6 環的部分為 RHCE 的特異性胺基酸，因而無 RHD 的抗原表位之表現，為 Rh 陰性。但是像 RHD-CE(3-7)-D，由於有 RHD(1-2) 之存在，會表現 C (Serine103)。

DEL

在中國人的 Rh 血型中有一種弱 D 的 Del 表現型，在所謂 Rh-D 陰性的中國人當中約有 28.9% (10-32%) 是屬於這一種弱 Del 型，實際上是具有弱 D 抗原的。而此

表23-3　多種 RHD 等位基因的D抗原表現型及其分生機制

抗原變異分類	D抗原表現機制	分生基礎		代表性範例		新Rh抗原
		蛋白變異	機制	RHD等位基因	通俗名稱	
部分 D 抗原	抗原表位的質的變化	細胞外膜基胺酸變化	錯誤訊息突變（missense mutation）	RHD(G355S)	DNB	未知
		辮合蛋白：細胞膜外蛋白交換	基因轉換（gene conversion）：辮合蛋白	RHD-CE(3-6)-D	D第六類第3型（DVI type 3）	BARC
弱 D 抗原	量的變化	細胞膜內或細胞內胺基酸變化	錯誤訊息突變（missense mutation）	RHD(V270G)	Weak D type 1 弱 D 第一型	未知
DEL	量驟減	蛋白表現或轉譯量極低	剪接位點突變（missense mutation at splicing site）	RHD(M295I) RHD(K409K)	無 無	未知
D 陰性	D 陰性	無蛋白表現	基因缺損（gene deletion） 終止訊息突變（nonsense mutation） 移位性突變（frame shift mutation） 修飾基因（modifying gene）	RHD 缺損 RHD(Y330X) RHD(325delA) RHAG 基因缺損	D陰性 無 無 Rhnull	不可能存在
		辮合蛋白：細胞膜外蛋白交換	基因轉換（gene conversion）：辮合蛋白	RHD-CE(3-7)-D	Cdes	
對偶 RHCE 蛋白抗原	具 E 或 e	胺基酸 226 錯義突變	RHCE 第 226 胺基酸 226 錯義突變	RHCE 蛋白 Ala226 為 e Pro226 為 E	無	E 或 e

表 23-4　弱 D（Weak D）舉例

弱 D 型	突變位置	細胞內或細胞膜部位	註
1	V270G	細胞膜	
2	G385A	細胞膜	
3	S3C	細胞內	
4.0	T201R, F223V	細胞膜	
4.1	W16C, T201R, F223V	細胞膜	
4.2	T201R, F223V, I342T	細胞膜	臨床上有產生anti-D案例
5	A149D	細胞膜	
11	M295I	細胞膜	
15	G282D	細胞膜（最表面胺基酸）	臨床上有產生anti-D案例
20	F417S	細胞內	

種Del表現型或許可以說明在中國人 RhD 陰性的個人中甚少發生 anti-D 的原因。我們曾以分子生化的方法分析國人 RhD-Del 基因座的變化，我們發現這些弱 D 型的 RHD 基因 Coding RHD epitopes 的主要外顯子，exon 4, 5, 7 及 10 均存在。近三年長庚與成大皆進一步發現 Del 檢體具有 RHD（1227G > A）之多形性變化。這些個人之 RHD 基因具有存在，會表現相當微弱的 RHD 抗原，稱為 DEL。據推測此種變異在轉譯時會跳過第 9 個外顯子，以致於 RHD尾端部分改變。我們知道 RHD 蛋白在細胞質內的尾端與錨蛋白（ankyrin）結合，是具有安定 RHD 蛋白的作用，RHDEL 蛋白的改變正是在尾端部分就可能就影響 RHDEL 抗原的表現。DEL 可以說是下段敘述的弱 D（weak D）中最極端弱的一型。

弱 D 抗原〔Weak D（Dᵘ）〕血型

1946 年發現紅血球上的 D 抗原數目減弱（數目減少），可以少至正常的 5-10%，稱為弱 D 或 Dᵘ 血型。後來將 Dᵘ 血型定義為必須借助抗球蛋白反應才能偵測出來的弱 D 抗原，血庫界也曾將其區分為高度 Dᵘ（high-grade Du）及低度 Dᵘ（low grade Du）兩類，但最近由於單株抗體的效價增強，只有低度 Dᵘ 才必須經由抗球蛋白反應或其他敏感的方法偵測出來。現在已不用 Dᵘ 這一名稱，改稱為弱 D 型（weak D）。目前已知有二種情形可以產生弱 D（weak D）：

1. 位在相對應的染色體上的 C（無 D）會抑制 D 抗原之產生（transposition inhibition）如 R¹r'，這種位置性的抑制並不會遺傳給下一代，遺傳是會不規則的顯現；

2. 基因變異，分子生物學的方法進步，現已發現相當多種類的弱 D 存在。屬於弱 D 表現型的人一般是因為 D 抗原表現的量較低，但沒有 D 抗原質的變化，也就是說並無抗原表位（epitope）的減少，因此輸一般RhD陽性的血液也不會有 Anti-D 產生。 只有少數例外，如弱 D 第 4.2 型 （weak D type 4.2）或第 15 型（weak D type 15），病人輸血後臨床上有產生 anti-D 的案例報告，或許我們應將這些列為部分 D。

　　弱 D 型遺傳可能相當多元，現被報告過的約有 70 種，而且數目會不斷的增加。weak D 之變化則多為細胞膜內胺基酸之變異，其分生機制主要是以 RHD 蛋白在細胞膜或細胞內部位胺基酸因 RHD 錯誤訊息突變（missense mutation）所造成（表 23-4），如 *T809G* （Val270Gly, exon 6 細胞膜）、*C8G*（Ser3Cys , exon 1 細胞內）、*T667G*（Thr201Arg, exon 4 細胞膜）等。

部分 D（Partial D）

　　Tippett 與 Sanger 將 Rh 陽性的個人但血清中含 anti-D 抗體的紅血球稱為部分 D 抗原（partial D），他們推測很顯然的這些個人的 RhD 抗原缺少部分抗原，所以在輸常人 RhD 陽性血液時，會對所缺乏部分產生抗體。現有證據顯示 Partial D 之變化多發生在細胞膜外胺基酸被取代有關（而上述 weak D 之變化則多為細胞膜內胺基酸之變異），此種變異可能是因為 RHD/RHCE 基因之間互換而形成所謂雜交基因

（hybrid gene） 的緣故，也就是 RHD 基因的部分外顯子被 RHCE 基因的相對部分所取代。因此這種雜交基因的 RHD 產物由於加入新的部分 RHCE 的胺基酸序列，可能產生有別於 RHD 或 RHCE epitopes 的新抗原，這可能解釋為何 partial D 喪失了部分 RHD 的 epitopes，還會產生多種新抗原的原因。

　　部分 D 主要的分生機制有兩種：

1. 細胞膜外胺基酸有錯誤訊息突變

　　RHD 基因在單點發生錯誤訊息突變影響到 RHD 在細胞膜外部分胺基酸的變異，有可能會造成抗原表位的喪失或甚至會增加新的抗原表位，而表現出部分 D 的情形，DNB Gly355Ser 即是歐洲白種人最常見的部分 D 抗原。 這類因外胺基酸變異而造成部分 D 抗原的案例，其發生變異的位置，雖然大多仍以位於細胞外第 3、第 4 及第 6 環為主，但發生在 第1、第 2 或第 5 環的也有。

2. 雜合蛋白（Hybrid protein）

　　RHD 及 *RHCE* 兩個基因方向相反，同一個染色體上的這兩個基因經由髮夾環的形成而配對在一起，會有基因轉換（gene conversion）的機會，而 RHD 蛋白 與 RHCE 蛋白相比較，如僅考慮細胞膜外及前室的胺基酸的話，則僅在第 3、第 4、及第 6 環的位置有幾個胺基酸的差異。因此，當發生基因轉換（gene conversion）而有 RHD-CE-D 雜合蛋白的時候，如果這三環全部被取代了則會變成

RH 陰性，但如果這三環只有一部分被取代，則 D 抗原表位不會完全消失，而形成部分 D 抗原。

Rh-D血型分型[25-30]

在捐血者、孕婦和新生兒中檢測 RHD 變異對輸血策略非常重要，可以預防 RHD 異體免疫和新生兒溶血病，近幾年因人人都有智慧型手機，發展出一個手機應用程式，以形態圖像處理算法技術分析織物測試條（fabric test strip）上的圖像，自動進行 ABO Rh-D 血型檢測，以進行即時醫療診斷[25]。而常規血清 D 型分型不能區分 Del、弱 D 型和部分 D 型，因此需要藉由分子生物的方式才能區分。在臺灣人中，RHDEL 等位基因頻率為 0.0116，根據 Rh Del 的研究發現 Del 是因為在 RHD gene 外顯子 9 的 1227G-> A（RHD K407K）突變，可以利用即時 PCR（real-time PCR），檢驗的靈敏度 100%，特異性為 98.75%，陽性預測值為 97.44%，陰性預測值為 100%，效率為 99.15%[26]。除了即時 PCR 之外，弱 D 和 Del 也可以藉由 SNaPshot 的檢測方法測定，針對歐洲人、非洲人和亞洲人中普遍存在的弱 D 和 DEL 等位基因，包括：RHD（S256P）、RHD（L390L）、RHD（F410V）及RHD（IVS4-2a > g）[27]。現在實驗室最常利用具有螢光信號檢測功能的 PCR 序列特異性引物（PCR-SSP）來對 Rh D 進行分型[28]。此外，已有 ID RHD XT 試劑套組用於檢測以下 6 個 RHD 的基因變異：RHD*weak D type 1 [RHD*01W.1]（RHD:c.809T>G），RHD*weak D type 2 [RHD*01W.2]（RHD:c.1154G > C），RHD*weak D type 3 [RHD*01W.3]（RHD:c.8C>G），RHD deletion [RHD*01N.01]，RHD*Pseudogene [RHD*08N.01]（RHD:c.807T > G）以及 RHD*DIIIa-CEVS(4-7)-D [RHD*03N.01]（RHD: IVS3 + 3100a > g），根據它的高準確性及可靠性，使其成為在輸血前對患者實施 RHD 基因分型的常用工具[29]。除了檢測 RHD 基因中單一位點的基因變異之外，也可利用Rh抗原的結構變異檢測 D 型分型，利用次世代定序檢測在 RHD 基因中大片段的插入（Insertion）、刪除（Deletion）、重複（Duplication）、倒位（Inversion）和易位（Translocation）來預測 D 型分型[30]。

MNSs 系統[5,17-21]

MNSs 血型系統是僅次於 ABO 第二個被發現的血型系統，現已有 48 種抗原被界定，其中包含多種雜合蛋白具有特殊稀有抗原。MNSs 抗原只表現在紅血球相關的細胞，此血型系統是兩個基因 *GYPA* 及 *GYPB* 的產物：血型醣蛋白 A（glycophorin A; GPA）表現 MN 抗原，血型醣蛋白 B（glycophorin B; GPB）則表現 Ss 抗原。MNSs 基因組（MNSs gene complex）位於第四對染色體 4q28-q31，上有三個基因呈 5'-*GPA-GPB-GPE*-3' 排列。其中 GPA 決定 MN 血型抗原，GPB 決定 Ss 血型抗原，GPE 則與 MN 或 Ss 血型物質無關。

從目前 MNSs 血型研究結果得知GYPA 有 7 個外顯子：外顯子 1及部分外顯子 2 決定 -19 至 -1 的胺基酸序列（codons -19～-1），轉譯後的胜肽鏈切去此19個胺基酸才發展為成熟的胜肽鏈，GYPA的成熟胜肽鏈主要為 *A2*、*A3*、*A4* 三個外顯子的表現，為重要的細胞外部分（codons 1-71）；至於細胞膜內部分（codons 72-101）為 exon *A5* 的表現；exon *A6* 及部分exon *A7* 則決定細胞質內部分（codons 102-131）的胺基酸序列。GYPB 有 5 個外顯子以及一個為外顯子 *ψB-3*：乃是由於內插子 *ψB3* 的 5' 端剪接位置突變使外顯子 *B3* 成為偽外顯子 *B3*，外顯 B2 直接接到 *B4*。外顯子 *B1* / 外顯子 *A1*、外顯子*B2* / 外顯子*A2*之間相類似，部分偽外顯子 *ψB3* / 外顯子*A3*、外顯子 *B4* / 外顯子 *A4*、外顯子 *B5* / 外顯子 *A5* 之間亦均有相類似的序列。

由於 *GYPA* 與 *GYPB* 之間過於相似，因此不等量交換（unequal crossing-over）或基因轉換（gene conversion）均可能發生，產生許多雜合基因（hybrid gene），這些雜合基因可以產生一些雖稀有但卻是相當複雜的雜合蛋白及抗原組存在，其中較早發現的一些稱為 Miltenberger 系統（Mi），目前已知雜合基因之發生可有下列4種形態：*GYP(A-B)*、*GYP(B-A)*、*GYPA(A-B-A)* 及 *GYPA(B-A-B)* 等四種。

Miltenberger 系列（Mi）雜合蛋白經由不等位交換或基因轉換產生之後，由於新的胺基酸序列會有新抗原表位，出現了不少稀有抗原。這些稀有抗原不管是

在白種人或在東南亞人種來說，除了幾個特例之外絕大多數仍屬少見。但是 GP. Mur. (Mi.III)，Miltenbergr 系列 Mi.III 表現型在東方國家類蒙古種族中則相當高，約有 5～10% 頻率，在臺灣血庫的作業中是一個相當重要的表現型。Mi.III 細胞為 s (+)，具有稀有抗原Mur (+)、Hil (+) 以及 MINY(+)（不過這些抗原及其相關抗體在臺灣血庫作業中未被區別性的鑑識出來，而是籠統的以anti-'Mia'鑑識出其抗體）。'N' 抗原的表現較高。其產生的基因機制主要是經由基因轉變，*GYPB* 可以產生 *GYP(B-A-B)* 變化，一般 *GYPA* 的基因將 *GYPB* 在 exon *ψB3* 的位置發生轉換，新的混合外顯子 *ψB-3/A-3* 是而將此偽外顯子再活化，所以這些個人的雜合 GYPB 基因再度表現 B-3，整個胺基酸長度為 103 或 104 個胺基酸，同時轉譯時 GP(B-A-B) 會加入新胺基酸序列。這些個人有正常的 GYPA 基因存在。GP.Mur（Mi.III）是國人最重要的雜合血型糖蛋白。

其他主要血型基因學

Duffy 血型系統[36]

Duffy 抗原包括 Fy^a 及 Fy^b，其等位基因為 *FYA* 及 *FYB*，差別在於 G125A (Gly42Asp)，因為 Fy^a 及 Fy^b 抗原是間日瘧原蟲（plasmodium vivax）結合到紅血球上的受體，而大多數非洲黑人的 Duffy 基因型為 Fy(a-b-)，這就是為什麼日間瘧在非洲鮮少見的原因。Fy(a-b-) 是因為在 *FYB* 基因啟動子區域中 -33 的位置上發生 T > C

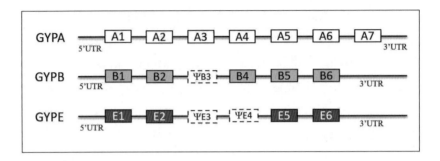

圖23-5　GP.（B-A-B）Mur（Mi.III）發生機制，GYPB的exon B-3發生基因轉換（gene conversion），原有之5' splicing 缺陷的ψB-3，現由於正常的3'端exonA-3及5'端intron A-3 加入而表現出雜合B3/A3 exon

的點突變，這會使得 Duffy 抗原在紅血球細胞上不表現，但在其他種類細胞上仍然可以表現抗原。然而 Fy(a-b-) 表現型如果發生在歐洲人或亞洲人身上，是因為突變的地方在 *FYA* 或 *FYB* 的編碼區，所以在任何細胞上都不會表現 Duffy 抗原，這才是真正的 Duffy 無效表型（null phenotype）[36]。

P 血型系統[37, 38]

　　P 抗原系統是根據 *A4GALT* (alpha 1,4-galactosyltransferase) 和 *B3GALNT1* (Beta 1,3-N-Acetylgalactosaminyltransferase 1)，其表現型 P_1 和 P_2 在中國人的頻率約為 32.4% 及 67.6%。A4GALT 參與了 P_1 和 P^k 抗原的形成，當 c.631 發生 C > G 點突變（Gln211Glu）則不會產生任一抗原[37]。B3GALNT1 則是參與 P^k 抗原轉變為 P 抗原的過程，當 *B3GALNT1* 發生突變會導致 P 缺乏的 Pk 表現型，而導致 Px2(-) 表現型[38]。

I 血型系統[39]

　　I 抗原是由 *IGnTC* 基因調控，i 抗原多表現在胎兒紅血球上，當個體發育成熟或細胞分化後 i 抗原會轉變成 I 抗原。而 *IGnTC* 基因的 243 位置發生 T > A 點突變時，會造成成人身上的 i 抗原會多於 I 抗原，稱為成人 I[39]。

Kidd 血型系統[40]

　　Kidd 抗原是由 *SLC14A1* 的外顯子 4-11 編碼而來，包含 JK^a 及 JK^b，其等位基因為 *JKA* 及 *JKB*，差別在於 G838A (Asp280Asn)。已有研究顯示有好幾種不同的變異都會造成 JK(a-b-)[40]，但此種表型在臺灣很少見。

總結

　　茲就 ABO、RH、MNSs 三大血型系統從基因層面做一統整性之敘述，可知基因變異造成血型抗原表現改變，不外乎外顯子點突變（point mutation）、外顯

子插入式（insertion）或缺失（deletion）式突變、剪接處點突變（splice site mutation）、同源基因間等量交換（equal crossover）、轉錄基元位置突變（mutation in transcription motif）、同源性基因間基因轉變（DNA conversion）或整段基因缺失（gene deletion）等六大基因變異。

學習評估

1. 是否已了解造成血型抗原變化成或消失的分子生物機制？
2. 是否已了解外顯子插入（insertion）式或缺失（deletion）式突變？
3. 是否已了解剪接突變（splicing mutation）？
4. 是否已了解同源基因間等量交換（equal crossover）或基因轉換（gene conversion）？
5. 是否已了解轉錄基元位置突變（mutation in transcription motif）？
6. 是否已了解 ABO 基因結構以及 A 基因與 B 基因在調控區之基因差異？
7. 是否已了解 RHD 與 RHCE 基因結構？
8. 是否已了解 RHD 等位基因的 D 抗原表現型及其分生機制？
9. 是否已了解造成 Rh 陰性的主要分生機制？
10. 是否已了解 MNSs 血型系統之 GYPA/GYPB 基因結構？
11. 是否已了解 Miltenberger 系統（Mi）雜合基因之4種形態？

參考文獻

1. American Association of Blood Banks: Blood Group Genetics: Technical Manual, ed 15. Bethesda, MD 2005
2. Marek B, Zaleski, Stanislaw Dubiski, Edward G Niles, Roger K. Cunningham. Immunogenetics. Pitman Books, Marsfield, MA, 1983.
3. http://www.ncbi.nlm.nih.gov/projects.
4. Storry JR, Olsson ML. Genetic basis of blood group diversity. British *J. Hematol* 2004; 126:759-71.
5. Daniels G. Chapter 3, Human Blood Groups. 3rd ed, 2013, Wieley-Blackwell.
6. Harmening DM, Firestone D. Chapter 6, ABO blood grouop system, in Modern Blood Banking and Transfuson Practices. 5th ed, 2005, Editor, Denise M. Harmening, FA. Davis, Philadelphia.
7. http://ibgrl.blood.co.uk/
8. http://www.ncbi.nlm.nih.gov/
9. Helmut Schenkel-Brunner. Human Blood Groups. 2nd ed, 2000, Springer, Wien/New Yrok.
10. Wagner FF, Flegel WA. Review: the molecular basis of the Rh blood group phenotypes. *Immunohematoloogy* 2004;20:23-36.
11. Flegel WA. The Genetics of the Rhesus Blood Group System. Dtsch Arztebl 2007;104:A 651-7.
12. Flegel WA, Wagner FF. Molecular bioloogy

of partial D and weak D: Implications for blood bank practice. Clin Lab 2002;48:53-59.

13. Flegel WA. Mollecular genetics of RH and its clinical application. Tranfusion Clinique et Biologique. 2006;13:4-12.

14. Wethoff CM. Review: the Rh blood group D antigen,dominant, diverse, and difficult. *Immunohematology*, 2005:21: 155-163.

15. http://www.uni-ulm.de/~flegel/RH

16. Daniels G. Chapter 5, Human Blood Groups. 3rd ed, 2013, Wieley-Blackwell.

17. Helmut Schenkel-Brunner. Human Blood Groups. 2nd ed, 2000, Springer, Wien/New York.

18. Leger RM, Calhoun L. Chapter 9. Other major blood group systems in Modern Blood Banking & Transfusion Practices 5th ed. 2005, Editor Harmening DM., FA Davis, Philadelphia.

19. 林媽利，輸血醫學第4章 MNS 血型及米田堡血型系列，3rd ed. 2005年，健康文化事業

20. Lin M, Broadberry E. Immunohematology in Taiwan. *Transf Med Rev* 1998; 12. 56-72.

21. 孫建峰著，陳定平編，輸血醫學，合記出版社。

22. Al-Tamimi M, Shen W, Zeineddine R, Tran H, Garnier G.Validation of paper-based assay for rapid blood typing. Anal Chem. 2012 Feb 7;84(3):1661-8.

23. Zhang H, Qiu X, Zou Y, Ye Y, Qi C, Zou L, Yang X, Yang K, Zhu Y, Yang Y, Zhou Y, Luo Y. A dye-assisted paper-based point-of-care assay for fast and reliable blood grouping. Sci Transl Med. 2017 Mar 15;9(381). pii: eaaf9209.

24. Roback JD. AABB Technical Manual. 16th edition. Bethesda: AABB; 2008. pp. 882–5.

25. Sun CF, Yu LC, Chen DP, Chou ML, Twu YC, WangWT, Lin M. Molecular genetic analysis for the Ael andA3 alleles. Transfusion. 2003; 43:1138-1144

26. Sun CF, Chen DP, Lin KT, Wang WT, Wang YC, Yu LC.Molecular genetic analysis of the Bel phenotype. Vox Sang. 2003; 85:216-220

27. Chen DP, Wen YH, Lu JJ, Tseng CP, Wang WT. Rapid rare ABO blood typing using a single PCR based on a multiplex SNaPshot reaction. J Formos Med Assoc. 2019 Jan;118(1 Pt 3):395-400.

28. Chen DP, Tseng CP, Wang WT, Peng CT, Tsao KC, Wu TL, Lin KT, Sun CF. Two prevalent h alleles in para-Bombay haplotypes among 250,000 Taiwanese. Ann Clin Lab Sci. 2004 Summer;34(3):314-8.

29. Cai XH, Jin S, Liu X, Fan LF, Lu Q, Xiang D. Molecular genetic analysis for the para-Bombay blood group revealing two novel alleles in the FUT1 gene. Blood Transfus. 2011 Oct;9(4):466-8.

30. Srivathsa N, Dendukuri D. Automated ABO Rh-D blood type detection using smartphone imaging for point-of-care medical diagnostics. Conf Proc IEEE Eng Med Biol Soc. 2016 Aug;2016:4345-4348.

31. Sun CF, Liu JP, Chen DP, Wang WT, Yang TT. Use of real time PCR for rapid detection of Del phenotype in Taiwan. Ann Clin Lab Sci. 2008 Summer;38(3):258-63.

32. Silvy M, Simon S, Gouvitsos J, Di Cristofaro J, Ferrera V, Chiaroni J, Bailly P. Weak D and DEL alleles detected by routine SNaPshot genotyping: identification of four novel RHD alleles. Transfusion. 2011 Feb;51(2):401-11.

33. Guzijan G, Jovanovic Srzentic S, Pavlovic Jankovic N, Djilas I, Lili M. Implementation of Molecular RHD Typing at Two Blood Transfusion Institutes from Southeastern Europe. Transfus Med Hemother. 2019 Apr;46(2):114-120.

34. Molano A, Apraiz I, España P, Azkarate M, Vesga MÁ, Rubia M, Piedrabuena M, Puente F, Veldhuisen B, van der Schoot E, Tejedor D, López M. Performance evaluation study of ID RHD XT, a new genotyping assay for the detection of high-prevalence RhD negative and weak D types. Vox Sang. 2018 Oct;113(7):694-700.

35. Wheeler MM, Lannert KW, Huston H, Fletcher SN, Harris S, Teramura G, Maki HJ, Frazar C, Underwood JG, Shaffer T, Correa A, Delaney M, Reiner AP, Wilson JG, Nickerson DA, Johnsen JM; NHLBI Trans-Omics for Precision Medicine (TOPMed) Consortium. Genomic characterization of the RH locus detects complex and novel structural variation in multi-ethnic cohorts. Genet Med. 2019 Feb;21(2):477-486.

36. Höher G, Fiegenbaum M, Almeida S. Molecular basis of the Duffy blood group system. Blood Transfus. 2018 Jan;16(1):93-100.

37. Suchanowska A, Kaczmarek R, Duk M, et al. A single point mutation in the gene encoding Gb3/CD77 synthase causes a rare inherited polyagglutination syndrome. J Biol Chem. 2012;287:38220–38230.

38. Westman JS, Benktander J, Storry JR, Peyrard T, Hult AK, Hellberg Å, Teneberg S, Olsson ML. Identification of the Molecular and Genetic Basis of PX2, a Glycosphingolipid Blood Group Antigen Lacking on Globoside-deficient Erythrocytes. J Biol Chem. 2015 Jul 24;290(30):18505-18.

39. Lin M, Hou MJ, Yu LC. A novel IGnT allele responsible for the adult i phenotype. Transfusion. 2006 Nov;46(11):1982-7.

40. Dean L. The Kidd blood group. Blood Groups and Red Cell Antigens. Bethesda, MD: National Center for Biotechnology Information. 2005:1-5.

第二十四章　藥物基因體學之分子診斷

（Pharmacogenomics in Molecular Diagnosis）

黃溫雅、陳怡伶　著

前言

藥物基因體學（Pharmacogenomics）乃是指利用基因體學研究技術來了解基因型對於藥物對人體的影響，包括藥物作用機轉，藥物治療效果及副作用。雖然許多藥物的作用效力強弱長久以來被認為與許多因素有關，包括年齡、性別及疾病類型等，然而越來越多的證據顯示，遺傳性的個體差異也是許多藥物呈現「不同人，不同效力」的重要原因之一。

簡而言之，藥物基因體學乃是研究 DNA 與 RNA 上的變異對藥物作用效果（包括藥物的吸收、分布與反應效果）的影響。利用藥物基因體學的研究結果，我們可以建立生物指標來預測病人對相關藥物的反應為何，以及幫助醫生為每一位病人選擇效果最強，且副作用最低的藥物。藥物基因體學的研究乃起源於醫生發現有些病人服用某藥物後產生嚴重的副作用後遺症，然而其他服用同樣藥物劑量的病人卻絲毫沒有這個現象。科學家研究這個現象，發現由於個體間或不同族群呈現不同的基因變異情形，導致藥物之代謝酵素或受體蛋白的表現量在不同個體間有所差異。如此，使得藥物在血中的濃度與藥物反應的能力在不同個體中有所差異，也因此對某些人產生不良的反應。

近年來由於人類基因體解碼的蓬勃發展使得藥物基因體學的研究及應用進入一個新的領域，稱之為「個人化醫學（personalized medicine）」。「個人化醫學」，顧名思義，乃是指依著個人的基因遺傳背景或體質為每一個人量身訂做一套最適合的疾病治療或預防方針。要達到這個目標，需仰賴有先進的系統化基因體相關分析工具的建立。相關系統性分析技術，如全基因多型性分析（whole genome SNP analysis），蛋白質體分析（proteomic analysis），與代謝質體分析（metabolomic analysis）等，對於個人化醫學領域發展都扮演舉足輕重的角色。目前個人化醫療在癌症標靶治療上以已經普遍使用，在心臟血管疾病，神經性疾病，及癌症化學治療等的藥物選擇上也漸漸扮演相當重要的角色。大致說來，藥物基因體學的研究主題可分成以下三類：(1) 與治療藥效有關之基因體研究；(2) 與藥物副作用反應相關之基因體研究；(3) 與藥物代謝速度有關之基因體研究。

藥物之代謝機轉

人體內最主要的藥物代謝器官為肝臟，而最主要的代謝機轉主要由肝臟內的細胞色素（cytochrome）P450 複合體中的各個代謝酵素來執行。藥物代謝酵素依著作用方式不同，可造成攝取藥物的活化或去活化，也可將藥物轉變成有毒的代謝產物，造成不良副作用。基本上，細胞色素 P450 複合體中的第一階段（phase 1）代謝酵素反應主要為將外來藥物水解（hydrolysis），還原（reduction），及氧化（oxidation），導致藥物的親水性（hydrophilicity）上升而增加其與細胞內蛋白質及核酸等物質的結合能力，

進而造成較高的細胞毒性。第二階段的酵素反應則主要是將第一階段的反應產物加以繼續作用，主要的作用方式為葡糖醛酸化（glucuronidation），硫基化（sulfation），乙醯化（acetylation），甲基化（methylation），及促進與穀胱甘肽或胺基酸的結合。基本上，第二階段的反應為增加藥物的疏水性（hydrophobicity）而導致其吸收及排泄，也就是泛稱的「解毒」反應。然而，在這些反應中，藥物也有可能被轉換為具高毒性的中間產物而造成細胞及胞器受到嚴重損害[1,2]（圖 24-1）。

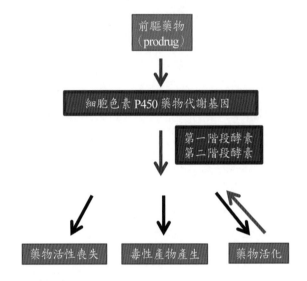

圖 24-1　細胞色素 p450 藥物代謝基因對藥物活化及去活化的影響。

細胞色素 P450 複合體中的各個酵素基因組成複雜，且具高度多型性，亦即造成不同個體對於個藥物的代謝效率差異很大，療效及相關副作用的情形也有所迥異[3]。基本上，CYP2D6 與 CYP2C9 等基因與許多藥物代謝都有關[4]，也被研究最透徹，並廣泛用於許多疾病的治療考量上。以下針對幾個較常見的藥物代謝有關基因多型性進一步探討。隨著現代人對於健康意識抬頭，新陳代謝反應基因體學，對於影響個體健康息息相關，民眾更為正面積極，有助於改善健康。例如：酒精代謝有關相關 ADH1B 與 ALDH2 基因，自體免疫疾病相關的免疫抑制劑藥物之 NUDT15 基因，吾人經由對新陳代謝反應代謝的基因了解，將更能實踐自我健康保護。

藥物基因體學臨床應用

藥物不良反應（adverse drug response）

史蒂文生強森症候群（Stevens-Johnson syndrome, SJS）與人類白血球抗原（human leukocyte antigen; HLA）

史蒂文生強森症候群是一個不常見但

非常嚴重的強烈藥物過敏反應，主要症狀為口腔粘膜及皮膚潰爛，嚴重者甚至可達百分之三十的表皮潰爛脫落，導致致命結果，因此可謂不可忽略的藥物副作用症候群。目前知道會引發史蒂文生強森症候群的藥物有上百種，在西方高加索人與東方人族群引發史蒂文生強森症候群的藥物也有所不同，以下單元將對相關藥物做一彙整介紹。然而，史蒂文生強森症候群的產生主要是由於某些外來藥物會突然與人體免疫系統反應，活化免疫細胞，造成多重細胞壞死。而這些免疫反應的活化與否，與人類白血球抗原（human leukocyte antigen, HLA）系統關係密切。其原因在於，這些外來藥物或其代謝產物常與白血球表面某些型態的 HLA 分子結合在一起，進而牽動 T 形殺手細胞的增生活化，導致強烈的免疫反應及大量細胞壞死。因此目前已知 HLA 基因的多型性對於史蒂文生強森症候群等嚴重藥物副作用的發生有決定性的影響。目前已知常見可與藥物結合進而引發免疫反應的 HLA 等位基因（allele）包括 HLA-B*5701 等位基因可造成抗愛滋藥物 abacavir 引發之強烈過敏，以及 HLA-B*1502 等位基因造成抗癲癇藥物 carbamazepine 引發之史蒂文生強森症候群等[5]。

Carbamazepine (Tegretol®)

Carbamazepine（Tegretol®）是常見的第一線抗癲癇藥物，也常用於治療躁鬱症及三叉神經痛的疾病上。近年來研究證明 carbamazepine 引發之史蒂文生強森症候群與 HLA-B*1502 等位基因關係密切。HLA-B*1502 等位基因在華人及東南亞族群約佔 5-20%，相較於西方高加索人、黑人、及日本人（< 1%）高出許多，因此服用該藥物前篩檢 HLA-B*1502 等位基因在華人族群是很重要的。臺灣中研院的研究團隊也發現帶有 HLA-B*1502 等位基因的人服用 carbamazepine 時產生史蒂文生強森症候群的機率為不帶有 HLA-B*1502 等位基因者的 2504 倍，因此篩檢此基因型有其重要性。反之，在高加索人及日本人等 HLA-B*1502 機率低的族群中，另一等位基因 HLA-A*1301 在日本人（9.1%）及高加索人（5%）族群都有較高比率且與史蒂文生強森症候群有較密切的關係。由此可知，篩檢史蒂文生強森症候群高危險個體時應針對不同族群檢測不同的好發等位基因。

Abacavir (Ziagen®)

常用的抗愛滋藥物 abacavir（Ziagen®）在構形是一個核苷酸類似物且具有抑制反轉錄酶的活性。然而臨床治療發現，在某些患者中會引發嚴重的高敏感反應（hypersensitivity），症狀包括發燒，皮膚長紅疹，疲倦，以及噁心、嘔吐、腹瀉、腹痛等腸胃道症狀，乃至咽喉炎、呼吸困難、咳嗽等呼吸道問題，嚴重可致命。Abacavir 的高敏感反應與 HLA-B*5701 等位基因關係密切。研究發現，表現在白血球表面的 HLA-B*5701 蛋白會與 abacavir 藥物分子結合，導致 CD8 T 細胞活化，引發強烈的免疫反應。HLA-B*5701 等位

基因的存在機率在各族群之間有很大差異，在印度人及高加索人族群中較高（5-10%），而在亞洲族群如日本人則幾乎不存在。因此當面對 HLA-B*5701 高機率族群的病人時，HLA-B*5701 等位基因的分子檢測就相形非常重要。

Allopurinol (Zyloprim®)

Allopurinol（Zyloprim®）是治療慢性痛風普遍使用的一個藥物，可降低體內尿酸含量。然而，某些病人服用 allopurinol 後會發生嚴重的藥物不良反應，包括嚴重表皮不良反應〔severe cutaneous adverse reactions (SCAR)〕，如前述史蒂文生症候群引起的皮膚潰爛脫落，以及更嚴重的毒性表皮溶解症〔toxic epidermal necrolysis (TEN)〕，因此臨床上使用該藥須格外小心謹慎。近年來，臺灣中研院的研究團隊發現 allopurinol 引發的嚴重的副作用與 HLA-B*5801 等位基因有密切關係。研究也發現，臺灣的漢族人口約 15-20% 帶有 HLA-B*5801，是相當高的機率。這也解釋了為什麼 allopurinol 引起的嚴重的藥物

不良反應是目前臺灣藥害救濟給付案件數的第一位。因此醫師開立 allopurinol 前應建議病人接受 HLA-B*5801 的基因篩檢來得知病人是否是發生藥物不良反應的高危族群，增加用藥安全。

新陳代謝反應基因體學
酒精代謝基因

酒精（乙醇，C_2H_6O）進入血液後，主要由肝臟負責代謝。先經由乙醇去氫酶（alcohol dehydrogenase, ADH）將乙醇轉化成有毒的乙醛（acetaldehyde, C_2H_4O），再經由乙醛去氫酶（aldehyde dehydrogenase, ALDH）將乙醛轉化成無毒的乙酸（acetic acid, CH_3COOH）之後排出體外。目前，乙醛已被世界衛生組織國際癌症研究署（International Agency for Research on Cancer, IARC）列為一級致癌物，其物質長期累積於人體，會明顯提高癌症風險。

乙醇去氫酶（ADH）與乙醛去氫酶（ALDH2）之基因多型性對於飲酒引發之酒精毒性有顯著影響。常見之基因多型性為 ADH1B (NG_011435.1) rs1229984 基

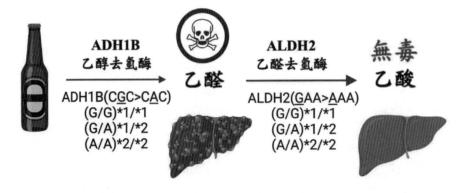

圖 24-2　酒精代謝之相關基因多型性。酒精先經由乙醇去氫酶將乙醇轉化成有毒的乙醛，再由乙醛去氫酶將乙醛轉化成無毒的乙酸之後排出體外。

因型，以及 ALDH2 (NG_012250.2) rs671 基因型。ADH1B rs1229984 基因型影響乙醇代謝速率情形為：A/A (*2/*2) > G/A (*1/*2) > G/G (*1/*1)。高活性的 ADH1B A/A (*2/*2) 可快速代謝乙醇轉換成乙醛。而乙醛為一級致癌物，需 ALDH2 迅速將乙醛代謝為乙酸後，排出體外。ALDH2 rs671 基因型影響乙醛代謝速率情形為：G/G (*1/*1) > G/A (*1/*2) > A/A (*2/*2)。而低活性的 ALDH2 A/A (*2/*2) 會導致乙醛大量積累於血液中。當身體缺乏乙醛去氫酶，會導致清除乙醛速度緩慢，造成血液中乙醛濃度升高，容易讓人臉紅，且酒後的不適症狀時間會較有乙醛去氫酶的人延長許多。即使少量飲酒，也會使血液中乙

醛濃度升高。乙醛的累積可造成臉紅、噁心、嘔吐、頭痛、心悸等喝酒後的酒精不良反應，由於乙醛在體內堆積會增加罹癌風險。台灣至少有兩成左右的人，帶有乙醛去氫酶（ALDH2）變異，因此酒精代謝能力較差，應特別留意。關於 ADH1B 與 ALDH2 基因多型性檢測，常見偵測的方法為將血液或口腔檢體核酸萃取後，進行聚合酶鏈反應 (polymerase chain reaction，PCR)，將 ADH1B 及 ALDH2 基因之特定區域擴增放大，並以 Sangar 核酸定序進行序列分析。

硫唑嘌呤（Azathioprine）

硫唑嘌呤（Azathioprine）是嘌呤類似

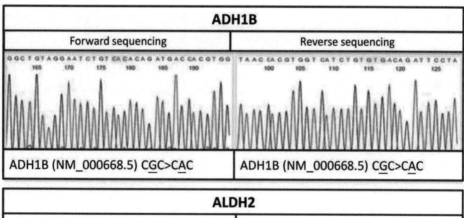

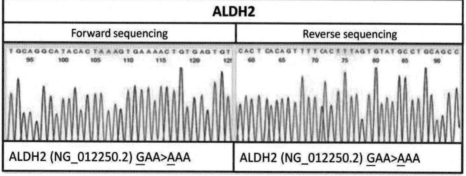

圖 24-3　酒精代謝之相關基因之定序結果。ADH1B (NG_011435.1) rs1229984 基因型及 ALDH2 (NG_012250.2) rs671 基因型之 Sangar Sequecning 分析結果。

物的免疫抑制劑。它可用於預防器官移植的排斥，及一系列的自體免疫性疾病，包括：類風溼性關節炎、天皰瘡、發炎性腸病，像是克隆氏症和潰瘍性結腸炎、多發性硬化症、自體免疫性肝炎、過敏性皮膚炎、重症肌無力和其他相關疾病。目前已知 Nudix hydrolase 15 (NUDT15) 酵素會參與硫唑嘌呤的代謝，基因變異型 NUDT15 c.415C > T p.Arg139cys (rs116855232) 與嘌呤代謝物硫嘌呤（thiopurine）引發之毒性有關，造成中間產物 6-mercaptopurine（6-MP）累積，進而干擾核酸合成與淋巴球生長。NUDT15 rs116855232 基因多型性影響硫唑嘌呤之適用藥物劑量，C/C 基因型病人適用硫唑嘌呤藥物治療；而 C/T 或 T/T 基因型者，因藥物代謝之速率降低，藥物劑量也需要降低。

NUDT15 基因變異型 NUDT15 c.415C>T，p.Arg139cys（也稱為 NUDT15 R139），其頻率具有種族差異性。在東亞人族群為 9.8%、西班牙裔族群為 3.9%、歐洲族群為 0.2%、而非洲族群為 0.0%，顯示亞洲族群風險較高。帶有 NUDT15 基因變異同型合子（T/T）為高危險對偶基因，病人發生藥物毒性的風險超越 C 同型合子，應該降低該病人的硫唑嘌呤量，而降低其毒性風險。因此在開始硫唑嘌呤治療之前，應確認所有病人（包括兒童病人）之 NUDT15 之基因型，以決定適用藥物劑量。而 NUDT15 基因多型性檢測，乃將 c.415 變異型所在之外顯子（Exon 3）區域以 PCR 擴增，接著以定序方式觀察其位點之核酸序列即可。

心臟血管疾病藥物基因體學

Warfarin (Coumadin®)

Warfarin 是香豆素類之衍生物，具有抗凝血的效果。臨床上 warfarin 廣泛應用於預防深部靜脈栓塞、心房纖維細動或心臟瓣膜置換所引起之栓塞疾病。Warfarin 最主要的副作用為抗凝血作用導致之出血問題，因此劑量使用需非常小心。Warfarin 是目前藥物基因體學上僅有的明顯具有種族差異的藥物代謝基因的重要例子。影響 warfarin 代謝的基因主要有二：一為細胞色素 p450CYP2C9 基因，另一則為維生素 K epoxide reductase complex I（VKORC1）基因。此二基因的多型性的相對比率於各族群中頗有差異，也造成了各族群病人所需的藥物劑量有所不同[6]。

截至目前為止，warfarin 治療劑量主要取決於病人服用藥物後的血液凝血酶原時間（prothrombin time），即為 international normalized ratio（INR），也就是藉著持續監控 INR 來調整 warfarin 的劑量直到 INR 落於正常範圍內。然而，這種做法容易造成一開始 warfarin 劑量過重而導致病人產生出血或嚴重瘀青情形，造成危險；或反之，一開始劑量過輕而造成抗凝血效果不佳，引起血管栓塞等問題。因此利用基因多型性檢測可在病人開始服用 warfarin 前就預測出該病患的適用藥物劑量，並防止出血等嚴重副作用[7]。

(1) CYP2C9 基因多型性

Warfarin 最佳劑量取決於三主要因素：CYP2C9 與 VKORC1 的基因多型性，以及相關後天環境因素，包括年紀、體

重等，以及是否同時服用其他藥物 [2, 8]。Warfarin 是一個混合著 R 與 S 同型異構物的藥物，而 S 同型異構物有著比 R 型同型異構物三倍強的抗凝血效果。而 CYP2C9 酵素會造成 S-warfarin 的代謝及去活化。依著 CYP2C9 基因的多型性，目前可分為最常見的 CYP2C9*1（第一型），即為 Arg144/Tyr356/Ile359/Gly417，即為泛稱野生型。第二型（CYP2C9*2）變異型則是在第 144 胺基酸由精氨酸（arginine）變異為半胱氨酸（cysteine）。而第三型（CYP2C9*3）則是在第 359 胺基酸由益異亮氨酸（isoleucine）變異為亮氨酸（leucine）。目前白種人約有 20% 族群為第一／二型異合型（*1*2），以及 2% 的第二型同合子（*2*2），其他皆為第一型同合子（*1*1）。此外，有更稀少的第三型同合子（*3*3）及第一／三型（*1*3）或第二／三型（*2*3）異合子。這些基因型組成影響 warfarin 的代謝速率。第二型（*2）者 s-warfarin 代謝速率減少為約 30%，而第三型（*3）者降低了 80% 之多。由此推測，第三型同合子（*3*3）者 warfarin 代謝速率最慢，所須之 warfarin 試用劑量也最低 [9]。

(2) VKORC1 基因多型性

VKORC 酵素是 warfarin 代謝中最主要的酵素之一，也是決定 warfarin 適用劑量的最重要遺傳因子（圖 24-4）。在臺灣，VKORC1 的基因多型性對於 warfarin 適用劑量扮演很重要角色，將在以下闡述。

VKORC 酵素主要作用為將維生素 K hydroquinone 轉換成維生素 K 2,3-epoxide，這是維生素 K 代謝途徑中最重要的步驟。這個步驟也同時促進 VKORC 酵素與一些凝血因子結合，包括第二，八，九，與第十凝血因子等，並將之轉變成具活性且有功能的凝血因子。因此當 VKORC 的酵素

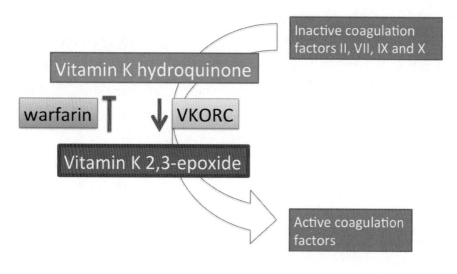

圖 24-4　VKORC 酵素對 warfarin 抗凝血藥物活性的影響。

活性降低時，凝血的速率就會降低而達到抗凝血治療的目標。然而，當 VKORC 的酵素活性很高時，凝血的速率就會上升而無法有抗凝血的效果，因此 warfarin 劑量就必須增加。VKORC 的活性與該基因（VKORC1）之多型性有關。目前常見的基因多型性為：第一基因內區（intron）1173 位置由胞嘧啶轉換為胸腺嘧啶（C to T），啟動子區域 -1639 位置由鳥糞嘌呤（G）轉換為腺嘌呤（G to A），以及 3 端非轉錄區（3' un-translated region）3730 位置由鳥糞嘌呤轉換為腺嘌呤（G to A）等。這些多型性皆會影響 warfarin 的適用劑量[7]。

CYP2C9 與 VKORC1 基因多型性在種族間有明顯差異，也導致了 warfarin 適用劑量在各種族群非常不同。臨床觀察發現，黑人族群所需 warfarin 劑量最高，白人次之，黃種人則最低。研究結果發現，黃種人 CYP2C9 第二型幾乎不存在，而第三型的比率也比其他種族高一些，造成 warfarin 的代謝較慢。以 VKORC1 的基因而言，則以啟動子區域 -1639 位置的多型性最具影響力。近年來，國人的研究發現，此位置基因型為 AA 者 warfarin 的使用劑量低於 AG/GG 基因型者（P < 0.0001）。經研究，國人的 AA, AG, 與 GG 基因型的相對比率為 79.7%, 17.6%, 2.7%，而白種人 AA, AG, 與 GG 基因型的相對比率為 14%, 47%, 39%，這也造就了 Warfarin 於黃種人族群代謝較慢的重要原因[10]。

Clopidogrel（Plavix®，保栓通）

Clopidogrel 是一 thienopyridine 的衍生物，具有抗血小板聚集作用及抗血栓形成的作用，是廣泛用於治療心肌梗塞或接受冠脈支架置入手術後常服用的藥物。Clopidogrel 是一個前驅藥物（prodrug），進入體內後會被肝臟細胞色素 p450 酵素 CYP2C19 及 CYP3A4 所活化，促進血管舒張並抑制血小板聚集，達到抗凝血效果[3]。因此若人體內的相關酵素活性較低，就會造成 Clopidogrel 的治療效果降低，而造成心肌梗塞的機率增加。因此服用此藥物的病人應定期接受血小板功能的檢查，以得知藥物效果為何[6]。

CYP2C19 是個體 clopidogrel 藥效反應的最重要遺傳決定因素。CYP2C19 的基因多型性在不同種族間有相當的差異，變異型比率在高加索人中大約百分之三十，黑人中大約百分之四十，而黃種人中則高達百分之五十五。CYP2C19 基因的多型性複雜，總個來說，變異型可分為第二（2*），三（3*），四（4*），及第五（5*）型，皆導致 CYP2C19 酵素活性喪失。因此針對這些變異型進行分子檢驗將可有效推測 clopidogrel 對個體藥效為何，降低血管栓塞危險[3]。

癌症治療藥物基因體學

藥物基因體學已廣泛應用於癌症的預防，檢測，分型，以及化療及標靶治療的選擇上，可說是讓我們對癌症的治療進入一個新的紀元。由於本書另有章節專門探討癌症分子檢測，本章節僅針對數個與癌

症藥物反應與代謝關係較密切的例子加以探討：

它莫西芬（tamoxifen）

Tamoxifen 在體內的代謝依著個人代謝藥物基因多型性的原因造成藥物治療效果有所差異，因此在治療開始前應盡可能地接受基因檢測，以達最佳治療效果。乳癌是目前女性癌症最常見的一種，而 tamoxifen 治療廣泛使用於術後病人上，藉以降低癌症復發之危險性。

Tamoxifen 基本的作用原理為抑制女性動情激素（estrogen）結合於動情激素受體上，抑制動情激素受體刺激乳癌細胞增生，達到抑制癌細胞生長的目的。這就是俗稱的內分泌治療（endocrine therapy）。Tamoxifen 進入人體後，會經由細胞色素 P450 代謝酵素的催化來轉化成其他中間產物。Tamoxifen 首先會將由 CYP3A4 以及 CYP3A5 酵素將之轉變為 N-desmethyl tamoxifen，再繼續將由 CYP2D6 轉變為 Endoxifen。Endoxifen 的藥物療效非常強，是 tamoxifen 的十倍以上。由於 CYP2D6 基因多型性是一個普遍的現象，也就造成不同個體對於 tamoxifen 的療效有所差異。CYP2D6 野生型者，即其酵素活性最佳者，tamoxifen 對於動情激素抑制效果最佳，可達最好療效，然也易產生嚴重的女性荷爾蒙低下等相關副作用，包括熱潮紅，陰道乾澀，以及憂鬱症傾向等。相反地，CYP2D6 基因變異型，亦即酵素活性較低者，則 tamoxifen 療效較差，但副作用較輕微。由於乳癌治療療效仍是選擇該藥物最重要的考量，因此對於這些 CYP2D6 基因型變異者應考慮服用其他內分泌抑制藥物加以取代，如芳香化酶抑制劑（aromatase inhibitor）等皆具良好療效[4, 11]。

CYP2D6 是藥物基因體學研究領域中探討最多的一個基因。它與百分之二十五以上的藥物代謝都有密切相關性。CYP2D6 基因位於染色體 22q13.1 位置。在這位置上除了有 CYP2D6 基因外，還有 CYP2D7 與 CYP2D8 等二個假遺傳基因（pseudogene），而造成複雜的多型性組合。各種基因多型性的比率在各種族間也有很大差異（表 24-1）。簡言之 CYP2D6 第二型（CYP2D6*2）具有過高的酵素活性，因此 tamoxifen 療效甚佳，但副作用強。第四、五、十與十七型（CYP2D6*4, *5, *10, and *17）則酵素活性過低，因此 tamoxifen 療效不佳[11]。

Irinotecan（Campto®，抗癌妥）

Irinotecan 是目前腸胃道癌症治療很常用的化療藥物。雖然它對於腫瘤細胞的殺傷力極佳，但在百分之二十到三十的病人中會引起強烈的副作用。最常見的副作用為嚴重型腹瀉以及白血球嗜中性球低下，而造成生命危險。基本上，Irinotecan 進入人體肝臟後，會被轉換為一具活性的中間產物，且具有第一型拓樸酶（topoisomerase I）抑制劑的活性，名為 SN-38。SN-38 接著會被 UGT1A1 酵素轉換為 SN-38G，並由膽汁及尿液排出。因此，當 UGT1A1 酵素活性過低時，病人就極可能產生嚴重腹瀉及白血球低下等副作用[12]。研究發現，

表 24-1　CYP2D6 **主要的基因變異型**

變異型基因子	突變型態	酵素活性影響	基因型頻率（%）			
			高加索人	黃種人	黑人	衣索比亞及中東人
CYP2D6*2	基因複製雙倍／多倍	上升	1-5	0-2	2	10-16
CYP2D6*4	RNA 接合（splicing）缺失	無活性	12-21	1	2	1-4
CYP2D6*5	基因缺失（deletion）	無酵素產生	2-7	6	4	1-3
CYP2D6*10	基因點突變使第 34 胺基酸由脯氨酸（proline）轉變為絲氨酸（serine），以及第 486 胺基酸由絲氨酸（serine）轉變為蘇胺酸（threonine）	酵素蛋白質結構不穩定	1-2	51	6	3-9
CYP2D6*17	基因點突變使第 107 胺基酸由蘇胺酸（threonine）轉變為異亮氨酸（isoleucine），第 296 胺基酸由精胺酸（arginine）轉變為半胱氨酸（cysteine），以及第 486 胺基酸由絲氨酸（serine）轉變為蘇胺酸（threonine）	酵素與受質結合能力改變	0	0	20-35	3-9

施打 irinotecan 後產生嚴重副作用者絕大部分都是由於個體帶有 UGT1A1 變異型酵素所造成的。因此注射 irinotecan 化療藥物的病人應治療前先進行 UGT1A1 變異型分子檢測以對可能之副作用進行預防[13]。

　　UGT1A1 基因多型性目前最常見的是在基因啟動子位置的 A(TA)$_6$TAA 重複序列位置。大部分的人此位置擁有 6 個 TA 重複，然 UGT1A1*28 變異型的人則擁有 7 個 TA 重複序列，如此造成 UDT 酵素活性降低約百分之三十到八十，造成 SN-38 累積，進而引起強烈副作用後遺症。此外，近年來研究也發現，UGT1A1 啟動子中的位於 -3156 位置由鳥糞嘌呤（G）轉換為腺嘌呤（A）基因多型性的病患，有百分之五十在經 irinotecan 治療後出現副作用，

而帶有正常的基因型的病患，只有百分之十左右產生毒性副作用 [14,15]。雖然目前 UGT1A1 -3156G>A 基因型對 UGT1A1 蛋白質的影響仍不清楚，但是臨床的研究結果已經說明此基因變異型檢測也可有效預測病患在 irinotecan 治療後是否會產生毒性副作用。

Oxaliplatin（Eloxatin®，**益樂鉑**）

Oxaliplatin 是第三代鉑氨（platinum）類化療藥物之一，是由草酸根（oxalate）和 1, 2 - 雙胺環己烷（1,2-diaminocyclohexane; 1,2-DACH）與鉑原子所組成。廣泛使用於腸胃道相關惡性腫瘤的治療上 [15]。其抑制癌細胞生長的原理是藉由與細胞內核酸結合，導致核酸結構異常，細胞無法繼續複製進而走向細胞凋亡。由於 Oxaliplatin 對腫瘤抑制生長抑制效果良好，目前已經應用在治療頭頸部，卵巢，子宮頸，及肺等癌症的病患 [13,14]。

由於 oxaliplatin 作用機轉為造成核酸損害而引起細胞凋亡，因此核酸修復（DNA repair）蛋白的活性對藥物效力就有相當影響。核酸修復活性高者，腫瘤細胞就較容易存活下來，即為所謂的「抗藥性」。細胞內的核酸修復基因 excision repair cross complementing 1（ERCC1）負責修復 oxaliplatin 化療藥物所形成的 DNA 複合物，因此 ERCC1 蛋白的活性或表現量會影響到 oxaliplatin 對腫瘤細胞的殺傷力 [7]。ERCC1 基因在各族群中都具多型性，其中位於第 118 個氨基酸的胞嘧啶（C）轉變成胸腺嘧啶（T）SNP 會導致 ERCC1 表現量與活性下降，而加強對腫瘤的殺傷力與良好治療效果。許多臨床研究均發現，腫瘤組織中的 ERCC1 mRNA 表現量與 oxaliplatin 的治療效果及抗藥性有關 [16]。在一個針對大腸直腸癌病人所做的臨床試驗中發現，TT 基因型的病患對 oxaliplatin 治療有顯著反應，而 CC 基因型的病患只有 21.4% 有反應，CT 基因型的病患則介於兩者之間，有 42.3% 對治療有反應。其他類似臨床研究也多陸續得到同樣結論。因此，ERCC1 基因多型性的檢測可以協助篩選出治療比較有效的病患。

5-Fluorouracil **化學治療藥物**

5- 氟尿嘧啶（5-Fluorouracil, 5-FU）化學治療藥物是大腸直腸癌的主要化學治療藥物，廣泛用於術後及晚期大腸癌之標準治療。但個別患者的腫瘤反應率有所差別。科學家發現，患者腫瘤內 DNA 錯配修復（DNA mismatch repair, MMR）的活性與 5-FU 之治療效果有關，MMR 活性喪失會造成 5-FU 治療效果較差。參與核酸錯配修復機轉之主要酵素包括：MLH1（MutL homolog 1）、MSH2（MutS protein homolog 2）、PMS2、MSH3、MSH6 等，當這些酵素功能缺失時會造成 MMR 活性低下，而造成基因體的不穩定，引發微小衛星體的不穩定性（microsatellite instability, MSI）現象。

微小衛星體（microsatellite, MS）是存在於基因組中的一到三個核苷酸為一單位的重複性序列。微小衛星體不穩定性（microsatellite instability, MSI）乃指細胞在

DNA 錯配修復機轉（MMR）活性喪失而導致的微小衛星體（microsatellite）重複序列套數不穩定而呈現的變化。當 MMR 活性喪失會引起 MSI 高度不穩定（MSI-high, MSI-H），分別佔第二期與第三期結直腸癌之 22% 與 12%。根據臨床研究結果，這些 MSI-H 病人對於 5-FU 輔助性化療反應不佳，治療效果較差[17]。總生存（overall survival）及無病生存期（disease-free survival, DFS）皆有統計學差異，顯示 MSI 檢測對於病患選擇 5-FU 治療的策略有顯著的效益[18]。此外，對於 MSI 高度不穩定的腫瘤，可考慮進一步分析其 DNA 錯配修復機轉分子如 MSH2 及 MLH1 等之基因突變或啟動子（promoter）甲基化程度，以進一步釐清其 DNA 錯配修復失活之分子機轉。

Pembrolizumab（keytruda®，吉舒達）

2018 年美國國家癌症網路（National Comprehensive Cancer Network; NCCN）指引中建議，所有新診斷出的結直腸癌患者應進行微小衛星體不穩定性（MSI）檢測，接著亦建議子宮內膜病患也應進行 MSI 檢測，因結果影響其腫瘤分類及預後。臨床資料顯示，微小衛星體不穩定性（MSI）是預測免疫檢查點抑制劑如 programmed cell death-1（PD-1）與 PD-ligand 1（PD-L1）藥物治療效果很重要的生物標識。呈現微衛星高度不穩定型（MSI-H）之結直腸癌患者對於 PD-1 或 PD-L1 藥物之反應較好。造成此治療差別效益之機轉為，微衛星高度不穩定型（MSI-H）會導致腫瘤細胞產生更多「新抗原」（neoantigens），

有助於幫助免疫系統包括 T 細胞等識別腫瘤細胞，將癌細胞識別為外來者，而達到清除腫瘤細胞之目的[19]，2017 年美國食品藥物管理局（Food and Drug Administration; FDA）核准免疫療法 PD-1/PD-L1 藥物 pembrolizumab（Keytruda®）之使用，其適應症遍及 15 種癌症。臨床資料顯示，一旦腫瘤呈現微小衛星體高度不穩定（MSI-H），使用免疫療法的疾病控制率高達九成，使病情不再持續惡化，治療效果優於傳統化療。目前 pembrolizumab 已普遍用於治療大腸直腸癌、黑色素瘤、晚期（轉移性）非小細胞肺癌及頭頸癌等。

微小衛星體不穩定性（MSI）檢測

微小衛星體不穩定性（MSI）檢測可以檢測套組進行，如 Promega 公司的 MSI 分析套組，其包含 5 個單核苷酸微小衛星體標位點（microsatellite marker）：BAT-25、BAT-26、MONO-27、NR-21、NR-24。實驗室亦可自行挑選適合的單核苷酸標位點組合成檢測套組。目前常用的微小衛星體標位點為：單核苷酸標位點 BAT-25、BAT-26、MONO-27、NR-21、NR-24、NR-27，以及雙核苷酸 D2S123、D5S346、D17S250 等。檢測方法必須同時將個體的腫瘤組織（Tumor; T）及正常組織（Normal; N）進行微小衛星體標位點重複序列數之比較。若沒有正常組織，可考慮與患者本身之週邊血液相互比較。就實驗目的而言，微衛星不穩定性（MSI）之 PCR 檢測可與 DNA 錯配修復（MMR）蛋白之免疫組織染色（immunohistochemistry; IHC）檢測互補，而 PCR 方式比 IHC 更為敏感，因此使用普遍。

　　常用的微衛星不穩定性（MSI）PCR檢測流程包括：先由石蠟切片萃取腫瘤組織（Tumor; T）及正常組織（Normal; N）的核酸，挑選 5-6 種微衛星位點做為標記，以相關引子（primer）進行 PCR 擴增，將產物以毛細電泳（capillary electrophresis）或 Genescan 方式進行分析，比較腫瘤相較於正常組織是否有微衛星體的重複數不穩定之情形，進行完整分析。微衛星不穩定性

（MSI）結果之判讀標準為：每個微衛星體標記點需確認產物大小，當腫瘤組織與正常組織的 PCR 產物長度差異大於或等於三個核苷酸（3bp），則判定該核苷酸標記點為陽性反應。MSI-H (high)：高微衛星不穩定性，大於等於 2 個（或 ≧ 30%）微衛星體標記點結果為陽性。（圖 24-5、圖 24-6）。MSI-L (low)：低微衛星不穩定性，只有 1 個微衛星體標記點結果為陽

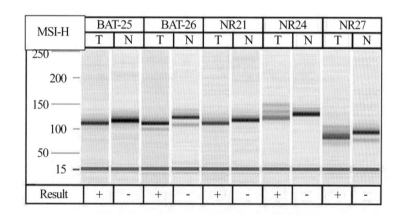

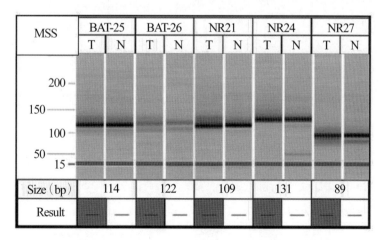

圖 24-5　MSI 檢測搭配毛細電泳之結果判定。上方案例 MSI-H（high），比較腫瘤組織（Tumor; T）及正常組織（Normal; N），當腫瘤組織之產物大於或小於正常組織之產物，差異 ≧ 3bp 則判定爲陽性；所有核苷酸標記點均爲陽性。符合 MSI-H（high）判定，大於等於 2 個 marker 結果爲陽性。下方案例 MSS（stable），所有核苷酸標記點均爲陰性。腫瘤與正常組織兩者產物大小，差異 <3bp 則判定爲陰性。

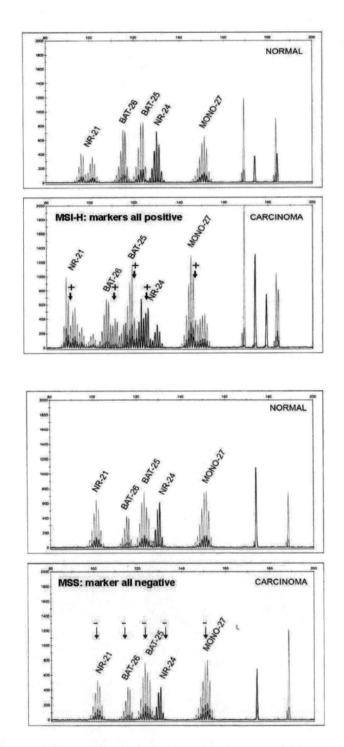

圖 24-6　MSI 檢測搭配 Genescan 之結果判定。上方案例 MSI-H（high），比較腫瘤組織（Carcinoma）及正常組織（Normal; N），腫瘤組織之產物大於或小於正常組織之產物，差異 ≧ 3bp 判定為陽性；所有核苷酸標記點差異達 3bp 以上，均為陽性。符合 MSI-H（high）判定，大於等於 2 個 marker 結果為陽性。下方案例 MSS（stable），腫瘤組織（Carcinoma）及正常組織（Normal; N）兩者產物大小，差異 < 3bp 則均判定為陰性。

性。MSS (stable)：5 個微衛星體標記點結果皆為陰性。（圖 24-5、圖 24-6）

腫瘤突變負荷（TMB）檢測

近期之臨床大數據整合分析顯示，除了 DNA 錯配修復（MMR）活性之外，DNA 聚合酶（polymerase, POL）基因之突變也可作為多種癌別免疫治療效果的生物指標，提供了免疫治療更精準的參考準則[20]。DNA 聚合酶 ε（polymerase ε, POLE）和 DNA 聚合酶 δ1（POLD1）具有 DNA 損傷修復中的核苷酸核切除修復（Nucleotide Excision Repair; NER）功能，對於維持基因體穩定性很重要。POLE 或 POLD1 基因缺失會導致基因體的基因突變，而累積造成超級突變（super mutation），進而腫瘤突變負荷（tumor mutational burden; TMB）增加，即產生「新抗原」（neoantigens），活化免疫辨識系統，使得免疫治療成效較佳。

腫瘤突變負荷（tumor mutational burden; TMB）乃指病患腫瘤細胞體突變（somatic mutation）的數量，是一項預測免疫療法成效的重要生物指標。臨床研究結果顯示，腫瘤突變負荷（TMB）較高的病患使用 PD-1 抑制劑治療後有較高的反應率以及更長的疾病無惡化存活期（progression-free survival; PFS）（nivolumab versus platinum-based doublet chemotherapy）[21]，因此腫瘤突變負荷（TMB）開始受到關注，目前在臨床上漸漸被廣泛使用為免疫療法效果之生物指標。

腫瘤突變負荷（TMB）之檢測方法起初主要以全外顯子定序（whole exome sequencing; WES）方式進行，但此方法具有以下缺點：費用高昂、檢測時間冗長、檢體需求量多、資料儲存及分析困難等，因此全外顯子定序（WES）在實際臨床執行有很大的限制。目前臨床實驗室多採用目標區域組合（comprehensive target panel）分析作為替代方案，其以分析癌症相關基因為主。但是，目標區域組合（comprehensive target panel）分析所檢測的基因數較少，若要能準確評估腫瘤突變負荷（TMB）之實際值，尚需考量多方指數，包括腫瘤種類，腫瘤細胞比例，定序深度，各目標區域組合（comprehensive target panel）套組差異等，不易標準化。2019 年美國 Friends of Cancer Research（FoCR）召集了許多國際分子檢測實驗室、各大藥廠、學界以及相關政府機構等，共同啟動了「腫瘤突變量之協調計畫，TMB Harmonization Project」[22]。該研究計畫分為三階段：第一階段為電腦模擬分析（in silico analysis），乃使用癌症基因組圖譜（The Cancer Genome Atlas, TCGA）資料庫，比較各種目標區域組合（comprehensive target panel）在腫瘤突變負荷（TMB）數據分析上的相關性（correlation）。第二階段為細胞株分析，乃使用已知腫瘤突變負荷（TMB）狀態之細胞株，由各實驗室進行 TMB 檢測與分析，並與 WES 定序的標準結果進行比較。第三階段為臨床檢體分析，乃直接使用臨床檢體分析病患用藥治療結果，進行回溯性研究。目前 TMB Harmonization Project 仍在進行中，我們可預期，不久的將來將能提供標靶藥物、賀爾蒙藥物與化療藥物相關基因資訊，供醫師和病患量身

制訂更完整的癌症治療策略。

總結

未來展望

藥物副作用一直以來是疾病在臨床治療上一個潛在的問題。仰賴藥物基因體學所發展出的「個人化醫療」將可大幅減少這個問題。眾多研究成果顯示，每一位病患體內與藥物代謝及作用有關的基因有所差異，因此在藥物使用時所出現的各種反應，包括療效以及副作用有極大的差異性。在導入藥物基因體學的概念之後，臨床醫師便可利用分析病患的藥物基因體型，針對患者的體質選擇最合適的治療藥物及劑量，同時也可提早發現病患不適宜使用的藥物類型，避免可能產生之藥物嚴重不良副作用，如此更可以提升成功治療疾病的機會。此外，對於從事新藥開發的藥廠而言，運用藥物基因體學知識也可使其在開發過程中降低研發成本，針對個體差異開發出更有效的醫藥產品。

藥物基因體學發展的隱憂

由於目前藥物基因體學及個人化醫療帶來一個全新的思維，因此許多臨床醫師及相關醫療人員有可能會受限於過去的學習經驗而無法馬上接受這個新觀念。因此，如何將藥物基因體學概念導入醫療行為的實際操練仍須更多的宣導及教育。

此外，雖然藥物基因體學可有效增加藥物安全性及治療效果，然而在可預見的未來也會為社會帶來很大衝擊。對於部分基因可能具有缺陷而較易罹患相關藥物副作用的高危險群，基因資訊的公開可能會使其遭受社會歧視或成為健康保險公司拒絕保險的對象。如此，會造成社會的不平等，也就是會造成一個新的社會弱勢族群。這些衍生問題應如何面對及解決，仍仰賴許多醫療及法律相關學者的研究努力及社會共識，當然相關政府法律制度的規範將是保障這些人權益的必需防線，重要性不可忽視。

學習評估

1. 藥物在人體內基本的代謝途徑為何？
2. 藥物基因體學對疾病治療產生哪些影響？
3. 哪些基因多型性是常見而對藥物代謝有所影響？
4. 藥物基因體學發展對社會的影響及衝擊為何？

參考文獻

1. Hsieh YH, Hsu JL, Su IJ, et al. Genomic instability caused by hepatitis B virus: into hepatoma inferno. Frontiers in Bioscience, 2011; 7: 2586-97.

2. Sioud M, Melien O. Treatment options and individualized medicine. Methods Mol Biol, 2007; 361: 327-40.

3. Caskey CT. Using genetic diagnosis to determine individual therapeutic utility. Annu Rev Med, 2010; 61:1-15.

4. Ingelman-Sundberg M. Genetic polymorphisms of cytochrome P450 2D6 (CYP2D6):clinical consequences, evolutionary aspects and functional diversity. Pharmacogenomics J, 2005; 5: 6-13.

5. Wei C-Y, Lee M-T, Chen Y-T. Pharmacogenomics of adverse drug reactions : implementing personalized medicine. Human Mol Genetics, 2012; 21: R58-65.

6. Ouzounian M, Lee DS, Gramolini AO, et al. Predict, prevent and personalize: Genomic and proteomic approaches to cardiovascular medicine. Can J Cardiol, 2007; Suppl A: 28A-33A.

7. Kamali F, Wynne H. Pharmacogenetics of warfarin. Annu Rev Med, 2010; 61: 63-75.

8. Park SK, Choi JY. Risk assessment and pharmacogenetics in molecular and genomic epidemiology. J Prev Med Public Health, 2009; 42: 371-6.

9. Hong KW, Oh B. Overview of personalized medicine in the disease genomic era. BMB Rep, 2010; 43: 643-8.

10. Yuan HY, Chen JJ, Lee MT, et al. A novel functional VKORC1 promoter polymorphism is associated with inter-individual and inter-ethnic differences in warfarin sensitivity. Hum Mol Genet, 2005; 14: 1745-51.

11. Brauch H, Mürdter TE, Eichelbaum M, et al. Pharmacogenomics of tamoxifen therapy. Clin Chem, 2009; 55:1770-82.

12. Limdi NA, Veenstra DL. Expectations, validity, and reality in pharmacogenetics. J Clin Epidemiol, 2010; 63: 960-9.

13. Ross JS, Torres-Mora J, Wagle N, et al. Biomarker-based prediction of response to therapy for colorectal cancer: current perspective. Am J Clin Pathol, 2010; 134:478-90.

14. Pohl A, Lurje G, Manegold PC, et al. Pharmacogenomics and -genetics in colorectal cancer. Adv Drug Deliv Rev, 2008; 61: 375-80.

15. Tejpar S. The multidisciplinary management of gastrointestinal cancer. The use of molecular markers in the diagnosis and treatment of colorectal cancer. Best Pract Res Clin Gastroenterol, 2007; 21: 1071-87.

16. 鄭文軒。個人化醫療的時代:應用藥物基因體學治療癌症。生物醫學，2008; 1: 80-95。

17. Kawakami H, Zaanan A, Sinicrope FA. Microsatellite instability testing and its role in the management of colorectal cancer. Curr Treat Options Oncol. 2015;16 (7):30.

18. Panczyk M. Pharmacogenetics research on chemotherapy resistance in colorectal cancer over the last 20 years. World J Gastroenterol. 2014;20 (29):9775-9827.

19. Gatalica Z, Vranic S, Xiu J, et al. High microsatellite instability (MSI-H)colorectal carcinoma: a brief review of predictive biomarkers in the era of personalized

medicine. Fam Cancer. 2016;15(3):405-412.

20. Huang W, Ho C-L, Lee C-T, et al. High concordance rate of capillary electrophoresis workflow for microsatellite instability analysis and mismatch repair（MMR） immunostaining in colorectal carcinoma. *PLoS One*, 2023; *18*: e0284227.

21. Carbone DP, Reck M, Paz-Ares L, et al. First-Line Nivolumab in Stage IV or Recurrent Non-Small-Cell Lung Cancer. N Engl J Med. 2017;376 (25):2415-2426.

22. Stenzinger A, Endris V, Budczies J, et al. Harmonization and Standardization of Panel-Based Tumor Mutational Burden Measurement: Real-World Results and Recommendations of the Quality in Pathology Study. J Thorac Oncol. 2020;15 (7):1177-1189.

第二十五章　分子檢測與癌症標靶藥物療效評估

（Molecular Tests for Prediction Markers of Targeted Cancer Therapy）

曾慶平、邱全芊、黃家群、陳泰龍　著

本章大綱

前言

生長因子與受體酪胺酸激酶的訊息傳遞

訊息傳遞分子是發展標靶藥物的標的

標靶藥物療效評估的分子檢驗方法

檢測過度表達的蛋白質

檢測基因擴增或融合基因

檢測基因點突變或小片段的插入或缺失

常見標靶藥物療效評估的檢驗標的

egfr 基因突變檢測

K-ras 基因突變檢測

B-raf 基因突變檢測

c-kit 與 *pdgfr* 基因突變檢測

her2/neu 基因擴增的檢測

eml4-alk 融合基因的檢測

未來展望

學習評估

參考文獻

學習目標

1. 了解受體酪胺酸激酶的訊息傳遞路徑與標靶藥物發展的關係
2. 熟知基因變異的分子檢驗方法
3. 了解常見的基因變異及其與癌症標靶藥物療效的關係
4. 熟知使用標靶藥物前建議進行的分子檢測

前言

　　癌症的成因在多年基礎研究與基因體學的進展下已獲得相當的突破。許多與癌細胞演變有關的訊號傳遞路徑及基因調控也一一被解開。由於每個個體的癌細胞都不一樣，為降低化療藥物的副作用及增加療效，癌症的治療已逐漸朝向精準醫療（precision medicine）與標靶性治療發展。在精準醫療方面，主要強調的是 P4 Medicine，包括預測（predictive）、預防（preventive）、個人化（personalized）、與參與性（participatory）。在此前題下，已有多種標靶性治療的藥物被發展出來。由於個體差異及癌細胞的異質性（heterogeneity），這些藥物並非對所有的癌症病人都具療效。分子檢驗技術的發展可在臨床上輔助診斷具有何種基因變異的癌細胞適合進行特定的標靶治療，除了可有效評估治療的效果外，更可適當地運用與節省不必要的醫療支出。

　　本章節將介紹時下在評估癌症病人是否可進行標靶治療時需做的分子檢驗，包括該標靶分子在癌細胞發展過程中所扮演的角色、標靶治療藥物的療效與變異基因的關係、及其常用的分子檢驗技術。本章節主要是針對組織的固態腫瘤（solid tumors），其他諸如血液相關癌症的標靶治療與分子檢測請參閱第十五、十六章。其他與藥物使用不具直接關係的癌症基因檢測請參閱其他章節或相關參考書籍[1,2,3,4]。

生長因子與受體酪胺酸激酶的訊息傳遞

　　大約 85% 的人類癌症來自於表皮細胞的病變。表皮細胞的生長與分化主要是透過細胞表面的受體接受周圍環境的訊息所調控。其中受體酪胺酸激酶（receptor protein tyrosine kinase）在生長因子的訊息傳遞過程中扮演一個重要的角色[5]。大部分的受體酪胺酸激酶以單體的方式分佈在細胞膜上，當生長因子結合到受體時會誘導其形成二聚體（dimer），這個過程稱之為二聚體化（dimerization）。二聚體化的受體導致蛋白結構的改變並活化，活化的受體會互相磷酸化其結構內特定的酪胺酸，稱之為自我磷酸化（autophosphorylation），並引導訊息傳遞蛋白與受體結合；一連串的蛋白質結合與激酶活化開啟細胞質內部的訊號傳遞路徑，進而調控細胞的生長與分化（圖 25-1）。

　　以表皮生長因子（epidermal growth factor; EGF）為例（圖 25-1），表皮生長因子的受體（epidermal growth factor receptor; EGFR）為一種受體酪胺酸激酶[6]。當表皮生長因子結合到受體後，受體會形成二聚體的結構並活化。活化的受體二聚體進行自我磷酸化並吸引橋接子（adaptor）GRB2 結合到受體上。GRB2 進一步透過 SOS 將 RAS 從細胞質位移到細胞膜附近。RAS 是一個可以與 GTP 或 GDP 結合的小分子 G 蛋白（small G protein），與 GTP 結合為活化態，與 GDP 結合則為不活化態。在 GTPase activating protein（GAP）的協助下，

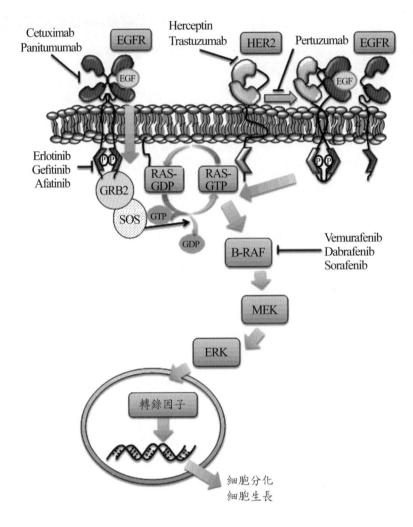

圖 25-1　受體酪胺酸激酶的訊息傳遞路徑與標靶藥物作用位置

RAS 本身的 GTPase 活性會將 GTP 水解為 GDP，於是活化態的 RAS-GTP 轉變成不活化態的 RAS-GDP。RAS-GDP 則可以藉由 SOS 的作用以 GTP 取代 GDP，再度轉變為活化態的 RAS-GTP。活化的 RAS 開啟一個經典的 MAPK 訊息傳遞路徑，包括 RAF、MEK、ERK 等細胞質內的激酶，進而影響細胞核內基因的轉錄及細胞的生長與分化。

訊息傳遞分子是發展標靶藥物的標的

任何參與細胞生長分化、細胞週期、細胞死亡、訊息傳遞相關蛋白的基因突變、表現量增加或降低、都有可能導致細胞不正常的增生。上述的受體酪胺酸激酶及其相關的訊息傳遞分子若發生基因的變異亦是癌症發生的重要成因。這些基因變異僅發生在腫瘤組織而不存在於周遭的正

常組織中，因此成為發展標靶藥物的重要標的。多年的研究下來，已有多個標靶藥物應用在臨床治療上，顯著地增進病人的治療效果。常見的標靶藥物及其作用標的如圖 25-1 與表 25-1 所示。

由於標靶藥物的專一性，這些藥物的使用必須配合基因的分子檢驗，以確保它們用在適當的病人上，發揮該有的療效。舉例而言，常見的肺癌標靶藥物艾瑞莎（Iressa 或 gefitinib）是以突變的 EGFR 為標的，若癌細胞有該突變基因，艾瑞莎才有治療效果，反之則無效；又如乳癌的標

靶藥物 Herceptin 是以過度表達的 HER2 蛋白為標的，對於 HER2 沒有過度表達的病人使用該藥物並無益處，因此 EGFR 突變與 HER2 的過度表達是這兩種標靶治療的正向指標。再者，有些訊息傳遞分子雖然不是標靶藥物的直接標的，但是它們位於標靶藥物作用分子的下游，因此這些分子的突變也會造成治療失效。例如 K-RAS 或 B-RAF 的突變會使所有針對 EGFR 為標的的標靶藥物失效，是治療的負向指標。此外，病人在使用標靶藥物一段時間之後，癌細胞也可能會產生抗藥性的

表 25-1　常見的基因檢測與癌症標靶治療藥物療效的評估

檢測基因	癌症類別	標靶治療藥物療效評估
Egfr	非小細胞肺癌	Gefitinib、erlotinib、afatinib 及 osimertinib 對特定 *egfr* 突變的患者具有療效
K-ras	大腸直腸癌	Cetuximab 及 panitumumab 對 *K-ras* 突變的患者治療效果不佳
	非小細胞肺癌	Erlotinib、gefitinib 及 afatinib 對 *K-ras* 突變的患者治療效果不佳 Sotorasib 及 adagrasib 對 K-ras G12C 突變的患者具有療效
B-raf	大腸直腸癌	Cetuximab 及 panitumumab 對 *B-raf* 突變的患者治療效果不佳
	黑色素瘤	Vemurafenib 對 *B-raf* 突變的遠端轉移黑色素瘤具較好的療效
c-kit	胃腸道間質瘤	依據突變點的不同，imatinib、sunitinib 或 regorafenib 對 *c-kit* 突變的患者有不同的療效
Pdgfra	胃腸道間質瘤	Imatinib 對 *pdgfra* 突變的患者治療效果不佳
Her2/neu	乳癌	Trastuzumab 對過度表現 *her2/neu* 的患者具有較好的療效
Eml4-alk（或其他 *alk* 轉位）	非小細胞肺癌	Crizotinib、alectinib、ceritinib 及 brigatinib 對有表現 EML4-ALK 或其他 ALK 轉位／融合的患者具有較好的療效

二級突變（secondary mutation 或 acquired mutation），或者活化其他替代訊息傳遞路徑，造成後續治療失效。上述的這些基因變異都是分子檢測的重要標的。

標靶藥物療效評估的分子檢驗方法

目前已經有許多分子檢測方法被發展出來預測標靶治療的效用，根據不同的檢測標的及不同的檢體來源，可以將這些方法分為以下幾類：

檢測過度表達的蛋白質

臨床上最常用的方法是免疫組織化學染色（immunohistochemistry; IHC）。這是使用專一性抗體偵測待測蛋白，使用的檢體是蠟包埋切片或冷凍切片。專一性抗體與待測蛋白結合後必須再與二級抗體反應，二級抗體上帶有一個催化酶，通常是鹼性磷酸酶或過氧化酶，可以催化呈色反應顯現顏色。顏色越深代表待測蛋白表達量越高。為了量化數據，判讀者會依照呈色反應的強弱評定分數，醫師再依據分數決定治療的策略。

檢測基因擴增或融合基因

基因擴增（gene amplification）或融合基因（fusion gene）的檢測常用的方法為螢光原位雜交（fluorescence in situ hybridization; FISH）。首先針對待測基因序列設計螢光探針，偵測時先將癌細胞固定在玻片上，加入探針使之與染色體上的待測基因發生原位雜交，呈色後以螢光顯微鏡進行判讀（詳細步驟請見第一章圖 1-2）。若待測基因只有單一拷貝，則在帶有雙套染色體的細胞中會產生兩個螢光點，若螢光光點數目增加或產生巨大的螢光點則可能為基因擴增。原位螢光雜交亦可用來偵測融合基因，例如針對可能產生融合的兩個基因分別設計兩種不同顏色的螢光探針，若雜交後觀察到兩種螢光光點重合產生色光疊加的訊號，表示有融合基因存在。也可以反過來使用，將兩個螢光探針設計在同一個基因斷點（breakpoint）的上下游，若觀察到兩種螢光光點分開的訊號，表示該基因可能斷裂，與其他基因融合（請見下節「常見標靶藥物療效評估的檢驗標的 --eml4-alk 融合基因檢測」）。

即時聚合酶連鎖反應（real-time PCR）也是常用的方法，針對待測基因設計專一性引子進行 PCR 增幅放大，反應結束後可由增幅曲線分析得到每個樣品的閾值週期（threshold cycle；Ct 值），Ct 值越小表示待測基因的起始模版數越多（請見第一章圖 1-15），若 PCR 的效率良好，則 Ct 值與 log2〔模版數〕成反比。因此若搭配已知濃度之標準品做成標準曲線，即可用來定量待測基因的拷貝數。由於每個基因在正常細胞中都有固定的拷貝數，因此若待測基因在特定量的細胞 DNA 中含有過多的拷貝數，則為基因擴增。

Real-time PCR 也可以用來偵測融合基因，針對可能產生的融合基因，將前置（forward）引子設計在第一個基因，反置（reverse）引子設計在第二個基因，正常

情況下兩個基因距離太遠或不在同一染色體上，無法產生 PCR 產物，當發生基因融合時才能增幅出正確產物。此方法可以搭配 TaqMan 探針以增加特異性，在增幅曲線觀察到產物增幅訊號即為融合基因。

　　高密度的單核苷多型性微陣列（single nucleotide polymorphism microarray）和比較性基因體雜交分析（comparative genomic hybridization）可以偵測染色體片段的拷貝數變異，也可用來偵測基因擴增。此外，新興的次世代定序法（詳見第四章）也能測定 DNA 拷貝數，觀察基因是否擴增，並由序列資料直接觀察是否有融合基因。但上述的方法都因為操作繁複且價格昂貴，目前並未在臨床實驗室普遍使用。

檢測基因點突變或小片段的插入或缺失

　　點突變（也稱為單一鹼基取代突變）或小片段的插入／缺失突變是較細微的基因突變，檢測此類突變最常用的方法是 PCR 加上桑格定序，這也是檢測大部分基因變異的黃金標準。然而檢體中突變基因常混雜著許多野生型基因，而桑格定序法分辨低比例突變基因的能力比較不足，容易造成偽陰性的結果。

　　檢體會混雜野生型基因有幾個原因，第一，癌細胞的突變基因經常以異型合子（heterozygote）方式存在，亦即只有一個等位基因發生突變，另一個等位基因仍為野生型基因，這種情況的突變基因比例最多只佔 50%；第二，癌細胞為異質性（heterogeneous），有時只有部分癌細胞帶

有突變基因；第三，檢體中除了癌細胞之外，還存在許多正常體細胞，這個情況在某些瀰漫或分散的癌組織特別嚴重，而若是體液檢體（例如肋膜液或血液）突變基因的比例就更低。由於有這個困難，所以檢測方法必須注重它們是否能在正常基因中分辨出低比例的突變基因。有許多新的方法被發展出來以簡化操作步驟或增加分辨能力。以下簡述常用的突變檢測方法：

桑格定序法

　　桑格定序法原理是將螢光標定的雙去氧核苷酸（dideoxynucleotide）加到引子延伸的反應中。當雙去氧核苷酸被 DNA 聚合酶接合到產物上時，便會終止引子延伸反應，並產生片段大小不同的產物。這些產物經由聚丙烯醯胺凝膠電泳分離，便可以讀出待測 DNA 的序列，大約可以讀出 700～1000 個鹼基長度。桑格定序法的優點是精確且便宜，是目前大部分分子檢驗實驗室常用的方法，其缺點是操作較為繁瑣，包括 PCR、純化 PCR 產物、引子延伸反應、電泳等，大約需要兩個工作天。而且其分辨低比例突變基因的能力較低，在 DNA 模版中，突變等位基因所佔的比例至少需要大於 20% 才能被分辨出來。

焦磷酸定序法

　　焦磷酸定序（pyrosequencing）技術[7]與桑格定序法的不同是其訊號來源為核苷酸接到引子延伸反應鏈時釋放出的焦磷酸根，只要依序加入四種不同的核苷酸就可以依據訊號產生的時間點判斷該處的序

列，焦磷酸定序讀出的序列較短，約 100-500 個鹼基，它的優點是引子延伸反應與定序同時進行，可以免去電泳的步驟，稍微比桑格定序簡易，突變等位基因所佔的比例大於 10% 才能被分辨出來。

PCR 加上限制酶反應

其原理是利用限制酶能辨認雙股 DNA 中 4～6 個特定序列的特性來區分基因型。由於突變型與野生型的 DNA 序列有 1 個以上的序列差異，使用適當的限制酶就可以選擇性地切割野生型或突變型 DNA。PCR 加上限制酶反應有兩種使用方式，一種是先以 PCR 增幅待測基因，之後以限制酶切割 PCR 產物，再用洋菜膠電泳分析產物片段大小，由切割狀態判斷突變有無，這種方法稱為 PCR-restriction fragment length polymorphism (PCR-RFLP)（請參考第一章圖 1-5）。這個方法的優點是成本低，但是分辨野生型背景中低比例突變基因的能力不高。

另一種使用方式是先進行第一次 PCR，然後以限制酶將野生型模版切斷，增加突變型模版的比例，再進行第二次 PCR，最後以洋菜膠電泳偵測突變的 PCR 產物。這種方法亦稱為突變富集 PCR（mutant-enriched PCR）[8]，突變等位基因所佔的比例大於 1% 就能被分辨出來。但缺點是突變的位點不一定有適當的限制酶，此時必須設計帶有部分限制酶切位的引子（參考第一章圖 1-18）。

增幅阻礙突變系統

增幅阻礙突變系統（amplification refractory mutation system; ARMS）亦稱為特異等位基因 PCR（allele-specific PCR）（參考第一章圖 1-17）。在癌症基因突變檢測時，係利用突變專一引子進行反應，將引子 3' 末端設計為與突變鹼基互補的序列，使其無法與野生型 DNA 模版配對，由於 PCR 過程的延伸反應始於引子 3' 末端，若無法正確配對則無法進行延伸，所以可以選擇性增幅出突變基因。

近年來 ARMS 常與探針系統結合：使用突變專一引子選擇性增幅突變型 DNA，然後以探針系統產生螢光訊號，在 real-time PCR 反應平臺直接做增幅曲線或融離曲線（melting curve）的分析，無須開啟試管取出 PCR 產物，可以減少汙染並簡化操作。常用來產生螢光訊號的探針有蠍子探針（scorpions probe）、TaqMan 探針、LNA 探針（locked nucleic acid probe）、或雙股 DNA 結合染劑等。需注意此方式增幅出來的 PCR 產物其序列已被引子改變，無法再搭配定序法做序列確認。此法突變等位基因所佔的比例需大於 1～5% 才能被分辨出來。

傳統的 ARMS 有一個缺點，就是突變型專一的引子還是有機會結合到野生型模版，做出 PCR 產物，造成偽陽性的結果，使得 ARMS 分辨突變的靈敏度不佳。因此最近又被改良衍生出另一套技術稱為競爭性等位基因 TaqMan 探針 PCR（Competitive allele specific TaqMan PCR; castPCR）[9]。反應中除了使用突變型專一的引子進行 PCR

外，還加入與野生型序列互補的一段寡核苷酸做為阻礙物（blocker），此阻礙物與突變專一引子互相競爭模版，但是阻礙物與野生型模版的親和力高，而引子與突變型模版的親和力高。當檢體同時存在突變型及野生型 DNA 時，阻礙物會優先與野生型模版結合，而引子則優先與突變型模版結合，因此反應的選擇性更強，幾乎不會增幅野生型模版（圖 25-2），突變等位基因所佔的比例大於 0.1～1% 就能被測到。此方法同時引入 TaqMan 探針，因此可以在 real-time PCR 反應中得到增幅曲線，操作非常簡易。但跟傳統的 ARMS 一樣，PCR 產物特性已被引子改變，無法再經由定序確認原始序列。

此外，若在引子中間靠近 3' 端的幾個鹼基改為 polydeoxyinosine (poly-dI)，將引子區分為 5' 端及 3' 端兩個結合區，也可以減少突變專一引子結合到野生型模版的機率，這種方法稱為 dual-priming oligonucleotide PCR (DPO-PCR)，此法突變等位基因所佔的比例大於 2% 能被測到[10]。

高解析度融離分析

高解析度融離分析（high-resolution melting analysis; HRM）需搭配飽和雙股 DNA 結合染劑使用，在 PCR 反應過後，透過緩慢的升溫過程，密集偵測螢光訊號改變，進行 PCR 產物的融離曲線分析，飽和雙股 DNA 結合染劑可以產生高解析度的融離曲線，即使小至單一核苷酸變異，都會造成可觀察到的融離曲線波型改變（詳細原理請參考第一章「高解析度融

離分析」部分）。使用本方法時，要有野生型控制組做為比較的基準，並且可於檢體中外加少許野生型模版，以提高融離曲線變異度，此法突變等位基因所佔的比例大於 5% 才能被測到。本方法優點為操作簡單且可在短時間內分析大量檢體，但須注意不只待測突變會造成波型改變，PCR 產物中的任何變異包括單一核苷酸多型性也會，故通常需搭配定序法再做重複確認。

肽核酸 PCR

肽核酸 PCR（peptide nucleic acid PCR; PNA-PCR）是在 PCR 時使用肽核酸抑制野生型基因的引子延伸反應，達到選擇性增幅突變型基因的目的。PNA 是一種人造的核酸，它的構造是將核酸的五碳糖 - 磷酸根骨架替換成類多肽骨架，但是仍然保有鹼基，可以與序列互補的 DNA 或 RNA 形成雙股結構。由於類多肽骨架不帶電，PNA 與 DNA 配對形成的雙股結構沒有負電荷的排斥力，因此穩定性很高。只要在 PCR 反應中加入一段與野生型互補的 PNA（長度大約 15-17 mer），就可以在 PCR 延伸反應時阻礙聚合酶之延伸而使野生型模版無法被增幅；但突變型模版與 PNA 有錯誤配對，使 PNA 與 DNA 之親和力下降而無法箝制聚合酶延伸，因此只有突變基因才會被 PCR 增幅（圖 25-2）。另外，PNA-PCR 可以搭配 LNA 探針或雜交探針（hybridization probe）使用，PNA 本身也可以作為螢光探針，上述探針產生螢光訊號的搭配可以直接在 real-time PCR 平臺上顯

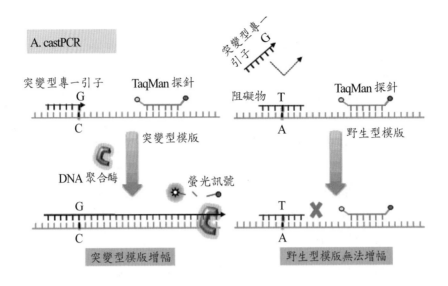

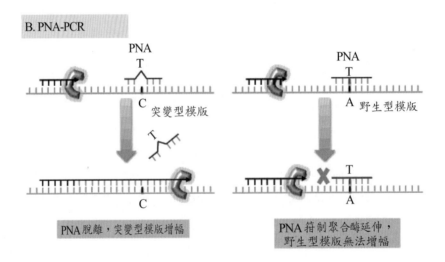

圖 25-2　castPCR 與 PNA-PCR 作用原理

示檢測結果，無須取出 PCR 產物進行後續的分析，所以操作非常簡便快速。由於 PNA 對序列的選擇性很高，因此突變等位基因所佔的比例大於 0.1～1% 就能被測到 [11, 12] 。

引子延伸反應衍生的突變偵測

　　由於 DNA 聚合酶在進行聚合反應時，對於新加入的互補核苷酸具有精準性（fidelity），因此可以利用引子延伸反應來偵測突變。依此原理衍生出的方法主要有兩種，一是 SNaPshot 基因型檢測，其方法是先將待測位置的 DNA 片段經由 PCR 增幅、純化之後，加入偵測引子及四種螢光標定的雙去氧核苷酸以進行引子延伸反應，由於加的是雙去氧核苷酸，所以只會

延伸一個核苷酸就停止。偵測引子的 3' 端剛好位於待測突變的前一個鹼基，因此延伸的核苷酸種類就是待測位點的基因型。引子延伸的產物必須送入自動定序儀讀出其螢光種類。這個方法可以搭配不同長度的引子以進行多重位點檢測，此法突變等位基因所佔的比例大於 10% 才能被測到。

　　另一種方法稱為 shifted termination assay (STA)，它與 SNaPshot 非常相似，不同的是在引子延伸反應時加入的是一種雙去氧核苷酸跟三種去氧核苷酸。其中雙去氧核苷酸是針對野生型設計，因此野生型的引子延伸反應進行單個核苷酸就停止，而突變型則會進行數個核苷酸才停止，所以可以根據引子延伸的片段大小區分野生型及突變型。這個方法也可以再改良，使用 biotin 標定的去氧核苷酸，所以突變的產物可以靠 streptavidin 連結的酵素呈色反應進一步放大訊號，因此這個方法對微量突變等位基因的分辨能力較好，可偵測 1～5% 的突變等位基因 [13]。

其他方法

　　檢測基因突變的方法非常多，在此無法一一列舉。值得一提的是最近興起的新方法，包括目標區域次世代定序法（請參考第四章）及數位 PCR（digital PCR）等都是偵測基因突變的強大工具。目前雖然因為單次偵測費用偏高且操作較複雜，尚無法普及，但未來可能有極大的應用潛力。

常見標靶藥物療效評估的檢驗標的

Egfr 基因突變檢測

　　Egfr 基因為 *erbB* 家族的一個重要成員，又名 *her1* 或 *erbB1*，位於染色體 7p12 區，EGFR 蛋白為一種穿膜的受體酪胺酸激酶，受體的細胞膜外部分可接受多種配體（ligand）如 EGF、轉化生長因子 α（TGF-α）等刺激，形成二聚體結構，自我磷酸化並活化下游 RAS/RAF/MEK/ERK（參見上節與圖 25-1）及 PI3K/AKT 等與細胞生存相關的重要蛋白及訊息傳導路徑，調控細胞生長與分化 [14]。*Egfr* 基因異常將導致 EGFR 蛋白過度表現或活化，這些異常包含基因擴增或基因突變。其中，在肺癌、頭頸癌、胃癌、大腸直腸癌、或多型性膠質母細胞瘤中常見到 *egfr* 的基因擴增，但是 *egfr* 的基因突變則多見於非小細胞肺癌中的腺癌（adenocarcinoma）。

　　非小細胞肺癌的 *egfr* 突變主要發生在基因上的外顯子 18-21 這個區域，此區位於蛋白的酪胺酸激酶區（圖 25-3）。突變的 EGFR 不需要配體的刺激即可活化下游的訊息傳遞路徑，最常發生的 EGFR 突變有二（圖 25-3），其一為 *egfr* 外顯子 21 的點突變，造成第 858 位置的白胺酸變成精胺酸（L858R），其二為外顯子 19 發生小片段缺失（exon 19 deletions），造成數個胺基酸的缺失，例如 delE746-A750 [15, 16, 17, 18, 19]。此二種突變分別占所有 *egfr* 變異的 43% 及 45%；其他尚有許多發生率較低的突變，例如第 719 位置的甘胺酸轉變成其他胺基

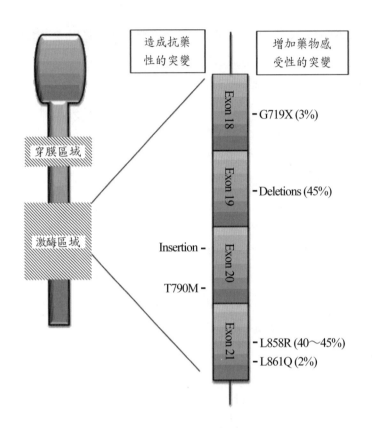

圖 25-3 EGFR 的蛋白結構、激酶區域相對應的外顯子，與 TKI 感受性有關的常見突變位點及突變發生率。

酸（G719X）或第 861 位置的白胺酸轉變成麩醯胺酸（L861Q），發生率分別為 3% 及 2%。另外統計資料發現，這些突變的發生率與人種及抽菸習慣有關，在亞洲女性、且為非吸菸者的非小細胞癌患者可高達 50-60%，而高加索人種僅約 10%。

上述突變與非小細胞肺癌的標靶藥物療效有關，主要的非小細胞肺癌標靶藥物為酪胺酸激酶抑制劑，包括第一代的可逆性抑制劑 gefitinib（商品名為艾瑞莎；Iressa）與 erlotinib（商品名為得舒緩；Tarceva），以及第二代的不可逆性抑制劑 afatinib（商品名為妥復克）（圖 25-1），這類型的藥物如同一般的激酶抑制劑會競爭性地結合在 ATP 的結合位，導致下游受質無法被磷酸化（圖 25-4），進而抑制細胞因酪胺酸激酶異常活化導致的異常生長。根據研究，當病人的癌細胞帶有這些突變時，標靶治療有六至八成有效，但如果沒有上述突變，有效的比例將低於一成，因此這些突變是上述標靶藥物療效的正向指標。另外，研究顯示某些 egfr 基因突變與治療無效有關，像是外顯子 20 產生小片段插入序列 [20, 21, 22]（圖 25-3），是為標靶藥物療效的負向指標。此外在用藥一段時間後，癌細胞會產生抗藥性突變或稱為次級突變，造成治療無效，像是 EGFR 蛋白第 790 位置蘇胺酸突變成甲

硫胺酸（T790M），約佔 50% 的抗藥性成因。T790M 可以使用第三代標靶藥物 osimertinib（商品名為泰格莎；Tagrisso）治療。美國國家癌症綜合網絡提供的臨床實踐標準（NCCN guideline）將上述 *egfr* 突變納入標靶用藥前之評估項目 [23, 24, 25]，因此使用 *egfr* 突變作為用藥評估已受到國際上臨床治療方針的認可。

　　檢測 *egfr* 突變常用的檢體為冷凍或蠟包埋組織，這些組織來自手術切除、電腦斷層導引穿刺或氣管鏡切片，上述檢體的癌細胞比例較高；對於無法取得組織檢體的病人，肋膜液或肺泡沖洗液也可作為替代檢體來源，但需注意這類檢體通常含有較大量的正常細胞，癌細胞的比例較低。目前檢測的黃金標準方法為桑格定序法，這個方法容易受到來自正常細胞的野生型 DNA 干擾，若突變 DNA 比例過低，則在偵測過程中，突變型產物的信號將被野生型的信號遮蔽而無法判別。為了提升檢測的靈敏度，已經有數種可以選擇性增幅突變型模版但阻礙野生型模版增幅的方法被開發出來，像是突變富集 PCR、增幅阻礙突變系統、肽核酸 PCR 等。商業化套組目前有 cobas EGFR mutation test（Roche），使用 real-time PCR 配合雜交探針進行分析，並非高靈敏的方法，可在野生型背景中分辨出 5% 以上的突變基因

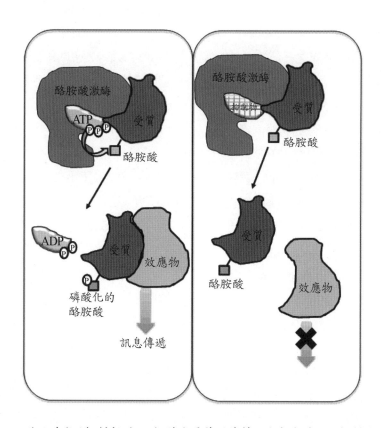

圖 25-4　酪胺酸激酶抑制劑（TKI）的主要作用機轉。大部分的 TKI 抑制酪胺酸激酶與 ATP 結合，導致激酶無法磷酸化下游的受質，進而阻斷訊息傳遞。

存在；另外也有高靈敏度的商業化套組如
therascreen EGFR RGQ PCR kit（Qiagen），
使用增幅阻礙突變系統增加靈敏度，搭配
蠍子探針產生螢光訊號，在 real-time PCR
機器上使用，可以偵測 1-5% 的突變基
因；以及 TaqMan mutation detection assays
(Life Technologies)，使用競爭性等位基因
TaqMan 探針聚合酶連鎖反應技術，可以
偵測 0.1-1% 以上的突變基因。由於大部分
的檢體都含有或多或少的正常細胞，高靈
敏的方法可以提高突變檢測的正確性。這
些檢測方法的原理與步驟請參考上節「標
靶藥物療效評估的分子檢驗方法 -- 檢測基
因點突變或小片段的插入或缺失」部分。

K-ras 基因突變檢測

　　K-ras 為 *ras* 基因家族之一，這個家
族包含數十種基因，其中與癌症有密切相
關的有 *H-ras*、*K-ras* 及 *N-ras* 三種。*H-ras*
與 *K-ras* 是 1960 年代在大鼠的肉瘤病毒中
發現，並以兩種病毒的發現者 --Harvey 及
Kirsten 為名，是最早被鑑定出來的一群致
癌基因，稱為 *v-Ha-ras* 與 *v-Ki-ras*。隨後在
人類細胞也發現這兩種 *ras* 的同源基因，
即 *H-ras* 與 *K-ras*。*N-ras* 基因則是在 1983
年於人類神經母細胞瘤（neuroblastoma）細
胞發現，這些 RAS 在正常情況下都是受
體酪胺酸激酶下游的效應分子（effector）
（圖 25-1）。突變的 RAS 會轉變為持續
活化的狀態，無須上游受體的刺激即可傳
遞生長訊息，造成細胞不斷增生而癌化。
在所有的 *ras* 突變中，以 *K-ras* 突變最常
在癌細胞中被發現，尤其是大腸癌、胰臟

癌、以及肺癌。

　　K-ras 基因位於染色體 12p12，可轉
譯出 21 KDa 大小的 RAS 蛋白。*K-ras* 基
因突變率在西方人的非小細胞肺癌為 20-
30%（東方人則低於 10%），大腸直腸癌
為 30～50%，胰臟癌則高達 90% [26]。*K-ras*
基因突變以位於第二外顯子區的密碼子
（codon）12 及 13 發生單一鹼基取代最常
發生，此種突變會使 K-RAS 蛋白 12 或 13
位置的甘胺酸（glycine）轉變為其他胺基
酸。密碼子 12 或 13 位置總共可能發生 12
種錯義突變（missense mutation），但每種
突變出現的頻率不同，其中有 8 種突變較
常在癌細胞中被發現。每種突變頻率的差
異也會受到癌症種類的影響，以大腸直腸
癌為例，第 12 密碼子突變佔所有 *K-ras* 突
變的 80%，第 13 密碼子佔約 20%；在非
小細胞肺癌則有 93% 的突變發生在第 12
密碼子（表 25-2）。

　　突變的 *K-ras* 是重要的致癌基因。
K-ras 突變檢測的重要性在於 K-RAS 是位
於受體酪胺酸激酶訊息傳遞路徑的下游，
所有以這類受體為標靶的藥物都不能抑制
突變的 K-RAS 活化訊息傳遞路徑，所以
K-RAS 突變意味著此類標靶藥物治療無
效，更下游的 *B-raf* 突變（見下節）也有
類似的意涵。例如使用於頭頸癌與大腸直
腸癌的兩種標靶藥物 panitumumab（商品
名為帕尼單抗；Vectibix）及 cetuximab（商
品名為爾必舒；Erbitux），這兩種藥物皆
為針對 EGFR 的單株抗體，會結合在細胞
膜外側的受體部位，抑制配體與受體結合
而使受體酪胺酸激酶無法活化，達到治療

的目的。然而若下游的 K-RAS 蛋白產生突變，不受到激酶調控而自我持續活化，則標靶藥物治療無效，因此 *K-ras* 基因突變可視為此兩種標靶藥物療效的負向指標 [27, 28, 29, 30, 31]，美國國家癌症綜合網絡提供的臨床實踐標準（NCCN guideline）以及美國臨床腫瘤協會（ASCO）都明確規範，轉移性大腸直腸癌病患應該先接受 *K-ras* 基因突變檢測，*K-ras* 須為野生型才建議使用標靶藥物合併化療。Cetuximab 於 2012 年在臺灣被核准為轉移性大腸直腸癌的第一線使用藥物，前提是 EGFR 有表現且 *K-ras* 須為野生型。直接標靶 KRAS G12C 突變蛋白的藥物 sotorasib 及 adagrasib 也已獲得美國食品藥物管理局的同意，用在晚期非小細胞肺癌的治療 [30,31]。由此可見 *K-ras* 基因檢測對於預測標

靶藥物療效之重要性。

另外在非小細胞肺癌使用的受體酪胺酸激酶抑制劑 gefitinib 及 erlotinib 其療效也與 *K-ras* 突變相關，NCCN guideline 指出，若非小細胞肺癌病患存在 *K-ras* 突變，則對藥物有抗藥性 [23]。此外，*K-ras* 突變也是另一種肺癌標靶藥物 crizotinib（見下節 EML4-ALK 融合基因檢測）的負向指標。實務上，由於東方人的肺癌少有 *K-ras* 突變，且 *K-ras* 突變與 *egfr* 突變不會同時發生（mutually exclusive），因此肺癌的標靶治療是以檢測 *egfr* 突變為主，並不加做 *K-ras* 突變檢測。

K-ras 基因突變檢測可以使用冷凍或蠟包埋組織，這些組織來自手術切除或穿刺切片，萃取其 DNA 後以桑格定序法進行突變檢測。但是考慮到檢體中混雜有

表 25-2　K-RAS 突變分布情形 [1]

密碼子	核苷酸變異 [2]	胺基酸變異	比例（%）	
			大腸直腸癌	非小細胞肺癌
12	c.34G>A	G12S	5	5
	c.34G>T	G12C	9	42
	c.34G>C	G12R	2	2
	c.35G>A	G12D	34	17
	c.35G>T	G12V	24	20
	c.35G>C	G12A	7	7
13	c.37G>A	G13S	< 1	< 1
	c.37G>T	G13C	< 1	3
	c.37G>C	G13R	< 1	< 1
	c.38G>A	G13D	19	2
	c.38G>T	G13V	< 1	< 1
	c.38G>C	G13A	< 1	< 1

註 1：統計自 My cancer genome 資料庫（http://www.mycancergenome.org）。
註 2：c.34G＞A 表示 coding region 第 34 個核苷酸由鳥糞嘌呤（G）變成腺嘌呤（A）。

比例不等的正常細胞，使用高靈敏的方法可以減少偽陰性結果。常見的市售檢驗套組有 KRAS mutation analysis reagents (ThermoFisher)、therascreen KRAS RGQ PCR kit (Qiagen)、cobas KRAS mutation test (Roche) 等。其他檢測的方法請參考上節「標靶藥物療效評估的分子檢驗方法——檢測基因點突變或小片段的插入或缺失」部分。

B-raf 基因突變檢測

最早的 *raf* 基因（*v-raf*）是 1983 年 Mark 與 Rapp 在鼠肉瘤病毒 3611 中發現，之後找到 *v-raf* 的人類同源基因 *A-raf*、*B-raf* 與 *C-raf*。*B-raf* 座落在人類染色體 7q34，由 18 個外顯子組成，可轉譯出 2949 bp 的 mRNA，轉錄出含 766 個胺基酸之胜肽鏈。RAF 是屬於絲胺酸／蘇胺酸激酶家族的一員，是 RAS 訊息傳遞路徑下游的第一個效應分子。B-RAF 比 A-RAF 或 C-RAF 具有較高的基本激酶活性。野生型 RAF 活化會形成同質或異質的二聚體，接著活化下游 MAPK 訊息傳遞路徑，此訊息傳遞的結果可以讓細胞生長分化或增殖（圖

25-1）[32, 33, 34, 35, 36, 37]。

RAF 蛋白質有三個高度保留區分別是 N 端的 CR1、CR2 及 C 端的 CR3，激酶活性區位於 CR3（圖 25-5）。*A-raf* 與 *C-raf* 的突變在腫瘤當中相當少見，但是 *B-raf* 的突變在目前研究發現有超過 30 種與人類癌症相關，大部分的突變位於激酶活性區域，這些突變會提升激酶活性而使訊息傳遞持續進行，少部分的突變會使活性降低。目前的研究指出惡性黑色素細胞瘤（melanoma）*B-raf* 突變發生率最高，可達 40-60%，甲狀腺乳突癌（papillary thyroid cancer）有 45%，直腸癌（colorectal cancer）有 5-15%，漿液性卵巢癌（serous ovarian cancer）約 35%，髮樣細胞白血病（hairy cell leukemia）約 100%[38]。*B-raf* 突變大多在外顯子 11 與 15。大部分的黑色素細胞瘤研究發現 *B-raf* 突變中約 90% 的突變在外顯子 15 的 c.1799 T>A 點突變，造成蛋白質第 600 位置纈胺酸改變為麩胺酸（V600E）（圖 25-5）。突變的 B-RAF 可以單體的形式活化 MEK，不需要以二聚體形式傳遞訊息[32, 33, 34, 35, 36, 37]，所以阻斷 *B-raf* 誘導的訊息傳遞是發展癌症標靶藥物的一個方向。

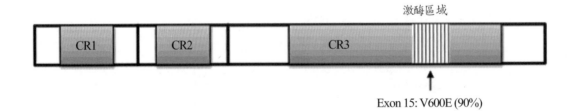

圖 25-5　B-RAF 蛋白的結構與常見的突變位點及突變發生率

以 B-RAF 為標靶的藥物分成兩類，第一型的抑制物（選擇性抑制物）會與活化態的 B-RAF 激酶結構結合並抑制其活性，2011 年美國 FDA 核准的 vemurafenib（PLX4032，商品名為威羅菲尼 Zelboraf）及 2013 年核准的 dabrafenib（Tafinlar; GSK2118436）皆為第一型抑制物，用來治療帶有 B-RAF V600E 轉移性黑色素細胞瘤的患者。第二型的抑制物（非選擇性抑制物）是與未活化的 B-RAF 激酶結構結合，抑制其活化。目前核准的藥物有 sorafenib（商品名為蕾莎瓦；Nexavar），用來治療肝癌及腎臟癌，對黑色素瘤的治療效果不佳。第二型的抑制物作用範圍較廣，不僅能抑制野生型與突變型的 B-RAF，也可以抑制其他激酶，例如：血管內皮生長因子受體 2（vascular endothelial growth factor receptor 2; VEGFR 2）。在黑色素細胞瘤 *B-raf* 突變是 vemurafenib 治療的正向指標，而 sorafenib 的療效則尚未發現與 *B-raf* 的基因型有關 [35, 36, 37, 39]。

另外，由於 B-RAF 是位於酪胺酸激酶受體訊息傳遞路徑的下游，與 K-RAS 一樣，突變的 *B-raf* 是所有針對此類上游受體標靶治療的負向指標，若有 *B-raf* 突變，則 gefitinib、erlotinib、panitumumab、cetuximab 及 crizotinib 的治療效果均不理想。如果 *K-ras* 是野生型，則建議加做 *B-raf* 基因突變檢測，才能對治療有較好的預測，在實務上因為在許多癌症 *B-raf* 的突變率遠低於 *K-ras*，所以許多機構只做 *K-ras* 突變檢測而省略 *B-raf*。

B-raf 基因突變檢測可以使用冷凍或蠟包埋組織，這些組織來自手術切除或穿刺切片，萃取其 DNA 後以桑格定序法進行突變檢測。考慮到非癌化細胞會干擾檢測的正確性，因此在抽取 DNA 前如何採取樣本以避免偽陰性是相當重要的。研究上常用的檢測方法有 RFLP、SSCP、pyrosequencing、STA 及 allele-specific PCR 等。HRM 也曾被用在 B-RAF V600E 的檢測，但此方法不容易區分 *B-raf* c.1799 T > A 異型合子或是同型合子的檢體，原因可能是 T 轉換成 A 所造成的同型合子熔點溫度改變不夠明顯，只有在存在有異源雙鏈核酸分子（heteroduplex）時才會有明顯的熔點溫度改變。目前市面上已有的研究用套組包括 therascreen BRAF RGQ PCR kit（Qiagen）及 BRAF mutation analysis reagents（ThermoFisher）。目前已通過美國 FDA 核可的體外診斷套組有 cobas 4800 BRAF V600 mutation test kit（Roche）。其他檢測的方法請參考上節「標靶藥物療效評估的分子檢驗方法──檢測基因點突變或小片段的插入或缺失」部分。

c-kit 與 *pdgfra* 基因突變檢測

原致癌基因（proto-oncogene）*c-kit* 又名 CD117 或幹細胞生長因子受體（stem cell growth factor receptor; SCFR），座落在染色體 4q11-q12 上，為一受體酪胺酸激酶的穿膜蛋白，在 1987 年由德國學者 Axel Ullrich 首次確認是 feline sarcoma 病毒 v-kit 致癌基因的細胞同源（cellular homolog）基因。當幹細胞生長因子（stem cell factor; SCF）結合到 c-KIT 受體時，會活化 c-KIT

內源性的酪胺酸激酶，進而活化 MAPK 與 PI3K 訊號傳遞路徑，調控細胞的生長與分化。另一個相關的基因為血小板衍生生長因子受體 a（platelet-derived growth factor receptor a; *pdgfra*），座落在染色體 4q12，所產生的蛋白質 PDGFRA 也是一個受體酪胺酸激酶的穿膜蛋白，在接受血小板衍生生長因子（platelet-derived growth factor; PDGF）結合後，可活化其內源性的酪胺酸激酶活性，進而磷酸化與活化細胞內的訊號傳遞分子，調控細胞的生長與分裂[40]。c-KIT 與 PDGFRA 蛋白具有相似的結構，主要包括類 IgG 結構的細胞膜外區、穿膜區、連結細胞膜區（juxtamembrane domain）及兩個酪胺酸激酶區。在酪胺酸激酶區內有 ATP 與受質的結合位點。這些蛋白結構所對應的外顯子

位置如圖 25-6 所示。

c-KIT 或 PDGFRA 的大量表現或突變常在特定的癌症組織中發生，例如黑色素細胞瘤、系統性肥大細胞疾病（systemic mast cell disease; SMCD）與胃腸道間質瘤（gastrointenstinal stromal tumor; GIST）。大約 87.2% 的胃腸道間質瘤組織具有 *c-kit* 或 *pdgfra* 的基因突變，其中 *c-kit* 突變大約佔了九成[41, 42]。一般來說 *c-kit* 與 *pdgfra* 的基因突變並不會同時存在於胃腸道間質瘤的組織中。目前用於胃腸道間質瘤的標靶藥物即以 c-KIT 與 PDGFRA 為分子標的，主要包括 imatinib（商品名為基利克；Gleevec）、sunitinib（商品名為紓癌特；Sutent）與 sogorafenib（商品名為癌瑞格；Stivarga）。前兩種藥物為酪胺酸激酶的抑制劑，具有類 ATP 的結構，可以競爭 ATP

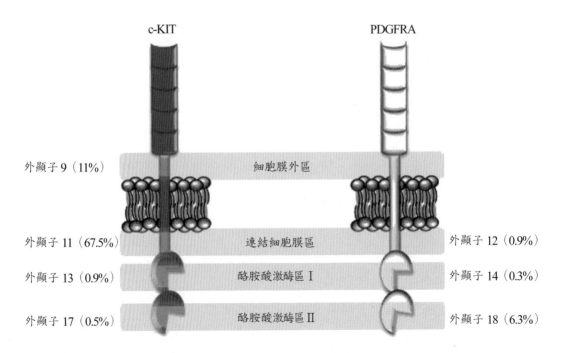

圖 25-6　c-KIT 與 PDGFRA 的蛋白結構與常發生的突變位點及突變發生率

與酪胺酸激酶的結合（圖 25-4），抑制 C-KIT 與 PDGFRA 的激酶活性，進而阻斷細胞生長的訊息傳遞路徑。

　　Imatinib 與 sunitinib 在胃腸道間質瘤的治療效果與 *c-kit* 及 *pdgfra* 基因是否有突變及突變的位置有關[42]。在尚未接受 TKI 治療的初級腫瘤組織中，*c-kit* 基因為野生型的病患對 imatinib 的治療不具感受性，但對 sunitinib 的反應較佳。*c-kit* 常發生突變的位點在外顯子 9, 11, 13、14、與 17，其中以外顯子 11 的突變 V599D 最常見。具外顯子 11 突變的病患，對 imatinib 有較好的治療效果，具外顯子 9 突變（如 L576P）的病患則需較高劑量的 imatinib。經過一段時間的 imatinib 治療後會產生抗藥性的二級突變，其中發生在外顯子 13，也就是 ATP 結合位的二級突變（V654A）需要使用第二線藥物 sunitinib，發生在外顯子 17 的二級突變（D816、D820、或 N822 的突變）需要用第三線藥物 regorafenib 治療，發生在外顯子 14 的二級突變（T670I）則後兩種藥物均有療效。

　　Pdgfra 主要的突變位點在外顯子 12 與 18，其中又以外顯子 18 的突變最常見。*Pdgfra* 基因為野生型的病患對 imatinib 的治療不具感受性，但對 sunitinib 的反應較佳。D842V 與 D846V 為外顯子 18 兩個主要的突變位點，具有這些突變的病患對 TKI 不具感受性。

　　不同的分子檢驗方法可以協助鑑定胃腸道間質瘤的組織是否具有上述常見的 *c-kit* 或 *pdgfra* 基因突變。主要的檢體來源是石蠟包埋、福馬林固定的腫瘤組織切片

或新鮮的組織檢體；常用的方法包括桑格定序法、SSCP、HRM 等。除了檢驗室自行開發的試劑外，目前已有數個商品化的檢驗試劑可以用在 *c-kit* 與 *pdgfra* 基因突變的檢測，例如 therascreen GIST rapidscreen pyro kit（Qiagen）分析 *c-kit* 外顯子 9 與 *pdgfra* 外顯子 18 的基因突變。其他檢測的方法請參考上節「標靶藥物療效評估的分子檢驗方法——檢測基因點突變或小片段的插入或缺失」部分。

Her2/neu 基因擴增的檢測

　　Her2（又稱為 *neu* 或 *erbB2*）基因座落在染色體 17q12 上，屬於 *egf/erbB* 生長因子受體的基因家族。這個基因家族包括 *egfr/her1*、*her2/neu/erbB2*、*her3/erbB3* 與 *her4/erbB4*，它們都屬於受體酪胺酸激酶。配體的結合可以促使 HER2 蛋白本身或 HER2 與 HER1 間形成二聚體，隨後導致受體本身的酪胺酸磷酸化，並開啟細胞質內部的訊號傳遞路徑及細胞生長與分化的調控[43]（圖 25-1）。在乳癌與胃癌的腫瘤組織中常可以發現 HER2 蛋白過度地表現，導致細胞生長的訊號不斷地傳遞到細胞核中。目前已經知道 HER2 高度表現的腫瘤與較差的預後有關[44, 45]。

　　現已有幾個標靶藥物可以有效地抑制 HER2 過度活化的訊號傳遞[46]。Trastuzumab（商品名為賀癌平：Herceptin）是一個作用在 HER2 蛋白的單株抗體，可以阻斷配體與 HER2 受體的結合，進而阻斷 HER2 的訊號傳遞。Pertuzumab（商品名為 Perjeta）則是另一

種單株抗體，可以阻斷 HER2 與 HER1 形成二聚體（圖 25-1）。另外，ado-trastuzumab emtansine（商品名為 Kadcyla）則是利用 trastuzumab 對 HER2 蛋白的專一性，將有細胞毒性的物質藉由受體內吞作用（receptor-mediated internalization）將該物質送入表現 HER2 的癌細胞中，以啟動細胞的毒殺作用。Trastuzumab 主要用於乳癌與胃癌的病人；Pertuzumab 與 ado-trastuzumab emtansine 則主要用在乳癌的標靶治療。

以上所述的標靶藥物主要是針對 HER2 過度表現的癌症病人使用，因此在藥物使用前需先進行 HER2 表現量的分子檢測以評估標靶藥物的效能。目前主要的檢測方法包括免疫化學組織染色法來確定 HER2 蛋白的表現量；以螢光原位雜交法、染色體鑑定法（karyotyping）及 PCR 來確定 HER2 基因是否有擴增的現象 [47, 48]。其中以免疫化學組織染色法最普遍被使用。目前已經 FDA 核准的兩個可進行臨床組織檢體 HER2 的免疫化學組織染色試劑包括 HercepTest（Dako）與 PATHWAY Her-2/neu（Ventana）。以 HercepTest 為例，石蠟包埋的組織切片經過免疫化學組織染色，依照染色的強弱評定 HER2 蛋白的表現量，主要分成四個等級：0、+1、+2、與 +3。評分的標準如表 25-3 所示。如果評分為 +3 即為 HER2 過度表現，可建議腫瘤科醫師使用 HER2 的標靶藥物（圖 25-7）。若評分為 +2，則宜進一步以螢光原位雜交法進行 DNA 檢測以確認 her2 基因是否有擴增的現象。經確認後即可做為標靶治療用藥的依據。

Eml4-alk 融合基因檢測

間變性淋巴瘤激酶（anaplastic lymphoma kinase; ALK 或 CD246）基因座落在染色體 2p23 的位置。ALK 蛋白為一個受體酪胺酸激酶，其生理功能尚未完全了解，僅知與神經系統的發育有關 [49]。ALK 基因在癌細胞中可能的變異包括基因擴增、基因突變或與其他基因形成融合基因。在神經母細胞瘤病人發現的 *alk* 基因變異主要為點突變。在再生不良性大細胞淋巴瘤（anaplastic large-cell lymphoma）中，有 60% 的病例其淋巴瘤細胞具有 *alk* 與 *npm*（nucleophosmin）形成的融合基因。在非小細胞肺癌中，有 3-5% 的病人具有 *alk* 與 *eml4*（echinoderm microtubule-associated protein-like 4）的融合基因 [50]。*Eml4* 與 *alk* 基因的結合位點會有一些變異；*eml4* 常見的斷點在外顯子 2、6、13、14、15、18 或 20，而 *alk* 的結合位置都在外顯子 20 的序列上。另外，*alk* 也曾被報導在非小細胞肺癌細胞中與 *tfg*（TRK-fused gene）或 *kif5b*（kinesin family member 5b）形成融合基因。這些基因變異基本上都會導致 ALK 激酶持續性的活化。

過去 EGFR 突變陰性的肺癌患者沒有好的標靶藥物可提供，目前發現這些病患當中約一成到一成五的病人有 EML4-ALK 融合蛋白，對 ALK 抑制劑（例如：crizotinib）會有感受性 [51]。Crizotinib 是美國 FDA 第一個利用快速審核上市的藥。除了 crizotinib 之外，新一代的 alectinib、

表 25-3　HER2 蛋白在組織表現量的判斷標準

評分等級	HER2 表現	染色
0	陰性	腫瘤細胞沒有染色的型態，或<10%腫瘤細胞的細胞膜有些許染色。
1+	陰性	>10% 腫瘤細胞的細胞膜具有微量且不完整的染色型態。
2+	弱陽性	>10% 腫瘤細胞的細胞膜具有弱到中度且完整的染色型態。
3+	強陽性	>10% 腫瘤細胞的細胞膜具有強且完整的染色型態。

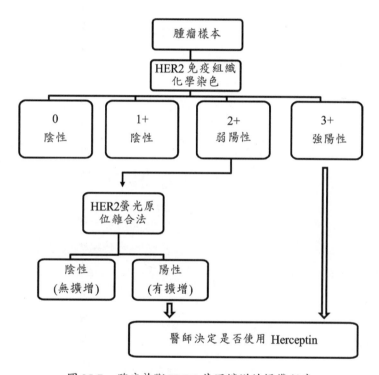

圖 25-7　臨床診斷 HER2 基因擴增的標準程序

ceritinib 及 brigatinib 也陸續開發出來，且比 crizotinib 有更好的 ALK 的特異性抑制效果及更好的存活率。這些藥物使用前都必須先檢測病患的腫瘤細胞是否有 *eml4-alk* 的表現[52]。

　　目前主要的檢驗方法是利用螢光原位雜交法，來檢測 *eml4-alk* 融合基因的存在，其中以獲 FDA 核准通過的 The Vysis ALK Break Apart FISH Probe Kit 為代表。該檢驗包括兩個 DNA 探針（圖 25-8），橘黃色螢光標定的 3'-ALK 探針可以結合在 *alk* 基因斷點的下游，DNA 探針所辨識的區域約 300 kb。綠色螢光標定的 5'-ALK 探針則結合在 *alk* 基因斷點的上游區域，DNA 探針所涵蓋的範圍約 442 kb。如果是野生型的 *alk* 基因，3'-ALK 與 5'-ALK 探

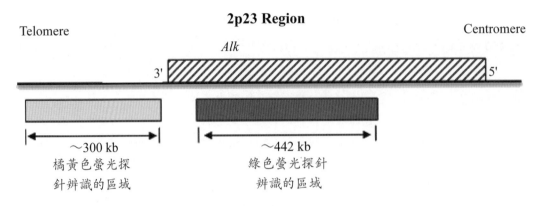

2p23 Region

Telomere   Centromere

Alk

3'   5'

~300 kb
橘黃色螢光探
針辨識的區域

~442 kb
綠色螢光探針
辨識的區域

圖 25-8　FISH 檢測 *alk* 融合基因所使用的探針在 *alk* 基因上的辨識區域

針結合在染色體上所產生的螢光訊號將會互相鄰近或部分重疊。如果在 2p23 *alk* 產生斷點的區域發生了染色體轉位，這兩個 DNA 探針所產生的螢光訊號將會有一定的距離而不會出現在鄰近的區域。

未來展望

標靶藥物是癌症治療重要的發展方向。可以預期地，標靶藥物的種類將會快速地增加，諸如針對 PI3K 與 mTOR 等訊息傳遞分子的標靶藥物上市 [53, 54]。因此，適時地開發相關的基因檢測試劑與方法以了解標靶基因在特定病患的變異情形可以讓標靶藥物用在對藥物有感受性的癌症患者，以確保病人獲得有效的治療，並減少不必要的醫療浪費。隨著標靶藥物種類的增加，使用多重標靶藥物以增加病人的療效將會應運而生。為了提供完善的檢驗資訊，多重基因檢測或基因定序平臺的建立將會是未來分子檢驗室需要面對的挑戰。除此之外，近年來的研究發現病人的循環癌細胞可以做為液態切片（liquid biopsy）

以進行基因檢測的檢體來源 [55, 56, 57]。我們預期循環癌細胞在未來可以輔助現有檢測檢體的來源。

學習評估

1. 基因檢測對標靶藥物使用的重要性。
2. 常見標靶藥物的分子標的與癌症類別。
3. 分子標的突變與標靶藥物感受性的關係。
4. 使用標靶藥物前建議進行的分子檢測。

參考文獻

1. Burns D, Ashwood E, Burtis C, (2007) Fundamentals of Molecular Diagnostics, 1st ed: Saunders.

2. Buckingham L, (2011) Molecular Diagnostics: Fundamentals, Methods and Clinical Applications, 2nd ed: F. A. Davis Company.

3. Patrinos GP, Ansorge W, (2010) Molecular Diagnostics, 2nd ed: Elsevier

4. Coleman WB, Tsongalis GJ, (2005) Molecular Diagnostics: For the Clinical Laboratorian, 2nd ed: Humana Press.

5. van der Geer P, Hunter T, Lindberg RA. Receptor protein-tyrosine kinases and their signal transduction pathways. *Annu Rev Cell Biol*, 1994; 10:251-337.

6. Holbro T, Hynes NE. ErbB receptors: directing key signaling networks throughout life. *Annu Rev Pharmacol Toxicol*, 2004; 44:195-217.

7. Ronaghi M, Karamohamed S, Pettersson B, Uhlen M Nyren P. Real-time DNA sequencing using detection of pyrophosphate release. *Anal Biochem*, 1996; 242:84-89.

8. Asano H, Toyooka S, Tokumo M, et al. Detection of EGFR gene mutation in lung cancer by mutant-enriched polymerase chain reaction assay. *Clin Cancer Res*, 2006; 12:43-48.

9. Didelot A, Le Corre D, Luscan A, et al. Competitive allele specific TaqMan PCR for KRAS, BRAF and EGFR mutation detection in clinical formalin fixed paraffin embedded samples. *Exp Mol Pathol*, 2012; 92:275-280.

10. Chun JY, Kim KJ, Hwang IT, et al. Dual priming oligonucleotide system for the multiplex detection of respiratory viruses and SNP genotyping of CYP2C19 gene. *Nucleic Acids Res*, 2007; 35:e40.

11. Chiou CC, Luo JD, Chen TL. Single-tube reaction using peptide nucleic acid as both PCR clamp and sensor probe for the detection of rare mutations. *Nat Protoc*, 2006; 1:2604-2612.

12. Nagai Y, Miyazawa H, Huqun, et al. Genetic heterogeneity of the epidermal growth factor receptor in non-small cell lung cancer cell lines revealed by a rapid and sensitive detection system, the peptide nucleic acid-locked nucleic acid PCR clamp. *Cancer Res*, 2005; 65:7276-7282.

13. Shackelford W, Deng S, Murayama K, Wang J. A new technology for mutation detection. *Ann N Y Acad Sci*, 2004; 1022:257-262.

14. Bazley LA, Gullick WJ. The epidermal growth factor receptor family. *Endocr Relat Cancer*, 2005; 12 Suppl 1:S17-27.

15. Cappuzzo F, Finocchiaro G, Metro G, et al. Clinical experience with gefitinib: an update. *Crit Rev Oncol Hematol*, 2006; 58:31-45.

16. Paez JG, Janne PA, Lee JC, et al. EGFR mutations in lung cancer: correlation with clinical response to gefitinib therapy. *Science*, 2004; 304:1497-1500.

17. Sequist LV, Joshi VA, Janne PA, et al. Response to treatment and survival of patients with non-small cell lung cancer undergoing somatic EGFR mutation testing. *Oncologist*, 2007; 12:90-98.

18. Ji H, Li D, Chen L, et al. The impact of human EGFR kinase domain mutations on lung tumorigenesis and in vivo sensitivity

to EGFR-targeted therapies. *Cancer Cell*, 2006; 9:485-495.

19. Sharma SV, Bell DW, Settleman J, Haber DA. Epidermal growth factor receptor mutations in lung cancer. *Nat Rev Cancer*, 2007; 7:169-181.

20. Lund-Iversen M, Kleinberg L, Fjellbirkeland L, Helland A, Brustugun OT. Clinicopathological characteristics of 11 NSCLC patients with EGFR-exon 20 mutations. *J Thorac Oncol*, 2012; 7:1471-1473.

21. Yasuda H, Kobayashi S, Costa DB. EGFR exon 20 insertion mutations in non-small-cell lung cancer: preclinical data and clinical implications. *Lancet Oncol*, 2012; 13:e23-31.

22. Kobayashi S, Boggon TJ, Dayaram T, et al. EGFR mutation and resistance of non-small-cell lung cancer to gefitinib. *N Engl J Med*, 2005; 352:786-792.

23. NCCN clinical practice guidelines in oncology (NCCN Guidelines) , Non-small cell lung cancer, version 2. 2013, available at: http://www.nccn.org/professionals / physician_gls/f_guidelines.asp

24. Dahabreh IJ, Linardou H, Siannis F, et al. Somatic EGFR mutation and gene copy gain as predictive biomarkers for response to tyrosine kinase inhibitors in non-small cell lung cancer. *Clin Cancer Res*, 2010; 16:291-303.

25. Fukuoka M, Wu YL, Thongprasert S, et al. Biomarker analyses and final overall survival results from a phase III, randomized, open-label, first-line study of gefitinib versus carboplatin/paclitaxel in clinically selected patients with advanced non-small-cell lung cancer in Asia (IPASS) . *J Clin Oncol*, 2011; 29:2866-2874.

26. Bos JL. ras oncogenes in human cancer: a review. *Cancer Res*, 1989; 49:4682-4689.

27. Amado RG, Wolf M, Peeters M, et al. Wild-type KRAS is required for panitumumab efficacy in patients with metastatic colorectal cancer. *J Clin Oncol*, 2008; 26:1626-1634.

28. Ciardiello F, Tortora G. EGFR antagonists in cancer treatment. *N Engl J Med*, 2008; 358:1160-1174.

29. Lievre A, Bachet JB, Boige V, et al. KRAS mutations as an independent prognostic factor in patients with advanced colorectal cancer treated with cetuximab. *J Clin Oncol*, 2008; 26:374-379.

30. Bokemeyer C, Bondarenko I, Makhson A, et al. Fluorouracil, leucovorin, and oxaliplatin with and without cetuximab in the first-line treatment of metastatic colorectal cancer. *J Clin Oncol*, 2009; 27:663-671.

31. Van Cutsem E, Kohne CH, Hitre E, et al. Cetuximab and chemotherapy as initial treatment for metastatic colorectal cancer. *N Engl J Med*, 2009; 360:1408-1417.

32. Davies H, Bignell GR, Cox C, et al. Mutations of the BRAF gene in human

cancer. *Nature*, 2002; 417:949-954.

33. Garnett MJ, Marais R. Guilty as charged: B-RAF is a human oncogene. *Cancer Cell*, 2004; 6:313-319.

34. Gonzalez de Castro D, Clarke PA, Al-Lazikani B, Workman P. Personalized cancer medicine: molecular diagnostics, predictive biomarkers, and drug resistance. *Clin Pharmacol Ther*, 2013; 93:252-259.

35. Huang T, Karsy M, Zhuge J, Zhong M, Liu D. B-Raf and the inhibitors: from bench to bedside. *J Hematol Oncol*, 2013; 6:30.

36. Poulikakos PI, Rosen N. Mutant BRAF melanomas--dependence and resistance. *Cancer Cell*, 2011; 19:11-15.

37. Wan PT, Garnett MJ, Roe SM, et al. Mechanism of activation of the RAF-ERK signaling pathway by oncogenic mutations of B-RAF. *Cell*, 2004; 116:855-867.

38. Pakneshan S, Salajegheh A, Smith RA, Lam AK. Clinicopathological relevance of BRAF mutations in human cancer. *Pathology*, 2013; 45:346-356.

39. Menzies AM, Long GV, Murali R. Dabrafenib and its potential for the treatment of metastatic melanoma. *Drug Des Devel Ther*, 2012; 6:391-405.

40. Fletcher JA. Role of KIT and platelet-derived growth factor receptors as oncoproteins. *Semin Oncol*, 2004; 31:4-11.

41. Corless CL, Barnett CM, Heinrich MC. Gastrointestinal stromal tumours: origin and molecular oncology. *Nat Rev Cancer*, 2011; 11:865-878.

42. Lasota J, Miettinen M. Clinical significance of oncogenic KIT and PDGFRA mutations in gastrointestinal stromal tumours. *Histopathology*, 2008; 53:245-266.

43. Gutierrez C, Schiff R. HER2: biology, detection, and clinical implications. *Arch Pathol Lab Med*, 2011; 135:55-62.

44. Gravalos C, Jimeno A. HER2 in gastric cancer: a new prognostic factor and a novel therapeutic target. *Ann Oncol*, 2008; 19:1523-1529.

45. Moasser MM. The oncogene HER2: its signaling and transforming functions and its role in human cancer pathogenesis. *Oncogene*, 2007; 26:6469-6487.

46. Nielsen DL, Kumler I, Palshof JA, Andersson M. Efficacy of HER2-targeted therapy in metastatic breast cancer. Monoclonal antibodies and tyrosine kinase inhibitors. *Breast*, 2013; 22:1-12.

47. Laudadio J, Quigley DI, Tubbs R, Wolff DJ. HER2 testing: a review of detection methodologies and their clinical performance. *Expert Rev Mol Diagn*, 2007; 7:53-64.

48. Moelans CB, de Weger RA, Van der Wall E, van Diest PJ. Current technologies for HER2 testing in breast cancer. *Crit Rev Oncol Hematol*, 2011; 80:380-392.

49. Roskoski RJ. Anaplastic lymphoma kinase (ALK) : structure, oncogenic activation, and pharmacological inhibition. *Pharmacol Res*,

2013; 68:68-94.

50. Shaw AT, Engelman JA. ALK in lung cancer: past, present, and future. *J Clin Oncol*, 2013; 31:1105-1111.

51. Shaw AT, Solomon B. Targeting anaplastic lymphoma kinase in lung cancer. *Clin Cancer Res*, 2011; 17:2081-2086.

52. Thunnissen E, Bubendorf L, Dietel M, et al. EML4-ALK testing in non-small cell carcinomas of the lung: a review with recommendations. *Virchows Arch*, 2012; 461:245-257.

53. Fasolo A, Sessa C. Targeting mTOR pathways in human malignancies. *Curr Pharm Des*, 2012; 18:2766-2777.

54. Sadeghi N, Gerber DE. Targeting the PI3K pathway for cancer therapy. *Future Med Chem*, 2012; 4:1153-1169.

55. Alix-Panabieres C, Pantel K. Circulating tumor cells: liquid biopsy of cancer. *Clin Chem*, 2013; 59:110-118.

56. Huang SB, Wu MH, Lin YH, et al. High-purity and label-free isolation of circulating tumor cells (CTCs) in a microfluidic platform by using optically-induced-dielectrophoretic (ODEP) force. *Lab Chip*, 2013; 13:1371-1383.

57. Lin HC, Hsu HC, Hsieh CH, et al. A negative selection system PowerMag for effective leukocyte depletion and enhanced detection of EpCAM positive and negative circulating tumor cells. *Clin Chim Acta*, 2013; 419:77-84.

第二十六章　醫學分子檢驗的品質保證
（Quality Assurance in Molecular Diagnosis）

游雅言　著

學習目標

1. 醫學分子檢驗的操作空間設計需要注意的事項。

2. 醫學分子檢驗的儀器設備維護保養校正注意事項。

3. 醫學分子檢驗的檢體前處理技巧。

4. 確認（validation）與驗證（verification）應用於醫學分子檢驗的不同要求。

5. 醫學分子檢驗的內部品管措施。

前言

　　近幾年，分子檢測技術快速發展，也很快的導入醫學檢驗，成為臨床診斷、治療與監控的重要工具。不同於分子檢測技術應用在研究上，一旦導入臨床，其可信度與穩定性攸關病人的生命安全，故與其他臨床檢驗項目一樣，需要嚴謹的品質保證程序來確保檢驗結果的正確性。

　　不同於一般臨床檢驗，醫學分子檢驗有部分試劑是經過衛生署查驗登記的套裝試劑，從檢體前處理至後端判讀所需的程序、試劑都已經設計好，使用者僅需按照規範執行即可；另外一部分則是所謂的 laboratory-developed test（LDT），由實驗室人員自行組合數種試劑、自行研發、設定操作程序，在這個部分的評估工作就顯得十分重要。

　　ISO 15189 條文是目前美國病理學會（College of American Pathologists; CAP）及國際認證組織（International Laboratory Accreditation Cooperation; ILAC）皆認可，可以系統性的檢視醫學實驗室的品質表現。故茲就 ISO 15189 技術要求廣義解釋醫學分子檢驗應注意或考量的品質保證作為，各實驗室可以就規模、資源等考量參照。

人員

　　依照 CLIA'88（Clinical Laboratory Improvement Amendment of 1988）分類，執行醫學分子檢驗的實驗室被歸類在高度複雜性的實驗室（high-complexity testing laboratories），特別突顯出這個層級的實驗室人員，其教育訓練的重要性。在美國有幾個機構會針對執行醫學分子檢驗的人員辦理教育訓練及認證考試；在臺灣，這樣的制度才剛起步，而且還沒有任何法規要求執行醫學分子檢驗的人員需要特定的資格。

　　如同一般醫學實驗室需要有新進人員的教育訓練、考核及授權，對於已經執業的人員也要針對其操作檢驗的範圍安排繼續教育，並定期的給予考核，確認其能力可以持續勝任該檢驗後再給予持續的授權；執行醫學分子檢驗者，除了應遵照此規範外，更應著重檢驗人員對於分子技術基本知識的認知程度，以及將此技術應用到臨床檢驗及結果判讀時的注意事項，尤其是實驗室使用 LDT 當作檢測方法者尤其需要。

設施與環境條件

　　分子檢驗實驗室最擔心就是實驗室汙染的問題，故在設施與環境的設計上，需要將這樣的考量放入，以降低汙染的風險。

空間設計

　　理想的分子檢驗實驗室至少需要三個獨立的工作區域，包括兩個 "clean" 的房間，所有核酸放大前的步驟都應該在這兩個房間內進行，包括一個試劑配製（reagent preparation）的房間，跟另外

一個檢體處理（specimen procession）、核酸萃取（nucleic acid extration）及添加核酸（reaction set-up）的房間，稱為preamplification rooms。相對來說，第三個房間是 "dirty" 的，用於核酸放大及放大後產物的分析，稱為 postamplification room。

這三個房間的空調系統應該要各自獨立，如果實際作業上有困難時，至少要將preamplification rooms 的位置設計在最靠近空調的進風口處。此外，preamplification rooms 應該要設計成正壓，避免在開門時，有其他的空飄物質飛入汙染檢體或試劑；而 postamplification room 則應該設計成負壓，避免核酸放大後飛出汙染到周遭環境。如果可行的話，這三個房間最好都設有前室（anteroom）可以緩衝壓力，兩個 preamplification rooms 可以考慮共用，postamplification room 則需獨立。前室的大小可以視環境及功能而調整，有些實驗室使用拋棄式的防護衣，就可以考慮放在此處換裝。

如果實驗室因為空間不足，無法區隔出三個獨立的空間時，可以將兩個preamplification rooms 放在同一個空間內，試劑製備跟添加核酸的動作則可利用兩個 PCR 操作臺（dead air boxes）區隔；至於檢體的前處理，除非是具感染性的檢體需要到特殊的實驗室操作外（如結核菌檢體需到結核菌負壓實驗室處理），其他一般檢體可以視其安全性在此空間設置生物安全操作箱處理或在實驗桌面處理；而核酸萃取如使用到 phenol 或 chloroform 等有機溶劑，需設置化學操作櫃以利有毒氣體

的排出，否則可以在實驗桌上進行即可。PCR 操作臺的位置盡量放在少人進出處，避免氣流的干擾。PCR 操作臺應設有 UV 燈及計時器，使用後應該開啟 UV 燈破壞殘留的核酸；不管是 PCR 操作臺或實驗桌面，人員應養成在使用前、後都使用 10%新鮮配製的漂白水擦拭，之後再用 75% 酒精或二次水將漂白水擦掉的習慣。

如果實驗室的檢驗範圍包括 DNA 及RNA，其試劑配製及核酸萃取的空間最好能做區隔，如有獨立的 PCR 操作臺等，但如果因空間限制而無法區隔時，則應將兩者的操作時間分開，而且使用前確認相關工作檯面已使用 10% 新鮮配製的漂白水、75% 酒精或二次水擦拭過。

PCR 儀器的擺設一般建議在 postamplification room，但如果有空間限制的問題時，可以考慮擺在 preamplification rooms，但必須確認在此空間內，反應過後的 PCR試管是不開蓋的。

環境條件規範

為避免核酸的汙染，除了上述空間的區隔外，還有許多必須注意的事項。包括人員進出規範、特殊設備的設置與區隔、廢棄物的處置、wipe test 等。

人員進出不同房間規範

人員進出不同房間的方向原則為 clean to dirty，不要隨意來回將汙染核酸帶出。進出不同房間應該要嚴格遵守穿載不同實驗衣及更換手套的規定，為避免實驗衣的混用，建議實驗室可以在不同空間設置不

同顏色的實驗衣作為區隔。

特殊設備的設置與區隔

不同空間所使用的設備也必須獨立，包括微量吸管、試管、震盪器等，不能交互使用。DNA 與 RNA 萃取所需要的設備亦然。另外微量吸管應使用含有 filter 的 tip 防止檢體內或放大後核酸汙染到微量吸管而帶到下一個檢體中。

大部分的實驗室紀錄都是使用紙張，同一批檢體、不同步驟的實驗雖然分在不同實驗室進行，卻可能都要記錄在同一張表單中，造成紀錄表單在不同實驗室穿梭，成為可能的汙染源。故建議實驗室可以考慮建立電腦網路系統輔助記錄，盡量減少紙張的使用，除減少汙染源的產生，後續的資料整理也許會更有效率。

廢棄物的處置

在廢棄物的處置方面，實驗桌面的廢棄物應放置在夾鍊袋中，而且養成完成實驗後將夾鍊袋封緊的習慣；實驗室內的廢棄物建議由操作人員打包後放到實驗室外讓清潔人員帶走，不要讓清潔人員進入每個實驗室打包，因為很難規範清潔人員也作到 clean to dirty、更換衣服、手套的進出原則。

Wipe test

建議實驗室於每個月或懷疑有汙染時，針對實驗檯面及設備表面進行 Wipe test，確認有無核酸殘留汙染。

實驗室設備

儀器設備維護保養

實驗室儀器維護保養工作的落實，攸關儀器的性能，影響檢驗報告的準確性，為實驗室品質保證的基本要求。儀器的保養週期及項目、定期需執行之功能測試，都必須依照原廠規範執行，建議實驗室根據每日需自行保養及請工程師保養項目的週期、保養細項等設計成查核表，在設定的時間內執行設定的項目，以確保儀器功能的正常表現。

一般符合衛生署查驗登記的分子檢測系統，因為涵蓋儀器與試劑，通常在儀器內部設定之條件都已經鎖定，無法異動；但若是 LDT，實驗室需自行將測試過的最好條件設定在儀器中，為防止設定的條件被刻意或不小心異動，實驗室應定期或於每一次上機檢測前檢視儀器的反應條件是否與當初設定相同。另外，若因經驗累積，得知反應條件應予異動時，則必須留下異動前後檢驗結果比對的資料經過主管審核同意後，始能異動反應條件，同時此反應條件的異動也應修正到相關的 SOP 中。

儀器若有故障，需留下維修紀錄，內容除了故障原因之外，還需要加入如何確定儀器功能已恢復正常的查核紀錄，方便制訂日後防止儀器因同樣原因故障的預防方案。

儀器設備定期校正或查驗

特定儀器為保持其量測的可追溯性及

正確性，需要定期進行校正或查驗，列舉重要的儀器設備如下：

微量吸管

因為分子檢驗所需的試劑或檢體等通常都很微量，若所使用的微量吸管有偏差，極可能影響檢驗的結果。建議一年至少應查驗一次微量吸管的準確性（accuracy）及精準度（precision）。檢測的方式可以委託到可出示量測追溯報告的校正實驗室進行，也可以由實驗室內部自行執行，但必須考量到用來查驗的微量天平已送校，使其查驗達到量測追溯要求。

PCR 儀器

建議至少一年檢測一次溫度，檢測的溫度範圍必須能夠涵蓋實驗所需設定之條件，而且應該針對每一個孔洞（well）分別檢測，檢測的工具必須具有量測追溯性。如果因資源限制，無法針對每一個well 進行溫度檢測，可以將同樣的檢體放到每一個 well 進行相同的反應，然後比較產物的產量，確保每一個 well 效能的一致性；不過使用這種方法時，應考量到放入的檢體濃度，若濃度太高，些微的條件差異不易反應在產物的產量上。

除了溫度之外，PCR 儀器時間設定的正確也是需要定期確認的，目前市面上有套裝的硬體搭配軟體，可在查核溫度的同時，檢測 PCR 儀器升降溫所需要的時間，其結果可以跟儀器出廠宣稱的表現進行比較，若有明顯得差異時，應請工程師進行調整，或調整 PCR 反應條件的設定。

不過目前上述檢測的費用較高，並非所有實驗室都能執行。建議至少針對在相同反應條件下、不同次測試時，儀器所需耗費時間的比較，其差異若超過 2 分鐘時，為儀器需要調整的警訊。

Real-time PCR 儀器

目前的 real-time PCR 儀器都有原廠規範應定期檢測項目及規定使用的檢測試劑，檢測的項目包括溫度、螢光強度等。

檢驗前程序

正確的檢體收集是進入檢驗程序重要的基礎，在一般衛生署查驗登記的檢測試劑套組中，通常會將適用的檢體收集類別、收集方法、運送及儲存注意事項、前處理方式等作詳細的說明，使用者應遵照其要求執行。若臨床上有不同的考量，需引用不同的檢體類別或收集方法時，就等同於 LDT 檢測項目，在使用之前，必須進行詳細的確認，確定實驗室自行修改或開發的方法適合此種檢體的處置。

檢體的採集與收集

與於一般臨床檢驗要求相同，醫學分子檢驗在檢體類別的選擇上也必須確認其適當性，尤其是感染症檢體，需要視病原體可能存在的位置而作選擇。不同的檢體處理需考慮到其分析基質效應（matrix effect），處理方式也應該有所不同。

檢體收集時若需使用抗凝劑，除需考量到抗凝劑與檢體的比例問題外，也應考

慮到部分抗凝劑對 PCR 反應可能產生抑制影響，如 heparin。一般建議以 ethylenediaminetetraacetic acid（EDTA）或 acid citrate dextrose（ACD）作為血液或骨髓抽取物的抗凝劑，如果檢測的對象是細胞內的 RNA 時，則建議事先在容器內加入 RNA 穩定劑，或於檢體收集完後儘速加入 RNA 穩定劑。

檢體的傳送與儲存

檢體的傳送原則是於收集後儘速送到實驗室為宜，傳送過程需考慮到時間的長短及檢體種類而決定是否需要低溫傳送。如果是一般血液檢體且在機構內運送，因其所需路程短，通常只需室溫傳送；如果是非血液檢體，或是需送往機構外，則應考慮以低溫傳送。

檢體收集後到處理前的儲存環境會影響核酸的穩定性，故需擬定儲存條件，常見要求如下：

血液檢體

應於採集後儘速離心，若所使用的試管沒有 gel 可以將血球與血漿／血清分離，應於 4 小時內將血漿／血清分裝到另外的容器中。如果檢測標的物為 DNA 時，檢體可以在 2～8℃ 穩定 5 天，－20℃ 以下穩定更久；如果標的物是 RNA 時，建議於 4 小時內進行核酸萃取，否則應保存在 －20℃ 以下環境。

體液檢體

如腦脊髓液等檢體，標的物為 RNA 時，應盡量在 4 小時內進行核酸萃取；標的物為 DNA 無法即時處理時，應保存在 －20℃ 以下環境。

痰液檢體

實驗室收到檢體無法立即處理時，應該將檢體冷藏保存，一般結核分枝桿菌群分生檢驗之檢體穩定時間可以長達 14～21 天。如果放在 －70℃ 或更低溫度至少可以保存一年。

尿液檢體

尿液檢體的數量、留取的時間、病人有無發炎或有其他因子存在都可能影響核酸的萃取，低的 pH 值及高的尿素濃度都會很快地降解 DNA，尤其在 25℃ 以上的環境，故尿液檢體應需要儲存在 2～8℃ 環境且儘速處理。

純化後的 DNA

DNA 是相對穩定的大分子，一旦萃取之後，在 2～8℃ 環境下可以至少穩定一年。一般來說，如果萃取後幾天內就要進行 PCR 或以酵素進行切割反應，可以去離子水溶開即可，但是此方法其 pH 值容易變動，DNA 有降解的可能，所以如果考量到此點，可以將 DNA 溶在 pH 7.2 的 Tris/EDTA 緩衝液中。

純化過的 DNA 放在 TE（Tris-EDTA）緩衝液中，於室溫下可以保存 26 週，如果沒有 DNase 的汙染，2～8℃ 下至少可以保存一年，－20℃ 可達 7 年，－70℃ 以下則至少保存 7 年以上。

純化後的 RNA

RNA 是脆弱的大分子，純化後的 RNA 最好以乙醇沉澱後儲存在 −70℃ 或更低溫的環境。RNA 的儲存，應該使用無菌且以 diethylpyrocarbonate（DEPC）水處理過、未被沒戴手套的手碰觸過的容器。微鹼性（pH 7.1-7.5）的環境較中性或酸性溶液適合儲存 RNA。純化過的 RNA 在第一次冷凍解凍後可以穩定 3 小時，但是第二次冷凍解凍後就會使 RNA 降解，故建議 RNA 在萃取前不要解凍。不管 RNA 要保存多久，應該都要放在 −70℃ 或更低溫度保存，因為 RNase 即使在 −20℃ 仍會降解 RNA。

檢體的接收與分裝

因部分醫學分子檢驗對於檢體品質的要求甚多，所以實驗室在收到檢體時需要詳實記錄收到的時間與狀態，同時實驗室也應該針對檢驗項目的特性擬定檢體拒收的準則，讓收件者得以依循。但礙於部分檢體不易重新取得，尤其是感染症檢體，遇到符合拒收條件的檢體時，實驗室應與臨床醫師溝通，在檢驗報告上備註檢體的狀況。

分子檢驗的檢體，為了儲存條件要求，在處理前可能需要分裝，實驗室應就分裝可能產生的風險制訂標準作業程序預防分裝錯誤或是檢體間的相互汙染。檢體開始處理後，每一個步驟之間可能還要更換容器，這時候所可能產生的錯誤與汙染也要一併考量。

檢驗程序

從事檢驗工作者常言，一個好的管理系統也救不了一個不好的技術。所以對任何一個檢驗項目而言，選擇一個適當的檢測系統是得到正確結果最重要的一環。

就如同前言所述，目前的醫學檢驗方子檢測系統可以分成通過衛生署查驗登記的套裝系統，以及實驗室自行開發的 LDT。如果沒有特殊的考量，一般實驗室應該以選擇前者為優先，因為套裝系統在出廠販賣前通常都已經做過大規模的試驗，確認（validation）其檢驗效能，使用者只需參照其說明書，了解其與臨床需求是否吻合，如果吻合者，再以小規模的驗證（verification）試驗證明其效能確如出廠宣稱，即可引進使用。

但如果因市場上沒有販賣合適的套裝系統，或有其他因素必須由實驗室自行組合試劑或開發時，其原則是先選用教科書上或期刊發表或國際指引的方法，最後才考慮完全自行開發。而且在正式導入臨床服務前，實驗室必須透過繁雜的試驗，從檢體的選擇、收集、運送、儲存、前處理、檢驗步驟、報告呈現方式等一一確認後，訂出其檢驗效能，並確認此檢驗效能符合臨床所需後，才能使用。

以下就檢驗方法的確認／驗證、標準作業程序的撰寫、試劑管理的原則說明。

方法的確認／驗證

任何新的方法或檢測系統導入臨床服務前，其效能都應經過評估。如果使用的

是衛生署查驗登記的檢測系統，則實驗室只要針對幾個部分評估其效能是否與出廠時宣稱相符即可，此稱為驗證；如果使用的是 LDT，或是雖然使用衛生署查驗登記的檢測系統，但是某些方法或是試劑已經經過修改時，則需進行較完整的效能評估，稱之為確認。

方法的驗證

　　使用衛生署查驗登記的檢測系統前，要驗證的項目包括準確性、精準度、分析敏感度（analytic sensitivity）、干擾（interference）、生物參考區間（reference range）及報告區間（reportable range）。

　　準確性可藉由已知濃度或已知結果的標準物質進行檢測。精準度則可由品管檢體分別在五天以上、重複測試點數達 20 點求得。

　　分析敏感度也可稱為最低檢測濃度（limit of detection），在不同目的的檢驗項目中代表的意義不同。如為感染症的檢驗項目，可藉由已知濃度的檢體系列稀釋後檢測，推測出最低檢測濃度，再分別以多支檢體分不同批檢測，若出現偽陰性的比例小於 5%，即可為可接受之最低檢測濃度。但在遺傳基因檢測項目上，則可能代表突變基因的比例至少要達到多少才能被檢測出來。

　　干擾則可視檢體特性加入不同可能的干擾物質，比較加入前與加入後的結果，如嚴重的溶血等。在基因檢測上也可解讀為不同基因型別上的交互作用而可能產生的偽陽性反應。故如果為感染症的檢測，可將常見的微生物核酸皆加入試驗，確認有無交互作用產生。如果是遺傳基因的檢測，因容易取得的基因型別有限，除應盡量將所有型別加入測試外，可能需將 primers 及 probes 的序列確實放到基因資料庫比對，確定沒有相近的基因會造成交互反應（cross reaction）。

　　生物參考區間可選擇 20 個來自未被診斷有與檢測項目相關疾病者的檢體進行檢測，需有 18 個以上的結果符合此生物參考區間，方能通過驗證。

　　報告區間在定性項目，需要確認可以發出報告的型別，如感染性疾病的陽性、陰性，或是遺傳性疾病的 homozygous wild type、heterozygous or homozygous mutant；在定量項目則需考量到系統的 analytic measurement range（AMR）及臨床所需的 clinical reportable range（CRR），進而決定出實驗室可以發出的報告區間，除了數字區間外，可能還包括<X、>Y（X、Y 分別代表此方法的 low positive 及 high positive 數值）。

方法的確認

　　選用的方法為 LDT，或是使用已經經過修改過某些方法的衛生署查驗登記的檢測系統，需要完成一份詳細的確認評估紀錄，建議內容包括如下：

1. 檢驗項目名稱：描述檢測的標的物（何種病原體或疾病或狀況）及使用的技術。

2. 預期用途：描述此檢驗的目的，包括用來診斷，或預後，或監控病程，或治療

指引等。

3. 適應症：描述臨床上什麼狀況適合使用此檢驗項目，最好可以使用國際標準定義。

4. 檢驗方法：檢驗項目涉及的檢驗方法。

5. 檢驗步驟：從檢體類別的選擇、檢體採集、傳送、儲存、處理、核酸萃取及儲存、後續的處理步驟、檢驗結果的判讀、解釋等。所有檢驗步驟都應詳細描述及評估。

6. 檢驗結果：放入各種可能的檢驗結果範例。

7. 檢驗效能確認：包括分析敏感性、特異性、精準度、可檢測範圍、干擾或是交互作用等。

8. 品質管制與品質保證：將設計的品質管制方案及品質保證方案說明清楚。

9. 方法的極限／限制：清楚說明方法設計上的極限，有哪些狀況無法排除或釐清。

10. 臨床資料：臨床上與此檢驗相關的背景資料，包括病人族群特性、有無地域性差別、預測的檢體量等。

11. 臨床確認：將檢測結果與臨床診斷結合評估，包括臨床敏感度（clinical sensitivity）、臨床特異性（clinical specificity）、陽性預測值（positive predictive value）及陰性預測值（negative predictive value）等。

12. 結果報告：臨床上對此報告的解釋。

13. 臨床可行性：對病人來說，此檢驗項目可能帶來的好處。

標準作業程序的撰寫

檢測方法評估作業完成後，要導入臨床服務之前，務必完成標準作業程序的制訂，讓每個作業人員都清楚標準的作法，才能確保檢驗品質的一致性。

標準作業程序制訂要項建議如下：

1. 目的或臨床重要性。

2. 檢體收集注意事項：包括病人準備、檢體採集、標示、儲存、運送、處理，還有檢體的接受、拒收條件。

3. 檢驗步驟：需包括後續數據的統計、結果的判讀、解釋等。

4. 檢驗試劑的準備。

5. 校正時機及步驟。

6. 品管時機及步驟。

7. 如果校正或品管異常的處置方法。

8. 分析檢測範圍（AMR）。

9. 方法的極限／限制。

10. 生物參考區間。

11. 檢驗危險值及其通報方式。

12. 參考文獻。

試劑管理
試劑標示

分子檢測所需要使用的試劑可能比其他臨床檢驗項目更為多樣複雜，其試劑標示的內容，除了一般所要求的內容物名稱、數量、濃度、儲存環境要求、製備時間及有效期限，開封時間或開封後的有效期限（若與原標示之有效期限不同時）外，若考慮到試劑多次進出冰箱會有降解問題，或是多次取用會有汙染問題時，通常還會將試劑進行分裝。

分裝的試劑建議比照一般試劑入庫管理，不同瓶之間應給予不同的編號，每次進行實驗時，都應該逐項記錄所使用試劑的編號，若檢驗結果有汙染或是出現整批性的表現不佳時，方能從此紀錄中追溯到所使用的試劑，確認是否為某批試劑品質異常所造成。

特殊試劑紀錄

分子檢測所使用的試劑除了共通性試劑，還包括 primers 及 probes 等含核酸序列資訊的物質，在不同的檢測項目中可能都有不同的組成，故其特性紀錄變得相當重要，可能是日後確認檢驗品質重要的依據。

這些特殊的試劑需要留下的紀錄內容包括其型態（genomic, cDNA, oligonucleotide ……）、來源（人類或其他動物）、核酸序列是源自於哪一個基因片段、是否有 restriction enzyme map、已知的多型性等。如果是用於遺傳基因的檢測，則需記錄在染色體上的位點、在某些種族出現突變的機率等。另外此批製作的廠商、日期、製作方法等也都需要保存。

Primers 與 probes 的選擇

Primers 與 probes 的選擇除了考慮其序列是否與其他標的有交互反應而造成偽陽性之外，還有以下幾個原則需考慮：

1. Primers 的長度最好在 18～24 bp
2. 避免形成 Primer-dimer
3. Primers 的 GC 含量應該控制在 30～70%
4. Primers 的 3' 端最後 5 個 base 不要有超過兩個 G 或 C
5. Primers 或 probes 最好不要出現連續 4 個 G
6. Real-time PCR 的放大片段不要超過 400 bp
7. Real-time PCR Primers 的 Tm 值盡量在 58-60℃
8. Real-time PCR probe 的 Tm 值盡量在 68-70℃

新批號試劑啓用

此處之試劑包括一般反應試劑、品管物質及校正物質。

1. **試劑**
   新批號試劑（包括 primers 及 probes）啟用之前，應該遵循一般檢驗項目規範，以臨床檢體進行新舊批號試劑平行檢測結果的比較；若是同一批號不同批次運送到實驗室者，則只需用品管檢體測試符合允收範圍即可。
   若為定性檢驗，至少需要準備一支陽性檢體及一支陰性檢體進行平行測試，若多數病人的結果為弱陽性，則建議再加入一支弱陽性檢體。定量及半定量檢驗的平行比對檢體數量由實驗室自行決定，但建議選取原則同於定性檢驗。若臨床檢體不易取得時，可以考慮使用外部能力試驗檢體取代之。

2. **品管物質**
   所選用的品管物質，最好是說明書中已經有來自 10 家以上同儕實驗室所建立的允收範圍可以參考，否則在使用新批號品管物質時就需要由實驗室自行建立

平均值及標準差。建立的程序為連續五天以上、每天檢測此品管物質數次，累積之點數需達 20 點以上方能自行計算平均值及標準差。此作法常因分子檢驗成本高昂而不易執行，故品管物質應盡量選擇具有參考範圍者為佳。

3. **校正物質**

   新批號的校正物質若已具量測追溯至國際標準，則不需再比對或驗證；若無量測追溯可循，則可使用已經驗證過的標準物質當作檢體，於新的校正物質所建立的校正曲線下量測，確認其適當性。一般符合衛生署查驗登記之檢測套組，校正物質之批號可能跟著試劑批號一起更換，則可利用已經驗證過的標準物質或是過去檢測的檢體與原批號試劑套組一起檢測比較，不需再單獨驗證校正物質。

檢驗品質保證程序

檢驗方法選擇與評估確定後，實驗室應該針對此檢驗項目可能產生的風險制訂相關的品質保證程序。一般共同的品質保證程序包括人員教育訓練、儀器設備的維護保養、內部品質管制、外部能力試驗、品質指標等。人員教育訓練及儀器設備的維護保養在前面已經談過，以下就其他部分說明。

內部品管

一個完整的醫學分子檢驗內部品管規劃應就每一個重要步驟設計，包括試劑的準備、檢體前處理、核酸萃取、後續檢驗步驟等。如果是衛生署查驗登記過的套裝檢測系統，可以按照其規範執行內部品管即可；若為 LDT，則需自行視需求訂定，建議的內部品管設計可包括以下幾種，其導入檢驗步驟的時機盡量可以跟臨床檢體相同，從檢體前處理就開始加入。品管結果應定期（至少每個月）交由實驗室主管審閱，確認有無變化趨勢或異常狀況。

Positive control and negative control

1. 對定性檢驗項目而言，至少需準備 positive control 及 negative control，而且其基質最好與臨床檢體相似。在某些基因突變檢測上，因為基因的多型性，臨床實驗室不太可能在每一次檢測時放入完整的基因型別，此時就可以考慮將不同型別的品管物質系統性的輪流使用。如果臨床上常出現落在接近陰性臨界值（cut-off）的陽性檢體，則在內部品管的設計上應該再加入 low positive control（或稱為 sensitivity control）。

   另外要判斷陽性或陰性結果的臨界值應該是在檢驗方法確認時就已決定。但在更換試劑批號或是至少每六個月需要用 sensitivity control 檢體重新確認其適用性，但需注意，此 sensitivity control 檢體必須是產自於試劑套組以外，不能用套組內的 sensitivity control 檢體來驗證臨界值的適用性。

2. 對定量檢驗項目而言，至少需準備兩個濃度的品管物質，這兩個濃度最好一個在臨床決策值（clinical decision level）

之上，一個在其之下。如果適當的話，也最好加入一個 sensitivity control，可以用以確認每一次檢測效能的穩定性。

Blank control

Blank control 是除了核酸檢測物之外，所有加入的試劑都與檢體相同，其結果可以用來監測實驗室過程有無汙染。

Internal control

對某些檢驗結果而言，陰性代表的可能不是檢體中沒有檢測標的物或其濃度過低無法偵測，而是檢體中含有某些物質抑制了放大反應，為了區別真正的陰性與抑制結果，實驗中可以加入 internal control。

一般的 internal control 有兩種，一種是加入一套對檢體的內生性基因有特異性的 primers 一起反應，如常見的 β-globulin gene，當目標檢測物為陰性，內生性基因也為陰性時，代表極可能有抑制物影響反應，需要再次處理檢體或利用稀釋或其他方法將抑制物的影響去除後才能判讀結果。另一種是外加一段原反應中 primers 也會作用但產物長度與目標檢測物有差別的核酸序列，一樣的道理，如果兩者同時為陰性時，代表極可能有抑制物影響反應。

核酸萃取品管

核酸萃取後進行放大或之後的反應前，應盡可能的確認其品質及濃度，並應留下紀錄。在標準檢驗作業程序中應規範可以接受的核酸品質及濃度的條件，不

符合者，應該再次萃取或有替代的處理方式。

限制切割酵素品管

如果檢測方法需用到限制切割酵素時，需考量到每一批及每一次限制切割酵素的效力是否一致，除應將反應的時間與加入的量作明確的規範外，新批號限制切割酵素應與舊批號利用 sensitivity control 平行測試允收；每一次反應時也最好加入 sensitivity control 確認其效力有無變化。

核酸序列分析品管

當檢測方法要使用到核酸序列分析時，需要考量幾個問題：

1. 序列分析片段的長度：雖然隨著試劑品質的進步，一次可以分析的序列長度越來越長，但過長的片段反應是否容易出現錯誤是需要考量的問題。

2. 檢測位點：是否太過靠近序列分析的起始點或終點？起始點或終點的序列常有不易判讀的問題。故應規範可接受的解讀範圍。

3. 訂定 Peak intensity、baseline fluctuation、signal-to noise ratio 及 peak shape 等可接受的標準，確認所有序列分析結果是在相同的品質下被解讀。

4. 如果臨床上可行的話，應該同時進行正向及反向的序列分析，利用兩者的結果互相確認可信度，尤其是在 heterozygous 的狀況或是少見的 alleles 時。如果因某些限制，無法每一個檢體都同時進行正向及反向的序列分析，至

少應定期以正向及反向序列確認特殊品管檢體，確認檢測的能力。

Real-time PCR 品管

當檢測方法要使用到 real-time PCR 時，需要考量幾個問題

1. Tm 值：如果結果的判讀取決於 Tm 值，應設立其可接受的範圍標準，而且不宜太寬，一般建議不要超過 $\pm2.5℃$。

2. 定量的 real-time PCR 檢測，其校正結果也應該設立合理的可接受的範圍。

3. 如新批號試劑平行比對所述，標示了螢光物質的 primers 或 probes，必須與原試劑批號進行比對，確認其效能的一致性。

能力試驗

除了內部品管確認檢驗的精準度之外，實驗室也需要定期的使用外部能力試驗（也稱外部品管）物質確認檢驗的準確度。目前市面上已經販賣多種能力試驗檢體，若因價格問題或是其設計與檢測目地有所差異時，可以考慮與同儕實驗室交換檢體比對取代。

能力試驗或檢體比對的頻率一般建議是一年二次，但若檢驗執行頻率很低時可以另外考量。

能力試驗或比對的檢體應視同臨床檢體，期望由此檢體確認檢驗前中後關鍵程序有無問題。故若比對結果不符合預期時，應視同臨床檢體報告有問題，於實驗室訂出的期間內找出可能的原因進行改善。

品質指標

實驗室可藉由品質指標的設定與審閱，了解實驗室的表現，及早發現問題。除一般的品質指標，時效、退件率、報告修改率外，醫學分子檢驗實驗室應定期審閱陽性率或某個基因出現的機率是否有大的變化，用以確認實驗室是否有汙染的可能性，或檢驗效能異常出現偽陽性或偽陰性。

檢驗後程序及結果報告

檢驗步驟完成後，實驗室接著需將檢驗報告發出，這牽涉到報告如何審核發出、報告發出的格式應包含哪些資訊以及報告發出後檢體或核酸的保存。

報告審核

因為醫學分子檢驗屬於高複雜度的檢驗，在報告發出前應該經過嚴格的審閱，確認無誤後才發出。報告審閱者的資格應由實驗室考量人員的能力以及實際作業所需而訂定，其審閱的原則如下：

1. 確認所有實驗紀錄的完整性：不同於一般臨床檢驗或自動化檢驗，醫學分子檢驗應該建立完整的實驗紀錄，包括從收件、檢體前處理、核酸萃取、檢驗到檢驗結果判讀，這中間的人（操作者）、事（進行哪一項檢驗）、時（每一步驟時間）、地（使用儀器編號）、物（試劑批號）都應該有清楚的表單可以記

錄，審閱者必須先檢視這些紀錄的完整性，確定操作人員資格符合規範，試劑沒有過期，新試劑批號已經通過驗收，檢體收集、反應及判讀時間適當，儀器狀態正常（還在校正期限內）等，才能繼續審閱結果。

2. 確認品管結果：實驗室最好利用檢核表方式將每一個重要的品管結果記錄下來，包括內部品管所提的每一個項目，審閱檢體之報告前，必須確認該執行的品管有執行，以及其結果符合期待。

3. 結果判讀與解釋的再次確認：部分報告不是單純只有陽性、陰性或某個數值的判別，需要考量多種條件綜合判斷，故報告審閱者應就此部分再次確認，避免出錯。

報告格式化

醫學分子檢驗報告較複雜，一般希望除了結果之外，可以將所使用的檢測方法或系統、檢測的基因或位點、分析敏感度、分析極限／限制、檢驗分析上的解釋及臨床上的解釋，一併呈現在報告中，且應將這些項目格式化，讓每一份報告都有相同的呈現方式。

檢驗後檢體保存

一般臨床實驗室檢測後的檢體通常保留一個星期，但醫學分子檢驗的檢體保存時間及樣式則呈現多樣性。

醫學分子檢驗的目的可以分成兩大類，一是感染症的檢測，確認檢體中有無病原體核酸的存在；另一是遺傳性疾病，確認有無某個基因型別的存在。兩者所要求檢體保存時間不同，前者可能可以等同一般檢驗之檢體，作短暫之保留；後者則因遺傳特性不易改變，以及通常只檢測一次，結果影響甚大，所以保留的時間需要拉長。

而醫學分子檢驗的檢體保存又可以分成兩部分，一是原始未處理或僅經過前處理的檢體，另一是萃取後的核酸。前者再次檢測可以確認有無檢驗中弄錯檢體的疏失，後者再次檢測可以確認當時檢驗結果有無問題。但兩者的保存方式與時間都會影響再次檢驗的可信度。

故在目前無明確的法定規範下，實驗室必須就檢驗目的、保存目的、實驗室可以容納的保存數量等條件，與臨床客戶確實討論，訂定雙方都可以接受的檢體保存時間與種類，避免日後有疑義時，面臨無檢體可以重複檢驗的窘狀。

學習評估

1. 醫學分子檢驗的操作空間，在設計上需要注意什麼？

2. 醫學分子檢驗的儀器設備中，PCR 儀器的溫度校正要注意什麼？

3. 醫學分子檢驗的檢體前處理中，血液檢體需要注意什麼？

4. 確認（validation）與驗證（verification）有何不同？哪一種檢測系統需要經過確認才能導入臨床服務？哪一種檢測系統需要經過驗證才能導入臨床服務？

5. 醫學分子檢驗的內部品管措施有哪些？

參考文獻

1. Gonzales AF, Wilkison DS, Garrett CT. Establishing a Molecular Diagnostics Laboratory. In: McPherson RA, Pincus MR. *Henry's Clinical Diagnosis and Management by Laboratory Methods*. Elsevier Inc. Press, 2007:1283-94.

2. GP18-A2 Laboratory Design, Clinical and Laboratory Standards Institute, 2007.

3. 感染症分生檢驗檢體之收集、傳送、處理與儲存 臺北：臺灣醫事檢驗學會，2008。

4. 分子診斷方法檢驗感染症—檢驗作業指引臺北：臺灣醫事檢驗學會，2008。

5. Molecular Pathology Checklist. College of American Pathologists, 2009.

6. Raymaekers M, Smets R, Maes B, et al. Checklist for optimization and validation of real-time PCR assays. *J Clin Lab Analy* 2009; 23:145-51.

7. 楊湘華、黃莉萍：臨床分子醫學實驗室之品質。生物醫學，3：296-300，2010。

索引

英文索引

中文索引

國家圖書館出版品預行編目資料

醫學分子檢驗／王美嘉，王聖帆，朱大成，江
倪全，吳俊忠，吳韋訥，李宏謨，吳芳姿，
李建宏，何國鼎，何鴻耀，林文昌，邱全
芊，林佳霓，林亮音，林淑容，林淑華，林
景堉，胡忠怡，施浤彰，孫光蕙，孫建峰，
陳佑誠，陳定平，陳怡伶，張長泉，黃家
群，陳盈汝，張建國，陳桂添，陳泰龍，陳
錫秉，許蕙玲，張懿欣，郭保麟，黃智生，
黃溫雅，曾慶平，游雅言，楊正芬，楊雅
倩，楊國梁，楊境評，詹爾昌，趙崇義，鄧
麗珍，鄭如茜，鄭恩加，蔡蕙如，蕭明裕，
駱紀東，鍾明怡，顏靜慈，羅時燕，羅梅
真，蘇怡寧作. -- 七版. -- 臺北市：五
南圖書出版股份有限公司, 2023.09
　面；　公分
ISBN 978-626-366-564-4(平裝)

1.CST: 檢驗醫學

415.12　　　　　　　　112014583

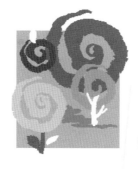

5J32

醫學分子檢驗

總 校 閱 ／ 吳俊忠(66.3)

主 　 編 ／ 吳俊忠 李宏謨 孫光蕙 趙崇義

作 　 者 ／ 王美嘉　　王聖帆　　朱大成　　江倪全　　吳俊忠
　　　　　　吳韋訥　　李宏謨　　吳芳姿　　李建宏　　何國鼎
　　　　　　何鴻耀　　林文昌　　邱全芊　　林佳霓　　林亮音
　　　　　　林淑容　　林淑華　　林景堉　　胡忠怡　　施浤彰
　　　　　　孫光蕙　　孫建峰　　陳佑誠　　陳定平　　陳怡伶
　　　　　　張長泉　　黃家群　　陳盈汝　　張建國　　陳桂添
　　　　　　陳泰龍　　陳錫秉　　許蕙玲　　張懿欣　　郭保麟
　　　　　　黃智生　　黃溫雅　　曾慶平　　游雅言　　楊正芬
　　　　　　楊雅倩　　楊國梁　　楊境評　　詹爾昌　　趙崇義
　　　　　　鄧麗珍　　鄭如茜　　鄭恩加　　蔡蕙如　　蕭明裕
　　　　　　駱紀東　　鍾明怡　　顏靜慈　　羅時燕　　羅梅真
　　　　　　蘇怡寧(依姓名筆畫排序)

企劃主編 ／ 王俐文
責任編輯 ／ 金明芬
封面設計 ／ 斐類設計工作室　姚孝慈
出 版 者 ／ 五南圖書出版股份有限公司
發 行 人 ／ 楊榮川
總 經 理 ／ 楊士清
總 編 輯 ／ 楊秀麗
地 　 址 ／ 106臺北市大安區和平東路二段339號4樓
電 　 話 ／ (02)2705-5066　　傳　　真：(02)2706-6100
網 　 址 ／ https://www.wunan.com.tw
電子郵件 ／ wunan@wunan.com.tw
劃撥帳號 ／ 01068953
戶 　 名 ／ 五南圖書出版股份有限公司

法律顧問 ／ 林勝安律師

出版日期 ／ 2009年11月初版一刷（共二刷）
　　　　　　2012年 2 月二版一刷（共四刷）
　　　　　　2013年 9 月三版一刷（共四刷）
　　　　　　2015年 9 月四版一刷（共四刷）
　　　　　　2017年 9 月五版一刷（共六刷）
　　　　　　2020年 9 月六版一刷（共五刷）
　　　　　　2023年 9 月七版一刷
　　　　　　2024年 9 月七版三刷

定 　 價 ／ 新臺幣900元

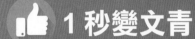

經典永恆・名著常在

五十週年的獻禮 —— 經典名著文庫

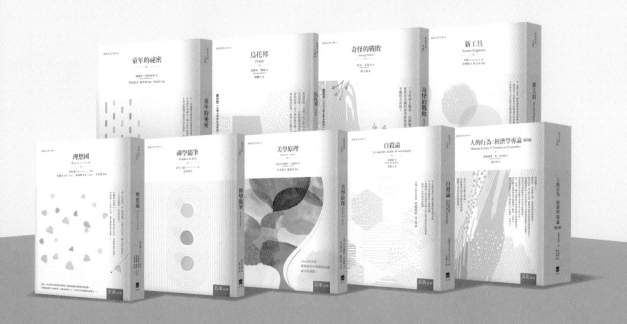

五南，五十年了，半個世紀，人生旅程的一大半，走過來了。

思索著，邁向百年的未來歷程，能為知識界、文化學術界作些什麼？

在速食文化的生態下，有什麼值得讓人雋永品味的？

歷代經典・當今名著，經過時間的洗禮，千錘百鍊，流傳至今，光芒耀人；

不僅使我們能領悟前人的智慧，同時也增深加廣我們思考的深度與視野。

我們決心投入巨資，有計畫的系統梳選，成立「經典名著文庫」，

希望收入古今中外思想性的、充滿睿智與獨見的經典、名著。

這是一項理想性的、永續性的巨大出版工程。

不在意讀者的眾寡，只考慮它的學術價值，力求完整展現先哲思想的軌跡；

為知識界開啟一片智慧之窗，營造一座百花綻放的世界文明公園，

任君遨遊、取菁吸蜜、嘉惠學子！